中国高等医学教育发展概述

ZHONGGUO
GAODENG
YIXUE JIAOYU FAZHAN GAISHU

冯川钧　黄丹丹　程　博／主编

四川大学出版社

项目策划:王　军　段悟吾
责任编辑:龚娇梅
责任校对:王小碧
封面设计:墨创文化
责任印制:王　炜

图书在版编目(CIP)数据

中国高等医学教育发展概述 / 冯川钧，黄丹丹，程博主编. —成都：四川大学出版社，2018.10
ISBN 978-7-5690-2492-0

Ⅰ.①中…　Ⅱ.①冯…　②黄…　③程…　Ⅲ.①高等教育-医学教育-研究-中国　Ⅳ.①R-4

中国版本图书馆 CIP 数据核字（2018）第 238637 号

书名　**中国高等医学教育发展概述**
ZHONGGUO GAODENG YIXUE JIAOYU FAZHAN GAISHU

主　　编　冯川钧　黄丹丹　程　博
出　　版　四川大学出版社
地　　址　成都市一环路南一段 24 号（610065）
发　　行　四川大学出版社
书　　号　ISBN 978-7-5690-2492-0
印　　刷　四川盛图彩色印刷有限公司
成品尺寸　185 mm×260 mm
印　　张　20.5
字　　数　522 千字
版　　次　2019 年 8 月第 1 版
印　　次　2019 年 8 月第 1 次印刷
定　　价　98.00 元

◆读者邮购本书,请与本社发行科联系。
电话:(028)85408408/(028)85401670/
(028)85408023　邮政编码:610065
◆本社图书如有印装质量问题,请寄回出版社调换。
◆网址:http://press.scu.edu.cn

序

面向新时代，面对区域经济一体化、文化发展多元化、高等教育国际化的崭新形势，特别是高等教育全面深化综合改革的新目标、新任务，我国高等医学教育该何去何从，高等医学教育改革发展的科学定位、核心任务、体制机制、战略设计、工作抓手分别是什么？这一系列命题历史性地摆在了我们面前，期待广大理论工作者和实践工作者做出科学回答。由冯川钧副研究员领衔研究的四川省教育发展研究中心课题结题成果《中国高等医学教育发展概述》，对此进行了有益探讨。

中华人民共和国成立近70年来，我国高等医学教育事业有了极大的发展，取得了显著的成绩。通过一代又一代人的实践探索，基本形成了高等医学教育的管理体制和运行机制，初步建立起了学校基础教育、毕业后教育及继续教育等不同层次的连续统一的高等医学教育体系。伴随互联网时代的到来，人类进入了信息科学和生命科学的时代，计算机技术和人工智能的开发，推动着生命科学迅猛发展，高等医学教育面临革命性变革。

从高等医学教育事业发展战略层面出发，我们需要科学梳理中国高等医学教育发展的历史轨迹、内在规律，探析当前高等医学教育领域存在的突出矛盾，特别是高等医学教育供给侧结构改革、体制机制改革以及发展模式创新等一系列新问题，勾勒高等医学教育发展愿景、战略规划。中国高等医学教育的发展是动态的，绝非一成不变的，这便决定了坚持问题导向、发展导向、目标导向是我们开展中国高等医学教育改革发展研究始终必须坚持且一以贯之的基本原则。而对我国高等医学教育的研究，必须始终保持与国民经济和社会发展需要相适应、相协调，由此才能对接经济发展、社会和谐、百姓安康等现实需求，并起到促进和保障作用。事实上，中国高等医学教育发展研究是一个很大的命题，因为医学和医学教育都是日新月异的，所以很多问题的答案不可能是唯一的。

《中国高等医学教育发展概述》，就其书名内涵而言，囊括了诸多子项目研究内容，涉及范围极其广泛。本书的作者从理论依据、历史溯源、现状描述、未来展望的视角，精心地将全书分为四个部分进行系统论述。

第一部分为绪论，统揽全文，对高等教育和高等医学教育进行了学理探析，为全书的研究做了理论铺垫、思想引领。

第二部分是医学史的演绎，主要是历史钩沉，作者从古埃及、古希腊医学教育溯源，谈及西方近代医学教育的兴起，对其传入中国后的发展演变过程进行了明确的阐述。从中医、西医教育两条主线入手，对我国近代医学教育中的初始阶段、发展阶段和完善阶段给予了明确分期。作者将1977年到现在的医学教育分为调整恢复期、优先发展期、改革探索期、深化改革期、健康发展期五个阶段，客观地揭示了医学教育改革的历史逻辑、发展进程。

第三部分研究了当下高等医学教育的改革发展。作者在第三部分的研究中，视角独特地从高等医学教育的内容、教育实施的受体、教学管理和教学评估几个方面着手，剖析了当下高等医学教育的改革发展。在研究过程中，作者在科学研究的理论指导下，不但准确把握了医学教育改革发展的内在要素，还充分考虑了其外在影响，逻辑严密，思路清晰，阐述得当。

最后一部分是当前中国高等医学教育发展中的难题及研究者提出的解决方案。尽管我国的高等医学教育取得了较大的进步，但与新时代的要求以及科学技术的发展、卫生事业改革的需要之间，仍然存在较大差距。研究医学教育是为了指导现有的工作，使其更具民主性、科学性、创新性。本书的最后一部分是这项研究的落脚点，也是其重点所在。研究者提出，当从以下四个方面解决当前高等医学教育面临的难题：确立先进办学理念及发展定位、强化医学科技成果研发转化、注重医学教育质量评估监督、扩大对外医学交流合作与发展。

总体来看，本书的突出特色主要表现在以下四个方面：第一，选题前瞻性强，具有重要的学术价值；第二，多种研究方法有机结合，实现了理论与实践的互动；第三，全书结构合理，逻辑严密且重点突出；第四，论述的观点新颖，论证严密而深入。

当然，由于可获取的第一手文献资料有限，加之中国高等医学教育改革发展进程是一项关系整个中国高等教育发展的十分复杂的综合性改革，有些第一手文献报告资料无法取得。本书中，诸如中国高等医学教育改革将会面临的一系列问题；在其全面深化综合改革过程中，如何保持高等医学教育的多样化、特色化；如何确保高等医学教育质量等问题的论述尚需深入。但是瑕不掩瑜，本书从理论和实践上对中国高等医学教育改革发展进行了比较深刻的论述，取材广博，分析缜密，不仅为我们学习研究高等教育全球化视角下的中国高等医学教育改革发展提供了丰厚的案例和范本，也为我国进行高等教育分类改革发展实践提供了经验借鉴与启示，同时也会为高等教育学和高等教育学的理论发展提供新思路。从这一点来说，《中国高等医学教育发展概述》一书的出版，具有理论层面和实践层面的意义。

我希望冯川钧副研究员能够以此为基础，努力探索，并有更多的新成果问世。

是为序。

李化树[①]

2018年6月18日

---

① 李化树，四川省教育发展研究中心主任，西华师范大学二级教授，硕士研究生导师。享受国务院政府特殊津贴专家，四川省学术和技术带头人，四川省专家评审（议）委员会委员。中国高等教育学会理事，中国院校研究会常务理事，四川省院校研究会副理事长兼秘书长。

目 录

第一章　教育—高等教育—高等医学教育

第一节　研究缘起

医学教育（medical education）是指按照社会的需求，有目的、有计划、有组织地培养医药卫生人才的教育活动，其历史源远流长。人类在与疾病斗争的过程中建立了医学，为了把长期积累起来的医疗经验传给下一代，便逐渐产生了医学教育。现在的医学教育一般指大学水平的医学院校教育，既包括西医，也包括我国的传统医学，如中医、藏医、蒙医、羌医等。是故，对我国现行高等医学教育的发展进行研究，是一项既有理论意义又有现实意义的工作。

一、中华人民共和国成立前医学教育发展的历史沿革

我国医学的起源可以追溯到上古时期：伏羲制九针、神农尝百草、黄帝论经脉……从相关的神话传说中就能发现它的影子。“巫医不分”“巫医同源”，最早的时候，职业分工没有那么明确，随后，专门的“巫医”出现了，他们是具有两重身份的人——既交通鬼神，又兼及医药，是比一般巫师更专长于医药的人物。从殷墟甲骨文所见，殷周时期的巫医治病，在形式上看是用巫术营造一种气氛，从而对患者产生安慰、精神支持；但真正治疗身体上的病，还是借用药物或采取技术性治疗。也就是说，医疗的“两元模式”开启已久。《周礼》记载，周朝在大史之下设“掌医之政令”，并有食医、疾医、疡医、兽医等医学分科，这标志着巫、医开始分家，巫的职能在政权机构中的作用逐渐削弱。从此巫师不再承担治病救人的职责，只是问求鬼神、占卜吉凶。而大夫（医生）也不再求神问鬼，只负责救死扶伤、悬壶济世。如果要准确地界定我国传统医学具体的起源时间，这不仅有难度，且意义不大。我们可以知道的是，周朝的医学理论已经达到了较高的水平：《尚书·洪范》记载了水、火、木、金、土五行学说；《周易》中关于阴阳对立双方的概括，是在巫术神学还占主导地位的条件下产生的具有朴素唯物主义和辩证法思想的理论突破；西周还有“以五味、五谷、五药养其病，以五气、五声、五色视其死生”的记载。

从夏、商、周时期到明、清前期，我国医学教育经过了几千年的发展，逐步形成了“世医”制度——将户口分为民、军、医、儒、灶、僧、道、匠等，规定各户必须子袭父业，一入“医户”，子孙就必须世代从医。为了加强对高层次医疗人才的占有和医疗资源的独享，封建王朝设立了专为上层统治阶级服务的医政及医疗保健组织，主要为宫

廷服务。秦、汉、三国有太医令，属少府；西晋太医令属宗正；东晋太医令属门下省；南朝宋太医令属侍中，齐太医令属起部，梁、陈太医令属门下省；北魏、北齐太医令属太常；北周有太医下大夫；隋、唐置太医署；五代有翰林医官使；宋有翰林医官院；辽北面官有太医局，金改称太医院，属宣徽院。太医院是封建王朝存在时间最长的专设医疗机构。元朝时，其最高长官是太医院提点，下设使、副使、判官等，“掌诸医药，总判院事”。此外，太医院中还设管勾主管医学教育，另还设有各种名称的太医和医官。明朝在北京和南京各设一个太医院，太医院长官初始称作太医院令，后改称院使。清朝，太医院总揽医药行政及医疗大权，全国医官统一由太医院差派、考核、升降，从而加强了统一领导。从金至清，太医院作为全国性医政兼医疗的中枢机构延续了七百多年。因此，比较公允的提法是中国的医学教育始于南北朝，至今已有 1500 多年的历史。而在民间，依然采取家传或师徒传授的形式，不少世医将自己的经验编写成简易实用的医学读物，作为教材来教授子弟，这对医学知识的传播和普及起到了积极的作用。

19 世纪以后，西医传入中国，外国教会在各地陆续办起医院、招收学徒、创办医学校，由此西方医学教育逐步被引入中国。1866 年，美国教会在广州创办了博济医学校；1881 年，清政府在天津开设医学馆；1903 年，北京京师大学堂内增设医学馆。总的来讲，近现代中国的医学教育大体可以分为三个阶段：①初始阶段：晚清时期。光绪末年，各地出现中医社团组织，标志着民办中医教育的兴起；1862 年（清同治元年），京师大学堂开设同文馆，太医院教习厅复设医学馆，官办医学得以延续。但随着西医的传入，中国传统医学的发展受到一定的影响。②发展阶段：北洋政府时期。1913 年，神州医药总会晋京恳请提倡中医中药，准予另设中医医药专门学校，1925 年，全国教育会联合会议决定请教育部将中医课程并列入医学教育规程案。而在西医教育方面，在华教会设立的医学校由各教会系统所管辖，不受北洋政府教育主管部门的监督，该时期颁布的医学教育学制、章程等大多借鉴国外（尤其日本）的经验。③完善阶段：1929 年至 1949 年，我国中医界坚持发展学校教育，闯出了一条教育自立的道路；同时，西医教育在中国也得到了快速发展，特别是在系统吸收西方医学教育内容的基础上，中国确立了新的医学教育体制，各式新型医学院校纷纷出现。

二、中华人民共和国成立后高等医学教育的发展情况及存在问题

中华人民共和国成立之后，我国的医学教育走上了规范化、统一化的发展道路。新中国成立初至“文化大革命”的十六七年里，我国基本确立了医学教育的基本体制，为医学教育的顺利发展打下了坚实的基础。1966 年到 1977 年“文化大革命”期间，医学教育遭受了严重的打击，其发展速度受到极大影响。1978 年以后，国家将工作重心重新放到了经济建设上，乘着改革开放的春风，我国的医学教育进入了前所未有的繁荣局面。

改革开放以后，我国的高等医学教育大致经历了六个阶段，即调整恢复期（1977—1981）、优先发展期（1982—1985）、改革探索期（1986—1991）、功能拓展期（1992—1998）、高速扩展期（1999—2004）、稳定发展期（2005—至今）。经过这 40 多年的大发展，医学院校规模不断扩大，布局日趋合理；医学生数量逐年扩大，师资力量日渐稳

定；多学制并存，专业建设科学化。

回顾历史的根本目的在于“以史为鉴”，指导我们找准并确定方向，以利于更好地发展。改革开放以来，我国高等医学教育在原有的基础上取得了长足的发展。但是，在取得显著成效的同时，我国高等医学教育仍有很多问题亟待解决，如大量扩招后的规模和质量问题；教材品种单一，缺乏个性和灵活性；教育质量评价体系尚未完全建立；研究生培养体系和继续教育体系有待改进；医学生就业难的问题依然存在；医学院校人事分配制度有待深入改革；科研平台建设及效能考核有待进一步完善；医学实验室建设及临床教学基地建设亟须解决等。本研究尝试在深入分析当前我国高等医学教育现状的基础上，将现行政策、实际状况及存在的问题进行结合并加以分析。在肯定其有利方面的同时，找出未来医学教育发展的道路——如确立先进办学理念及发展定位、加强管理队伍及师资队伍建设、加快人事分配制度改革、进一步发展高等医学院校临床教学基地、完善医学院校绩效评估体系、加强医学教学创新团队建设、进一步推进医学科技成果研发转化、强化医学教育质量评估监督、加强对外医学交流合作与发展等。

第二节　核心概念

一、教育

教育一词起源于拉丁文“educare”。前缀“e”有“出”的意思，而词根“ducare”表示“引导”，二者合起来的意思就是采用一定的手段，把某种本来就潜藏于人身上的东西引导出来，从一种潜质转变为现实。教育是培养人的一种社会活动，它同社会的发展、人的发展有着密切联系，教育这一现象或活动广泛存在于人类社会生活之中。我们提出什么是教育，主要是为了分析教育的含义。关于什么是教育，出现过许多不同的看法。但无论如何，首先值得肯定的就是，教育是一种社会活动，而且是人类所特有的一种活动，这种活动以人为对象，其目的在于培养人，使人掌握一定的基础知识、基本技能等，进而达到一定的社会要求。在教育学中，为了更好地表述教育的概念，在肯定教育是有目的地培养人的社会活动的基础上，把教育分为广义和狭义两种。广义的教育，是增进人们的知识技能、影响人们的思想品德的活动；狭义的教育，主要指学校教育，其含义是教育者根据一定社会（或阶级）的要求，有目的、有计划、有组织地对受教育者的身心施加影响，把他们培养成一定社会（或阶级）所需要的人的活动。

在我国，一般认为“教育”的概念最早见于《孟子・尽心上》中的“得天下英才而教育之，三乐也”一句。实际上，在20世纪之前，人们很少把“教”“育”这两个字合成一个词来使用。在论及教育问题时，人们大都使用的是“教”与“学”这两个词。在甲骨文中，“教”的写法是“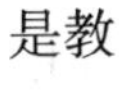”，左下方的“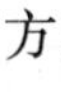”表示一个孩子，是教的对象；左上方的“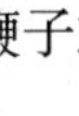”表示占卜的活动，是教的内容；右下方的“”表示手，右上方的“”表示鞭子或棍子，是教的过程与手段。整个字合起来可以理解为成人手拿着器械督促孩子的

学习行为。"学"在甲骨文中的常见写法是""，左上方和右上方表示两只手，位于它们中间的""表示占卜的活动；中部的""表示房间，意即学习的地方；下部的""表示孩子，即学习的主体。整个字合起来的意思就是孩子在一所房子里学习有关的知识。因此，从词源上看，"学"与"教"是统一的，是从不同的角度来描述同一种事物、同一种活动。因此，我们常常把"教"与"学"的词源看成中国文化背景下的"教育"的词源。

（一）教育的起源

1. 神话起源说

神话起源说是关于教育起源的最古老的观点。这一观点受到当时人类认识水平的限制，不能正确提出或认识教育的起源问题，是错误的。这种观点认为，教育与其他万事万物一样，都是由人格化的神（上帝或天）所创造的，教育的目的就是要体现神或天的意志，使人皈依于神或顺从于天。

2. 生物起源说

生物起源说的代表人物是法国社会学家、哲学家勒图尔诺和英国教育家托马斯·沛西·能。勒图尔诺提出，教育现象不仅存在于人类社会，而且存在于人类社会之外，教育现象在人类社会出现以前就已在动物界存在。"动物尤其是略为高等的动物，完全同人一样，生来就有一种由遗传而得到的潜在的教育，其效果见诸个体的发展过程。"他认为，在动物世界中，教育现象和教育行为是随处可见的。例如：母熊对幼熊进行训练，教幼熊学会走路、攀爬和吃东西；为了使幼熊学会这些，母熊不惜对幼熊进行处罚，不惜用脚踢它，甚至不惜轻咬它。英国教育家托马斯·沛西·能还认为："教育从它的起源上来说是一个生物学过程，不仅一切人类社会有教育，不管这个社会如何原始，甚至在高等动物中也有低级形式的教育。我之所以把教育称之为生物学的过程，意思就是说，教育是与种族需要、种族生活相应的，是天生的，而不是获得的表现形式；教育既无须周密地考虑使它产生，也无须科学予以指导，它是根植于本能的不可避免的行为。"

教育的生物起源说是教育史上第一个正式提出的有关教育起源的学说，也是较早地把教育的起源问题作为学术问题提出来的学说。它以达尔文的进化论为指导，与神话起源说相比，它具有先进性，标志着在教育的起源问题上开始从神话解释转向科学解释。它的根本错误在于没能区分人类教育行为和动物养育行为之间的差别，忽视了人类的社会性。

3. 心理起源说

美国教育家孟禄从心理学观点出发，认为生物起源说忽视了人的心理与动物心理的本质区别。他根据原始社会没有学校、没有教材、没有相应教学方法的史实，认为教育起源于儿童对成人的无意识模仿。在《教育史教科书》一书中，他指出："除了在偶然的情况下和在最高的阶段，原始人从来没有达到有意识的教育过程。即使就给予的训练而言，至多仅仅指明要做的事情和做事情的过程，而没有试图做解释和阐明，绝大部分纯粹是无意识的模仿。儿童仅仅是通过观察和使用‘尝试——成功’的方法学习如何用弓箭骑射，如何加工被杀死的动物，如何烹饪，如何编织，如何制作陶器。”进而，他得出结论：原始社会的教育“使用的方法从头至尾都是简单的、无意识的模仿”。

孟禄的“心理起源说”批评了生物起源说忽视人的心理与动物心理的本质区别，提出教育起源于儿童的模仿，有其合理的一面。但是，孟禄的“心理起源说”存在的主要问题在于它将全部的教育归结为人在无意识状态下的模仿行为，而没有看到人的一切活动都是在意识支配下的一种有目的的活动。因而，与生物起源说一样，心理起源说也是错误的。

生物起源说与心理起源说从不同的角度试图揭示教育的起源，它们的共同缺陷是否定了教育的社会性，否定了教育是人的一种有意识的、有目的的活动，将动物本能、儿童的无意识模仿与教育混为一谈。因此，要寻求教育的起源，就必须到人类社会中去探索，就必须到人的有意识的、有目的的实践活动中去追寻。

4. 劳动起源说

恩格斯指出：“劳动是从制造工具开始的。”开始制造工具以前，人类的祖先是类人猿（古猿），属动物的范畴。开始制造工具以后，人类的祖先是猿人，属人类的范畴。人类劳动与动物本能有本质的区别：人类劳动是一种自觉的劳动，是一种有计划、有目的的自觉行为，并且会为了达到目的去制造工具；人类劳动是一种社会性活动，在一定的社会关系中进行；人类劳动不是对自然界被动的消极适应，而是通过所做出的行为来使自然界为其目的服务，来支配自然界。因此，正是劳动把人从动物界提升出来，“劳动创造了人本身”。人们在劳动过程中形成一定的社会关系，积累生产与社会生活经验。

教育伴随着人类社会的产生而产生。第一，从人类祖先开始制造劳动工具的时候，就存在着把制造劳动工具的方法、经验传递给集体成员及后代的必要性，否则制造和使用工具的方法就会随个体的消失而消失，人类又会回到不会制造工具的动物状态中去。就此意义说，制造和使用工具本身就意味着教育的必要性。第二，劳动活动从一开始就是一个复杂的过程，它需要以一定的知识和经验为基础。所以一个人开始劳动时，就必须掌握必要的有关知识，否则就不可能顺利地劳动。也就是说，劳动从一开始就产生了实施教育的必要性。第三，劳动是一种社会性活动，而不是人与人之间毫不相干的活动，它需要人与人之间相互协作，并使自己的行为符合劳动集体的利益和要求。这些合作的本领和尊重集体利益的社会性要求不是与生俱来的，而是通过后天教育培养出来的。所以说，有了劳动就有了社会，有了社会就产生了社会生活中的各种规则、标准和要求，也就产生了教育的需求。最后，随着劳动产生的人类意识以及语言，使进行教育的两个最基本的条件得以具备，从而让教育的开展成为可能。

教育产生于个体自身生存发展的需要。从人类学的观点来看，人是一种未完成的存在，不具有动物那样完美的本能。因此，人需要教育，人只有接受教育才有生活能力，才能生存，而且人的这种不确定性、发展性也使人具有了接受教育的可能性。从这一意义上来说，教育产生于人的生存需要。另外一个不容忽视的事实是，人生而无知，人类不是生下来就能成为实践主体的。任何实践活动都不是个体孤立的活动，而是处于一定社会关系之中的社会性活动。所以人类作为社会实践活动的主体，必须具备其所在社会所需要的素质与主体特征，掌握所处时代的知识、技能、思维方式、行为模式等，由此才能发挥现实世界中实践主体的作用，这个过程的实现是离不开教育的。

综上所述，教育产生于劳动过程中保存和传递生产经验、生活经验的实际需要以及个体自身发展的需要，教育是人的发展和社会生活延续与发展不可或缺的手段，教育与人类社会共始终。

（二）教育发展的历史形态

任何事物都有一个产生和发展的过程。教育自产生之日起，就随着社会的发展变化而发展变化。只是在不同的社会历史阶段，教育具有不同的性质和特点以及各种历史形态，具有一定的社会历史性。一般来说，可以将教育发展划分为以下三种历史形态。

1. 原始社会的教育形态

原始社会是人类历史的最初形态，也是一个漫长的历史阶段。在原始社会中，生产力水平低下，生产资料实行公有制。在原始社会的生产力发展水平和物质生活条件下，原始的教育形态没有阶级性。原始社会是公有制社会，没有剥削、没有阶级，这就决定了教育是没有阶级性的，呈现出三个鲜明的特点。第一，原始的教育形态没有阶级性，每一个社会成员都有平等的受教育的权利。只是男女所从事的劳动略有不同，所以男女儿童所受的教育有一定的差异。第二，教育在整个社会生产和生活中进行。原始社会的教育还没有成为专门的事业，没有从生产实践、政事、宗教、艺术等活动中分化出来，当时的教育就在生活和劳动的过程中进行，劳动和生活的场所就是教育场所，所以也就没有专门的教育机构和专职教育人员。第三，教育内容相对简单，教育手段原始。在原始社会中，生产力发展水平低下且没有文字，教育主要依靠年长一代的言传身教，教育内容不仅包括制造和使用生产工具以及有关渔猎、采集等方面的经验和技能，还包括向年青一代传授与社会意识形态有关的内容。

2. 奴隶社会与封建社会的教育形态

奴隶社会、封建社会这两个社会历史阶段的生产力发展水平和政治经济状况虽有不同，但是其相同的阶级社会形态、自给自足的自然经济形态以及类似的落后的生产工具，使这两个历史阶段的教育存在着共同的特征。

（1）专门的教育机构和执教人员。在奴隶社会，伴随着生产力的发展与社会分工的出现，教育逐渐从生产实践、政事、宗教、艺术等活动中分化出来，并产生了专门进行教育、组织教学的机构——学校，以及专门的执教人员。从学校的产生来看，在原始社会就有其萌芽。无论是在我国还是欧洲，学校教育正式产生于奴隶社会。一方面，由于社会经济发展，使得一部分人从直接生产劳动中分离出来专门从事教育活动。另一方面，奴隶社会时期，科学文化知识和社会经验已经有了相当的积累，为有组织、有计划的教学活动提供了可能。据我国古籍记载，在夏朝，我国就有了“庠”“序”“校”等专门的教育机构，到商周时期，又出现了“瞽宗”“辟雍”“泮宫”等学校教育机构。在西方，古希腊斯巴达、雅典产生了文法学校、弦琴学校、体操学校、中世纪的教会学校、宫廷学校、城市大学以及行会学校。大约在 19 世纪下半期，严格意义上的学校教育系统在西方已经基本形成。

（2）鲜明的阶级性与严格的等级性。这一时期的学校牢牢掌控在统治阶级的手中，接受教育是统治阶级的特权，被统治阶级的子弟无权进入学校接受正规教育，只能在生产与社会生活中接受自然形态的教育。

奴隶社会重视教育的阶级性。例如，夏、商、西周“学在官府”，规定只招收王太子、王子、诸侯之子、公卿大夫之嫡子、元士之嫡子入学，乡学也只招收奴隶主贵族子弟学习“六艺”。到了封建社会，各国教育在阶级性基础上又加上了鲜明的等级性。例如，在我国奴隶社会，学校的基本形态就是“学在官府”，教育内容主要为“六艺”——礼、乐、射、御、书、数。“礼”是别上下、分尊卑，以维持世袭等级制的典章制度和道德规范；“乐”是祭祀天地、鬼神、祖先，颂扬帝王贵族，鼓舞军心的音乐舞蹈；“射”“御”为射箭、驾车等作战技术；“书”“数”是语言、文史、计算及天文历法等相关的文化知识。这些均为培养奴隶制统治人才服务，学校也为奴隶主所独占。唐代在中央设有“六学两馆”，六学中的国子学仅收文武三品以上官员的子女；太学收五品以上官职的子弟；崇文馆和弘文馆则专收皇帝、皇后的近亲及一品相国的儿子。统治阶级子弟也要按照家庭出身、父兄官职品阶进入不同等级的学校。

欧洲的奴隶社会，如希腊的斯巴达和雅典等城邦国家，其教育的阶级性也是显而易见的。斯巴达是一个农业城邦，奴隶主为了维护其统治，特别重视军事训练和体操体育，把他们的子女培养为效忠国家、镇压奴隶的武士；雅典是个商业比较发达的城邦，统治阶级很重视读、写、算、文字、哲学等知识的教育，以便把子女培养成从事经济商业和政治活动的人才。而奴隶阶级的子女无法接受学校教育。欧洲的封建社会有僧侣封建主和世族封建主（贵族）两个阶层，僧侣封建主通过教会学校培养从事宗教活动的教士，使其对上帝虔诚，服从教权和政权；世族封建主则通过宫廷学校把子弟培养成为勇武善战的骑士。这两种教育都是维护封建农奴制度的。劳动人民的子弟若能受教育也只能进入教会控制的教区学校，接受宗教教育或简单的读写算技能教育，继续处于被统治阶层。

（3）教育与生产劳动相分离，学校与社会生活相脱离。教育从生产劳动中分离出来并成为统治阶级的特权后，两者就从分离走向对立。在古代教育中，学校轻视体力劳动，学生的思想与生活囿于狭小的天地，倡导“两耳不闻窗外事，一心只读圣贤书”，这种封闭式的学校教育阻碍了教育的进一步发展。

（4）教育内容逐渐丰富。文字的发展和典籍的出现丰富了教育内容，但总的来看，教育内容主要是古典人文科学和治人之术，轻视了生产知识的传授。例如，欧洲封建社会形成的教会学校与骑士教育。教会学校设立的主要目的是通过教育培养对上帝虔诚、服从教权和政权、进行宗教活动的教士，其教育内容是“七艺”，即文法、修辞、辩证法、算术、几何、天文、音乐；骑士教育的主要内容是“骑士七技”，即骑马、游泳、投枪、击剑、打猎、下棋、吟诗。

（5）个别施教的教学组织方式。古代社会的生产力发展水平以及手工业生产的方式，决定了古代教育的教学组织形式是个别施教的形式。在中国古代社会，孔子的私学、众多的官学和私塾，以及西方的宫廷学校等，采用的都是个别施教的教学组织方式。

此外，古代社会的教育在方法上崇尚书本，要求学生死记硬背，对于不能按时完成学业任务或者不听教师训示的学生，经常施以体罚，实行棍棒教育。

3. 现代社会的教育形态

现代教育的特征是不断提高普及教育，教育对象具有广泛性。现代大工业生产需要每一个生产劳动者和社会成员都要具有一定水平的科学文化知识，因此面向全体公民，培养具有相应智能与品格的劳动者成为现代社会对教育的必然要求，普及性和广泛性成为现代教育的重要特点。

（1）生产性。现代社会急剧变化，使教育不断面临挑战，同时现代教育的社会人才培养、社会服务功能，使得教育与社会紧密联系起来。教育密切联系社会表现在一方面，社会政治经济、文化意识的变化引起教育的强烈反应与应对，促进教育的变革；另一方面，教育通过向社会提供人才支持、科技服务，使得教育成为社会发展的重要推动力。因此，社会教育化、教育社会化成为现代社会的主要特征。

（2）开放性。20 世纪末期，随着通信技术、网络技术的发展与运用，人类逐渐进入到一个“一体化”的世界，“地球村”的意识开始出现：发达的交通、快捷的通讯、共同市场的形成、共同面临的问题……这些日益把不同地区、不同民族和不同意识形态下的人紧紧联系在一起。在这种情况下，现代教育不仅是促进民族和国家发展的工具，也是促进国际理解、交流与合作的重要途径，更是传播和平理念、维护世界和平的重要手段。

（3）法制性。从最早的英国的《初等教育法》到后来的日本的《教育基本法》、美国的《国防教育法》等，世界各国无不重视教育立法。中华人民共和国成立以后，教育立法的重要性被逐渐重视。仅 20 世纪 90 年代，就颁布了《中国教育改革与发展纲要》《中华人民共和国教育法》《中华人民共和国教师法》《中华人民共和国职业教育法》《中华人民共和国高等教育法》等各项针对教育的法律、法规。可见，重视教育立法是现代教育的一大特征。

（4）终身化。“活到老学到老”的观点由来已久，这不仅是中国传统教育对终身教育体系构建的诠释，在世界上很多不同的国家和地区都有类似的提法。然而，终身教育只是少数人的个人自觉行为，还没有成为整个社会的客观要求。到了当代社会，由于科技创新速度加快、社会急剧变革，教育已不再局限于学龄阶段，而是贯穿于人的一生；教育也不再是青少年一代的专利，而是所有社会成员的基本需要，终身教育已经成为普遍的理念。

二、高等教育

高等教育是在完成中等教育的基础上进行的专业教育，是培养高级专门人才的社会活动。高等教育的发展历史可以追溯到中世纪的大学，后来历经发展（主要是英国、德国、美国的大学不断转型），促使高等教育形成了三项职能，即培养专门人才、科学研究、服务社会。

改革开放以来，我国高等教育事业获得了长足的发展，取得了令人瞩目的成绩，初步形成了适应国民经济建设和社会发展需要的多层次、多形式、学科门类基本齐全的社会主义高等教育体系，为社会主义现代化建设培养了大批高级专门人才，在国家经济建设、科技进步和社会发展中发挥了重要作用。我国高等教育体系主要有三种，即普通高等教育、成人高等教育和高等教育自学考试。

三、医学教育

医学教育（medical education）是指按照社会的需求，有目的、有计划、有组织地培养医药卫生人才的教育活动，一般多指大学水平的医学院校教育。医学教育的历史源远流长。人类在与疾病斗争的过程中建立了医学，为了把长期积累起来的医疗经验传给下一代，便逐渐演变产生了医学教育。起初是以师带徒的形式，随着知识量的扩大和对医务人员需求量的增加，学校形式的医学教育便应运而生。中国早在公元 443 年刘宋王朝时期就已设立了官方的医学教育机构；而在西方，公元 9 世纪，意大利萨列诺医学校开始闻名于世。

医学教育必然要受到社会政治、经济的制约，并且直接受到卫生和教育事业发展水平的影响。20 世纪 50 年代末，欧洲终身教育的思想萌芽，认为教育是个人一生中连续不断地学习的过程。在这种思潮的启发下，目前国际医学教育界比较一致的看法是，医生接受医学教育是一个终身过程，可分为三个阶段：基本医学教育，即医学院校教育，学生在学校中接受的是基础教育；毕业后教育，指医学生从医学院校毕业以后，在所学得的基本知识和技能的基础上，接受专业化培训，使所学知识和技能朝着某一专业深化；继续医学教育，是在完成毕业后教育以后，为跟上医学科学的发展，继续不断掌握新知识、新技术的终身过程。这三个性质不同的教育阶段应紧密地衔接，形成连续统一的医学教育过程。

中华人民共和国成立后，基本上确立了初等、中等、高等、研究生和进修教育等形式的教育结构，形成了一套完整的多层次的医学教育体系。在发展现代医学教育的同时，又奠定了中医药教育基础，发展了边疆和少数民族地区的医学教育，推动了医学教育的长足发展。

四、高等医学教育

高等医学教育是培养高级医药专门人才的一种教育活动，属于高等教育范畴。高等医学教育除具备高等教育的共性特点外，因其学科专业、培养对象和培养要求的不同，还具有不同于其他高等教育的特殊性，其职能包含医学教育教学、医学科学研究、各种形式的社会服务等方面。

高等医学教育的基本特点：高等医学教育本质上的社会性、高等医学教育内容的复杂性、高等医学教育的实践性以及高等医学教育组织管理的特殊性。

高等医学教育，运用医学教育学的理论，研究培养医师、药剂师和医学科研工作者等高级医务人员；研究教育方针、原则、方法、目标、指导思想、招生方式，教师的选聘和培养，教学内容、课程的安排，注重理论学习和医学实践的结合，属于医学教育学的一个分支学科。

第三节　教育学与高等教育

一、教育学的概念及分类

教育是广泛存在于人类生活中的社会现象，一般认为，教育学是教育科学的总称，是研究教育现象和教育问题、揭示教育本质和教育规律的学科，其最终目的是指导国家、学校、教师和社会的教育实践，使教育实践高效合理地进行。教育学属于国家一级学科，是一门独立的学科，是有目的地培养社会人的活动，它通过对各种教育现象和问题的研究揭示教育的一般规律。

教育学是我国高等教育体系中的基础学科专业之一，在整个学科专业体系中占有非常重要的地位。1997 年国务院学位委员会颁布的《授予博士、硕士学位和培养研究生的学科、专业目录》中，把教育学列为与哲学、经济学、法学、文学、历史学、理学、工学、农学、医学、军事学、管理学并列的 12 个学科门类之一。教育学下面的一级学科包括教育学、心理学和体育学。其中，教育学的二级学科主要包括教育学原理、课程与教学论、教育史、比较教育学、学前教育学、高等教育学、成人教育学、职业技术教育学、特殊教育学、教育技术学；心理学的二级学科主要包括基础心理学、发展与教育心理学、应用心理学；体育学的二级学科主要包括体育人文社会学、运动人体科学、体育教育训练学、民族传统体育学。

二、教育学的产生和发展

任何一门科学都有它产生、发展和完善的过程，教育学自产生以来，也经历了一系列的发展阶段。

（一）教育学的萌芽阶段

这一时期主要表现为人们对教育实践所积累的经验做出总结和概括。这些教育经验和教育思想散见于一些思想家的论著和学说中，尚未能构成完整化、系统化的体系。

在世界教育的历史长河中，许多思想家、教育家都在自己的学说中表述了自己的教育观。我国古代的《学记》反映了我国最早的教育思想，也是世界教育史上最早的一部教育专著，比西方最早的教育名著——古罗马帝国昆体良所著的《雄辩术原理》（又译为《论演说家的教育》）早 300 多年。《学记》对教学的原则和目的、教育制度、学校管理、教师的作用等都做出了概括性的论述，并提出了至今影响深远的原则，如“及时施教”“长善救失”“道而弗牵，强而弗抑”等。而较独立且系统的教育思想是从孔子开始的。孔子主张“有教无类”，以“六经”——《诗》《书》《礼》《乐》《易》《春秋》为教材，对学生进行教育。孔子在教学中承认个体差异，重视因材施教、启发诱导，强调学思结合等思想，对中国文化教育的发展产生了极其深刻的影响。

西方教育学的思想来源于古希腊的教育实践。德谟克利特提出以文法、修辞学和逻辑学为教学内容培养“智者”。哲学家苏格拉底提出“助产术”，以问答的方式，引导学生认识自己观点的不足之处，进行思索，从而获得知识。苏格拉底的弟子柏拉图在其《理想国》中集中阐述了自己的教育思想，为后世的教育理论提供了重要的思想资料。这些思想对后世两千年的教育都产生了深远的影响。

但是，这个时期的著作大多是经验性的描述，缺乏科学的理论分析，没有形成完整的体系；思维与论述的方式大多采用一些机械类比、比喻、寓言等；教育学的思想还没有从哲学体系中分化出来，同时又不免具有奴隶主阶级和地主阶级的烙印，具有鲜明的阶级性。因而这个时期的思想只能说是教育学的萌芽阶段。

（二）教育学的独立阶段

在文艺复兴运动之后，随着生产力的发展、科学文化的进步，教育学的发展进入了一个新阶段。随着工业化社会的发展和现代学校的开办，加上教育经验和思想的积累，教育学逐渐从哲学中分化出来，成为一门独立的学科。在对象上，教育问题已经成为一个专门的研究领域；在概念上，形成了专门的教育概念或体系；在方法上，有了科学的研究方法；在结果上，有了系统的教育学著作；在组织机构上，产生了专门的研究机构。

1623 年，培根发表了论文《论科学的价值和发展》，首次把教育学作为一门独立的科学提了出来。17、18 世纪，由于深受启蒙运动的影响，教育上也出现了重视自然、遵循自然的思想。一般认为，教育学形成独立学科是从夸美纽斯开始的，其代表作《大教学论》是西方第一部教育学著作，提出了“把一切事物教给一切人”的“泛智教育”思想，并系统地阐述了教育要遵循人的自然发展的原则，开始了教育理论的系统化。法国启蒙思想家卢梭更充分地发挥自然教育思想，他在其教育小说《爱弥尔》中进一步论述了教育要适应自然的思想。第一个把教育学作为一门学科在大学正式讲授的是康德，他在德国柯尼斯堡大学开设课程，讲授自己带有哲学意味的教育学。18 世纪末到 19 世纪上半期，由于心理学的发展，裴斯泰洛齐提出了“教育心理学化”的口号，开始真正从教育实践中探讨和研究儿童的心理特点与发展规律。

（三）教育学的多样化发展阶段

科学技术的发展推动着教育的进步，伴随着心理学、社会学、法律学、伦理学、政治学等经验学科的逐渐兴起，教育学得到了巨大的发展。教育学不仅从这些学科中吸取相关的研究成果，而且逐渐利用社会学所常用的实证方法和心理学常用的实验法来研究教育问题，使教育学向着实证的社会科学转化，使其在科学化的道路上前进了一步。19 世纪 50 年代以来，世界上出现了各种各样的教育学理论，其中影响力较大的有以下几个。

1. 实验教育学

实验教育学兴起于19世纪末20世纪初的欧美，主要观点：第一，反对以赫尔巴特为代表的思辨教育学；第二，提倡把实验心理学的研究成果和方法运用于教育研究；第三，把教育实验分为三个基本阶段，即提出假设、进行试验和验证；第四，主张用实验、统计和比较的方法探索儿童心理发展过程的特点及其智力发展水平，用实验数据作为改革学制、课程和教学方法的依据。

实验教育学所强调的定量研究极大地推动了教育科学的发展，但受实证主义和自然科学研究方法的影响，其提倡的实验科学方法具有一定的局限性。当实验教育学及其后继者把科学的定量方法夸大为教育科学研究的唯一有效方法时，它就走上了“唯科学主义”的迷途，受到了来自文化教育学的批判。

2. 文化教育学

文化教育学也称精神科学教育学，是19世纪出现在德国的一种教育学说，其代表人物有狄尔泰、斯普朗格、利特等。文化教育学的基本观点：第一，人是一种文化的存在，因此人类历史是一种文化的历史；第二，教育的对象是人，教育又是在一定社会历史背景下进行的，因此教育的过程是一种历史文化过程；第三，因为教育的过程是一种历史文化过程，所以教育的研究必须采用精神科学或文化科学的方法，即理解和解释的方法；第四，教育的目的就是要促进社会历史的客观文化向个体的主观文化转变，并引导个体的主观世界向博大的客观文化世界转变，从而培养完整的人格，而培养完整人格的主要途径就是“陶冶”和“唤醒”。

文化教育学作为实验教育学的对立面而存在与发展，对德国乃至世界20世纪的教育学都产生了深远的影响，但它也表现出浓厚的思辨色彩。其在许多问题的论述上表现出的强烈的哲学色彩，限制了它在实践中的运用，同时其过分夸大社会文化现象的价值相对性，从而忽视了教育中客观规律的存在。

3. 实用主义教育学

实用主义教育学是19世纪末20世纪初兴起于美国的教育思潮，对20世纪整个世界的教育理论研究和教育实践都产生了极大的影响，代表人物有杜威、克伯屈等人。实用主义教育学也是在批判以赫尔巴特为代表的传统教育学的基础上提出来的，它的主要观点：第一，教育即生活，教育的过程与生活的过程是合一的，而不是为将来的某种生活做准备；第二，教育即学生经验的持续不断的增长，除此之外教育不应该有其他目的；第三，学校是一个社会的雏形，学生在其中要学习现实社会中所要求的基本知识和技能；第四，课程组织应该以学生的经验为中心，而不是以学科知识体系为中心；第五，师生关系应该以学生为中心，而非以教师为中心；第六，教育过程应重视儿童的独立发现、表现和体验，尊重学生的发展差异。

实用主义教育学以实用主义为基础，对以赫尔巴特为代表的思辨教育学进行了深刻的批判，极大地推动了教育学的发展。它的不足之处就是在一定程度上忽略了系统知识的学习，弱化了教师在教学过程中的主导地位，模糊了学校的特质，并因此受到连续不断的批判。

4. 马克思主义教育学

马克思主义教育学包含两部分内容：一是马克思、恩格斯以及其他马克思主义的经典作家对教育问题的论述，也就是他们的教育思想；二是教育学家们根据马克思主义基本原理对现代教育一系列问题的研究结果。马克思主义教育学的基本观点：第一，教育是一种社会历史现象，在阶级社会里具有鲜明的阶级性，不存在脱离社会影响的教育；第二，教育起源于生产劳动，劳动方式和性质的变化必然引起教育形式和内容的改变；第三，现代教育的根本目的是促进学生个体的全面发展；第四，现代教育与现代大生产劳动的结合不仅是发展社会生产力的重要方法，而且是培养全面发展的人的唯一办法；第五，在教育与社会的政治、经济、文化的关系上，教育一方面受它们的制约，另一方面又具有相对独立性，并反作用于它们，对促进社会政治、经济、文化的发展具有巨大的作用；第六，马克思主义唯物辩证法和历史唯物主义是教育科学研究的方法论基础。

马克思主义的产生为教育学的发展奠定了科学的方法论基础，但由于种种原因，人们往往会犯一些简单化、机械化的错误，这是我们在学习和发展马克思主义教育理论时应当注意的。

5. 批判教育学

批判教育学是20世纪70年代之后兴起的一种教育思潮，代表人物有鲍尔斯、金蒂斯、布迪厄、弗莱雷、阿普尔等。批判教育学的基本观点：第一，当代资本主义的学校教育并非是促进社会公平与实现社会公正的途径和手段，而是维护现实社会的不公平、造成社会差别和对立的根源；第二，学校教育的功能就是生产出占主导地位的社会政治意识形态、文化关系和经济结构；第三，批判教育学的目的就是要揭示看似自然的事实背后的利益关系，帮助教师和学生对自己所处的教育环境及形成教育环境的诸多因素敏感起来，即对他们进行“启蒙”，以达到意识“解放”的目的；第四，教育现象不是中立的和客观的，而是充满利益纷争的。因此，教育理论研究不能采取唯科学主义的态度和方法，而要采用实践批判的态度和方法，揭示具体教育生活中的利益关系，使其从无意识层面上升到意识层面。

批判教育学继承了马克思主义的某些基本观点和方法，有利于更深刻地认识资本主义的教育，具有很强的战斗性、批判性和解放力量。

（四）教育学理论的深化阶段

20世纪50年代以来，科学技术迅猛发展，世界进入到新的技术革命时代。为了适应经济与科技的发展，教育改革的浪潮不断涌现。教育改革向深、广两个维度扩展，多学科的渗透融合以及控制论、信息论、系统论的产生和发展，共同促进了教育学理论的深化。这种理论深化主要体现在：一方面，从教育学中分化出来的教育学科如教育哲学得以进一步发展；另一方面，出现了诸多的教育分支学科，各门教育学科的分化成为当代教育学发展的主流。

布卢姆，美国当代著名心理学家、教育家。1956年，布卢姆制定了“教育目标的分类系统”，将教育目标分为三大类，即认知目标、情感目标与动作技能目标，每类目标又分成不同的层次，排列成由低到高的阶梯。

布鲁纳，美国教育心理学家、教育家，当代认知心理学派和结构主义教育思想的代表人物之一。在1963年出版的《教育过程》一书中写道："任何概念或问题或知识，都可以用一种极其简单的形式来表示，以便使任何一个学习者都可以用某种可以认识的形式来理解它。"因此，他指出："不论我们选教什么学科，务必使学生理解该学科的基本结构。这是在运用知识方面的最低要求，这样才有助于学生解决在课堂外所遇到的问题和事件，或者日后课堂训练中所遇到的问题。"所谓的"学科基本结构"，就是指某门学科的基本概念和基本原则，例如，数学中的交换律、分配律和结合律等。在他看来，学生掌握"学科基本结构"是学习知识的最低要求，只要学生掌握了"学科基本结构"，就能更好地掌握整个学科。在教学方法上，布鲁纳提倡"发现学习"。在他看来，儿童应该在教师的启发和引导下，按自己观察事物的特殊方式去表现学科知识的结构，借助于教师或教师提供的其他材料去发现事物。

赞科夫，苏联心理学家、教育家。赞科夫把毕生的精力放在教学论的研究上，热心于研究教育学与心理学的相互关系，并成功地把心理学的研究方法有机地应用到教学论的研究中来。他以唯物辩证法为教学论的指导思想，在教学目的、教学原则、课堂生活、教师工作等方面提出了自己的独特见解。在其1975年出版的《教学与发展》一书中，赞科夫论述了教学与学生发展之间的关系，提出了"发展性"教学论，即教学有两方面的任务：一是掌握知识和技巧，二是促进学生的发展。同时，他还提出了指导各科教学工作的五条"教学原则"，即以高难度进行教学的原则、以高速度进行教学的原则、理论知识起指导作用的原则、使学生理解学习过程的原则、使全体学生都得到发展的原则。赞科夫的发展性教学理论打破了教学实际上只传授知识、技能和技巧的旧模式，把教学同发展联系起来，从而大大提高了学生掌握知识和技巧的能力，有力推动了苏联20世纪60年代的教学改革。

巴班斯基是苏联著名教育家。他在20世纪70年代初至80年代中期以罗斯托夫地区的普通学校为基地，积累了丰富的克服留级现象的经验，并在此基础上于1972年出版了《教学过程最优化：预防学生学业不良的方法》一书，提出教学过程最优化的原理。此后，他又出版了《教学过程最优化：一般教学论方面》，并在《国民教育》和《苏维埃教育学》等杂志上发表了一系列论文来阐述自己的最优化教学思想。巴班斯基把辩证的系统论观点作为教学论研究的方法论基础，以整体性观点、相互联系观点、动态观点、综合观点、最优化观点等指导教学论研究，提出了教学过程最优化理论。在他看来，应该把教学看作一个系统，从系统的整体与部分之间、部分与部分之间，以及系统与环境之间的相互联系、相互作用之中考察教学，以达到最优化地处理教育问题的目的。他把教学过程划分为社会方面的成分、心理方面的成分和控制方面的成分。

苏霍姆林斯基，苏联著名教育实践家和教育理论家。苏霍姆林斯基在从事学校实际工作的同时，进行了一系列教育理论问题的研究，主要著作有《给教师的一百条建议》《把整个心灵献给孩子》《公民的诞生》《失去的一天》和《给女儿的信》等。他根据苏联社会的要求和丰富的实践经验，从多角度论述了教育目的，提出了"培养共产主义建设者""培养全面发展的人""聪明的人""幸福的人""合格的公民"等理念。其中最集中的也最深刻的一个观点是要把青少年培养成为“全面和谐发展的人，社会进步的积极参与者”。

博尔诺夫，德国教育家。代表作品有《存在哲学与教育学》(1959)、《教育人类学》(1983)。他论述了非连续性教育，指出以往的教育学可以分为两派：工艺学派和器官学派。前者把儿童作为需要加工的材料，教育的任务就是按照预定的目的去制作；后者把儿童作为自然生物，教育的任务就是助长。二者的共同假设是认为教育具有连续性，儿童可按照一定的目标或规律得到塑造。他指出教育不仅具有连续性，还具有非连续性。博尔诺夫提出的非连续性教育思想使我们认识到人发展过程中的非连续性，认识到存在于人的生活中的非连续成分所具有的根本意义，以及教育的有限性和可能性。这使我们必须改变传统的连续发展的乐观想法，也使我们的教育更加现实。与人的非连续性成分相对应，必然产生教育的非连续性形式。非连续性教育包括危机教育、遭遇教育、号召与唤醒等形式。

三、高等教育的概念

何谓“高等教育”？高等教育是一个历史的、相对的概念，是学校教育发展到一定阶段的产物。我国学者结合我国高等教育的发展现实和自身特点，对于高等教育的概念给出了不同的阐述，这些阐述既有共通处，又略有差别。潘懋元在《高等教育学》(1984)一书中提出：“高等教育是建立在普通教育基础上的专业教育，以培养专门人才为目标。一般全日制本科生的年龄在20岁左右，他们的身心发展已趋成熟。”该书被认为是我国最早的高等教育学专著。郑启明、薛天祥主编的《高等教育学》(1985)是我国第二本高等教育学著作，他们在书中提道：“高等教育是学制体系中的第三个阶段，亦即最高阶段，是在完全的中等教育基础上进行各种层次、各种形式的专业教育的总称。就高等教育不同的程度来说，有专科教育、本科教育、研究生教育三个层次；就其办学形式来说，有全日制的高等学校和部分时间制的高等学校（如业余大学、广播电视大学、函授大学等）。”杨德广在《高等教育学概论》(1991)中将高等教育定义为：“是指大学、文学院、理工学院和师范学院等机构所提供的各种类型的教育而言，其基本入学条件为完成中等教育，一般入学年龄为18岁，学完课程后授予学位、文凭或证书，作为完成高等教育的证明。”胡建华在《高等教育学新论》(1995)中阐述：“高等教育是在完全中等教育基础上进行的各种学术性、专业性教育。”其具体包括三方面：①以中等教育毕业水平为起点是衡量是否属于高等教育的基本尺度；②只要是在中等教育毕业水平之上的学术性、专业性教育，无论其形式如何，都属于高等教育概念范畴；③高等教育不仅是一种专业教育，也是一种学术教育。顾建民在《高等教育学》(2008)中提出：“高等教育是在中等教育基础上，由大学和其他各类高等院校提供，以培养各种高级专门人才为目标的教育。”

综合以上观点，我们认为，高等教育的内涵可以从两大方面来把握：一是高等教育在整个学制体系中的位置，二是高等教育的性质。

从整个学制体系来看，可分为初等教育、中等教育和高等教育三级学制体系，而高等教育属于最高阶段，它是建立在完整的中等教育基础之上的教育。从高等教育的性质来看，高等教育是一种专业教育，是依据学科知识和专业分工培养高级人才的活动。由于专门人才的类型是多样的，既有学术型、应用型，也有技术技能型，因而高等教育作为一种专业教育，既可以是学术性专业教育，也可以是职业性专业教育。

因此，我们可以界定高等教育为“培养各类高级专门人才的社会活动，是建立在完全的中等教育基础之上传授高深学术与技能的专业教育”。

高等医学教育属于高等教育范畴，是高等教育的重要组成部分，因为其学科专业、培养对象和培养要求的不同，又有别于其他高等专业教育，具有自身的特殊性。高等医学教育肩负着为国家培养高级医学专门人才、维护和促进人类健康、为医疗卫生事业和社会主义现代化服务的重要使命。

四、高等教育的目的

目的是人在活动前预先存在于头脑中的结果。正如马克思说的：“蜘蛛的活动与织工的活动相似，蜜蜂建筑蜂房的本领使人间许多建筑师感到惭愧。但是，最蹩脚的建筑师从一开始就比最灵巧的蜜蜂高明的地方，是他在用蜂蜡建筑蜂房以前，已经在自己的头脑中把它建成了。劳动过程结束时得到的结果，在这个过程开始时就已经在劳动者的表象中存在着，即已经观念地存在着。”教育目的的概念诚如教育的定义一样，具有广义与狭义之别。广义的教育目的是指人们对受教育者的期望，即人们期望受教育者接受教育后身心各方面产生怎样的发展结果，或发生怎样的积极变化。狭义的教育目的是指一个国家对教育活动结果规定出的总要求，是国家为培养人才而确定的质量规格和标准。

人的每一项活动，自始至终都有一个目的的自觉驱使和支配，作为一种特殊社会活动的高等教育也不例外。换句话说，高等教育的目的是人们在活动前，于头脑中存在的对高等教育活动结果的一种预见和构想。由于高等教育是建立在完成中等教育基础上的专业教育，高等教育的目的具体而言是把接受过完全中等教育的人培养成为一定社会所需要的高级专门人才，它预期规定了所要培养的人才的基本规格和质量要求。

如果说高等教育的本质回答的是高等教育是什么的问题，那么，高等教育的目的则是回答高等教育是干什么的问题。高等教育的目的是高等教育活动的出发点和归宿，其作用表现在：①高等教育的目的具有导向作用。高等教育的目的为整个高等教育活动指明了发展道路。因为教育目的一经确立，人们就会围绕它展开教育活动，对受教育者进行教育，它就为教育对象的发展提供了一个明确的预期与规定，使高等教育中的人们在自然状态之下的盲目、无目的的行为变得有意义、有秩序。②高等教育的目的具有调控作用。从宏观上说，它对高等教育改革、规划、结构调整、政策制定具有支配、调控作用；从微观上说，它对实际教育、教学过程中的各要素的组合，如教育计划的制订、教育内容的选择、教育手段和教育技术的运用都具有支配和调控作用。③高等教育的目的具有评价作用。高等教育的目的是检验、衡量、评价高等教育活动最终结果的依据和标准。高等学校的办学方向、办学水平、办学效益、教学工作的质量、教师的教学质量、工作效果、检查学生的学习质量和发展程度等评价工作都必须以教育目的为根本标准和依据。一旦发现教育活动偏离了教育目的所预期的轨道与方向，必须采取措施给予纠正。④高等教育的目的具有激励作用。教育目的一旦为受教育者所认识与接受，教育目的的要求将会使他不断完善自己、充实自己，在自己身上培养起教育目的所要求的知识、能力、素质。

五、确立高等教育目的的依据

教育目的是由人提出和制定的，体现着人的主观意志。由于人们对教育持有不同的价值观，因而在制定教育目的的依据等问题上便形成了不同的主张，基本上可将其概括为两大派："个人本位论"与"社会本位论"。

个人本位论从人的本性、本能的需要出发，而不是从社会出发。其特点包括：重视人的价值、个性的发展及其需要，把人的个性发展及需要的满足视为教育的价值所在；认为教育的根本目的在于使人的本性、本能得到自然发展，使其需要得到满足。个人本位论主张应当按照人的本性和发展的需要来确定教育目的，高等教育的目的在于使人成为人，使每个学生得以发展；强调使受教育者的本性、本能获得自然发展，教育要为人本身的生活需要服务。

社会本位论的价值取向与上述个人本位论的价值取向相反，它把满足社会需要视为教育的根本价值，主张教育目的应根据社会要求来确立，教育目的在于培养为国家或社会服务的人才。这种观点认为，社会是人赖以生存发展的基础，社会价值高于个人价值；教育是培养人的社会活动，个人只是教育加工的原料，个人的发展必须服从社会需要；教育的目的在于把受教育者培养成合格的公民，使受教育者社会化，以保证社会生活的稳定与延续。

由上可见，个人本位论和社会本位论这两个关于高等教育目的的主张，在处理社会和个人的关系问题上各执一端，都是不正确的。只有将社会发展需要与个人发展有机结合起来，才是科学的观点。教育是培养人的一种特殊手段，教育目的应当指向作为个体的人的发展。但是人是社会中的人，每个个体都是社会的一员，个人的生存、发展都离不开社会。个体的发展要以社会的发展为基础，要受到社会发展的制约，教育的任务就在于促使人去适应其所处的社会关系、社会生活条件，从而获得发展，因而教育目的不能不为社会所制约。如果看不到每个人都是一个独立的实体，在制定教育目的时完全无视个人的因素，也会使教育工作产生某种偏差；如果一味强调社会需要，而完全不考虑人自身发展的各种需要，如求知欲的满足、美的享受和追求以及身心健康的需要等，也可能培养出缺乏理智和情感、缺乏志趣和爱好、生活态度冷漠、精神世界贫乏的对象。

（一）社会依据

教育产生于社会需要，与一定社会的现实及其发展有着密切联系，要更好地服务于社会，就必须依据社会现实和发展需要来选择和确立教育目的。

1. 教育目的的确立要符合社会政治经济发展的需要

教育目的属于社会意识形态范畴，与社会政治经济发展有着直接的制约关系。教育目的是统治阶级人才标准的集中体现，一个社会需要具有哪些思想意识和政治倾向的人，需要哪种类型与规格的劳动力，都集中反映在统治阶段所制定的教育目的上。例如，资本主义倡导教育的民主与公平，但教育中也渗透着资本主义企图通过教育培养心甘情愿为资本主义发展奉献终身的人。所有这些都是社会政治经济需要对教育目的直接制约的结果。

2. 教育目的的确立要反映生产力和科学技术发展对人才的需求

显然，教育目的直接体现政治统治集团的主观意志，但从根本上看，则必须反映客观生产力和科学技术发展的实际需要，这是生产关系必须适应生产力发展的基本原理在教育目的上的具体体现。不同社会、不同时代，生产力和科学技术发展水平不同，对人才规格、类型和标准的需要不同，教育目的的具体内容便有所不同。封建社会生产力和科学技术发展水平很低，教育目的主要指向社会的统治人才。资本主义是生产力和科学技术飞跃发展的时代，资本主义的教育目的就不仅仅是培养统治阶级的继承人，还包括培养大批的合格劳动力。

（二）个人依据

一个国家的教育目的除了要符合社会发展的需要，也要符合受教育者的身心发展需要。从教育的基本规律来说，人的身心发展具有阶段性和顺序性、稳定性和可变性、不平衡性以及差异性等特点。教育目的作为一种发展指向，在确定教育目的时，理应有所区别，要考虑教育对象能够实现的可能性。从人的发展来看，人的发展需要是多方面的，包括物质的和精神的、现实的和未来的等，这些需要的满足常常包括对教育的要求，是选择和确立教育目的时必须予以考虑的。

第四节　高等教育的发展历程

一、古代高等教育

追溯高等教育的起源，可遵循两条思路。一是高等教育的标准问题，把握了标准，便可对号入座。高等教育是一个历史的概念，我们虽不能用今天的标准去硬套，但一般而言，高等教育至少要满足的标准有三：①从所传授内容的性质看，应属于专业教育；②从学制起点看，应建立在基础教育之上；③从学术水平看，应反映当时科学文化的最高成就。二是高等教育与生产力发达程度之间的关系问题。一般而言，生产力越发达，高等教育也就越有可能在这些国家或地区产生，据此亦可按图索骥。

以高等教育的三条标准衡量，古代东方的神庙学校、祭司学校、宫廷学校并非真正意义上的高等教育机构，最多只能说具有高等教育的某种属性。因为这种教育是同低级阶段的教育连在一起的，没有分段。虽然在传授普通知识的同时，也教给学生一些诸如神学、医学、历史、占星术等较专门的知识，但并未形成专业。细究在古希腊时期由智者派兴办的游学性质的修辞学校，如柏拉图于公元前 387 年创办的阿卡德米学园，亚里士多德于公元前 335 年创办的“吕克昂”以及斯多噶学派、伊壁鸠鲁学派创办的哲学学校（后人统称为雅典大学）可视为西方高等教育之滥觞。这不仅是因为希腊、罗马是最先进入奴隶社会的西方国家，还因为这些学校已基本达到了当时意义上的高等教育机构的标准或条件。继雅典大学之后，古代外国先后诞生的高等教育机构还有亚历山大大学和君士坦丁堡大学。所有这些古代教育机构，都是当时社会最高级别学问的传授与研习场所，汇聚了最优秀的学者，成为人类文明最早的专门传播者和学校教育活动的开拓者。

与此同时，我国正处于春秋战国时期，奴隶社会逐步向封建社会过渡。随着井田制的瓦解，土地私有制确立，这一时期的政治、经济都得到发展，奴隶主控制的官学日趋衰落，一部分掌握文化的官吏带着典籍流散各地隐居，成为历史上第一批依靠知识谋生的人。至此，“学在官府”的局面被打破，私学兴起。战国时期，出现了我国也是世界上第一所有数千人规模的高等学府——稷下学宫，在这里，教师政治地位很高，生活待遇优厚，打破门户之见，广招天下贤士讲学，促进了战国时期学术思想的发展。

二、欧洲中世纪的高等教育

人们在追溯现代高等学校源头时，一般认为其是从欧洲中世纪开始的。从教育性质和管理角度看，中世纪的欧洲大学已初具现代意义上高等教育组织的雏形和特征。

随着工商业的发展和城市的兴起，市民作为一个不可忽视的阶层出现在中世纪的欧洲舞台，他们在经济地位巩固和提高的同时，也产生了参与政治、文化和教育活动的需求。十字军东征在给东西方人民造成苦难的同时，也把东方文明传播给了西方，古希腊的自然科学、医学和哲学由此为西欧人所认识。被称为人类文化史上“智慧之花”的中世纪的大学正是在这种历史背景下孕育而生的。

12 世纪，意大利的波隆那和法国的巴黎出现了最早的大学。中世纪大学有三种形成途径：自然形成型、国家或教会创立型、繁殖衍生型。自然形成型大学的典型代表是波隆那大学和巴黎大学。国家或教会创立型大学为王权或教会服务，意大利的那普勒斯大学是中世纪第一所由国家或王权控制的大学，随后，教会创办了法国的土鲁斯大学和意大利的罗马教廷大学。繁殖衍生型大学是受其原型大学影响的产物，巴黎大学的一部分师生创立了牛津大学，脱离牛津大学的部分师生又创建了剑桥大学，数百年之后，毕业于剑桥大学伊曼纽尔学院的一批传教士成了哈佛大学的创始人。到中世纪末期，欧洲已有大约 80 所大学，其中意大利有 20 所，法国有 19 所，德国有 14 所，英国有 5 所，西班牙有 4 所，葡萄牙有 2 所。

依据大学内部的管理权限分配方式，又可将中世纪大学分为三类：以巴黎大学为代表的教师型大学，以波隆那大学为代表的学生型大学，以及以法国南部（蒙彼利埃大学）和中欧（如布拉格大学）部分大学为代表的混合型大学。后来教师型大学成为主流，并最终成为现代大学的模式。

中世纪大学内设文学、法学、医学和神学四个学部。文学部属于预科性质，学生主要学习文法、修辞、辩证法、算术、几何学、天文学和音乐等“七艺”课程，学业结束后，学生可进入法学、医学、神学三个高级学部深造。讲授、辩论和练习是中世纪大学采用的主要教学方法。

现代大学的许多特征直接从中世纪大学继承而来，中世纪大学具有三个重要特征：

（1）大学拥有自治权和学术自由。中世纪大学起初属于行会性质的团体。教师和学生来自各地，由于无公民权，得不到城市民法的保护，故而需要组织起来，结成行会，以维护自己的利益。既然是行会组织，与政府之间就没有什么必然的联系，因而可以享受自治。自治权在内部表现为大学实行自治，由学生行会或教师行会来管理事务，于是形成了"学生的大学"和"先生的大学"两种模式。自治权在外部表现为反对来自外部教会和世俗政权的干涉，享有免纳捐税、免服兵役、对师生行为的制裁权、证书授予权、停讲权、迁移权、反对不公正待遇权等各种特权。当然，大学享有的自治地位和各种特权并不稳固，而是随着社会各种矛盾的发展而不断发生变化的。中世纪大学提出了学术自由的思想，不能侵犯学者的人身安全和学术活动、无故不得开除教籍和学籍等法令和规章为教学和研究提供了保障。

（2）大学具有宗教性和国际性。中世纪大学宗教色彩浓厚，学校被教会控制，教师由僧侣担任，教学内容浸透了神学精神。在中世纪，占统治地位的哲学思想是经院哲学，由于经院哲学家往往同时也是神学家和大学教授，因而对中世纪大学的宗教性必然产生重大影响。与教会和宗教团体一样，大学是具有世界性和国际性的机构，中世纪大学在招收学生和聘请教师方面没有国籍的限制，师生可自由求学，自由流动，各大学相互承认资格证书，统一使用拉丁语进行教学等。中世纪大学的国际性取决于三点：一是当时的民族国家尚未普遍兴起；二是西方世界通行拉丁语，无语言障碍；三是教会的国际性决定了中世纪大学的国际性。

（3）大学兼具专业性和学术性。中世纪大学主要是为许多专业领域提供预备教育的专业性机构，是满足教会和世俗社会各类专业需要的服务性机构，带有明显的功利性和实用性。不过，中世纪大学还培养了社会舆论制造者、法学家、哲学家、神学家，甚至关心自然科学和现代科研方法的形成，也为少数学者提供了非功利性智力探究的机会，让他们致力于具有永恒价值的学术研究。

三、近代高等教育

从17世纪英国资产阶级革命到第二次世界大战前，现代国家经历了近现代高等教育的形成时期，其间的高等教育有四个主要特点。

（一）国家开始管理或干预高等教育的发展

一直以来，中世纪大学长期受教会控制，随着现代国家的兴起和发展，国家对高等教育的控制或影响逐渐增强。法国拿破仑于1806年创办了帝国大学，以其作为掌管全国高等教育行政的最高权力机构，学校总监需由拿破仑亲自挑选，大学区总长和大学校长都由总监任命。1787年，德国普鲁士邦正式成立高级学校委员会，负责管理中、高等学校，其他各州纷纷仿效。19世纪中期之后，英国议会一改国家不干涉大学治理的政策，开始通过立法手段资助和管理高等教育。在南北战争以后，美国联邦政府开始加大对高等教育的指导和支持，于1862年、1890年相继颁布《莫雷尔法案》和《第二莫雷尔法案》，各州利用联邦政府的赠地和资金兴办学院。自此，美国州立大学兴起，赠地学院开始产生，这促进了美国现代公立高等教育的形成。同时期的日本开始设立文部省，于 1872 年颁布《学制》，实行学区制，规定中央设立一所大学，统领各地中小学。1886 年，日本发布的《帝国大学令》确立了国家主义的价值观，帝国大学实际上成了贯彻国家意志的工具。

（二）近代高等教育体系日渐完善

中世纪的各国大学还未将中等教育与高等教育严格区分开来，随着高等教育的不断发展，各国创设了不同类型和不同层次的高等院校，新旧高等教育机构共同组成了近代高等教育体系。1810 年，洪堡创办柏林大学，该学校被誉为“第一所具有现代意义的大学”，它的诞生标志着德国乃至世界高等教育的发展步入了一个新的历史时期。到 19 世纪中后期，技术学院、师范学院、州立大学、赠地学院、社区学院等新式高等教育机构陆续问世，形成了多层次的高等教育系统，高等教育体系日渐完善。

（三）高等教育逐渐实用化

社会需求的变化、近代科学的发展和知识的分化促使高等教育的组织结构和教育内容发生了巨大变化，要求高等教育开始适应和不断满足经济发展和科技进步的各类需求，社会与大学的关系变得愈加密切。19 世纪 20 年代之后，英国兴起了新大学运动，一些新式城市大学逐渐兴起，如曼彻斯特大学、利兹大学等，它们以为地方工业发展服务为办学宗旨，注重对学生进行技术和工艺训练，重视实用科学研究和技术革新。19 世纪后期出现的技术学院和师范学院设置了机械、造船、电子工程等非传统课程，培养了一批技术人才。美国 1862 年颁布的《莫雷尔法案》开启了赠地学院运动，以满足工农业生产的直接需求为目的，以培养技术型、工艺型人才为己任，推动了美国高等教育向世俗化和实用化发展。

（四）形成了教学、研究和服务社会三项基本职能

自大学产生以来，在很长一段历史时期，大学的职能仅限于教学，主要是通过教学培养牧师、医师、律师、教师、政府官员等高级专门人才。直到 1810 年德国柏林大学的问世才开辟了大学的第二个职能——研究。该校把从事研究工作作为教授的正式职责，把研究作为最重要的大学职能，强调教学与研究相结合，通过开设大量讲座，鼓励学生在教授指导下参与高深课题的科研工作，培养学生的科研素质和能力。1904 年，查尔斯·范海斯被任命为美国威斯康星大学校长。在就职演说中，他围绕威斯康星大学的办学经验，提出“大学为州服务”这一主题，明确了大学的第三个职能——为社会服务。威斯康星思想的提出，使得高等教育机构拓宽了职能范围，教学、研究和服务三项基本职能联为一体，使各国高等教育能够更加全面地满足社会的多种需求，更好地履行社会职责。

四、第二次世界大战结束后的高等教育

第二次世界大战结束后，世界处于相对和平的发展时期，发展经济成为各国的主要

任务，发达国家把大力发展高等教育作为发展经济的主要手段。20 世纪 50 年代的新技术革命使得教育改革高潮迭起，这一时期的高等教育体系日益完善，出现了以下四个主要特点。

（一）高等教育的战略地位开始受到政府重视

第二次世界大战结束后，主要发达国家开展以经济恢复和社会重建为主的重点任务，把高等教育事业作为国家发展的战略重点，大力推动高等教育的迅速发展。在长期对高等教育实行分权管理的美国，联邦政府对高等教育比以往更加重视。1957 年，苏联成功发射人造卫星，美国政府和整个社会受到巨大冲击，联邦政府迅速于 1958 年颁布了《国防教育法》，该法把教育提高到国家安全的战略高度，授权联邦政府通过各种渠道资助高等教育，开创美国教育史之先河。英国大学具有悠久的自治传统，政府对高等教育基本上采取“不干涉”的态度。20 世纪中期，英国政府开始介入高等教育，并建立起国家高等教育体制。20 世纪 60 年代以来，英国政府的高等教育政策全面地从“自下而上、不干涉”走向正式的国有化系统的“自上而下、干涉”，对高等教育进行宏观引导和统筹。

（二）由精英高等教育过渡到大众高等教育阶段

20 世纪 70 年代，美国马丁·特罗教授以高等教育毛入学率[①] 15%以下、15%~50%和 50%以上为界，将高等教育发展水平分为精英高等教育、大众高等教育和普及高等教育三个阶段。依据该标准，美国率先在 20 世纪 40 年代从精英高等教育发展到了大众高等教育阶段。1964 年，法国已进入大众高等教育阶段，高等教育毛入学率从 1946 年的 3.76%提高到了 1964 年的 15.66%。1973 年，德国步入大众高等教育阶段，高等教育毛入学率从 1950 年的 3.93%上升到 1973 年的 16.03%。日本 1970 年的高等教育毛入学率为 15.8%。

（三）高等教育体系的多样化特征更加显著

一般说来，一个国家高等教育大众化的实现往往依靠多样化的国家高等教育体系，单靠传统大学或其他某一类专门化院校不可能实现高等教育大众化的任务。第二次世界大战结束后，各个主要发达国家的高等教育迅速发展，高等教育多样化特征愈加明显。从授学形式来看，除了传统的正规高等教育之外，主要发达国家还开拓了许多非正规高等教育的授学形式。1969 年，英国创办了开放大学；20 世纪 80 年代，日本兴办了一批广播电视大学和函授大学。从院校类型来看，主要发达国家创建了一些新式高等院校。英国在 20 世纪 50 年代创办了一批高级技术学院和新大学，20 世纪 60 年代又创办了 10 所新新大学（new-new university）；德国在 20 世纪 70 年代初组建了新的综合大学和应用科学大学；日本于 1962 年成立了高等专门学校，20 世纪 70 年代又创设了一些技术大学和教育大学。此外，从学生构成来看，多样化特点也很明显，许多国家的非传统学

---

① 高等教育毛入学率指当年各类高等教育在校生占 18~22 周岁人口的比率。

生（成人学生）、女生、少数族裔学生的就学人数越来越多。

（四）高等教育从注重数量增长转向强调质量提升

主要发达国家的高等教育经过数量增长之后，国际社会开始高度关注高等教育质量。20 世纪 80 年代，美国出现了许多有关提高高等教育质量的呼声。1983 年，美国高质量教育委员会提交的《国家处在危险之中，教育改革势在必行》报告引发了全国对高等教育质量的高度关注。于 1984 年、1986 年、1987 年相继编撰的《投身学习：发挥美国高等教育的潜力》《美国高等教育》《学院：美国本科生教育的经验》等报告或论著针对教育质量问题提出了大量改革建议。1987 年，英国公布《英国高等教育白皮书》，要求以提高教育质量为中心改革高等教育。

1983 年召开的世界大学校长研讨会一致认为，理想的大学毕业生应达到三条标准：有坚实的专业知识，并掌握所读学科的方法论，方法论比专业知识的价值更为持久；具有把所读学科知识与实际相结合的能力，以及与其他学科成果相结合的能力；不仅要成为一名训练有素的专家，而且能乐于听取他人意见，能运用知识进行国际交流。1988 年，欧洲劳动与社会研究所提交了有关企业最欢迎何种大学生的研究报告，该报告指出，欧洲六大跨国公司董事长均希望大学生具有灵活性、创造性、责任心，不太强调专业本身。

五、当代高等教育

（一）高等教育大众化和普及化

“高等教育大众化”是一个量与质统一的概念。量的增长指的是适龄青年高等学校入学率要达到 15%～50%；质的变化包括教育理念的改变、教育功能的扩大、培养目标和教育模式的多样化、课程设置、教学方式与方法、入学条件、管理方式以及高等教育与社会的关系等一系列变化。“高等教育普及化”是指某个国家的高等教育从大众阶段跨入普及阶段后，不断培养更多普通民众直至全民这样一个真正普及的发展过程。

依据马丁·特罗的划分标准，美国高等教育率先在 20 世纪 40 年代实现了从精英阶段向大众阶段的转变，20 世纪 70 年代初期，美国高等教育率先从大众阶段跨入普及阶段。而此时，日本、多数欧洲发达国家尚处于大众高等教育阶段的初期，一些国家还处于从精英阶段向大众阶段发展的过程之中。目前，美国、加拿大等许多发达国家已步入普及高等教育阶段。

（二）高等教育法治化

“法治”不同于“法制”，前者是指严格遵法、守法，依法办事的原则，而后者则是指一定范围内的法律制度或法律上层建筑系统。高等教育法治化首先是建立和健全高等教育法律体系，同时运用相关法律和制度进行高等教育治理，它是一个依法管理高等教育的过程。

发达国家的高等教育发展和变革过程也是一个高等教育法治化不断加强的过程。在苏联成功发射人造卫星的冲击下，美国联邦政府颁布了具有历史性意义的《国防教育法》，利用法律手段加大了对高等教育的控制。1963 年，美国国会通过了首部《高等教育法》，并在 1968 年至 1998 年间进行了六次修订，扩大了联邦政府对高等教育的资助规模和范围。这些法案对美国高等教育的快速发展影响巨大。德国联邦政府在第二次世界大战后同样致力于通过法律手段促进高等教育的大发展。20 世纪 60 年代后期，德国相继出台《高校建设促进法》（1969 年）、《联邦教育促进法》（1971 年）和《高等学校总法》（1976 年）。《高等学校总法》要求建立一体化的综合高等学校，提出要对大学生的学习年限进行严格限制，这些措施直接带动了入学人数的增长。1985 年，德国又对该法予以修订，推出了新的改革措施：进一步促进高等教育结构的分层和多样化；使高等专科学校与其他高校享有同等地位；进一步扩大高校办学自主权；等等。目前，英国高等教育已从二元制走向一元制，该体制转型过程即是连续利用法规调整高等教育体制改革政策的过程。1963 年的《罗宾斯报告》提出建立高等教育双重制，而 1988 年的《教育改革法》、1991 年的《高等教育：一个新的框架》和 1992 年的《继续教育与高等教育法》颁布后，英国政府又成功完成以一元制取代二元制的改革。

（三）高等教育终身化

1965 年，法国教育专家保罗・朗格朗的终身教育提案经由联合国教科文组织下属的国际成人教育委员会审议后，终身教育问题就成为许多国际会议的重要议题。20 世纪 70 年代，《学会生存》一书对其的定义是："终身这个概念包括教育的一切方面，包括其中的每一件事情……换言之，终身教育并不是一个教育体系，而是建立一个体系的全面组织所根据的原则，而这个原则又是贯穿在这个体系的每个部分的发展过程之中。"

1994 年，"欧洲终身学习促进会"提出了终身学习的定义："终身学习是通过一个不断的支持过程来发挥人类的潜能，它激励并使人们有权力去获得他们终身所需要的全部知识、价值、技能与理解，并在任何任务、情况和环境中有信心、有创造性和愉快地应用它们。"1996 年，欧盟将该年定为"终身学习年"，经济合作与发展组织教育部部长会议提出了"使终身学习成为大众现实"的口号，联合国教科文组织的"面向 21 世纪国际教育委员会"报告将"终身学习"确定为基本思想。

在普通高等教育机构倡导终身学习的观念、培养学生的终身学习意识、发展学生的终身学习能力，是推进高等教育终身化的重要任务。许多国家通过特殊制度安排来推动高等教育的终身化。英国的开放大学、部分时间制研究生制度和新兴的专业博士学位制度，为在职人员提供了许多深造机会。法国的"国立技术学院"面向科技人员设置了在职进修。日本大型企业内部的高等工业学校、职工业余学校和研修机构培养了大量技术人员和管理人员。

（四）高等教育民主化

高等教育民主化始于 20 世纪 60 年代，它有两层基本含意：一是高等教育机会均等，主要指大学生不应因种族、民族、肤色、性别、阶层、家庭或地域等差异而丧失或减少高等教育入学机会；二是师生员工参与教育管理过程，具体指高校教师、行政管理人员、大学生在高校管理活动中都有维护自身权益、争取民主的权利和机会。一般说来，一个国家的高等教育大众化或普及的程度越高，该国的高等教育民主化的程度也越高；一个国家的高等教育管理权越是趋于分散，该国的高等教育民主化的程度越高。

（五）高等教育国际化

一般而言，高等教育国际化指世界各国、各地区高等教育相互交流、相互影响和相互借鉴的过程。从更高层面上看，高等教育国际化是指把跨国、跨地区的及跨文化的全球观念和国际意识融入高等教育的教学、研究和服务等各项职能之中的过程。自欧洲中世纪大学出现以来，大学就一直是国际性机构，吸引着来自世界各国的学生和教师。第二次世界大战结束后，高等教育国际化发展很快，其主要形式是派出或接受留学生。21世纪初期，由于全球经济一体化、知识经济和信息技术的迅速发展，高等教育的国际化趋势更加明显。目前，高等教育国际化的性质、范围和复杂性都远超以前。

第五节　高等教育与经济、政治、文化的关系

一、高等教育与经济

按照系统科学的观点，社会是一个大系统。在这个大系统中，有经济、政治、文化、教育等子系统。教育作为一个子系统，与整个社会大系统及其他子系统间存在着内在的必然联系，即本质之间的关系。这种内在的本质联系揭示了一条基本规律，即高等教育受一定的社会政治、经济、文化等发展的制约，并对一定的社会政治、经济、文化的发展服务。经济发展是高等教育发展的物质基础。历史唯物论告诉我们，物质资料的生产是人类社会存在和发展的基础。人类要生存，离不开食、衣、住等物质生活资料，而要获得这些生活资料，就必须从事物质资料的生产。“任何一个民族，如果停止劳动，不用说一年，就是几个星期，也要灭亡，这是每一个孩子都知道的。”教育作为培养人的活动，是社会发展的重要组成部分，它的生存和发展离不开经济的发展，经济发展是教育发展的基础，具体表现为以下三个方面。

（一）经济发展影响着高等教育发展的规模、结构和速度

高等教育规模既指高等学校受教育人数，也指高等教育的入学率。高等教育结构是指高等教育系统内各组成部分之间的联系方式和比例关系，宏观高等教育结构主要包括层次结构、科类结构、形式结构、地区结构和管理结构等。高等教育发展速度是指高等教育在校生数量的增长率和高等教育入学率、毕业率的增长。一般说来，社会经济发展的规模、结构和速度影响着高等教育发展的规模、结构和速度。社会经济总量规模越大，对教育的规模需求越大；社会经济技术发展水平越高，对教育结构需求就越高。我国自19世纪80年代改革开放以来，经济发展速度不断加快，高等教育的规模也随之扩大，一方面高校不断增加，另一方面学生人数不断增长。例如，2009年的统计数据显示，我国普通高等医学院校已达163所，其中大学及专门学院有103所，专科学校60所（其中职业技术学院15所）。根据2012年最新统计数据，我国医学院校数量已达

600余所，其中举办医学门类专业的普通高等本科院校有280余所，高等职业院校350余所，本专科在校生人数已达176万。

同时，为了满足经济发展的需要，教育的结构也必须做出相应调整，毕竟社会的经济结构是动态的，不是一成不变的，因此，教育结构也不能僵化。

（二）经济发展制约着高等教育目的、教育内容

回顾历史可以看到，教育自产生以来一直都以培养社会劳动力为目的。但是，培养的社会劳动力规格是由社会经济发展水平决定的，其核心决定因素是生产力发展水平。

在奴隶社会和封建社会时期，由于生产力水平低下，劳动者使用手工工具进行生产，那时的学校教育主要反映统治阶级的政治要求，其任务是培养统治阶级的官吏和知识分子。学校的课程设置门类不多，一般仅有哲学、政治、道德和宗教等人文学科，以及文字、语言等工具课程，与生产直接联系的自然科学和技术方面的课程几乎没有。

在机器大生产条件下，劳动者需要接受一定的科学知识和生产技能的训练，学校课程设置和内容也随之发生了相应的变化，增加了大量自然科学方面的课程。在这一时期，教育既要培养与直接生产劳动分离的统治者，又要培养服务于生产的有技能的劳动者。

到了20世纪，特别是第二次世界大战以后，科学技术的飞速发展，进一步提高了生产力的发展水平。原来的课程设置和内容已不能适应当代生产力发展的要求，于是各国开始进行课程改革，更新教学内容，在教材中补充了20世纪中期以来在科学技术方面的新成果，电子计算机、遗传工程、航天技术、激光等都相继被列为学校的教学内容。

（三）经济发展水平制约着教育手段、方法以及组织形式

经济发展能增加对学校教学的投入，为学校添购更多的教学仪器设备。同时，随着经济的发展，科学技术的进步，高质量的教学仪器设备产生，进一步改善教育的手段。传统的教育手段就是粉笔加黑板，随着生产力水平的提高，幻灯机、投影仪等运用于教学，尤其是在当代，随着电化教育手段的出现和迅速发展，电视、电子计算机等相继出现，改进了教学的组织形式和教育方法。同时，借助于现代教学手段，学生既可以在学校里学，也可以在家里学，这为教育的普及提供了有利条件。

二、高等教育与政治

（一）政治决定着教育的领导权

在阶级社会里，教育大权一般被掌握在经济和政治上占统治地位的阶层手里，为了使教育能够完全按照本阶级的要求进行，统治阶级首先利用国家政权的力量来控制教育。首先，他们通过国家所颁布的政策法令，规定办学的方针和宗旨，并以强制的手段监督执行，以此把教育归入他们所需要的轨道。同时，各级政权机构还利用其权力任免教育机构领导人和教师，从组织上保证这种领导权，甚至还通过直接办学对学校实行更为直接的控制。其次，统治阶级还利用经济办法来掌握教育控制权。国家和统治阶级中的个别人物，用拨款或捐献教育经费等办法，有效地控制教育。再次，统治阶级还以思

想上的优势力量来影响和控制教育。

（二）政治决定着受教育的权利

政治决定着教育的领导权，自然就决定着受教育的权利。在原始社会，没有私有财产和社会阶级的划分，全体儿童少年都有平等受教育的权利，只是男女儿童社会分工不同，教育内容有所不同。在进入阶级社会以后，统治阶级掌握着政治经济和教育大权，他们垄断了受教育的权利，把被统治阶级排除在学校教育之外。例如，在我国奴隶社会，学校教育专为奴隶主子女开设，接受学校教育成为他们的特权。在我国封建社会，不但一般的劳动人民无权进学校，就是统治阶级内部在受教育权利方面也等级森严。受教育的权利是由统治阶级根据自己的利益来分配和决定的。

（三）政治决定着高等教育的性质、目的

教育的根本任务是培养人，但培养什么样的人、培养为谁服务的人，则是由政治制度决定的。例如，我国奴隶制社会由奴隶主阶级掌握政治大权，学校教育的目的在于“明人伦”，使受教育者能够明贵贱、分尊卑，成为自觉维护奴隶制社会宗法等级制度的人。同时，奴隶制社会的教育还把培养以暴力镇压奴隶反抗的刽子手和抵御外患的能征善战的武士作为教育的重要目标。在封建社会里，政治和教育大权掌握在地主阶级手里，教育目的直接反映了地主阶级的利益和要求。中国封建教育的目的是为封建王朝培养官僚和掌握地方政权的士绅。在欧洲中世纪，教会学校培养维护教权和封建统治的教士，世俗封建主教育的目的则是培养效忠封建领主、勇武善战、懂得封建礼仪的骑士。在资本主义社会，政治和教育大权掌握在资产阶级手里。资产阶级教育的目的一方面是把本阶级子女培养成掌握国家政权和管理生产的统治人才和知识分子；另一方面则是通过资产阶级的思想灌输，把工人子女培养成为只能替资本家创造利润的奴仆。因此，在早期的阶级社会里，“超阶级”“超政治”的教育是根本不存在的。

三、高等教育与文化

（一）高等教育与文化的联系

高等教育与文化有着密切的联系：一方面，高等教育是文化的组成部分，高等教育的每一个环节都深受文化的影响；另一方面，高等教育是传递、保存、创造和发展文化的重要途径，文化对高等教育的发展具有潜在的制约作用。

为什么生产力相当、社会制度相似的国家，高等教育模式、教育管理体制不完全相同？发达的资本主义国家，有的教育管理体制是集权制，有的则是分权制；在高等教育培养目标上，有的重学术，有的重技术。这些都与其本国的传统文化思想不无关系。并且，外来文化同样对高等教育有着广泛的影响。中国的儒家思想对于日本、韩国、新加坡来说，是外来文化，而现在已成为它们传统文化的组成部分；对中国来说，马克思主义在20世纪初也是外来文化，如今则是中国的主流文化，对高等教育的方方面面起着主导作用。

高等教育目标的制定、高等教育模式的形成、高等教学内容的选择、高等教育质量的评价，都要通过人来实现。而每个人的文化传统，包括价值观、道德观、思维方式、心理倾向等，在其成长过程中积淀于他们的思想意识之中，每时每刻、不自觉地在起作用。外来文化一旦被认同之后，也同样会积淀于思想意识之中并起作用。这些就是人的思想意识对高等教育所起的作用。此外，人口、民族、宗教、地理、资源、生态环境等因素，都对教育的发展直接或间接地、全面地或局部地起制约作用。例如，人口的数量与密度是义务教育布局所要考虑的基本条件；地理因素不但是中小学校布局所应考虑的条件，也是职业技术学校、高等学校的建校与专业设置所应考虑的重要因素；等等。当然，这些制约因素不是同一层次的，它们所起的制约作用也不是同等力度的，但都是研究教育问题、制定教育发展战略时应予以考虑的。

（二）高等教育为文化发展服务

1. 高等教育使文化得以保存、延续和传播

通过教育，人们才能使文化更好地得以继承。文化中最重要的习惯、传统和经验通过高等教育活动传递，教育保证了文化能够得以保存和延续。通过高等教育，人们能将外在的精神文化财富内化为个体的精神财富，可以说，高等教育是社会文化传递和延续的手段之一，是文化再生产和繁衍不可或缺的工具。

2. 高等教育使文化得到整理、发展和创新

高等教育不是对所有的文化进行传递，任何文化都既有精华又有糟粕，它需要经过选择、整理和综合，进行有选择的传递。高等教育使文化得到发展和创新表现在：①在高等教育过程中，根据社会变革情况、受教育者身心发展状况，以及教育者自身价值观的差异，已有文化被赋予新的意义；②在高等教育过程中，外来文化也会对已有文化产生深刻影响，外来文化和本土文化相融合，从而使原有文化发生性质、功能等方面的变化，文化创新因而得以萌发；③教育，特别是高等教育，集中了一大批学有所长的专家学者，汇聚了来自四面八方的青年人，他们思维敏捷、求新好奇，通过科学研究等种种创造性的活动，能够不断地创新文化，这是由高等教育的特殊地位与有利条件所决定的。

第六节　高等教育与社会和个人发展的关系

一、高等教育为社会发展服务

教育与社会发展的关系的一方面是教育必须为社会发展服务。1985 年中共中央《关于教育体制改革的决定》所提出的“教育必须为社会主义建设服务，社会主义建设必须依靠教育”，正确地表述了教育的这种外部关系。

（一）高等教育是劳动力再生产的重要手段

人是社会生产力中最基本的要素，社会发展离不开人的劳动。在现代生产过程中，先进的生产工具需要高素质的劳动者才能发挥作用，技术改造、设备更新需要科技人才应用和转化科技成果，生产的高效率需要高水平的管理人员来实现。随着社会的发展和科学技术水平的不断提高，社会对劳动者素质的要求越来越高。劳动者素质的提高必须依赖教育，教育使劳动者掌握生产知识和技能，提高创造能力和管理能力。

（二）高等教育积累、传播、发展科学技术

科学技术是第一生产力，但是科学技术在投入生产之前，只是一种潜在的生产力，想要把这种潜在的生产力转化为用于生产的现实生产力，就必须依靠教育的力量。通过学校教育将人类社会发展过程中沉淀下来的文化科学知识去粗存精，形成教育内容传递给众多受教育者，使原来为少数人所掌握的知识被更多的人掌握，大大地缩短科学技术从发明到应用的周期。可以说，教育是科学技术在生产中得以运用的中介和桥梁。

（三）高等教育为政治建设服务

教育能培养政治所需要的人才，政治经济制度想要得到实现、巩固和发展，一定的人才支撑作保障是必需的。而人才的培养很大程度上依赖于学校教育，通过学校教育，可以培养大批的领导和管理人才，直接为政治的发展服务。在政治经济逐步复杂化的今天，通过教育培养具有高度文化素养和政治素养的人才显得越来越重要，教育对政治经济制度的作用更加明显。

教育通过宣传思想、形成舆论为政治经济制度服务。高等学校是高级知识分子和青年学生聚集的地方，师生政治敏锐性高，敢于发表意见，敢于对社会上的各种主张、思想做出反应，从而促进政治改革。高等学校不仅可以通过教育、教学对受教育者的思想产生潜移默化的影响，而且还可以通过教材、刊物、讲演等多种形式宣传一定的政治观点、理论和方针、政策，形成一定的舆论影响群众，为社会政治经济制度服务。同时，高等学校对于社会政治的决策，即政治路线、方针的确定具有显著的咨询作用。

教育可以促进政治民主化。民主政治是政治现代化的重要标志，现代民主是现代政治的重要组成部分。民主政治必然要求民主教育与之配合，教育通过传递民主政治可以启发、激励、提高人们的民主参与意识和能力，并且还具有创造民主政治的机制和作用。可以说，教育是民主政治的发源地。

二、高等教育与个人发展的关系

影响人发展的因素是多方面的，目前教育界关于影响人发展的因素的不同认识主要有以下几点，如表 1－1 所示。

表 1-1　影响人发展的因素

<table>
<tr><td rowspan="8">单因素论与多因素论</td><td rowspan="3">单因素论</td><td>遗传决定论</td><td>认为人的发展是由先天的遗传基因所决定的，代表人物有英国的高尔顿、美国的霍尔</td></tr>
<tr><td>环境决定论</td><td>认为人是环境的产物，控制了环境就可以控制人的行为，代表人物有美国的华生</td></tr>
<tr><td>教育万能论</td><td>认为应通过教育来培养健全的、全面发展的人。只有通过教育培养的人才能建造一个健康的社会。代表人物有法国的爱尔维修、英国的欧文</td></tr>
<tr><td rowspan="5">多因素论</td><td>二因素论</td><td>该观点把影响人的发展因素分为两类：生物因素和社会因素。前者主要包括人的遗传因素、个体先天特点以及生理结构、机制等方面的总和；后者主要包括环境和教育等方面</td></tr>
<tr><td>三因素论</td><td>认为人的发展是由遗传、环境和教育决定的，并认为遗传素质是人发展的物质前提，环境和教育对人的发展起决定作用，相对于环境影响来说，教育在人的发展中起主导作用</td></tr>
<tr><td>四因素论</td><td>认为影响人的发展的基本因素主要由遗传、环境和教育和人的主观能动性组成</td></tr>
<tr><td>五因素论</td><td>认为人的发展是由遗传、环境、教育、主观能动性和反馈调节因素决定的</td></tr>
<tr><td rowspan="2">内发论和外烁论</td><td>内发论</td><td colspan="2">主张人的身心发展的动力来自人自身，在他们看来，人生来具有天赋的德性与能力的萌发，人的发展过程只不过是这些天赋资质的自然展开。代表人物有中国的孟子、美国的格赛尔、古希腊的柏拉图等</td></tr>
<tr><td>外烁论</td><td colspan="2">主张人的发展是由外在的力量起作用，包括环境与他人、学校的教育与训练等，其代表人物有中国的荀子、英国的洛克、美国的华生等</td></tr>
<tr><td>内因与外因交互作用论</td><td colspan="3">认为人的发展是由事物自身的矛盾所决定的，事物内部矛盾是事物发展的动因，外因通过内因起作用。人的身心发展的内部矛盾是个体的需要与已有发展水平之间的矛盾。随着人的自我意识的提高和社会经验的丰富，人的主观能动性将会逐步增强，从而使得人能够有目的地去发展自身</td></tr>
</table>

（一）高等教育受人的身心发展制约

人的身心发展是指个体从生命诞生到生命结束，整个人生过程中发生变化的过程，特别是个体的身心的特点向积极的方面变化的过程。其包括两个方面：身体的发展和心理的发展。人的身体发展和心理发展是相互制约和相互促进的。人的身心发展是有规律可循的，其特点表现为以下几点。

1. 人的身心发展具有顺序性和阶段性

人的身心发展具有一定的顺序性。按照心理学的观点，一个人从出生到发育成熟，其身心发展都是一个由低级到高级、由简单到复杂、由抽象到具体的过程，这个过程不是杂乱无章的，而是有一定顺序的。因此，在教育活动中，要遵循由简到难、由浅入深、由简单到复杂、由具体到抽象的顺序，不能“揠苗助长”“凌节而施”。人的身心发展具有阶段性，不同年龄阶段表现出不同的特征。由于不同年龄阶段具有不同的发展速度和发展重点，所以教育工作就必须以教育的实际情况为基础，针对不同年龄阶段的学生传授不同的教学内容。

2. 人的身心发展具有不平衡性

人的身心发展的不平衡性是指个体的发展具有非等速、非直线的特征。从人的身体发展来看，主要体现在两方面：一是表现在不同年龄阶段在同一方面发展上的不均衡，如人的身高体重的增长就有两个生长高峰期；二是表现在不同方面发展的不均衡，如人的各个系统的发展不是齐头并进的。人的心理发展存在着发展的加速期和转折期，即所谓的发展关键期。教育不能错失人的发展良机，要抓住发展的关键期，采取有针对性的培养措施，促进个体的最佳发展。

3. 人的身心发展具有差异性

受遗传、环境、教育和自身主观能动性的影响，每个人的身心发展都存在差异。鉴于此，在教学中，教育工作者在重视共性的同时，也要注意学生的个体差异，切实做到因材施教，使每个学生的身心都能得到充分发展。

（二）高等教育促进人的身心发展

大学生的成长受多种因素的影响和制约，既有先天遗传的影响，也有后天因素的影响。在众多影响大学生成长的因素中，遗传因素的影响更多地表现在生理方面，而个体所处的环境和个体后天的实践活动往往对个体的发展起着决定性的影响。高等教育作为环境的一个重要因素，又不同于一般环境因素，它对个体的后天实践活动有着重要的影响作用。高等教育作为一种有目的、有计划、有组织的活动，它能够遵循教育的一般规律和大学生的身心发展规律，针对他们的年龄特征和个别差异，有意识地对不同能力、不同气质、不同性格和不同兴趣的学生施加积极的教育和影响，可使大学生在共同提高的前提下，又能在各自的基础上向更高水平发展。正是高等教育的这种特殊性，才使得它在大学生的发展中起着重要的作用。

第七节　高等教育学的学科性质及高校的主要职能

一、高等教育学的学科性质

高等教育学是教育科学体系中的一门年轻的分支学科，高等教育研究活动和大多数研究活动一样，旨在发现和应用新知识以解决理论问题。一般而言，在学术界比较权威的衡量一门学问是不是学科的标准有三条：①有特殊的研究对象；②有完整的理论体系；③有公认的专门术语和方法论体系。有的还要加上有代表性的任务和代表著作。按照这样的标准，高等教育学因有其独特的不可替代的研究对象和比较成熟的理论体系，已经被视为一门独立的学科。1997 年国务院学位委员会颁布的《授予博士、硕士学位和培养研究生的学科、专业目录》中，把教育学列为12学科门类之一，高等教育学是教育学的二级学科。对于高等教育学的学科性质，学界一直存在不同的看法。在高等教育界，关于高等教育学的学科性质的观点主要有以下几种。

（一）高等教育学是“应用学科”

持该观点的学者认为，高等教育学是一门具有很强实践性、综合性的学科。普通教育学的发展客观上已经为高等教育学的发展奠定了坚实的理论基础，如果把高等教育学作为与普通教育学的平行学科，以探讨教育基础知识为主，难免会出现重复，高等教育学学科发展的根本目的在于解决实际问题。因此，高等教育学是“应用学科”。

（二）高等教育学“主要是应用学科”

持这种观点的学者认为，高等教育学的任务是运用教育学的基础理论和教育科学中的技术理论以及相应的方法和技术，认识和解决高等教育中的各种问题。但是，由于当前作为高等教育学基础的各门教育学科的不成熟和不完善，同时还需要一部分理论研究。此外，高等教育学目前已分化出高等教育史、高等教育经济学、高等教育社会学等分支学科。相对于分支学科而言，高等教育学具有基础学科的性质；相对于普通教育学而言，高等教育学具有应用学科的性质。因此，高等教育学“主要是应用学科”。

（三）高等教育学是“应用理论学科”

该观点认为，在整个教育体系大框架中，高等教育学是在纵向上将教育的一般原理应用于高等教育研究领域之中而产生的对高等教育的特殊认识结果，因而是一门应用理论学科。换个角度来说，在从实践到理论、从抽象到具体的链条中，高等教育学需要关注高等教育的基本概念、理论体系的构建等，仍然属于理论环节，而不是实际操作环节，因此，高等教育学是“应用理论学科”。

（四）高等教育学的学科性质具有相对性

该观点认为，相对于教育学来说，高等教育学是一门研究高等教育特殊规律和高级人才培养规律的应用学科；相对于其他分支学科来说，高等教育学是基础学科，拥有比较系统的现代教育理论基础，对于其他分支学科具有较强的指导作用。因此，高等教育学的学科性质具有相对性。

综上，我们认为，高等教育学的学科性质可以从以下几方面来考察：

首先是学科门类。学科门类的划分最早是用来对自然科学进行分类的一种方法，后来被引用到教育科学中来。但由于教育科学自身的特点，因而在借用自然科学的门类划分时，不可能与之一一对应或相当吻合，而只可能是一种类比或相近的类比。

在自然科学中，各门学科被划分为基础科学、技术科学和应用科学三大门类。如果把教育科学作为科学体系来看待，那么按照科学的门类来划分，教育科学也可以相应地划分为三大门类，即基础科学、技术科学和应用科学。不同的是，教育科学中的基础科学只有教育学一个名称。教育的基础科学主要为教育活动提供理论基础，它与教育实践的关系比较直接。技术科学是基础科学和应用科学之间的中介或桥梁。它在确定了教育活动方向之后，为教育实践提供一般性的技术指导，并为教育的实施提供方法，使教育活动得以开展。应用科学以基础科学为指导，研究各层次、各类型的教育活动方式和规律，并运用科学技术的成果解决教育实践中的各种问题，同时为基础科学增添新内容。教育科学三大门类的学科结构如图 1—1 所示。从图中可以清楚看出，高等教育学属于应用学科。

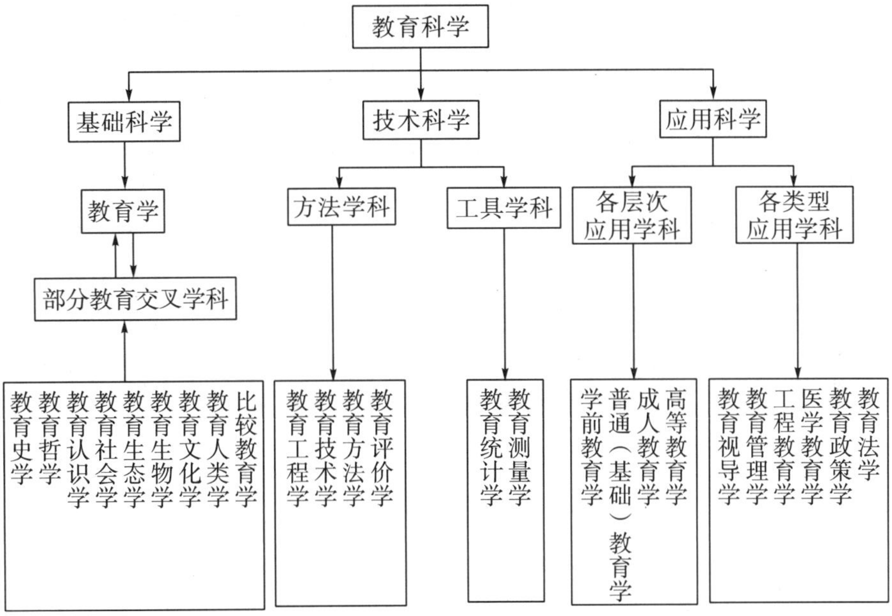

图 1—1　教育科学的学科结构

其次是理论和实践的关系。实践是理论的基础，不论高等教育学怎样研究基础理论问题，它都必须以高等教育实践为基础，它必须高度关注教育发展过程中的现实问题，否则，脱离实践的理论就是空洞的、无用的。高等教育学只有从实践中才能获得新的生命力。

最后是高等教育学的改革和发展。1997 年我国实施高等教育大发展以来，经过 20 年，我国高等教育取得了显著成就，截至 2015 年底，我国高等教育毛入学率达到 40%，成为名副其实的高等教育第一大国。与此同时，我们也必须看到我国高等教育在发展过程中出现的问题。我国高等教育大众化还处于低水平、粗放和不均衡的阶段，整体质量不高、内涵不足、办学雷同、模式单一。换言之，我国高等教育存在着数量与质量、规模与结构、效率与公平等深层次矛盾，其中尤以人才培养供给结构与市场需求结构失调最为突出。因此，我们亟须一门有较高理论水平的高等教育学来解释、指导高等教育实践。

二、高等院校的主要职能

（一）培养高级专门人才

教育的首要目的和本质是教书育人，通过科学的“教”和“育”，为学生成人、成才创造一个可以自由发挥潜质潜能的世界，使人更加理性地发展、智慧地成长，这也是学校教育工作的本能和道义所系。高等教育是教育的最高层次，培养各类高素质、高层次专门人才是高等教育的核心使命，而培养高级医药专门人才是高等医学教育的基本职能。

高等学校的起源可以追溯至古希腊的“学园”，甚至更早。在我国，高等学校则可追溯至战国时期的“稷下学宫”或西汉的“太学”。但与近代大学有承接关系的一般认为是十二三世纪产生于西欧的中世纪大学，最早建立的有意大利的波隆那大学、法国的巴黎大学、英国的牛津大学和剑桥大学等。中世纪大学的开办，一开始就带有一定的专业性，主要是培养社会发展所需的官吏、法官、牧师、医生等专门人才。因此，培养专门人才是大学最早也是最基本的社会职能。从中世纪大学到近现代大学，培养专门人才一直是大学的主要职能，不过随着科学技术的发展，社会的进步，其所培养的人才从目标、规格到内容、质量都在不断变化。

（二）发展科学是高等院校的重要社会职能

科学的发展推动高等院校职能的变化。中世纪大学出现时，近代科学还未产生，自然不存在发展科学的职能。15 世纪以后，工业革命兴起，为科学的发展奠定了技术基础，并要求其为解决日益复杂的生产技术问题提供理论和解决方法，过去依靠个人经验在实践中传授和训练生产技术的方式，已不能适应社会的发展需要，社会需要一批专门从事科学研究的人才。这样，高等院校自然也就成为培养科学研究人才的最理想的场所。但在 18 世纪之前，高等院校虽然已经开始培养科学研究人才，大学教授却很少亲自参与科学研究，对于技术研究，更是轻视。此时，高等院校尚未把发展科学作为自己的主要社会职能。

19 世纪初，德国洪堡以新人文主义思想为指导，创办了柏林大学。他强调人的发展是教育的真正目的，大学要实现这个目的，就要通过研究进行教学；大学教育的任务主要是引导学生从事研究，大学生的任务主要是在独立研究中学习。柏林大学的办学，充分体现了洪堡“通过研究进行教学”和“教学与研究统一”的思想。于是，科学研究正式进入大学的课堂。但在洪堡时期，科学研究只是为了教学，也就是把科学研究作为培养人才的手段，还不算是一种独立的社会职能。继柏林大学之后，许多大学也纷纷把教学和科学研究结合起来。自然科学的化学实验室首先出现在大学里，大学教授参加科学研究工作。后来，许多大学在教学任务之外，还承担了一定的科学研究任务。这样，发展科学逐渐成为高等院校在培养人才之外的第二个社会职能。

（三）服务社会是现代高等院校新的社会职能

广义上讲，人才培养和科学研究都是高等院校服务社会的主要体现。高等教育的社会地位，在很大程度上取决于服务社会的水平和能力。

高等院校把直接为服务社会作为自己的职能，一般认为肇始于 19 世纪中叶的美国。当时美国已初步建立起自己的近代机器制造业，在工业进一步发展和农业的工业化过程中，其要求高等院校为其培养工业和农业技术人才。但当时美国高等院校仍然保留着从英国借鉴来的办学传统，培养的是法官、医生、牧师和教师，不能适应当时美国经济发展的需要。1862 年，林肯总统签署了《莫雷尔法案》，该法案规定，各州凡有国会议员一人，联邦政府便拨给土地 3 万英亩，可用其收入作为建立农业和机械工程学院的基金，用以为地方发展工农业培养人才。这就是美国历史上所称的“赠地学院”。赠地学院还根据地方工农业和公众事务的实际需要，设立了一些“短期课程”，推广农业科技与机械工艺知识，建立农业实验站，提供各种社会服务。威斯康星大学对这些社会服务工作最提倡，成绩最佳，人们就把这种为当时当地社会服务的精神称为“威斯康星思想”。从此，高等院校不仅为社区普及农业科学知识，也提供许多有关卫生、经济、管理与教育等方面的咨询，成为各州的“智囊”，开创了高等院校与社会各个领域合作的先例，直接为社会服务也就成为高等院校的第三个社会职能，在美国广泛推广，其他国家也开始效仿。但直接为社会服务真正为世界各国的高等院校所接受，成为现代高校一种新的职能，则是近 40 年来的事。在被众多的高等学校所推行之后，其内容与形式也就越来越丰富多样了。

同发展科学一样，高等院校直接为社会服务的职能不仅是社会的客观需要，也符合高等院校自身发展的逻辑。高等院校作为社会文化科学的中心，在社会文化、科学技术、卫生保健中居于领先地位，能够也应该承担对社会，特别是对当地的各方面工作的指导或咨询作用；应当采取各种方式同社会进行广泛的联系，尽可能帮助解决社会在发展中遇到的种种理论和实际的问题。例如，与生产单位联合搞科研，进行技术指导，担任工厂企业的顾问，举办培训班或业余学校，为社会提供继续教育等。高等院校直接为社会服务的形式和内容是多种多样的，根据不同科类和不同专业的特点，各有所长，积极创造条件，搞好社会服务工作。

必须指出的是，高校的社会服务，不只是为满足社会的需要，也是高校自身发展所需要的。广泛的直接的社会服务工作，有利于高等教育理论联系实际。它是教师和学生了解社会生活、参加社会实践的重要途径。同时，高校师生经常深入社会的生产生活实际，了解情况和问题，有利于根据社会的需要，改进教学和科研工作，提高所培养人才的社会适应性。当前高等院校与社会有关单位建成教学、科研、生产的三结合联合体，把分散的、短期的社会服务工作制度化、经常化，是一种值得提倡的社会服务形式。

为社会服务，已成为高等院校的一种职能。高等院校应当着眼于服务，以社会效益为主，并从服务中得到培养服务精神、提高教育质量的效果。在特定情况下，高等院校通过社会服务，使社会获得经济效益，在这个前提下，适当收取一定的报酬作为劳务所得，无可非议。但是，如果以获利为先决条件，以追求金钱为目的，就违背了为社会服务这一职能的精神。

第八节　高等医学教育学

一、高等医学教育学的概念

高等医学教育学是医学教育学的重要分支学科，是以培养医学高级专门人才的教育活动为研究对象的一门新兴学科。它主要根据社会卫生事业和医学科学发展的规律和特点，运用教育科学的基本原理和方法，研究高等医学教育活动的基本规律，论述培养符合社会需要的高级医药专门人才的相关理论及方法，并探讨作为培养高级医药专门人才的主要机构——高等医学院校的组织和管理等。研究高等医学教育除了必须要熟悉教育学、教育心理学、高等教育学的基本概念和基本理论外，还需要熟悉和掌握医学科学知识，了解医学的性质和特点。只有这样，才能真正深入探讨并得出高等医学专业教育的特殊规律。

二、高等医学教育学的主要任务

高等医学教育学有五大主要任务：①阐明和借鉴教育科学的基本理论和原则，结合我国具体实际，指导高等医学教育实践；②研究国内外高等医学教育的历史、现状和问题，总结已经取得的成绩和经验；③以马克思主义为思想指导，用历史唯物主义和辩证唯物主义的观点来总结我国高等医学教育的实践经验，探讨我国社会主义高等医学教育的规律，为建立具有中国特色的高等医学教育体系，培养能为我国现代化建设服务的德、智、体全面发展的高级医药专门人才，发展我国高等医学教育事业提供理论依据；④以教育学基本理论为依据，结合医学教育的特点，探讨高等医学院校教学活动的整个过程及其具体任务、教学过程、教学原则、教学内容和方法等；⑤根据高等教育的特点和教学规律，研究高等医学院校的组织领导和各项业务的管理问题，包括教学、科研、教学基地、图书资料、仪器设备以及经费等教育管理的原则和方法。

三、中国高等医学教育的培养目标

（一）中国高等医学教育的总体培养目标

高等医学教育的总体培养目标必须以我国社会主义教育目的及我国高等教育的培养目标为依据，基本反映目前我国对医科毕业生的要求，遵循医学与医学教育自身的特殊规律，其培养目标应体现时代特征和医学特点。在政治思想方面，要求坚持社会主义方向，坚持党对教育的领导，坚持用马克思主义、毛泽东思想教育学生，加强医德教育，把培养德、智、体、美、劳全面发展的接班人作为高等医学教育的根本任务。在专业技术方面，必须符合我国国情，适应我国社会主义现代化建设和科技、卫生事业发展的需要，以“三个面向”为指导，体现医学模式转变和现代化科学技术发展对医学教育提出的新要求，重视发展智力和培养能力，制定出不同层次高等医学教育的专业培养目标。在体育方面，必须坚持体育锻炼和军事训练，养成坚强的体格和毅力，能够有充沛的精力为社会主义卫生事业服务、奉献。

（二）中国高等医学教育硕士生的培养目标

1984年4月，国家教育委员会发出通知，将我国高校医药本科学制改为五年和七年，规定七年制本科高等医学教育的总体培养目标：培养适应我国社会主义现代化建设需要的，德、智、体全面发展的，达到硕士水平的高级医药专门人才。七年制本科教育的基本培养目标：①热爱祖国，拥护中国共产党领导，走社会主义道路，努力学习马克思主义；热爱医学事业，有为国家富强、民族昌盛而奋斗的精神，遵纪守法、艰苦求是，具有良好的思想品质和职业道德。②具有广泛的社会科学知识，较宽阔的自然科学基础，较深厚的医学基础理论；较熟练的专业实践技能、一定的科学研究能力；富有创造精神、熟练掌握一门外语；具有适应未来国际医学科学技术竞争的基本素质和较大发展潜力。③掌握一定的体育和军事基本知识，达到国家规定的大学生体育和军事的训练合格标准；体魄健全，能够履行建设祖国和保卫祖国的神圣义务。

（三）中国高等医学教育本科生的培养目标

医学本科是高等医学教育诸层次中一个基本的、独立的层次。对医学本科生的要求，除政治思想、体格方面和高等学校的目标一致外，在专业方面，要求有牢固的基础，广博的知识，较强的实际工作能力；能服务于基层，也能从事教学、科研工作，并能通过选拔攻读研究生进行深造。

1981年11月，国家卫生部颁布了《高等医学院校五年制医学专业教学计划》，其中规定了五年制医学本科生的总体培养目标是“培养德、智、体全面发展的又红又专的医师”，此外，还做出了具体的政治思想、专业知识和技能以及身体方面的要求。1988年6月，国家教育委员会颁布了《制定高等学校医药本科专业教学计划的原则和基本要求》，明确提出医药本科教育的总体目标：培养适应我国社会主义现代化建设实际需要的，德、智、体全面发展的，具有从事医药科学技术或管理工作理论知识和实际能力的高级医药专门人才。1995年教育部制定了高等医学教育的总体目标，即“培养具有良好的思想品德和职业道德，较广泛的社会科学知识，较宽厚的医学基础理论，较熟练的专业实践能力和解决医学实际问题的医学专门人才”。

中国高等医学教育本科的基本培养要求：①热爱祖国，拥护共产党的领导，走社会主义道路，努力学习马克思列宁主义；热爱医药卫生事业，有为国家富强、民族昌盛而奋斗的理想，有为人民医药事业献身的精神，遵纪守法，品德端正，艰苦求实，开拓进取，为人民服务。②掌握本专业的基础理论、基本知识、基本技能，达到《全国普通高等学校医药本科专业简介》规定的本专业业务培养要求，具有大学生应有的文化修养，基本具备独立自学、独立思考和从事本专业业务工作的实际能力。③掌握一定的体育和军事基本知识，养成良好的体育锻炼和卫生习惯；达到国家规定的大学生体育和军事训练合格标准；身心健康，能够坚持正常工作，能够履行保卫祖国的神圣义务。

（四）中国高等医学教育专科生的培养目标

中国高等医药专科教育的总体培养目标：培养适应我国社会主义现代化建设需要的，德、智、体全面发展的应用型高级医药专科人才，毕业后主要从事县及县以下农村和厂矿等基层医药卫生工作，或医药院校、医学研究及医疗卫生机构的技术辅助工作。

中国高等医药专科教育的基本培养要求：①热爱祖国，拥护中国共产党领导，走社会主义道路，努力学习马克思主义；热爱医学事业，有为国家富强、民族昌盛而奋斗的精神，遵纪守法，艰苦求实，具有良好的思想品质和职业道德。②掌握本专业实际工作需要的基础理论、基本知识，较熟练地掌握本专业的基本技能；具有大学专科生应有的文化修养；具有一定的自学能力和从事本专业业务工作的实际能力。③掌握一定的体育基本知识和军事基本常识；养成良好的体育锻炼和卫生习惯；达到国家规定的大学生体育合格标准；身心健康，能够履行保卫祖国的神圣义务。

参考文献

[1] 华云. 巫医与医学 [J]. 中国中医药现代远程教育，2016（1）：30－31.
[2] 艾伦. 关于教育装备起源的讨论 [J]. 中国现代教育装备，2013（17）：78－84..
[3] 颜玉，薛宇，李丽疆，等. 教学医院医学教育理论和管理模式 [J]. 现代交际，2012（10）：113.
[4] 郭燕波. 教育的语言起源论辨析及启示 [J]. 现代教育科学，2013（7）：1－5.
[5] 肖潇，韩冰，李航. 教育生物起源论 [J]. 长江丛刊，2016（16）：117.
[6] 谢延龙. 在通往语言途中的教育 [D]. 长春：东北师范大学，2010.
[7] 张维伦. 作文教学高效法探讨 [D]. 长春：东北师范大学，2011.
[8] 谢明谷. 古代公共医疗慈善机构述略 [J]. 文史杂志，2016（3）：46－48.
[9] 程亮. 教育的人性基础 [J]. 教育理论与实践，2014，34（16）：3－6.
[10] 谢红莉，瞿佳. 近代我国中医学教育发展研究 [J]. 中国高等医学教育，2007（11）：25－27.
[11] 陈西雁. “教育”概念的跨文化研究 [J]. 青海师专学报（教育科学），2005（3）：114－117.
[12] 沈雪峰. 浅谈导师制医学生临床技能培养的策略 [J]. 中外医疗，2010（3）：126－128.
[13] 冯友梅，颜士刚. 论教育技术定义所彰显的技术观及其范式传统 [J]. 电化教育研究，2013（9）：20－23.
[14] 陈震东. 对教育起源的探索 [J]. 西北师大学报（社会科学版），1995（05）：117－138.
[15] 余清臣. 如何成为聪明的教育理论消费者 [N]. 中国教育报，2018－5－24.
[16] 王光明. 发展教师核心素养和能力 [N]. 中国社会科学报，2018－5－23.
[17] 郭祥超. 关于教育学硕士研究生导师指导责任的思考 [J]. 榆林学院学报，2018，19（2）53－54.
[18] 李俊义. 高等教育学学科建设之困惑及其破解 [J]. 现代教育管理，2018（5）：8－12.
[19] 刘宝存. 教师的本质是什么 [N]. 中国教育报，2018－3－26.
[20] 刘庆昌. 走向科学只是教育学的一种策略——兼及实证研究的有限合理 [J]. 四川师范大学学报（社会科学版），2018，45（2），92－98.
[21] 李婷，徐文. 关于应用型本科高校教育学专业人才培养的实践环节建构的思考 [J]. 戏剧之家，2017，（13）：237.
[22] 王彬，崔玉平. 高师教育学公共课有效课堂环境的构建与评价框架 [J]. 黑龙江高教研究，2017（7）：110－113.

[23] 袁晓琳.论我国高等学校教育学（院）系的精神传统［J].中国成人教育，2017（12）：21−24.
[24] 潘懋元，王伟廉.高等教育学［M].3版，福州：福建教育出版社，2013.

附录一 卫生部、教育部关于印发《中国医学教育改革和发展纲要》的通知（2001）

2001年至2015年，是建设有中国特色社会主义事业承前启后、继往开来的重要时期。为了落实科教兴国的战略方针和《中共中央关于制定国民经济和社会发展第十个五年计划的建议》的精神，使医学教育更好地为人民健康服务，为社会主义现代化建设服务，特制定本纲要。

一、医学教育面临的形势

（一）中华人民共和国成立50年来，我国的医学教育事业有了很大的发展，取得了显著成绩，通过实践逐步探索出医学教育的规律和特点，形成了医学教育的管理体制和运行机制，初步建立了包括学校基础教育、毕业后教育、继续教育的连续统一的医学教育体系。医学教育的规模、质量、效益有了明显提高。高等医学院校数量和在校生由建国初期的44所、1.52万人，发展到2000年的177所、71.48万人。普通中等卫生学校由1949年的181所发展到2000年的489所。师资队伍不断加强，教学条件逐步改善。

50年来，医学教育为我国卫生事业输送了一大批合格的医药卫生人才，2000年卫生队伍总量已超过559万人，其中卫技人员449万人，医生207.6万人（医师160.3万人）、护士126.7万人。每千人口医师数从建国初期的0.1上升到1.30，接近世界的平均水平。这支队伍为满足人民群众的卫生服务需求，保证人民的身体健康，为我国社会主义事业发展做出了重要贡献。

随着全面推进素质教育和高等医学教育一系列改革计划的实施，对医学教育专业口径过窄、素质教育薄弱、教学模式单一、教学内容陈旧、教学方法过死等状况进行了有效的改革，注重医学生基础理论、基本知识、基本技能的培养，促进了医学生在知识、能力、综合素质和创新思维等方面的发展，使医学教育质量稳步提高。

尽管我国医学教育取得了较大的进步，但与社会的进步、科学技术的发展、卫生事业改革的需要仍不相适应。存在的主要问题是：对医学教育在社会经济发展中的重要作用及其特殊规律认识不足；医学教育的结构不合理，层次偏低，不能适应人民群众日益增长的卫生服务需求；医学教育现有办学条件与发展规模不符。

（二）当前医学教育发展面临着难得的机遇和严峻的挑战

我国经济体制和经济增长方式的两个根本转变，将促使教育进行深层次改革。学校的生存与发展，在很大程度上取决于学校适应市场经济的程度，取决于学校本身办学的质量和效益。高等教育管理体制改革和卫生改革，也为医学教育的发展，提供了良好的机遇和广阔的空间。

—西部大开发战略的实施，要求教育要有跨越式的发展，这对医学教育规模、结构、布局的调整和教育质量的提高，将产生巨大的推动作用。世界经济全球化导致的经济结构的战略性调整，特别是中国即将加入WTO，将促进医学教育在教育思想、教育观念、教育管理等方面进行深层次的改革，从而加快医学教育国际化的进程。

—21世纪将是生命科学的世纪，人类基因组研究的突破预示着医学新一轮的革命。科学技术特别是生命科学迅猛发展，将促使医学教育作前瞻性的思考，推动医学教育各方面的改革。

—卫生服务体系和卫生服务模式的深刻变革，医学模式的转变，社区卫生服务的发展，人民群众日益增长的卫生服务需求，人口数量增长和老龄化的趋势，生态环境失衡等问题的出现，都将对医学教育的培养目标、培养模式、课程体系、教学内容、教学方法、教学手段的改革产生深刻的影响。

二、医学教育改革与发展的指导思想和方针

（一）医学教育改革与发展的指导思想是：高举邓小平理论伟大旗帜，坚持党的基本路线，全面实施科教兴国战略，深入贯彻党的教育和卫生工作方针，根据人民群众对卫生服务的需求，顺应医学科学发展趋势，紧密结合卫生改革与发展的实际，深化医学教育改革，推动医学教育发展，全面推进素质教育，培养高质量的医药卫生人才。根据我国社会、经济的发展，在医学教育改革与发展的实践中必须突出重点，实行分类指导，建立并完善适应21世纪社会、经济、科技、卫生发展需要的医学教育体系，更好地为我国卫生事业和社会主义现代化建设服务。

（二）医学教育改革与发展的方针是：优化结构，深化改革，稳步发展，提高质量。

优化结构——优化医学教育的层次结构、专业结构、布局结构，以更好地适应卫生事业改革与发展的需要；

深化改革——根据21世纪科技发展和卫生服务模式，深化医学教育管理体制改革，规范各类医学教育，改革医学教育的培养模式、课程体系、教学内容、教学方法和教学手段；

稳步发展——调整医学教育总体规模，扩大高等医学教育，压缩中等医学教育，使其与人民群众卫生服务需求及卫生人力发展需要相适应；

提高质量——根据医学的特点，加强医学生全面素质、创新精神和实践能力的培养，加强并完善毕业后教育与继续教育，不断提高卫生技术队伍的整体素质。

三、医学教育改革与发展的目标

（一）2005年目标

—进一步完善包括学校基础教育、毕业后教育、继续教育在内的连续统一的医学教育体系；建立起具有中国特色的、适应21世纪需要的医学教育管理模式和运行机制。

—普通医学教育年招生总量相对稳定，研究生和本专科招生数大幅度增长，中等教育招生数量大幅度压缩；各层次医学教育招生数所占比例：本专科教育（含高等职业技术教育）由1999年的35%提高到52%，研究生教育由1999年的近3%提高到8%，中等教育由1999年的62%减少到40%。

—进一步调整和减少医学类专业数量，拓宽专业口径；积极发展医学相关类专业；取消中等医学教育中的临床医学类专业；积极开展通过毕业后教育培养公共卫生人才的实践。

—适应西部大开发和发展农村卫生事业的需要，进一步调整医学教育布局，使西部地区医学教育有较快的发展，使农村卫生人力的数量和质量有明显提高；

—根据我国卫生服务的需要和医药卫生事业的发展，高等医学教育在坚持现行学制的基础上，逐步扩大长学制教育。并在实践中进一步规范医学教育学制。

—通过高等医学院校与其他科类大学联合办学或合并等形式，形成综合性大学医学院与独立设置的医学院校并存的管理与办学体制。

—通过探索初步形成适应21世纪医学科学发展和卫生服务模式转变需要的文、理、医结合的培养模式和课程体系。

—建立各级各类医学教育专业设置标准，逐步完善教育评估制度，形成医学教育质量评价监控体系。

—建立并逐步完善临床医学、中医学、口腔医学和公共卫生专业学位制度，形成医学科学学位和医学专业学位并存的医学学位体系。

—完善住院医师规范化培训和继续医学教育制度，建立一批住院医师规范化培训和继续医学教育基地；建立和完善全科医师培训制度。

—在医学教育资源相对缺乏的省区，试行高等医学院校举办分校或与当地中等卫生学校联合办学的形式，为农村基层培养“下得去、留得住、用得上”的专科以上的高质量卫生人才，并加快制定有利于为农村培养卫生人才的各项政策。

（二）2015年目标

—建立起层次和专业布局合理、规模适当、开放的医学教育体系，实现医学教育现代化。

—普通医学院校本专科和研究生招生规模进一步扩大，中等医学教育规模大幅度压缩；各层次医学教育招生规模所占比例：本专科教育（含高等职业技术教育）提高到60%，研究生教育提高到12%；中等教育减少到28%。

—进一步调整专业设置，普通本科主要设置医学、口腔医学、中医学、药学、中药学和护理学专业，高等职业技术教育和中等教育主要设置医学相关类专业。

—形成具有中国特色的医学普通专业教育与医学职业技术教育并举，分工明确，互相沟通，彼此衔接的医学人才培养体系，以及专科医师与全科医师同步发展的培训制度；继续深化医学教育改革，使医学教育质量有明显提高。

四、调整规模和结构

（一）目前我国平均每千人口医生数达1.65人，超过世界平均水平。医学教育年毕业生人数已超过卫技人员年需要量，因此，应对医学教育的规模和结构进行调整，调整的原则是控制总量，调整结构，分步实施，平稳过渡。

调整规模采取扩大高等医学教育规模与压缩中等医学教育规模同步实施的办法。到2005年，本专科教育和研究生教育年招生总量较1999年增长50%以上。2005年以后，高等医学教育的招生规模稳中有进，中等医学教育的招生规模将继续压缩。

（二）随着我国社会经济的发展，医学教育层次结构不合理愈显突出。调整层次结构的总体要求是：压缩中等教育，调整专科教育，积极发展本科教育，加速发展研究生教育。到2005年，本专科教育（含高等职业技术教育）和研究生教育年招生总量占总体的比例达到60%以上，到2015年，将增长到70%以上。

我国地域辽阔，各地经济、社会发展不平衡，卫生人力和医学教育现状差异很大，因此，各地在调整层次结构时，应根据本地卫生事业发展的需要和区域卫生规划的要求，提出适合本地实际的实施意见。

（三）建国以来，我国医学教育的专业设置虽几经调整，但仍存在专业结构不合理，专业口径偏窄，社会适应性不强等问题。必须采取有力措施，调整专业结构，拓宽专业口径。

调整专业结构，应总结历史经验，展望未来需要，借鉴国外趋势，适合我国国情。总的要求是：压缩专业数量，拓宽专业口径，增强专业的社会适应性。到2005年，要进一步调整和减少医学类专业数量，积极发展医学相关类专业，取消中等教育中的临床医学类专业，在保留本科预防医学专业的同时，积极开展通过毕业后教育培养公共卫生人才的实践。到2015年，进一步减少专业数量，普通本科教育主要设置医学、口腔医学、中医学、药学、中药学和护理学专业，高等职业技术教育和中等教育主要设置医学相关类专业。

（四）发展西部医学教育，调整医学教育布局。西部地区医药院校数量较少，办学条件差，规模小，难于满足本地区卫生事业发展的需要和人民群众日益增长的卫生服务需求，同中央提出的西部大开发战略极不适应。因此，必须调整医学教育的布局，以适应西部大开发和发展农村卫生事业的需要。到2005年，使西部地区的医学教育有较快的发展，能适应本地区对各级各类卫生人才的需求；农村卫生人力的数量和质量有明显提高。到2015年形成适应我国西部经济社会发展和卫生事业需要的医学教育布局。

根据我国人民群众的卫生服务需求和医药卫生事业发展的需要，在医学教育改革和发展中，需要逐步规范高等医学教育医学类专业的学制，在保持现有学制的基础上要逐步发展长学制，并进一步规范医学教育学制体系。

五、深化教育教学改革，完善医学教育体系

（一）深化医学教育体制改革，逐步建立政府统筹规划宏观管理，学校面向社会自主办学的体制。根据我国国情，可采用多种体制办学，如与其他科类大学合作、联合、合并等，形成综合性大学医学院与独立设置的医学院校并存的管理与办学体制；既要充分发挥综合性、多科性大学的学科优势，形成文、理、医结合的模式，又要注意保持医学教育的特点。高等中医药院校以与其他科类院校合作、联合办学为办学体制改革的主要形式，不宜作大范围的合并调整。

医学高等专科学校一部分通过合并或联合办学改制为本科院校，一部分仍保留现有格局，但应积极发展高等职业技术教育。在压缩中等卫生学校规模的同时，应大力推进中等医学教育资源的优化组合，建立与区域卫生规划相适应的学校布局。根据不同地区的实际情况和学校具备的条件，可保留部分中等卫生学校；一些条件较好的中等卫生学校可在并入高校或独立升格后，举办普通高等医学专科教育或高等职业技术教育。在中等卫生学校较多的地区，对办学规模较小、服务面窄的学校应做相应的撤、并调整。

（二）国家或社会举办的各类医学教育，都必须根据政府有关的法规和医学教育的特点，规范办学。为确保医学教育教学质量，应建立各级各类医学教育专业设置标准，严格审批制度；建立健全医学教育评价制度，对医学教育单位的办学条件、教学工作及教育质量进行评估；按照《中华人民共和国执业医师法》规定和医药卫生人员准入标准，规范自学考试与成人教育。

（三）加强研究生教育，建立并逐步完善学位制度。应进一步完善临床医学、中医学、口腔医学和公共卫生专业学位制度，形成医学科学学位和医学专业学位并存的医学学位体系；深化研究生教育改革，提高研究生的培养质量。

（四）进一步完善包括学校基础教育、毕业后教育、继续教育在内的医学教育体系。加强住院医师规范化培训和继续医学教育，建立一批住院医师规范化培训和继续医学教育基地，完善全科医师培训制度。

（五）为适应21世纪医学教育改革与发展的需要，必须转变教育思想，更新教育观念，形成以邓小平教育理论为指导，具有时代特征、中国特色、医学特点的医学教育思想和教育观念，并以此为先导，深化医学教育改革。

（六）医学教育具有社会性、实践性和服务性的特点，医学研究与服务的对象是人，在医学教育过程中必须加强文、理、医渗透和多学科交叉融合，把医德与医术的培养结合起来，加强综合素质培养；医学是一门实践性很强的学科，医学教学中要加强实践教学环节，强化基本技能训练，提高分析问题和解决问题的能力；医学院校教学、科研和医疗卫生服务的职能是相辅相成的，教育中应注重教师在服务中教，学生在服务中学，培养学生的服务意识与奉献精神。

根据自然科学、人文与社会科学、医药科学的发展趋势与卫生服务的需求，积极改革课程体系、教学内容、教学方法，确立以基础理论、基本知识、基本技能为重点的教学内容，积极吸纳反映医学模式、卫生服务模式转变所必需的各种新概念、新知识、新技能，注重课程体系的整体优化。加强教材建设，逐步实现医科教材多样化、个性化、现代化，形成具有层次、专业特点的高质量医学教材。注重实践性教学环节，把校内教学与基地教学、社区教学相结合。改革教学方法，加强对现代化教学技术手段的学习、研究和应用，积极利用教育信息化提供的新的知识传播途径和方式，加强校园网或局域网络的建设；充分利用现有信息资源和各种音像手段，搞好多样化的电化教育和计算机辅助教学，培养学生的自学能力、获取知识的能力和创新能力。要结合实际形成各医学院校自身的特色，形成具有中国特色的、多样化的人才培养模式。促使学生综合素质提高，创新精神加强，个性得到发展。

（七）高等医药院校要在国家创新工程上充分发挥自身优势，努力推动知识创新和技术创新，要以学科建设为龙头，以科学研究为依托，发挥科技和人才优势，发展高新科技产业，推进产学研一体化，构建高等医药院校的科技创新体系，为经济建设和医药卫生事业的发展做出贡献。

（八）高等中医药教育，是我国高等医药教育的特色和优势。要充分认识高等中医药教育在我国高等医药教育发展中的重要地位和作用，要以具有中国特色、时代特征和中医药教育特点的思想、观念，推动高等中医药教育事业的改革和发展。在深化高等中医药教育人才培养模式、课程体系、教学内容、教学方法改革时，既要认真继承中医药的特色和优势，又要善于吸收现代科学技术和知识，努力培养高层次中医药人才，造就一批新一代名中医，同时还应积极发展各种形式的中医药对外教育，促进中医药更广泛地走向世界，为全人类健康做出更大贡献。

（九）加强教学管理，提高教学管理人员的素质，采用现代化教学管理手段，开展医学教学管理研究，形成具有医学教育特点的，灵活、高效的管理模式和运行机制。进一步完善教育评估制度，形成医学教育质量监控体系，确保医学教育办学水平和教学质量。积极进行学校内部管理体制的改革，在人事、分配制度等方面形成良好的运行机制，促进师资队伍的建设和办学效益的提高。学校后勤工作要加快社会化，提高服务质量。

六、加快为农村培养人才

（一）农村卫生人才队伍整体素质不高，已经成为制约我国农村，尤其是边远地区和少数民族地区农村卫生工作发展的重要因素。为农村基层培养“下得去、留得住、用得上”的全心全意为人民服务的医药卫生人才，是我国医学教育工作的战略重点。

高等医学教育采取多种形式为农村输送专科以上的医药卫生人才，是我国“十五”期间医学教育工作的重点。在有需求又有条件的地区，将部分医学高等专科学校改建为本科院校，为农村培养本科医学人才；在部分边远、贫困和高等医学教育资源贫乏的地区，重点发展专科层次的高等医学教育；鼓励本科医学院校建立面向农村定向招生、定向就业的专门培训基地，可利用当地中等卫生学校的办学条件，举办分校或联合办班；在医学教育资源配置合理的前提下，允许少数具备条件的中等卫生学校改办为专科层次的高等院校，为农村培养人才。

（二）促进各层次教育的相互沟通和衔接，构建有利于农村医学人才成长的教育体制。有条件的高等医学院校，可以面向农村卫生技术人员开展较灵活的学分制专业教育，充分利用远程教育手段，允许分阶段完成学业，努力解决工学矛盾，以适应农村在职人员继续教育的需求。

（三）高等医学院校要明确农村医学人才的培养目标，拓宽临床医学类专业口径，进行课程体系和教学内容的改革，加强预防医学和中医学内容的教学，强化能力培养，使毕业生掌握医学基本技能，能防能治，适应农村基层卫生工作的需要。

（四）进一步加强乡村医生的培养，到2005年，新补充的乡村医生均应至少具有中等卫生学校中专学历；到2015年，经济或教育发达地区的乡村医生应具有高等医学院校专科以上学历，经济或教育中等发达地区的部分乡村医生应具有高等医学院校专科以上学历。采取多种方式，加强在岗乡村医生的培训和教育。

（五）培养农村医学人才原则上实行学生缴费上学。国家级贫困县或家庭确有困难的学生，可按国家助学贷款的规定向银行贷款，或由学校通过奖学金和勤工助学等形式给予补助，学生在毕业后按规定到国家认可的贫困地区服务满一定期限，可视情况免还贷款。

七、拓宽筹资渠道，改善办学条件

（一）医学是实践性很强的学科，教育成本较高，各级政府必须增加对医学教育的投入。

应拓宽医学教育筹资渠道，逐步建立以国家财政拨款为主，辅以收取学生的学杂费，校办产业收入，社会捐资集资和设立教育基金等多种渠道筹措教育经费的制度，形成国家、社会、个人对教育成本分担的机制。

（二）要采取有力措施，改善医学教育的办学条件。进一步加强师资培养培训工作，建立优化教师队伍的有效机制，提高教师队伍的整体素质；特别要加强临床师资队伍建设，保证有足够的临床教师投入教学工作，不断提高临床教学质量。更新教学设备，提高教育技术手段。加强实验室建设，改革实验教学的组织、内容和方法。加强教材和图书建设，为提高学生创新意识和自学能力创造条件。加强临床教学基地建设，建立一批相对稳定、形式多样、水平较高的教学基地，继续完善和严格执行高等医学院校临床教学基地评审认可制度。各高等医学院校的经费，应优先保证人才培养工作，尤其是本科教学工作和教学基本建设需要。

八、加强党与政府对医学教育的领导

发展医学教育，提高我国医学科学水平，培养和造就一支适应社会需求、结构合理、德才兼备的专业卫生队伍，使卫生事业更好地为人民健康服务，为社会主义现代化建设服务，这既涉及每个家庭和个人的切身利益，又关系到社会主义精神文明建设和经济与社会的可持续发展。各级卫生、教育行政部门应积极争取各级党委和政府把医学教育的改革和发展列入国民经济和社会发展总体规划，同步实施，并为医学教育的改革和发展创造良好的环境，提供必要的条件。应科学制定医学教育发展规划，合理调整医学院校设置，并通过各种途径，运用多种方法，动员全社会关心和支持医学教育，建立学校面向社会、社会参与教育的机制，调动广大教师的积极性，促进医学教育的健康发展。

落实本《纲要》，是教育、卫生行政部门和有关高等学校及各类医学院校的重要任务。各地教育、卫生行政部门，应认真落实本《纲要》精神，并结合本地的具体情况制定实施方案。对《纲要》实施进展情况要加强监督，经常检查，定期评估，及时总结经验，发现问题，采取对策。要切实做到依法行政，督促教育方针的全面贯彻执行。在医学教育规模、结构调整工作中注重其特殊规律，给予政策扶持，使本《纲要》提出的各项目标和任务能落在实处。要完善卫生从业人员准入法规，准确提供卫生技术队伍人才需求信息，保障卫生技术队伍水平的不断提高。要及时制定为农村培养卫生技术人员相关的政策措施，切实提高农村基层卫生技术队伍的素质。医学院校要深化教学改革，切实提高办学水平和人才培养质量，为提高我国医学科学水平和全民族健康水平做出贡献。

第二章　中国古代高等医学教育发展历程

第一节　中国古代高等医学教育鸿蒙初现

中国的医学教育起源于何时？现在，我们已无法考证出确切的时间。据现有的考古资料分析，人类已有300万年的历史。有人说："人类不是首先从先天环境优越的地区发展起来的……一种区域性团体的聚集和异常严峻的自然选择力量，成为促使森林各员分化并从中派生出人类的主要原因。"人猿揖别，中华民族的先祖就生活、劳作、聚居在亚细亚的东方——美丽富饶的华夏土地上。恶劣的生态环境、强大的外侵力量，迫使人们与自然展开艰巨的斗争。在艰苦卓绝的斗争过程中，华夏民族的先祖发挥他们的聪明才智，创造出了灿烂的远古文化，其中一个很重要的部分就是医药卫生知识和经验的积累。

中国医学的起源可以追溯到上古时期，从相关的神话传说中就能够发现它的影子，例如人们熟悉的神农尝百草的故事。《淮南子·修务训》："神农尝百草之滋味，水泉之甘苦，令民知所避就，当此之时，一日而遇七十毒。"又如，皇甫谧《帝王世纪》中记载："伏羲氏……造书契以代结绳之政，画八卦以通神明之德，以类万物之情，所以六气六腑，五脏五行，阴阳四时，水火升降，得以有象，百病之理，得以类推"，"（黄）帝使岐伯尝味草木，典主医药，经方、本草、素问之书咸出焉"。表达的便是对炎帝神农氏和黄帝在药物的原始发现中所做贡献的肯定。可见，中国医学和中国文化同根同源，一脉相承，为华夏民族增强体魄，充足劳力提供了医疗上的保障。关于神农氏尝百草的遗迹。《述异记》有记载："成阳山中神农氏鞭药处，一名神农原，药草山，山上紫阳观，世传神农於此辨百药，中有千年龙脑"，"太原神釜冈中，有神农尝药之鼎存焉"。《路史》中叙述的传说有："磨蜃鞭茇，察色腥，尝草木而正名之，审其平毒，旌其燥寒，察其畏恶，辨其臣使，厘而正之，以养其性命而治病，一日之间而七十毒，极含气也。"这里所谓的鞭药、磨蜃、察尝……实质是人在辨别药性过程中进行的活动，表示这时人们已具备初步对药物的推理判断与总结的能力。

人是最可贵的社会财富，是民族得以延续发展的根本。医药学人才是民族繁衍昌盛的卫士，在保障人民生命和健康方面具有举足轻重的作用。中华民族的始祖伏羲、神农氏、黄帝为人类健康和后世医学的发展做出了巨大的贡献，伏羲制九针、神农尝百草、黄帝论经脉的传说流芳百世，在那个时代便有僦贷季、岐伯、雷公等医技高明的医生。但是我们必须要明确的一点是，我国历史上所谓的神农氏等人，不是专指某一个人，某几个人，而是指整个以炎帝为首领的氏族部落群体。正是这个群体在漫长认知过程中的实践经验积累，中国医学才得以萌芽、发展，为增强民族体魄、挽救无数的生命做出巨大的贡献。

医学教育起源是一个漫长而又曲折的复杂过程，疾病的危害与人类最初存在的保护自己、消除病痛的本能给予医学的产生以最初的动力。人一开始就是在思维支配下活动的，他们能够把同疾病做斗争的经验积累起来，传递给后人，与动物单纯求生的本能有着质的差别。为传承医术以治病救人，统治阶级在古代中国便已开展医学教育工作，十分重视对医学人才的培养。我国古代的医学教育分为先秦、秦汉三国两晋南北朝、隋唐、宋金元、明清五个历史阶段，进一步探索，可分为私学教育和官学教育两种模式。医学的私学教育包括师承授受与私人办学，官学教育包括中央官学与地方官学。

一、夏、商、周时期的医学教育

公元前21世纪至公元前17世纪是中国第一个王朝——夏王朝时期。夏禹建朝，标志着中国若干万年的原始社会基本结束，从“公天下”进入“私天下”，数千年的阶级社会从此开始，它的诞生成为中华文明史上的一个重要里程碑。夏、商、周时期，是我国奴隶社会从发展到兴盛，最后走向衰败的一个历史时期，同时也是华夏文明奠基的一个时期。夏、商、周时期的统治阶级崇拜原始巫蛊，对宗教特别重视。根据考古发掘，这一时期已有卜骨存在，巫教相当流行，特别是商朝崇尚神鬼祖先，他们认为祖先是天神的化身，王是天帝祖先意志的代表，凡攻伐胜负，农业丰歉，疾病寿夭等都要卜问吉凶。因此，有大批巫卜神职人员为商王供职，形成一种特殊的政治力量。夏、商、周时期的医药卫生活动也在巫卜统治之下展开，具有强烈的宗教性、神秘性、不可知性，但此时医药卫生在对人体认识的加深、疾病诊疗水平的提高，以及专业医生的出现等方面，都起到了重要的启蒙和变革作用，医学科学开始萌芽。

周朝开始重视医学教育，但由于处于奴隶制社会，一切教育制度都建立在奴隶制社会体制的基础上，为统治管理服务。周朝教育的重要特点为“学在官府”，这种现象导致行政机构与教育机构合一，因此官员、教员不分。在这样的行政体制下，周朝的学校分为中央官学与地方官学，即“官学”与“乡学”。该时期医学上的发展表现为医学分科与分级、管理医官的存在。同时，周朝建立有较为完整的医政组织和相当严格的考核制度，它在提高医生的技术水平、促进医学的发展方面发挥了积极作用。

夏、商、周时期，医学开始分科，其首先体现在巫医分业，其次是产生临床医学和预防医学，在临床医学内部又加以区分。商朝便有管理疾病的小臣出现，中国甲骨文专家胡厚宣先生释“小疾臣”：“这种职官既医治疾病，也从事医疗管理工作。”这是我国迄今有文字记载最早的医官，周朝医官便继承商朝医官发展而来。

周朝巫术仍较盛行，其设计也较多，如大卜、掌占卜，其职司之一便是卜问疫病能否痊愈。大卜为众卜之长，由下大夫二人执掌其事，其下有卜师，卜人由数十人组成。大祝，为祝官之长，由下大夫二人执掌其事，“掌六祝之辞，以事鬼神示，祈福年，求永贞，除疠疫”。司巫，为群巫之长，掌群巫之政令。群巫中男巫、女巫均无数，男巫负责逐疫除疫病，女巫负责以草药熏浴，祛疫防病。

从《周礼》所载的内容中可以看出，在西周后期医巫开始分离，专业医生出现，卜、祝、巫等神职人员失去对医药的控制，其地位下降，医学开始独立发展。该时期医学理论萌芽，食医结合，环境卫生思想的产生和实施等都为医学的进步奠定了基础。《周礼·天官》将宫廷医生分为以下四科："食医，中士三人"，主要职责是"掌合王之六食、六膳、百馐、百酱、八珍之齐"。食医是管理饮食的专职医生，是宫廷内的营养医生，主管帝王膳食，是为王室贵族的健康长寿而专设的。"疾医，中士八人"，主要职责是"掌养万人之疾病"。疾医相当于内科医生，不仅为王室服务，而且施治万民。"疡医，下士八人"，主要职责是"掌肿疡、溃疡、金疡、折疡之祝药刮杀之齐；凡疗疡，以五毒攻之，以五气养之，以五药疗之，以五味节之"。疡医相当于外科医生，专管治疗各种脓疡、溃疡、金创、骨折等，在宫廷医生中地位低于食医、疾医，属下士。"兽医，下士四人"，掌疗兽病，疗兽疡，凡疗兽病灌而行之。兽医主要治疗家畜之疾病或疮疡。

周朝宫廷中，医学进步的一个重要标志是把医生分为食医、疾医、疡医和兽医，它有利于医生各专一科，深入研究。《周礼》宫廷医学的分科，是我国最早的医学分科记载，开创后世医学进一步分科之先河。医学分科体现出我国当时的医学发展已达到较高水平。

医学分科的出现，为我国医学进一步深化、系统化发展及医学教育的分科和教学的系统化奠定了坚实的基础。

二、春秋、战国时期的医学教育

春秋、战国时期是中国由奴隶制社会向封建制社会转型的时期，也是中国古代史上文化发展的重要时期。由于这一时期的新旧阶级之间，各阶级、阶层之间的斗争复杂而又激烈，代表各阶级、各阶层、各派政治力量的学者或思想家，都企图按照本阶级或本集团的利益和要求，对宇宙、对社会、对万事万物做出解释，或提出主张，于是出现了思想领域里"百家争鸣"的局面，参加争鸣的各门各派史称"诸子百家"。春秋、战国不仅是中国古代政治、经济、社会思想和科学技术史上极为重要的时期，也是中国古代医学史上极为重要的时期。这一时期的医学发展呈现出四个特点：①开始走向理论化和系统化；②哲学向医学渗透；③医学基础理论体系的奠定；④临床经验的积累和分科趋势。此时也是医学在教育和传承方面重要的转型时期。

一方面，中医开始走向理论化和系统化，最显著的特点就是医学基础理论体系的形成，并被纳入教育内容。随着巫医分流和医学研究的开展，春秋战国时期医学理论逐渐形成。春秋时医的阴、阳、风、雨、晦、明"六气"致病说，扁鹊言论涉及的"五脏""肠胃""血脉""血气""阴阳"等生理概念，《内经》确立的以脏腑经络气血为核心的医学理论体系，为后世医学的发展奠定了基础。这些基础理论被广泛认可并编入教育内容，促进了医学的进一步发展与传承。

另一方面，春秋、战国时期医学教育的特点也表现在选择学习对象、传承与教授的内容与方法上。由于医学的特殊性，在学习对象的选择方面便尤为谨慎。具体来说，首先要求求学者有强烈的学习意愿并具备良好的禀赋与悟性。其次，须因人而异，使学生各展所能，传承模式有君臣传承、师徒传承、父子传承。历代名医中，绝大多数出自师徒传承，因而师徒传承始终有一定的优势地位，多以禁方，即私藏的秘密医方为纽带流传于世。师徒传承在中医传承史上发挥着不可替代的作用，对我国医学教育有着重大贡献。在传授内容和方法上，特点鲜明。在传授医学知识的同时，提倡博采众长，学习医学知识，进行实践经验的归纳总结，辩证结合。学习理论时，需要经过诵、解、别、明、彰五个阶段，即反复诵读经典，不耻下问，分类归纳，明于胸中，并将其运用于临床而获得显著效果。同时，还强调理论学习与自身实践紧密结合的重要性。

这时期产生的师承制，使得理论结合实践的教育方法起到因材施教的作用，在学习医学理论的同时便可接触患者，跟随老师进行教学实践，根据不同的病患对象和病情做出判断与选择，使学生在实践技能方面的能力得到锻炼和加强。故师承制作为中医药知识的一种重要传承方式一直为后代所沿用并流传至今，是我国中医药教育的一大重要特色。

三、秦、汉时期的医学教育

秦、汉是中国医学史上承前启后、继往开来的发展时期。经历了春秋、战国的分裂割据，公元前 221 年，秦国歼灭六国实现统一，中国进入封建社会时朝。秦、汉时期是中国历史上相对稳定的时期，这一时期，政治、经济、外交、文化都达到了前所未有的繁荣局面；也是我国中医药教育事业的发展阶段，是医学教育突飞猛进的时期。秦统一后，在中央集权政府有力的推动下进行变法和各项改革，涌现出许多杰出医家，在理论与实践上大大促进了医学教育的发展。秦汉时期在医学教育建设中，比较注重从其他诸侯国和前代兴旺发达的医疗事业中吸取经验教训，逐渐形成较为完整的医事制度，对后世影响深远。

（一）医学教育格局的形成

受当时学术文化的影响，秦汉时期形成官学与私学并存的教育格局。汉代官学制度奠定了中国封建官学发展的基本格局，从中央到地方有一套较为完备的机制。中央分为太学、官邸学、鸿都门学，地方是郡国学校。太学没有设定修业年限，毕业考试按照成绩分派官职。官邸学主要针对贵族开设，开展宫廷式教育，这是汉代官学的一大特色。除此之外，汉代官学在继承传统的基础上积极改革。例如，鸿都门学是我国第一所文学艺术专科学校，打破了封建官学儒学的界限，丰富了封建官学的内容，促进了文学艺术的发展。由于汉代地方官学推行较晚，而官学名额有限，无法满足众多习者入学要求，故私学发展甚为繁荣。私学的启蒙场所是书馆，书馆修业后进入乡塾。大体来说，该时期无论官学还是私学，皆以儒家经典为主要研习内容。

秦汉时期的医学教育依旧秉承传统的师徒传承模式，据史书记载，著名的淳于意、华佗、张仲景等，均出于师徒授受之门。如在《三国志·魏书·方技传》中记载："华佗，字元化，沛国谯人也……广陵吴彭城樊阿皆从佗学。"由此可见华佗授学的传承情况。中医学中前人的丰富经验便是依靠这种教育形式继承和发扬下来的。

（二）医生的选拔与任用对医学教育的影响

秦汉时期的医生，可分为官医与民间医生。官医的重点服务对象是官僚统治阶层，从中央到地方形成一支有组织的医疗系统。民间以师带徒传授医学的教育形式有一定发展，使得民间医生增多。官办的医学教育尚未形成，官医主要从民间医药人士中选用，有的可能为临时延聘。汉平帝元始五年（5），“征天下通知逸经、古记、天文、历算、钟律、小学、史篇、方术、本草及以五经、论语、孝经、尔雅教授者……遣诣京师，至者数千人。”（《前汉书·卷十二》）但有时则裁减官医，如西汉时令：“侯绅方士、使者、副使、本草待诏七十余人皆归家。”官医除为统治者服务外，有些还被指派去为军中士卒、一般平民，甚至为刑徒、囚犯诊病。东汉京兆尹陈龟派官医为平民治病；东汉时会稽发生大疫，督邮钟离意派官医“经给医药，所部多全济”；桓帝建和三年诏称“徒在作部，疾病致医药”。又据洛阳南郊出土的东汉范雍砖志所记：“右部无任勉刑，颍川颍阴鬼薪范雍，不能去，留官致医。”即让满刑的病徒继续在刑徒区内接受治疗。

在西汉中期后，察举制的实施使得医学官员的选举无法做到公平竞争，导致许多医职由不学无术、不明医道、不晓医技的人滥竽充数，通晓医道之人却从事与医政医事无关的工作，不利于医学的传承和发展。

四、两晋、南北朝时期的医学教育

经历了两汉政权相对稳定的时期，中国进入了一个战争相对频繁的年代。公元221年，刘备在成都称帝，国号“汉”（史称“蜀汉”或“蜀”），从此，魏、蜀、吴三足鼎立局面逐渐形成。直到263年魏灭蜀，265年司马炎伐魏立晋（史称西晋），280年晋灭吴，全国复归统一，进入了短暂的和平时期。但由于西晋王朝政治无能，接下来的“八王之乱”导致了持续十六年的混战，使隐伏矛盾迅速激化，很快招致北方少数民族军队进攻中原。从316年匈奴贵族建立的政权灭西晋起，北方进入了“五胡十六国”的战乱时期，前后出现20个割据政权，直到公元589年隋灭陈，才再次结束割据局面，全国重归统一。

东汉末年到隋统一全国近400年间，是中国社会发展历程中最纷乱的时期之一。为了躲避战争，北方一带人口南迁，向南带去了先进的思想和劳动技术，为中国经济文化中心南移打下了基础。北方的少数民族南下，加快了少数民族的封建化进程和民族融合，促进了北方的经济恢复和文化发展。在意识形态方面，随着佛教兴起和道教流行，两汉时期的独尊儒学局面被打破了，开始出现儒佛道并立格局，并有玄学开始流行。对黄道之术、长生不老术的追求使炼药服丹的风气达到了极致，从而影响了中国医学的发展。三国两晋南北朝时期，战乱频繁促进民族大融合，多元格局取代单一格局，医学教育体制也有了长足的发展。同时，由于专科教育的兴起，分工比较明确，学习更加精细，实践医学获得了良好的效果，医学教育逐渐受到重视。

（一）确立了医学教育的传授与传世的主要方式

师徒传授，历来是中国古代医学教育的主要方式。三国时期的名医吴普、樊阿、李当之等是著名医学家华佗的弟子。家世相传，即父授子，世代传习，最有名者莫过于南北朝时期东海徐氏。徐氏世守医业，代代有名。北齐曾封徐之才为西阳郡王，故称徐王，徐之才曾总结家传效方，撰为《徐王八世家传效方》10卷。再如名医姚僧垣，其父菩提即以精医闻名，僧垣年二十四岁即袭其业术，后成为南北朝时“远闻服，至于诸番外域”的著名医家。僧垣之子姚最后也成为能医。

（二）促进了官办医学教育的产生

师徒传授和家世相传的医学教育方式都是个别传授方式，培养医学人才的数量和速度远不能适应实际需要。随着医药学的发展与进步，家族世袭制逐渐被打破，医道授受日益具有社会性。同时，医学体系初见端倪，此时期开始出现由政府举办的医学教育机构。

《唐六典》卷十四注记载：“晋代以上，手医子弟代习者，令助教部教之。宋元嘉二十年，太医令秦承祖奏置医学，以广教授。至三十年。”这说明早在晋代已设置有教习医官，刘宋元嘉二十年（443）奏置医学教育一事，则是政府创办医学教育最早的明确记载。据郑樵《通志·后魏孝文帝纪》载：北魏太和元年（477）九月，孝文帝“诏群臣定律令于太华殿”，北魏设“太医博士”“太医助教”之制。可能就在此时，我国医学院校诞生并逐渐形成自己独特的理论体系，同时对印度、朝鲜、日本、越南以及东南亚各国产生了广泛影响。从此，政府举办医学教育开始形成制度。由此可知，南北朝魏国设有太医博士与助教为医家教育者，当属太医署。北魏宣武帝时，颁布开办医学的诏令，旨在推行医学教育。医学体系的逐渐形成与政府举办医学教育的创举为隋唐时代医学教育高度发展奠定了牢固的基础。

第二节　学校式医学教育的出现

一、隋唐五代时期的医学教育

隋唐时期是我国医学史上医学教育的一大进步时期，不但继续延续着家传和师徒传授的优良传统，还发展了学校式的医学教育，其规模较大，课程设置较新，教学目标较为明确。政府兴办医学教育，形成一套较完整的医学教育体系，同时注意医药学术和防治知识的规范和普及，培养了医学后继人才，促进了医药卫生事业的发展。唐代从中央到地方已形成较为完整的医学教育体系，还吸收外国留学生入学，极大地促进了医学整体水平的提高，对后世学校式医学教育的发展有很大的奠基作用。唐政府主持修订并颁布《新修本草》，不仅可作为学校教材使用，还使药物学在新的时代有新的规范。隋朝曾编撰《四海类聚方》2600卷，要义300卷，颁行天下；到唐朝，则先后编辑并颁行《广济方》《广利方》等，对普及医药知识、促进卫生事业发展起着良好的作用。可以说，隋唐时期是我国封建社会的成熟期，也是中医学成熟和医学教育的成熟、定型时期，在医学教育史上有着举足轻重的地位，对医学教育进一步发展有着深远的影响。

（一）医学校和太医署的建立

晋时，我国的医学教育已有医学校教育的性质。至刘宋时，医学校的性质已较晋更为明显。后魏实际上已举办医学校，但其设置、规模、制度等因缺少文献记述而欠明确。隋朝统一全国后，在前代基础上，先后建立并完善太医署，其中有关医学教育部分，分为医学教育和药学教育。医学教育设四个科系，医学系编制博士 2 人，助教 2 人，医师 200 人，医学生 120 人；按摩系有按摩博士 20 人，按摩师 120 人，按摩生 100 人；咒禁博士 2 人；在药学教育方面有主药 2 人，药园师 2 人及药园生若干。隋朝所设医学校内的师生最多时达 580 余人，可知当时学院式医学教育已得到统治者的高度重视。其中，在按摩医生的培养方面尤其突出，其编制中按摩博士一职多达 20 人，按摩师 120 人，学生 100 人，这是整个封建社会绝无仅有的现象。隋炀帝命令集体编撰的医学理论专著《诸病源候论》，虽然并不论述疾病的治疗方法与技术，但却详述了许多疾病的按摩方法与导引技术。

唐太医署实际上可视为中央医科大学，属太常寺主管，在行政管理上有太医署令 2 人，相当于校长，负责全面领导；丞 2 人，相当于副校长，协助太医署令的工作；另有府 2 人、史 2 人、医监 2 人、医正 8 人、掌固 4 人等，协助校长分管教务、文书、档案和庶务等工作。

太医署的学制、考核与晋升非常明确。首先，唐太医署的学制十分严格，据《唐六典》记载，体疗科修业期为七年；疮肿、少小科修业期为五年；耳目口齿科修业期为四年；角法修业期为三年。《唐会要》卷三十五记载：学生“初入学，皆行束脩之礼，礼于师”，“其束脩三分入博士，二分助教。以每年国子监所管学生，国子监试。州县学生，当州试，并选艺业优长者为试官……其试者，通计一年所受之业，口问大义十条，得八以上为上，得六以上为中，得五以下为下”。其次，太医署对学生的成绩考核更为严格，在原则上虽也指出“其考试登用，如国子监之法”，但又在注解中强调“诸医针生读本草者即令识药形、知药性；读明堂者即令验图识其孔穴；读脉诀者即令递相诊侯，使知四时浮沉涩滑之状；读素问、黄帝针经、甲乙、脉经，皆使精熟”。最后在指出考察上述各门课程学习成绩的制度时，要求“博士月一次试，太医令丞季一试，太常丞年终总试。若业术过於见任官者，即听补替”。最后，太医署在对医生的晋升上，十分重视实际技艺和诊病的疗效水平，《唐六典》载有：“凡医师、医生、医工疗人疾病以其痊多少而书之以为考课。”

（二）医学教育的管理

关于教学纪律，对师生皆有明确要求，《唐会要》记述：“凡学生有不率师教者则举而免之。其频三年下第，九年在学无成者亦如之”，“诸博士、助教皆分经教授学者，每授一经必令终讲，所讲未终，不得改业。诸博士助教，皆计当年讲授多少，以为考课等级”，“诸生先读经文通熟，然后授文讲义，每旬放一日休假。前一日博士考试，其试读每千言内试一帖，帖三言讲义者，每二千言内问大义一条，总试三条。通二为及第，通一及不全通者，酌量决罚”。

关于课程设置与学业教育，唐太医署的课程设置和学业教育方法也是很有特点的。其既强调集中进行医学基础课程教学，如学习《明堂》《素问》《黄帝针经》《本草》《甲乙经》《脉经》各科，也很重视根据不同分科运用专业技术课程的小班教学，同时很注意学生实际临床操作技艺的培养。在共同基础学科考试及格的基础上，才可以参加分科学习，所谓“诸医生既读诸经，乃分业教习”，分述如下。

医科：太医署五个系中最大者，其下还分五个学科，设太医博士1人，职位为正八品上，“掌以医术教授诸生习本草、甲乙经、脉经”，然后“分业教习”，“又置医师20人，医工100人，辅佐掌教医生”。在其40名医学生中，学习体疗者占半数以上，为22名；疮肿科有学生6名；少小科学生6名；耳目口齿学主4名；角法学生2名。专业技术课因史料缺失，尚不知其详。

针科：设针博士1人，职位较医博士稍低，为从八品上，掌教针生以经脉孔穴，使识浮沉涩滑之候。又以九针为补泻之法，要求针生“针疾先察五脏肓余不足而补泄之”，指出“凡针生习业者教之如医生之法”。《唐六典》明确规定：“针生习素问、黄帝针经、明堂、脉诀，兼习流注（针经）、偃侧等图，赤乌神针等经。”所规定的兼习课，都是五六世纪医学家的著作，说明唐代的医学教育是很重视新理论、新技术的。针系教育除针博士掌教外，还设针助教1人，针师10人，针工20人，辅佐针博士对20名针生的教学工作。

按摩：设按摩博士1人，职位比医博士低一品三级，为从九品下，掌教按教义以消息导引的方法，以除人风、寒、暑、湿、讥、饱、劳、逸八种疾病，并治疗损伤折跌者。按摩系有按摩师4人，增置按摩工16人，辅佐按摩生30人（后减为15人），所学课程除与医科共同的医学理论、药物方面的知识，专业课除上述的消息导引法，还要学习“熊经鸟伸，延年之术”，如华佗的“六禽之戏”，魏文的“五槌之锻”等。按摩系实际还包含正骨的教学。

咒禁：规模虽小，但在唐朝仍有一定位置。设咒禁博士1人，掌教咒禁生以咒禁拔除邪魅的为厉者。其课程有山居方士的道禁，有出于释氏的禁咒等，其内容虽含有迷信成分，但也包括气功以及某些心理疗法。该系有咒禁师、咒禁工各2人，辅佐博士对10名咒禁生进行教育。

药园：设府2人、史4人、掌固4人、主药8人、药园师2人、药园生8人、药童24人。但药园师除掌“以时种，收采诸药”与“辨其所出州土，每岁贮纳，择其良者而进焉”外，更重要的是要负责药园生的教育，并承担教授医科、针科、按摩科、咒禁科学生学习《本草》，辨药形、识药性的重任。唐太医署药园的设置具有很大的进步性，在“京师置药园一所，择良田三顷，取庶人16岁以上20岁以下充药园生，业成补药师”，给各科医学生提供认药、辨药的实践机会，这也是我国历史上最早的药用植物园。

（三）地方医学教育的发展

唐朝对地方医学教育也比较重视，其开设学校的普遍性与建制的严谨性等，是我国封建社会罕有的。唐代的地方医学教育始于贞观初年（627），据《唐六典》记载，地方医学教育对全国各府、州医学校教师、学生的人数、品级都有明确规定，如“大都督府……医学博士一人，从八品下，助教一人，学生十五人”。各地方所设的府、州医学校，除培养各地方所需医药人才外，并“掌疗民疾”，“以百药救疗平民有疾者”，“凡诸州任土所出药物可用者，随时收采，以给人之疾患”。还强调“掌州境巡疗”，“预合伤寒、时气、疟、痢等药……随需给之”，在新、旧唐书百官志中，还记有“诸州置助教，写本草、百一集验方藏之”。

地方医学校的设立与教学在执行中虽然不甚稳定，但仍可以反映出唐朝对在都城举办中央医科大学，在各州、府举办地方医校，以及在诸县设人管理“医药陈设之事”等，均给予了前所未有的重视，这些措施对中国医药卫生事业的发展都有积极的影响。唐代中央教育与地方教育相结合、综合授课与分科授课相结合、医学与药学相结合、理论与实践相结合的特点使其在我国医学教育史上一直处于突出地位，学校的规章制度与人员编制都值得当今医学教育借鉴。

（四）医学考试与人才选拔，对医学教育的促进

在科举制的影响下，唐朝医学人才的考试选拔细分为生徒、贡举、制举、待诏四种类型。生徒为中央官学和地方官学的学生，唐朝有法令规定对学生进行定期考试，以学生考试的情况作为考核学官的标准，对学生要求十分严格。学生在校期间须接受较频繁的考试，即旬试、岁终试与毕业试。旬试属考察测验性质，每十天举行一次，总共三条，通二及格；岁终试用以考核学生一年的学习情况，在一年内学习的各门功课中考问十条，通十为上，通六为中，通五为下，连续三年不合格者罢归原籍；毕业试的考试方法按礼部各科举士情况模拟进行，通过这次考试学生取得参加科举资格。品学兼优的学生可提前毕业任用，暂时未合格者给予两年补考机会，两年补考依旧不合格者予以除名。贡举是一种选拔性考试，各地官学学员先参加州县考试，合格者到京师参加太常寺考试，再次合格后方可录用。制举是帝王自行选择并授予官职，以求得人才的选拔方式，科目和要求不计其数，且因时而变。待诏为待命供奉内廷的人，唐朝文辞经学之士、医卜技术之流，皆供职于内廷别院，以待诏命，因此有医待诏、画待诏等名称。

唐朝的各种医学教育制度和选拔方法，表明该时期对医学人才的高度重视。多样化的选拔形式，以及针对不同专业安排不同学制等措施，尤其符合医学的特殊性，有利于实行优胜劣汰，发掘优秀医学人才，提高医学教育的质量。

（五）医德教育，医学教育内容开始不仅限于医学知识的教育

唐朝将道德教育制度化，将《论语》《孝经》作为道德教育的基本教材和科举的必考科目，在校学生或参加考试的士子必须修习。儒家思想作为中国传统文化，一直指导着医学界的道德行为，孔子认为“人而无恒，不可作巫医”，儒倡仁义，医知博济，医与儒有相对之益，医当以仁爱之心，行精诚之术。这些举措在一定程度上促进从医者道德的规范化。

二、两宋时期的医学教育

公元960年，武将赵匡胤废除了后周恭帝，自己登上皇位，建立宋朝，继而结束了

五代十国封建割据局面，中原暂时得以统一。赵宋王朝是我国历史上一个积贫积弱的王朝，国家内部政治无力，外部受到辽、夏、金、元各国的威胁，在文化上重文治、轻武治，奸佞当道，横征暴敛，人民生活于水深火热之中。然而，宋朝是我国科技文化发展的一个重要阶段，这一时期火药、指南针、活字印刷术相继被发明，为中国乃至世界的政治、经济、文化做出了重要贡献。

宋朝特别是北宋，历朝皇帝对医学的重视是史无前例的。特别是在他们的影响下，一些文人武将，如掌禹锡、欧阳修、王安石、曾公亮、富弼、韩琦、夏竦、宇文虚中也都参加到古医书整理中。据统计，北宋现存的医方与临床各科医书有近百种。自北宋校正医书局开始刊印医书后，对于各科临床及伤寒学研究的专著增多，很多专著至今在临床仍发挥着重要的作用，反映了一定历史时期的背景和各自的特点。宋朝医学的发展还表现在医学教育的发展、疾病诊断水平的提高，以及临床各科的进步等方面。

宋朝医学教育虽不如唐朝稳定，却有所改革和发展。医政与医学分立，太医局成为国家最高医学教育机构，地方也设有“医学”专门培养医药人才。这一时期发展成熟的印刷术与造纸术在相当大的程度上促进了医学的普及，为医学的广泛传播打下了坚实的基础。

（一）设立太医局

宋朝医学教育设立机构，始自仁宗庆历四年（1044），太常寺置太医同，于翰林院选拔医官讲授医经。王安石变法后，推行三舍升试法，改革医学教育。熙宁九年（1076）太医局不再隶属于太常寺，成为医学教育专门机构，开医学教育独立发展的先河，置提举及局判、管勾官。局判以知医事者充任，掌医学，教授学生。

在招生与分科上，通常每年春季招收学生，以 300 人为额，采取“三舍升试法”分级教学，外舍（低年级）200 人，内舍（中年级）60 人，上舍（高年级）40 人。设方脉科、针科、疡科三个专业。本科学生必须兼通其他有关学科，所谓“三科通十三事”，即要求各科学生有广博的基本知识。三科必修的公共课程有《素问》《难经》《诸病源候论》《补注本草》《千金要方》。方脉科必修大小方脉及风科，兼习《脉经》《伤寒论》；针科必修针、灸、口齿、咽喉、眼、耳，兼习《黄帝三部针灸经》《龙木论》；疡科必修疮肿、折伤、金疮、书禁，兼习《黄帝三部针灸经》《千金翼方》。针灸教学中采用王惟一发明铸造的针灸铜人进行直观教学，这也是历代医学教育的一大创举。

元丰改制后，太医局隶属太常礼部，学生限额 300 人，设大方脉 120 人、风科 80 人、小方脉 20 人、眼科 20 人、疮肿兼折伤 20 人、产科 10 人、口齿兼咽喉科 10 人、针灸科 10 人、金镞兼书禁科 10 人。

在教学方法上，太医局建立了严格的考试制度。每月一次私试，每年一次公试，成绩分为优、平、否三等，优良者升为内舍；每年一次会试，及格者升为上舍；还根据学生的品德和技术水平，将上舍分为上、中、下三等。为使学生在学期间理论与实践紧密结合，除课业学习外，还要参加临诊，轮流为太学、律学、武学的学生及各营将士治病，年终根据每个学生的临床记录考察其成绩，按疗效高低分为上、中、下三等，实行末位淘汰制，其失误多者，酌量轻重给予处罚，严重者则勒令退学。

神宗死后，王安石新法夭折，医学教育一度实行的“三舍升试法”也被废止。崇宁二年（1103）徽宗诏令另在国子监设立“医学”，吸收儒生学医，造就有文化素养的医学人才，以改变医学的社会地位，医学教育恢复“三舍升试法”。由于徽宗的倡导，当时五运六气之说盛行，运气也成为学习的一大重点，列为各科必试科目。公试合格后，选取医疗技术精良者充当药局医师以下职务，其余各以其等第补官，或派为本学博士、正录，或委为外州医学教授。

（二）地方医学教育

宋朝地方医学教育也较发达和普及，嘉祐六年（1061），各道、州、府仿照太医局的教学方式，设立地方医学，吸收本地学生习医，选官管勾，由医学博士教习医书，学满一年时，委官进行考试，合格者补充为地方医官。学生名额大郡以 10 人为限，小郡以 7 人为限，其中小方脉专业各为 3 人。政和五年（1115），州、县医学隶属于当地提举学事司，学生分斋教养，设科及课程均仿太医局。

（三）私家医学教育

在官办教育的发达体系与整个社会医学风气的影响下，宋朝民间涌现出大量儒医，成为一个重要的医学团体。诸多医家在医学专著中大篇幅阐发伦理问题，探讨医生的行为规范，体现儒医的仁爱价值观。同时，大批儒士入医门，有利于医学理论的发展与医学知识的传播，打破民间医家秘书不外传的局面，并通过著书等方式使医学经验得以扩散。

三、辽夏金元的医学教育

辽、夏、金、元是我国历史上少数民族掌握最高权力的政权。辽、夏、金、元各朝，不但在政治制度上逐渐接受了汉族统治经验，有汉化的趋向，在文化上也深受汉族的影响。医学作为文化的一个组成部分，辽、夏、金、元各朝或直接引用汉族医学，或在自己民族固有医学的基础上，借鉴、融汇汉族医学并有所创新，医学教育也在效仿两宋的基础上结合自己的实际形成了较为系统的医学教育体制。

（一）医学教育机构

辽设置南院和北院，南有翰林医官，北有太医局与兽医局。夏医学教育制度多仿宋。金太医院为医学教育机构。元朝太医院不再具有医学教学职能，只具有医学管理及规章制度之颁发等职能，元朝中央医学教育机构史未见载，似无此设置。同时在人才选拔上面，辽提倡儒学，有一套完整的科举考试体系，但规定学医者不能参加考试。金医学生，每月考试一次，依成绩优劣给予奖惩，甚至于开除学籍。太医考试三年一次，医学生学习成绩优良者，经考查也可替补，民间良医听其试补。

元朝对医学生及教学人员的考查、考核，由医学提举司每年拟定 13 科疑难题目，呈报太医院转发各路医学教授，令医学生依式每月学习医义一通，年终时造册呈报医学提举司，以考查医学生学习成绩。此外，对医师也须考评，医学的教授就所下发的题目解答3道，年终时另行造册，呈报太医院，以考核其是否称职。

地方医学教育行政管理机构：元九年（1272）在地方设立医学提举司，专门负责管理医学教育，其职能是考查各路医学生的课业学习成绩，考核太医教官教学效果、校勘名医撰述文字、辨认药材、教导太医子弟，领导各处医学，设置提举、副提举各1员，医学提举司的设立。这不仅显示出元朝统治者重视医学教育，也反映出医学教育管理制度日臻完善。

地方医学校：金在各州、府设有医学校，医学生员数目较少，如大兴府30人，其余京府20人，散府节镇16人，防御州10人。

元世祖忽必烈嗣立不久，即在中统三年（1262）重建废弛已久的各路医学教育，各路医学设教授1员，由朝廷委任，学录、学正各1员。上、中、下州备设学正1员，由太医院委任。各县设学谕1员，由各路医学教授选聘，各科医学生公共课程有《素问》《难经》《神农本草经》。又按不同专业学习《圣济总录》中的不同卷数，并加习《伤寒论》及《千金翼方》，大德九年（1305）规定学医必须精通四书。凡不精熟本科经书者，不得行医，并将程试定为考试制度。

（二）教学方式与教材

辽政府未设立官方医学教育机构，主要以自学与私人相授为培养医学人才的模式。辽兴宗责成精通契丹文和汉文的耶律庶成研究并翻译汉文医学名著，作为当时的基本教材和教学参考书。

金的私人医学传授活动也很活跃，如著名医学家刘完素谢绝入朝为官的邀请，专心从事医学研究，其著述《素问玄机病原式》《素问病机气宜保命集》《宣明轮方》等多为当时及后世医学教育的教材和参考书。金也有相应的教材规定，医学生须学历代医药经典如《素问》《难经》《本草》《圣济总录》等书。金已注意到内容涉及是否易于记忆背诵，在吸收前朝医学读物与歌诀教材经验的基础上，开始用歌赋形式编写医学的入门教科书。

元朝统治者将汉族的共同祖先“三皇”升到“医家之祖”，表现出医学教育与祭祀相结合的特殊形式。从医学的角度看，一方面，该措施提高从医者的地位；另一方面，在重视礼仪祭祀传统的社会中，结合庙宇能更好地维持医学学校机构，以祭祀的名义召集医学学生进行讲学，能增强号召力，有利于教育机构的管理与发展。

四、明朝的医学教育

（一）世医制度

明朝沿元制，将户口分为民、军、医、儒、灶、僧、道、匠等，规定各户必须子袭父业，一入医户，子孙就必须世代业医。明朝医户，大多社会地位低下，衣食不得温饱，与乐工、厨师、班匠等同，常有逃户现象，或于造册时贿赂官员改籍。统治者对此曾累加禁止，规定医生只有成为残废或年逾七十不堪应役时，才许放免。世医制度使医生的队伍更加稳定，促使医疗经验的继承与水准的提升，推动学术门派的产生，造就许多著名的家传世医。世医制促使医户世家长期运用较为固定的祖传医疗技术，在一定人群或区域中行医诊病，发展为不同的学术流派，如温补派代表薛己、张介宾、赵献可等人都在江浙一带行医。但世医制忽视医学的创新，削弱了对医学研究的激励，阻碍了医学经验的交流和推广。

（二）中央医学教育——太医院

太医院为明朝官方的最高医学机构，职责除为统治阶级提供医疗保健服务外，还兼管医学教育，负责医生的推荐、考核以及派遣任用工作。太医院医生主要从各地世业医生中考选，被选入太医院学习者，称医丁。医丁必须由嫡派子孙告补，经太医院学习三年，通候类考，中试后才准补役。如嫡派无人或不堪补用，经获准可从亲支弟、侄人等中，选一人参加学习考补。

明朝还通过外访保举医官医士，以补充太医院。洪武二十六年（1393）规定，医生有缺，除由世医代补外，仍行天下访取，医生督同太医院堂上官，备考验收用，精通医术者由太医院奏进圣济殿供事。府州县举荐之医士堪任医官者，由礼部送太医院考试，委派会考官一名，考中者由吏部选用，不中者回原籍为民，原保举官吏治罪。明代又规定，各地医官子弟精通医术者，可任其捐纳，送吏部免考，有的可获得吏目等官职。这是选用医官医士的一种陋习，不问技术如何，只要有钱捐纳，便可得到升迁。

明朝医生待遇很低，凡在太医院取充医役者，免除原籍民差。弘治二年（1489）规定，御药房供事者免两丁，太医院设者免一丁。太医院医士旧无月粮，永乐时始比照天文生例给月粮，有家小者月支米五斗，无家小者三斗。成化十年（1474），医士月粮较有增加，有家小者，支米七斗，无者五斗；医生有家小者四斗，无者二斗。医官旧例支米二石，弘治间照医士例，减为七斗。

（三）地方医学教育

明朝对地方医学教育比较重视，弘治十七年（1504）规定，府、州、县均设医学，主管地方各级医药行政和医学教育，府设正科一人，为从九品，州与县的医官均未入流，万历中始改为从九品。地方医学教育在全国普遍设立，新设州县，除设立儒学和阴阳学外，均设有医学。明朝的地方医学承担着本地区的医政管理、医疗和医学教育三项职责，在一定程度上有利于地方医学教育的发展。

（四）医学教学方法与考试制度

明朝太医院医生教育为分科教学，按太医院所分 13 科分科教学，有教师 2 至 3 人担任教习，医官医生各选定专科进行学习。所用教材有《素问》《难经》《脉诀》及有关重要方书，须熟读精解，考试即从以上经典出题，学生笔写作答。这些经典著作不易研读，一些医家着手编写通俗读物，以便习医者研读。

明朝设有医生考选制度。嘉靖六年（1527）礼部尚书佳萼等提出对医生的考选问题，主张由单纯世医制扩大为考选制。不是世医精通医术者，听其应试，试高考入籍而复其世业，不通医术者不被录用。现任医官，由礼部考其医术，以定升迁降黜。明朝医生每年分四季考试，三年大考一次。医丁、医士、太医院的医学生均参加大考。考试由堂上官1人会同医官2人主持。考试合格者，一等为医士，二等为医生；不及格者可学习一年再补考，三次考试不及格者，黜免为民；五年考试成绩均属优等者，由教师奏请，酌予升授。明朝注意医生的继续教育，充任医士、医生后，还要继续学习专科并参加考试。如嘉靖二十八年（1549）规定：考试成绩一等者，原为医生者可充任医士，医士无冠带者，给予冠带。原在内殿供事支俸且有冠带者，酌升俸一级。若内殿缺人，太医院依不同专科依次呈报礼部，送内殿供事；考试成绩二等者，原为医生者与充医士，医士无冠带者，给予冠带。原在内殿供事者，不准继续供职，只能在太医院当差；考试成绩三等，职位照旧；考试成绩四等，原有冠带者，去其冠带，原支品级俸者，降俸一年，支杂职俸者，降充冠带医生。食粮七年者，降充医生，只支日粮。考列四等者均准许学习半年后送礼部再考，考取者，仍可支俸粮与冠带，再通不过，均降充医生，专在太医院锉碾药物。纳银候缺吏目，须三年大考，成绩列为一等，才许和各差医士一样遇缺考补；纳银冠带医士，须经三年大考，才许换次拨差，未经大考通过者，不能留太医院；在京差遣及临考不到者，限半年内补考，如再回避，没有起复，即差回；病愈销假一年以上，或服满、差满、患满给假限满，故意避考者，一年以上不回太医院希图避考者，由礼部参奏降职。

医德教育为中国历代医家重视，至明、清尤然。在他们的医著中，几乎都要论述作为一名医生必须具有的道德修养。其医德规范大体可以归纳为不图名利，急病人所急；贫富一视同仁，珍重生命；谦虚谨慎，互相学习。

四、清朝的医学教育

（一）医学教育机构与制度

清朝的医学教育大体上沿袭旧制度，具有悠久传统的民间家传与师徒相授成为主要医学教授形式，造就出不少医学名家。鸦片战争以前，清朝医学教育设教习培养医官人才，分为内教习与外教习两种，各置教习2人，由御医、吏目中选品学兼优者充任。内教习住在东御药房，担任教授药房的太监学习医书。外教习担任教授初进太医院教习厅肄业生及医官子弟学习医学的责任。医学生的学习课程主要为《内经》《伤寒论》《金匮要略》《本草纲目》等。由于清政府对医学教育重视程度不够，医学教育趋向衰弱，不复历代兴盛。

清朝没有设置专门的医学教育机构，中央的医学教育属太医院管辖。太医院有院使、左右院判，掌医政及医疗，下有御医、吏目、医士、医员（司医疗）、医生、切造生（司加工药剂）等职。历朝员额增减不一。如“顺治十八年（1661）省吏目二十人，并省豫授吏目员额”，“康熙九年（1670）复设吏目、豫授吏目各十人”。康熙四十七年（1708）因太医院差多人少，又于直省有职衔民医内，选取精通医理且愿意效力者，酌增二十名。可见清太医院各个时期名额都有变动。凡到太医院学习者，通常要经六品以上同乡官员推荐，满人要经该管佐领推荐，并由本院医官作保，由首领官面试，粗知医理，且通晓北京话，合格者方可入学，称之为医生。从民间选拔出的医生要经过严格考试，确认精通《类经注释》《本草纲目》《伤寒论》三书方能被录用。

太医院中设教习厅，已具有专科学校性质。教习厅又分内教习与外教习两个部分。内教习教太监读医书，外教习教授医官子弟。教习均从御医、吏目内选择两位品学兼优者充任。外教习培养对象除医官子弟，当然也有普通百姓和署院内的职员。学生数量各时期不同，一般不超过 40 名。教学内容主要是医学经典和中医各科及其本专科医书。这些学生除学习外，还承担部分缮写和修合药饵的工作。学习三年期满，通过考试者，在太医院中存档备案，可以在需要时递补太医院人事缺位。

总之，在鸦片战争之前，太医院不仅是医疗服务机构，同时还承担着医学教育的职责，负责培养医用人才。尽管这种培养只是为皇家选送优秀的医疗人才，但太医院在道光年间废弛前一直担当着中央官办中医教育的重任。

清朝在地方也开办医学，并规定了考试制度，但规模小，分府、州、县三级。府医学设正科 1 人，州医学设典科，县医学设训官，三者都由医士担任。康熙十三年（1674）规定医学各官都由礼部查明咨送，并知会太医院。乾隆二十九年（1764）规定医学官都由礼部查明，发给札付，年终时汇造总册咨吏部存案。

雍正元年（1723），谕良医须得老成经历多者，但伊等多年老禅劳，嗣后果有精通医理疗疾有效者，派京外大臣保奏准其子弟一人随同来京。令九卿各部院堂官暨直省将军、督抚、都统、副都统、提督、总兵各举医生，不拘有职无职，统由地方官派员护送来京，由礼部太医院面为考试后，即行引见入职供事。有职者加予封典，优加俸禄；无职者留院授职外，仍将伊等随行子弟如有现任官以应升之缺即用，候补候选者以本班即用，贡监生员以府经历即用，布衣以吏目典史即用。还命各省巡抚，详加考试所属医生，对精通《内经注释》《本草纲目》《伤寒论》者，题请作为医学官教习，每省一人，准其食俸三年。此间，如果工作勤奋慎重，品德正派，即上调太医院，授为御医，其遗缺，由本省习医人内拣送补授。各府、州、县习医人经过考试，即将《内经注释》《本草纲目》《伤寒论》三部书令之学习，成绩优良者呈报巡抚，派赴太医院考试。成绩上等者授以吏日、医士等官职，如果有年老不能赴京者，留为本省教授，等待补缺。

清朝的医学教育，虽然大体上沿袭宋明以来的制度，但趋向衰弱，不复历代兴盛。具有悠久传统的民间家传与师徒相接成为其主要教授医学的形式，造就出不少医学名家。民间家传的多为世医，如王维德继承其曾祖家学而以疡科显名；陈治五世业医；张志聪聚徒讲习医学；陈修园辞官归里以医学教授，弟子甚众。此外，也有自学、私淑某家而精于医者，如王士雄私淑于叶天士，成为温热学派杰出人才。师承式的教授方法，在授业期间可因材施教，弟子除诵读医书外，随师临诊见习，获理论与实践并进的效果，成为中医学传承的主要手段。

医德教育为中国历代医家重视，至清犹然。在他们的医著中，几乎都要论述作为一名医生必须具有的道德修养，教育后人。清朝名医吴瑭在《温病条辨》自序中有一句话，可为医学教育（包括医德）的高度概括即“学医不精，不如不学医也”。

清朝的医学教育主要采用家传或师徒传授的形式，祖国医学的宝贵遗产，不但记载在医药文献上，而且散存在许多中医手里，可谓“只有法传，而无书传”，故而清朝名师高徒的例子比比皆是。由此可见，清朝的师承教育对于继承祖国的传统医学与培养中医的确有非常重要的作用。除此之外，师承教育还有以下优点：师承既有利于发挥师徒双方教与学的积极性，又有利于学生学习继承老师独特的经验和学术思想，使中医丰富的学术流派代有传人，延绵发展，形成人才链；更有利于理论联系实际，使学生在临床实践中掌握书本上无法学到的知识。家传教育的优势主要是习医者从小具有良好的学习环境，耳濡目染，潜移默化，基础扎实，以父教子毫无保留，能尽得家传秘术。当然师承教育也有不足之处。数量上，师带徒教育显然远远无法满足社会日益增长的医疗需求；方式上，它明显地带有中国古代农耕文化和私塾教育的特点——保守。以背诵、记忆、传播知识为主，带有典型的积累与继承的特点，缺乏开拓性与竞争性。师徒相授讲究心领神会、言传身教等，不能大肆宣扬。师傅的个人言行和思想在很大程度上影响学生的思维方式，由于师傅知识和思想的局限性，对学生视野仍会有负面影响。不过作为经验性很强的一门学科，师承教育对中医学来说还是利大于弊。世医制度造就出不少医学世家，使医学世代相传。不少世医将自己的经验编写成简易实用的医学读物，作为教材以教授子弟。有多种此类医书刊行，起着传播和普及医学知识的作用，对提高医生的素质十分有帮助。

（二）医学教学方法与考试制度

清朝曾 3 次改制，顺治间分为大方脉科、小方脉科、痘疹科、伤寒科、妇人科、疮疡科、针灸科、眼科、口齿科、咽喉科、正骨科等 11 科。嘉庆二年（1797）痘疹科并入小方脉科，口齿咽喉合为一科成为 9 科。嘉庆六年（1802）奉旨以正骨科划归上驷院蒙古医生兼充，成为 8 科。道光二年（1822）奉旨以针灸法终究不适于侍奉君主为由，太医院针灸一科永久停止，成为 7 科。同治五年（1866）改为大方脉科（伤寒科、妇人科并入）、小方脉科、外科（即疮疡科）、眼科、口齿咽喉科等 5 科。教学内容主要是《内经》《本草纲目》《伤寒论》《金匮要略》，以及有关本专科的医书，后来又增习《医宗金鉴》，并渐将其作为主要教科书使用。

清朝一般肄业生学习 3 年期满，由礼部堂官来主持考试，合格者标为医士，不合格者继续肄业，以待再考。凡肄业一年以上，经季考 3 次，名列一等者，遇粮生有缺，可呈报礼部递补，不再考试。每年按照春秋两季考试，所有参考人员“其未经录取及医学荒废，食俸、食粮降革之人，仍发教习厅课读，下届考试仍准入场”。

（三）通俗医书大量发行

清朝许多医家为了普及医学知识，编撰了诸多通俗易懂的著作。这些书籍出版后，受到民间和医界的广泛好评，流传至今。如汪昂在 1694 年编撰的《本草易读》《汤头歌诀》，程钟龄 1732 年编撰的《医学心悟》，均简明扼要，便于诵习，不但辅助教学，更是普及医学知识的良好工具。而魏之琇的《续名医类案》（1770）、尤在泾的《静香楼医案》等，则专门收集医案，把名医丰富的实践经验总结并流传下去，对学者理论联系实际，具体掌握诊治疾病的理、法、方、药帮助都很大，也为教学提供了较丰富的参考资料。当然，此类书籍在之后整个清朝都有出现，并不仅仅局限在前中期，如陈修园 1804 年编撰的《医学三字经》和 1808 年编撰的《医学实在易》等。这些通俗医书的发行，使医书不再是专为习医之人而著，对医学教育的普及无疑大有裨益。

（四）清末学制改革对中医教育的影响

清末学制改革是指清末由政府批准颁行的关于学制系统的文件，具体包括光绪二十八年（1902）的《钦定学堂章程》及光绪二十九年（1903）的《奏定学堂章程》。《钦定学堂章程》是中国近代由国家颁布的第一个规定学制系统的文件，由清末管学大臣张百熙主持拟定。因公布之年是壬寅年，所以又称“壬寅学制”。其内容有《钦定蒙学堂章程》《钦定小学堂章程》《钦定中学堂章程》《钦定高等学堂章程》《钦定京师大学堂章程》及《考选入学章程》等6件。规定各级各类学堂的目标、性质、年限、入学条件、课程设置及相互衔接关系。“壬寅学制”虽然曾经清政府正式颁布，但未及施行，在次年“癸卯学制”颁布后即废止。《奏定学堂章程》由张百熙、张之洞、荣庆等奏拟，又称“癸卯学制”。除规定各级各类学堂学制系统外，还订立了学校管理办法和学校设置办法等，施行至辛亥革命为止。其内容根据张百熙所奏共有二十册：《学务纲要》《大学堂章程》（附《通儒院章程》）《高等学堂章程》《中等学堂章程》《高等小学堂章程》《初等小学堂章程》《蒙养院及家庭教育法章程》《优级师范学堂章程》《初级师范学堂章程》《实业教员讲习所章程》《高等农工商实业学堂章程》《中等农工商实业学堂章程》《初等农工商实业学堂章程》《译学馆章程》《进士馆章程》，以及《各学堂管理通则》《实业学堂通则》《任用教员章程》《各学堂考试章程》《各学堂奖励章程》。《钦定学堂章程》和《奏定学堂章程》均在维新变法后不久制定，此两个章程是在借鉴和模仿日本教育的基础上形成的。虽然这两个章程中关于医学教育的规定过于简单，所定体制和课程中还存在着明显的缺陷，但该章程作为中国第一个付诸实施的近代学制，对办学纲领、体制、课程、学堂管理、师资乃至设施规模等都做出了明文规定，标志着我国对医学教育有了正式的制度规定。而根据这些章程产生的中国近代学制，使中国教育近代化就此展开。“壬寅学制”和“癸卯学制”中有关医学教育的规定如下：

《钦定京师大学堂章程》第二章第一节：“前次学堂有医学一门，兼施学堂中之诊治，请今仍旧办理，照外国实业学堂之例附设一所，名曰医学实业馆，所有医学馆章程另编具奏。”第二节为大学分科门目表，“大学分科，俟预备科学生卒业之后再议课程，今略仿日本例定为大纲分列如下，政治科第一、文学科第二、格致科第三、农业科第四、工艺科第五、商务科第六、医术科第七……”，“医术科目之二：一曰医学，二曰药学。第三节为预备科课程门目表”，“预备科课程依原奏分政艺两科……习艺科者，卒业后升入农业、格致、工艺、医术分科”。

《钦定高等学堂章程》第一章第一节：“高等学堂之设，使学生于中等学堂卒业后仍欲入大学分科者，先于高等学堂修业三年，再行送入大学肄业。”第四节：“高等学堂虽非分科，已有渐入专门之意，应照大学预科例，亦分政、艺两科……艺科为预备入格致、农业、工艺、医术四科治之（课程：伦理、中外史学、外国文、算学、物理、化学、动植物学、地质及矿物学、图画、体操）。”第五节：“于高等学堂之外，得附设农工商医高等专门实业学堂，俾中学卒业者亦得入之。”

《奏定学堂章程》中有关规定大学医科各系（门）的课程规定：“医科分医学、药学二门。”

就中医教育而言，学制改革对其最直接的影响就是京师大学堂医学实业馆的设立。虽然除实业馆之外，并未引起其他官办中医教育的兴办，反倒是民间兴办中医院校学堂的势头远盛于此。但学制改革毕竟使官办中医高等教育不再固守太医院这一传统官办教育模式，其他新形式开始出现。

（五）中西医兼容办学的尝试

20世纪，西方医学在我国广泛传播和发展，引起了中医界的普遍重视。当时，西方医学由于基础学科的推动和技术的发展，医学理论和临床水平都有了明显的进步。面临如此强大的挑战，传统的中医学必须进一步提高才能不被取代。按当时的情况，无论是拒绝接受新事物的保守思想，还是全盘西化的主张，都会成为中医学继续发展的阻力。于是，政府在办学方面做出对双方都有利的选择——中西医兼容办学。这个大胆尝试，为当时中医学校的发展找到了新的道路，对现代中西结合院校亦有借鉴意义。如河南医学堂为河南正式引进和传播西方医学之始，也是现代河南中西医结合教育的先驱，其教学计划及相关规章制度，对当前的教育、教学改革无疑也有所裨益。

这些学校均在特定的社会背景下产生，难免打上时代的烙印。总体上看，这些官办学校在课程设置上都是中西医并存。反映出政府“中学为体，西学为用”的办学指导方针。办学者力求把中西医课程揉为一体，希望以西医“穷形尽态，辨析毫芒”之长处，来弥补中医“只详其理，未尽其形”的不足，进一步寻求新形势下中医发展的道路。其出发点是良好的，改革精神也极其可贵。中西医课程的并设，丰富了医学知识，增加了认识疾病治疗疾病的方法，在一定范围内克服了中医的保守和狭隘。但是，设置两类课程让学生学习并不意味着这两类课程就可以有机地结合，或者说这两种医学就不会冲突。就当时的课程安排来看，“体”和“用”的最佳比例以及如何有机地结合，在当时甚至是现代来说都是未解决的难题。例如所学习西医科目如何、时间安排如何等，都是到现代都值得中医院校思考的问题。

清末民办中医学校的比例明显偏重，其原因有三：一是当时政府的态度，虽明言中西并重，但实际行动重西轻中；二是由于政治原因，作为医学校主办力量的外国教会，传播的知识全部为西医学；三是有侵略必有反抗，当时之势必然会激起中医界人士和其他爱国知识分子对中医的振兴，最有效的措施便是开办传播知识、培养人才的基地——中医学校。于是，为了保存和继承祖国医学，晚清民间开始兴办民办中医学校，形成了近代中医学校教育的第一次高潮。

教育要发展，就必须有重视教育和献身教育的人才，中医教育的发展同样需要有为之献身的人。如中国近代教育家严复积极传播西方教育理论、深刻揭露科举危害、大力主张兴办新式教育，为近代天津教育打开了新局面。陈虬、陈葆善、丁福保等献身中医教育的人也对中医教育的发展产生了重大作用。陈虬是其中比较突出的一位。陈虬(1851—1904)，原名国珍，字志三，浙江瑞安人。二十岁始有志于医，二十六岁便出议方药，立医案治病。他设立了我国最早的民间中医学校，开创近代办中医学校之先河；而医学堂所用教材，即陈虬主编的《利济教经》，则可能是医学堂自编的最早的新式教科书；我国第一份中医药学报，亦由他主编出版并向全国公开发行。陈虬办医学校，精神上承受了“诬谤、笑忌、倾挤”，为保守势力所不容；经济上利济医学堂“历办十有余岁，亏折凡六千金”。学堂的亏空又加剧了医院的债务（负债八千元），但他毫不灰心，仍“讥评汉宋，拟议欧亚，拔剑起舞，对酒当歌”。光绪二十七年（1901），他还组织发行了“利济医院股份票”，并拓地重建，写了《利济医院落成后对联》。光绪二十八年（1902）温州霍乱流行，他不避艰危，日夜出诊，并大力推广《白人翁验方》，民间颂声载道。一生作为，正如当年创医学堂及医院时的自题门联：

斯民有疾苦千般，何疫熄疮咦？愿我从游，岂徒方技名家，便算吾宗真法派？

族类本中西一脉，相期广化育！自今伊始，好事留良进种，还尊乃祖大教皇！

正因为陈虬、陈葆善等这些乐于实践的开拓者，积极兴办新式教育，积累了丰富的办学经验，才使得民间中医学校在风雨飘摇中维持下来并发展至今。

参考文献

[1] 禹思宏. 西风东渐下的医学教育发展——论近代教会医院及医学校对我国医学教育事业的影响[J]. 学理论，2012（14）：195－196.

[2] 张秀传. 宋代的医学教育［J］. 史学月刊，2006（9）：118－121.

[3] 段光辉. 越南传统医学历史、现状及中医药的比较研究［D］. 天津：天津中医学院，2004.

[4] 周鸿艳. 中国古代医学教育简史［D］. 黑龙江：黑龙江中医药大学，2007.

[5] 王能河. 魏晋南北朝时期的医学教育［J］. 云南中医学院学报，2006，29（1）：43－44.

[6] 沈献智. 编钟的时代背景［EB/OL］.［2018－02－12］. http：//blog. sina. com. cn/s/blog_1310f1f300102v3ef. html.

[7] 新浪新闻中心. 中国人民健康史之生活编年史［EB/OL］.（2006－08－03）［2018－02－12］. http：//news. sina. com. 2006.

[8] 程亚平. 中国古代空想社会主义思想初探［J］. 科教导刊（中旬刊），2010（20）：126－129.

[9] 张传玺. 简明中国古代史［M］. 2 版. 北京：北京大学出版社，2013.

[10] 冯鹏，赵雪，郭义，等. 放血疗法起源探讨［C/OL］. 中国针灸学会 2009 学术年会论文集（上集），2009.

[11] 于培明. 药品安全性问题研究［D］. 沈阳：沈阳药科大学，2007.

[12] 张华. 孟子道德教育思想及其现代价值研究［D］. 兰州：西北师范大学，2013.

[13] 高武. 人类医学的正确归类与中国医学的巨大作用［J］. 世界中西医结合杂志，2015（9）：1317－1321.

[14] 吴彩霞. 中国古代民间医学教育形式评述［J］. 中医教育，2008，27（2）：33－36.

[15] 符友丰. 光照世界史坛的中医起源之谜［J］. 中国工程科学，2006，8（9）：1－12.

[16] 苏全有，周丹娅. 对中国近代中医史研究的回顾与反思［J］. 辽宁医学院学报（社会科学版），2012，10（3）：54－59.

[17] 黄晓卿. 从中医史视角再看中医［J］. 医学与哲学，2012，33（23）：71－72.

[18] 李伯聪. 论东汉末年伤寒诊疗的两个学派［J］. 安徽中医药大学学报，2017，36（1）：1－6.

[19] 符友丰. 病史见证中医——从复杂适应系统看中医学的本质特征［J］. 首都师范大学学报（社会科学版），2008（S1）：113－151.

[20] 徐峰，张其成. 基于岩画的中医起源研究方式初探［J］. 吉林中医药，2010，30（10）：914－916.

[21] 马伯英. 医学史研究的实用性价值——兼评《中医方剂学发展史》［J］. 环球中医药，2010，3

(6)：461－463.
[22] 张宗明. 中医文化学科建设的问题与思考 [J]. 中医杂志，2015，56 (2)：95－98.
[23] 李建民. 比较医学史的再思考 [J]. 历史研究，2015 (2)：9－14.
[24] 王侃，秦霖. 气候因素对中医学形成和发展的影响 [J]. 中华医史杂志，2004，34 (2)：93－96.
[25] 刘聪，梁峻，闫晓宇. 历史上的中医标准化 [J]. 中国中医药信息杂志，2008 (S15)：10－13.
[26] 李磊，张琼帅，郭颖，等. 伪满中医考试制度及实施研究 [J]. 医学与哲学，2013，34 (7)：89－91.
[27] 张婷婷. 近代社会思潮对中医的影响 [J]. 苏州科技学院学报 (社会科学版)，2009，26 (1)：112－116.
[28] 张朝阳. 中国已发现最早古医方：里耶秦简之医方简略考 [J]. 唐都学刊，2016，32 (05)：69－74.
[29] 李经伟，林昭庚. 中国医学通史：古代卷 [M]. 北京：人民卫生出版社，1999.
[30] 崔京艳. 清朝传统医学教育研究 [D]. 北京：中国中医科学院，2007.

附录二　卫生部、教育部关于印发《医学教育临床实践管理暂行规定》的通知（2008）

第一条　为规范医学教育临床实践活动的管理，保护患者、教师和学生的合法权益，保证医学教育教学质量，依据《中华人民共和国执业医师法》、《中华人民共和国高等教育法》制定本规定。

第二条　本规定适用于经教育行政主管部门批准设置的各级各类院校的医学生和《执业医师法》规定的试用期医学毕业生（以下简称试用期医学毕业生）的医学教育临床实践活动。

第三条　本规定所称医学教育临床实践包括医学生的临床见习、临床实习、毕业实习等临床教学实践活动和试用期医学毕业生的临床实践活动。

医学生是指具有注册学籍的在校医学类专业学生。医学生的临床教学实践活动在临床教学基地进行，在临床带教教师指导下参与临床诊疗活动，实现学习目的。

试用期医学毕业生是指被相关医疗机构录用并尚未取得执业医师资格的医学毕业生。试用期医学毕业生的临床实践活动在相关医疗机构进行，在指导医师指导下从事临床诊疗活动，在实践中提高临床服务能力。

第四条　临床教学基地是指院校的附属医院以及与举办医学教育的院校建立教学合作关系、承担教学任务的医疗机构，包括教学医院、实习医院和社区卫生服务机构等。

临床教学基地的设置必须符合教育、卫生行政部门的有关规定，必须有足够数量的具有执业医师资格的临床带教教师。

第五条　临床教学基地负责组织医学生的临床教学实践活动，为实施临床教学实践活动和完成教学任务提供必要的条件，维护临床教学实践过程中相关参与者的合法权益。

第六条　相关医疗机构是指承担试用期医学毕业生临床实践任务的医疗机构。相关医疗机构负责安排试用期医学毕业生的临床实践活动，确定执业医师作为指导医师，对试用期医学毕业生进行指导。

第七条 临床教学基地及相关医疗机构应采取有效措施保护医学教育临床教学实践活动中患者的知情同意权、隐私权和其他相关权益。

临床教学基地和相关医疗机构有责任保证医学教育临床实践过程中患者的医疗安全及医疗质量，并通过多种形式告知相关患者以配合临床实践活动。

第八条 临床教学基地和相关医疗机构应加强对医学生和试用期医学毕业生的医德医风及职业素质教育。

第九条 临床带教教师是指经临床教学基地和相关院校核准，承担临床教学和人才培养任务的执业医师。指导医师是指经相关医疗机构核准，承担试用期医学毕业生指导任务的执业医师。

第十条 临床带教教师和指导医师负责指导医学生和试用期医学毕业生的医学教育临床实践活动，确定从事医学教育临床实践活动的具体内容，审签医学生和试用期医学毕业生书写的医疗文件。

第十一条 临床带教教师和指导医师应牢固确立教学意识，增强医患沟通观念，积极说服相关患者配合医学教育临床实践活动；在安排和指导临床实践活动之前，应尽到告知义务并得到相关患者的同意。在教学实践中要保证患者的医疗安全和合法权益。

第十二条 医学生在临床带教教师的监督、指导下，可以接触观察患者、询问患者病史、检查患者体征、查阅患者有关资料、参与分析讨论患者病情、书写病历及住院患者病程记录、填写各类检查和处置单、医嘱和处方，对患者实施有关诊疗操作、参加有关的手术。

第十三条 试用期医学毕业生在指导医师的监督、指导下，可以为患者提供相应的临床诊疗服务。

第十四条 医学生和试用期医学毕业生参与医学教育临床诊疗活动必须由临床带教教师或指导医师监督、指导，不得独自为患者提供临床诊疗服务。临床实践过程中产生的有关诊疗的文字材料必须经临床带教教师或指导医师审核签名后才能作为正式医疗文件。

第十五条 医学生和试用期医学毕业生在医学教育临床实践活动中应当尊重患者的知情同意权和隐私权，不得损害患者的合法权益。

第十六条 在医学教育临床实践过程中发生的医疗事故或医疗纠纷，经鉴定，属于医方原因造成的，由临床教学基地和相关医疗机构承担责任。

因临床带教教师和指导医师指导不当而导致的医疗事故或医疗纠纷，临床带教教师或指导医师承担相应责任。

第十七条 医学生和试用期医学毕业生在临床带教教师和指导医师指导下参与医学教育临床实践活动，不承担医疗事故或医疗纠纷责任。

医学生和试用期医学毕业生未经临床带教教师或指导医师同意，擅自开展临床诊疗活动的，承担相应的责任。

第十八条 护理、药学及其他医学相关类专业的医学教育临床实践活动参照本规定执行。

第十九条 本规定自2009年1月1日起实行。

第三章　西医东渐

第一节　西医的发展

弗兰西斯·培根说："读史使人明智，读诗使人灵秀，数学使人精密，哲学使人深刻，伦理学使人有修养，逻辑修辞之学使人善辩。"人类最早进入文明的地方在亚洲、非洲的北部，四大文明古国奠定了古代医学教育理论的基础。西方医学始于古希腊，但它的发展与隔海相望的古埃及有着密不可分的联系，医学教育亦然。对健康的渴望、对疾病的畏惧是人的本能，医学是人类与疾病做斗争的武器。而医学教育则是对医学成果的传承和进一步深化，它是人伦道德的体现，更是对生命的尊重与敬畏。

一、古埃及医学教育

古代埃及位于非洲东北部尼罗河的下游，公元前 3000 年左右建立了奴隶制国家。在古埃及社会，法老（Pharaoh，即国王）的权力至上，全国土地归他所有，由他分给贵族和僧侣，并强迫奴隶耕种。公元前 332 年，古埃及为马其顿所征服。

古埃及人在科学方面最大的贡献是建筑学和医学。和其他科学一样，医学也始于祭祀，同时其起源也富有神话色彩。古埃及虽流行送鬼治病，但也产生了不少伟大的医生和医学家。古埃及的神庙不仅是祭祀的场所，也是用魔术和祈祷行医的地方，还是哲学、医学的活动中心，同时又设有医学校。他们所建立的规范，甚至连世称医学之父的希波克拉底（Hippocrates，前 460—前 377）也不能不衷心服膺。古埃及医学很早就分了不同专业，有专攻产科的，有专攻胃科的，有专攻眼科的。古代埃及医学精深，早已国际知名。其中，古埃及鹰头神荷鲁斯（Horus）的眼的图案被作为避邪的护符和康复的象征流传下来，后来逐渐演变为医生处方的标记"R"。

古埃及人很早就已经有了自己的文字，同时，他们也是世界上最早的学校建设者。古埃及重视文化教育，早在公元前 2500 年左右，就有了自己的学校。对教育的崇尚与他们对生活的认识是分不开的。在古埃及文里，"教育"一词有"使其成为"的含义。古埃及人信奉"多神论"和"万物有灵论"，因此人们非常崇拜各式各样的神，在教育上则有"学神"。古埃及的教育理念强调和谐和秩序，其学校一共有四类：①宫廷学校（court school），主要由法老设立。②职官学校（department school），由政府各机关设立。③僧侣学校，也称寺庙学校（temple school），是培训祭司或僧侣的机构，主要设在寺庙。④文士学校（scribe school），主要培养文士。

托勒密王朝时期，托勒密一世曾下令在首都亚历山大城建立博物馆和图书馆。其中博物馆分为四部，分别是文学部、数学部、天文学部和医学部。为了充实图书馆，他们责令每个到来的学者向图书馆赠送一本自己的著作，使图书馆藏书达70多万册，成为当时世界上最大的图书馆，其中50多万册莎草纸书卷，成为后世研究希腊和罗马古籍文献的中心。同时建设的亚历山大大学，以医学研究，特别是解剖和外科手术而著称。

二、古希腊医学教育

在灿烂的古埃及文明一步一步发展了三千年后，爱琴海沿岸的克里特岛露出了一丝文明的曙光，这就是古希腊文明。从公元前323年，马其顿国王亚历山大去世到公元前30年罗马征服托勒密王朝统治下的古埃及，这一时期的地中海东部诸国的历史，被19世纪30年代以后的西方史学界称为希腊化时代。希腊是欧洲文明的摇篮，到拜占庭和中世纪时期，希腊又是东方文化和欧洲文化的交汇点。悠久的文明给后代留下了绚丽灿烂的文化遗产，它们是希腊人的，也是全人类的无价瑰宝。古希腊医学发展主要以意大利半岛东南部地中海沿岸为中心。当时希腊由较多个民族组成，希腊医学除吸收埃及、巴比伦和亚述的医学以外，还有小亚细亚西部的米诺亚（Minoa）民族的医学。

西方医学最早的发源地是古希腊，被称为“医学之父”的希波克拉底是古希腊医学的代表。希波克拉底认为，医学是一门科学，也是一门艺术。他说：“医生的艺术包括3件大事：疾病、病人和医生。医生是艺术的仆人。治疗艺术的最高职责就是治好病人。医疗的艺术乃是一切艺术之中最为卓越的艺术。”

古希腊医学是医学与哲学相交融的学科，其中例如泰勒斯（Thales）、赫拉克利特（Heraclitus）、德谟克利特（Democritus）、恩培多克勒（Empedocles）、苏格拉底（Socrates）、柏拉图（Plato）、亚里士多德（Aristotle），这些人物，他们既是哲学家，对医学也有一定的见解，在其教学过程中，也进行了一定的医学教育。以哲学思辨（通过辩论、演讲、讲习而满足学习和辩论的需要，这是古希腊文化、教育的一种非常重要的形式）著称的古希腊文明，在医学方面产生了多个学派。各个医学学派中，科斯学派是最有影响力的学派，这主要是因为它拥有代表古希腊医学最高成就的名医希波克拉底。

希波克拉底出生于科斯岛的一个医学世家。他的医学成就，后来大多被收集在《希波克拉底文集》中，共60余篇，其内容广泛，包括总论、解剖、生理、摄生法、病理、治疗法、内科、外科、眼科、妇科、儿科、诊断、预后、药剂等诸多内容。希波克拉底要求医生要有高尚的品德。《希波克拉底誓言》是希波克拉底道德规范的精华所在，不仅是职业医生的医疗道德规范，也适用于学校的医德教育，在西方一直沿用至今。

> 我在医神阿波罗、阿斯克雷庇亚、海吉亚、巴那塞亚以及男女神之间宣誓：我至竭尽忠诚于誓约、履行义务。尊敬我师如同父母，祸福与共。如有需要，所用器物必与之分享。视其子孙如同胞，彼等如有志于习医，我将不计报酬与条件传授之……我竭力忠实为病人筹算，严禁对病人的一切毒害与妄为。无论何人所请，决不投以毒害药物……我必严守业务上获知的见闻以及有关人们私生活方面的秘密，

不予外传。我恪守此誓言，愿终生以我术广施惠泽，永享生活、技艺的欢乐与世人的尊敬。如有违此誓言，请赐予相应的处罚。

——《希波克拉底誓言》

三、中世纪医学教育

325 年，基督教被定为罗马的国教，神学渗透到一切知识领域，医学也被宗教所垄断，主要掌握在僧侣手中，成为“僧侣医学”或“寺院医学”。经院哲学又称“烦琐哲学”，它看待一切问题都以《圣经》作为出发点和终极真理，宣扬神创论和目的论，崇尚空谈，轻视实践。

四、“希波克拉底”之都——萨勒诺

距离意大利那不勒斯（Naples）东南约 42 公里的地方即是萨勒诺（Salerno）。萨勒诺在中世纪后期成为医学发展的一个中心，因此后人把这个地方称为“希波克拉底之都”。

至于萨勒诺医学校究竟始于何时，这很难说。但可以肯定在公元 9 世纪中叶，萨勒诺已成为一所欧洲著名的医学校。加之学校环境幽雅，所以很快发展成欧洲医学的一个中心。学校聘请了许多教授，有希腊人、犹太人、阿拉伯人和当地人，他们用各种语言讲授医学知识，使萨勒诺医学愈加闻名。中世纪掌握于教会手中的僧侣医学，在公元 10 世纪达到鼎盛，以后日渐衰落。原因何在呢？教会中有一条重要宗旨就是修养心灵，当时医学的作用被认为仅仅是治疗肉体，如果僧侣整日忙于为人治病，势必与宗教的教义相违背；教会中禁止伤人出血，认为伤人出血与教义不相容，由此僧侣们治疗外科疾病遇到很多困难。在这种情况下，医学事业逐渐从僧侣转移到另外一些人手中，也正是在这个时期，萨勒诺医学派出现了。

这个时期，意大利南部各地区仍然使用希腊文字和希腊语。到了 11 世纪，萨勒诺地区的一些医学家将希腊医书译成拉丁文，于是被宗教埋没多年的医学开始获得了生机。一位出生在迦太基（Carthage）的著名翻译家康斯坦丁诺斯（A. Constantinos，1015—1087）周游各国以后，于 11 世纪来到萨勒诺。他精通希腊和阿拉伯语，把许多医书译成拉丁文，将阿拉伯著名医生阿维森纳和累塞斯的著作翻译介绍给欧洲，促进了萨勒诺医学的发展。现在看来，他翻译的著作虽然很零乱简单，但是对萨勒诺医学的兴起发挥了重要作用。在当时整个欧洲医学处于黑暗衰落的状态下，萨勒诺医学的出现初露了中世纪医学之光。

由于萨勒诺环境优美，萨勒诺医学校又较早闻名，故病人多愿意来这里治疗。其设有内、外科诊所，还有孤儿病院、慈善会、药局等。据说除男性以外，还有女性做教授。学校设有解剖课，当然，以动物解剖为主。可以说，11 到 12 世纪是萨勒诺医学最辉煌的时期。当时有名的皇帝法德里克（Frederic）二世曾以法律形式规定医生应该受 3 年预备教育，5 年医学教育，还规定了一些医疗细则、治疗费用等，指定学校的教材应以希波克拉底和盖伦的著作为模板。萨勒诺医学校的建立和发展，使 500 年来极度疲愈的欧洲医学重新活跃起来。它虽然在推动医学的进步上很少有直接的贡献，但它继承古代医学的功绩不可磨灭，对医学摆脱宗教的束缚、走向自由研究的道路以及以后大学的兴办都有一定的意义。12 世纪初，萨勒诺医校的尼格拉斯（S. Nicolaus）所写的书是中世纪颇引人注意的处方书。

五、欧洲医院的建立和大学医学教育的兴起

随着其他大学的相继建立，学术中心转向意大利的波伦亚（Bologna）和帕多瓦（Padova）及法国的蒙彼利埃（Montpellier）大学。教会修道院和阿拉伯学者以各自的形式保存了一部分古代文化，构成中世纪欧洲文化和科学文化迈向启蒙时代的基础。医学知识的积累和医学世俗化在修道院内由修道士逐步完成，最终表现为医院的出现和大学医学教育的兴起。

中世纪后期，即 13 世纪以后，欧洲出现了大批大学。大学的设立对整个社会的文化和医学都产生了重大影响。大学的起源最早是教师和学生的团体。如意大利的波伦亚大学就是以学习法律的学生为中心而兴起的，巴黎大学则是以研究哲学、神学为核心的教授团体兴起的。中世纪，各大学主要分为两种类型：意大利北部各大学以学生为主，学生支配学校的一切，甚至于学生可以决定讲课内容的取舍，并可参与教授职位的任免；法国的巴黎大学则是教授支配学生，学生只能管理自身的事情，学校的工作主要由教授们负责。

然而，多数大学内没有医科，与医学发展有密切关系的大学主要有两所：一所是意大利的波伦亚大学，另一所就是法国南部的蒙彼利埃大学。当时医科专业所讲授的内容主要是医学学说，其中主要是讲阿维森纳的《医典》，以及盖伦和希波克拉底的著作。由于和宗教教义相悖，医学教学很少涉及临床内容。直到 14 世纪末，医学教学才增添简单的解剖学示教。波伦亚大学曾一度恢复过解剖学研究，但是对人体的构造仍以盖伦的理论为经典。

这个时期波伦亚大学一位著名的教授奥尔德洛蒂（T. Atderotti，1223—1303），把阿拉伯医学和希腊医学融合在一起来教学。另一位著名教授蒙迪诺（Mondino D'e Liuzzi，1270—1326）是当时欧洲的解剖学权威，他在学术上的权威性为波伦亚大学增添了不少光彩。他曾于 1315 年公开解剖一具女尸，并在 1316 年写成一部解剖学专著，名为《解剖学》(*Anthemia*)。此书流传甚广，有 23 版之多，据说发行后 200 多年，仍被推举为解剖学的专用课本。蒙迪诺曾讲过："为什么学者要写著作呢？第一是为了与学友们进行交流，第二是为了活跃自己的智力，第三是为了晚年不至于遗忘。"由于蒙迪诺的贡献，解剖学成为一门独立的学科，蒙迪诺成为欧洲文艺复兴前最早公开解剖人体的勇敢者。蒙迪诺创立的解剖学与我们今天学习的解剖学不大一样，前者包括了生理学和与解剖相关的内外科，不仅仅是人体解剖。中世纪到文艺复兴前，一直不允许随意用人体做解剖材料，至 15 世纪，每年只许解剖一两具尸体。

意大利著名的帕多瓦大学的解剖学教授们还是威坐于讲堂上，手持盖伦的著作，逐句宣读，由仆人实行解剖，助教在一旁指导。如果发现解剖结果与盖伦描述的不一致，不敢说是盖伦的错误，只归咎于尸体存在变异，这一点充分反映了中世纪大学中教条风

气的盛行。

蒙彼利埃大学位于法国南部，奉国王的旨意于1289年建立，这所大学中涌现了几位著名的教授：阿诺洛克（Arnolc）是位多产的学者，他周游欧洲各地，通晓阿拉伯语，精通哲学、法律，医学方面吸收了大量阿拉伯医学内容，因为博学，他深得法国国王的宠爱；蒙特费尔（Mandeville）是位典型的中世纪外科医生，颇受阿拉伯医学的影响；另一位外科医生肖利克（Chalice），其所著的《外科学》在中世纪后期很著名，15世纪就印行了14版，到了16世纪仍在不断改版印刷。肖利克受阿拉伯医学影响深刻，几乎每一页都引用了阿维森纳、累塞斯等人的话。他还总结了做外科医生的四个必要条件：第一博学，第二熟练，第三敏捷（因为当时无麻醉药，外科手术以快为好），第四要有一定的道德修养。这四条标准不仅是当时的人，也是后人作为外科医生的准则。

由于受宗教教义的条条框框严重束缚，教师照本宣科，一切墨守成规，大学教育毫无生气。14世纪后期，文艺复兴的狂潮很快就波及医学领域。帕拉切尔苏斯首先指出人体的生命过程是化学过程，他在巴塞尔大学任教时主张用流行的德语写书和讲演，使医学易为大众所接受，这是一个伟大的改革。他重视实践，反对烦琐的经院哲学，反对中世纪的传统和权威观念。他说："没有科学和经验，谁也不能成为医生。我的著作不是引证古代权威的著作，而是依靠最大的教师——经验写成的。"他勇敢地向墨守成规和盲目崇拜做斗争，公开焚毁了盖伦和阿维森纳的著作。

六、近代医学教育兴起

十四五世纪，西欧封建社会内部发生了重大变化：出现了一个新阶层——资产阶级。1453年，拜占庭帝国灭亡，西欧终结了将近一千年的中世纪黑暗统治。随着拜占庭帝国的灭亡，文化西迁，为欧洲带来了一股清新的风气。新兴的资产阶级知识分子广泛搜集研究已被淹没千年之久的古典文化，欧洲大陆掀起了一场以复兴古希腊文化为名的狂潮。当时的人们认为古希腊的一切都是美好的，而中世纪的一切都是丑恶的，西欧掀起了一股"希腊热"，这便是"文艺复兴"。

文艺复兴为欧洲带来了思想解放、科学繁荣、个性的自由发展，促进了一系列社会变革。文艺复兴的特征是欧洲封建制度开始崩溃，新兴的资产阶级开始崛起。在欧洲，从15世纪后半叶文艺复兴起，以后的四百年间为近代医学时期，近代医学的主要特点是采用了从生产实践中分化出来的"实验"这种特殊的实践形式，所以近代医学也称为实验医学。西方医学正是在文艺复兴以后才逐渐迈开了前进的步伐。

1543年，29岁的维萨里发表了划时代的《人体的构造》，指出盖伦的错误多达200余处，给予人们全新的人体解剖学知识。《人体的构造》是近代史上第一部人体解剖学教科书，标志着实验医学的开始。此书的出版在当时引起了极大的轰动。到16世纪，欧洲医学摆脱了古代权威的束缚，开始独立发展，其主要成就是人体解剖学的建立。这既表明一门古老的学科在新的水平上复活，又标志着医学新征途的开始。

在17世纪以前，欧洲未曾出现过有组织的临床教育，学生到学校学习，只要读书，经过考试，成绩及格就可毕业。17世纪中叶，荷兰的莱顿大学开始实行临床教学，并取消宗教派别的限制，吸收了不少外国留学生。到18世纪，临床教学开始兴盛，莱顿大学在医院中设立教学床位。布尔哈维（Boerharve）成为当时世界最著名的临床医学家，只要在信封上写“欧洲第一位内科学者收”，就可以把信送到他的手中。莱顿大学的名誉也超过了以前的巴丢阿大学。布尔哈维充分利用病床教学，在病理解剖之前，尽量给学生展示临床的症候与病理变化的关系，这就是以后临床病理讨论会（CPC）的先例。布尔哈维不仅是一位临床内科学家，也是一位化学家、解剖学家，他拥有广博的知识，他将这些知识与临床相结合，成为一名出色的临床医学家。

护理工作历史悠久，但从事护理工作的人长期地位低下。19 世纪之前，护理工作条件一直十分恶劣，人员素质差，待遇低。19 世纪，护士教学开始进入人们的视线，并逐渐受到人们的认可和重视，而这一现状的改善，源于南丁格尔女士一生坚持不懈的努力。南丁格尔（F. Nightingale）生自英国一个贵族世家，从小就对护理工作非常感兴趣，曾在德国学习护理知识。1854 年，克里米亚战争爆发，南丁格尔率领 32 名护士赴前线救护，收效显著，使伤员死亡率由 42%降至 2%。1860 年，她募集了 10 万英镑，设立南丁格尔基金，成立南丁格尔护士学校，开始正式培养护士，传播其护理学思想，提高护理地位，使护理学成为一门学科。南丁格尔的行动波及美洲，1873 年美国设立了第一所护士学校。南丁格尔终身未嫁，把一切献给了护理学事业。她著有《医院管理须知》《护理须知》等专业书籍。她说过一句名言：“人生要像蜡烛一样，燃烧自己，照亮别人。”为表彰这位“护理学之母”，1907 年，国际红十字会决定设立南丁格尔奖章。世人把她的生日 5 月 12 日定为国际护士节。

第二节　西医教育进入中国的三个时期

一、奋力前行的萌芽期（1866—1926 年）

清末，中国进入了封建社会晚期，这也是我国巩固多民族统一和封建制度渐趋衰落的时期。政治上，在辽宋夏金元统一的基础上，多民族的封建国家又有进一步的发展。这种发展，表现在通过反对外来侵略的胜利和平定叛乱，有效管辖辽阔疆域，维护国家主权，使统一的多民族国家进一步得到巩固；这一时期君主专制进一步加强，这种专制制度的发展是封建制度趋向没落的反映；虽然这一时期商品经济进一步发展并出现了资本主义萌芽，医学教育在这一时期也得到了进一步发展，但封建经济依然继续发展，超过了历史上的任何一个时期。由于保守的思想和统治阶级妄自尊大，也由于后期越来越严重的闭关锁国政策，中西文化交流受到严重的阻碍，中国逐渐落后。在西方新的医学和医学教育形式急遽变化的大势之下，中医昔日的光辉逐渐黯然。

19 世纪末的中国传统医学教育仍主要沿袭传统方式：父子亲属相传、师徒传授或自学。学习方法一般是“一读二背三临症”，即学习课本要开声诵读，做到背诵如流，边学边随长辈或师傅临证见习，直至其长辈或师傅认为其已具备独立行医的能力为止。学习年限一般为 3~5 年。有一定文化基础的自学行医者，通常自行阅读一些医学著作，掌握一定的医学理论知识后，就可以为亲友治病或自行设馆开业，俗称“儒医”。这种传统的医学教育方式既不能让学习者接受全面系统的教育，培养的规模也比较小，远远不能满足民众的需要。一方面，多数学习者只师从一人，学习内容较为局限，仅限于教授者原有的知识结构，不能打下扎实的理论基础，而学习者也只是通过机械的记忆来学习，不能培养创新思维；另一方面，教学条件和教授者精力有限，通常只能同时带1～3名习医者，不能满足当时的社会需要。

这一时期进入了封建文化总结期，大型科技著作相继问世；具有反封建色彩的早期民主启蒙思想应运而生，市民文化兴起；中外文化交流开始进入西学东渐的新阶段。

1862年，洋务派将在京师开设的同文馆、太医院教习厅改为医学馆，首开学习西方医学教育办学经验的先河，同时传承和发展了传统的中医教育，为我国近现代医学教育学科分类和课程体系框架的形成奠定了一定基础。而真正意义上的中国第一所近代新式中医学校，是1885年陈虬在浙江瑞安县创办的利济医学堂。1866年，美国传教医师嘉约翰在广州创立中国最早的西医教会学校——博济医学堂（今中山大学中山医学院）。在中国，博济医学堂最早开展了解剖学、生理学、病理学、微生物学的教学工作。这时期，在学制改革中也有关于医学教育的具体规定。光绪二十四年（1898）4月，清政府实行戊戌变法，创办京师大学堂，在专门学中设立卫生学（包括医学）。同年7月，光绪帝谕管学大臣孙家鼐认为“医学一门，所关至重，亟应另设医学堂，考求中西医理，令大学堂兼辖，以期医学精进”。可见，西医在清末终于得到中国最高统治者的正式认可。

西方医学传入中国有个长期的发展过程，最早在明末清初，当时正值欧洲航海扩张，西方传教士来到中国，如利玛窦（1552—1610）、汤若望（1591—1666）、邓玉函（1576—1630）等，他们在传播基督教教义的同时，带来了一些西方的自然科学知识。传教士主要目的是传教，而行医是他们接近民众的辅助方式，所以当时西医在中国并没有发挥太大的社会作用，影响有限。直到鸦片战争爆发，列强用武力打开了中国国门，各种科技文化涌入的同时，西方医学才得以广泛流传。大量教会医院在全国范围内建立起来，西医教育逐渐发展，对中国社会产生了深远的影响。

西医是在一种特殊的历史背景下来到中国的。由于受传统心理的影响，西方医学在近代中国的传播与扎根经历了一个较长的曲折的历史过程。西医在近代中国的传播，是在中西之间充满矛盾冲突的异常状态下进行的。西方医学在救治疾病、减轻痛苦方面起到了积极作用，普通民众正是通过疾病治疗与康复的实践认识接受了西医文化。西医的传播遍及全国各地的教会医院，并且促进了近代中国医学教育的发展，对我国近代医药卫生等事业的发展起到了促进作用，有着积极的社会意义。

近代中国西医教育主要通过两种途径：一是清政府开设的仿效西方的官办医学堂，如京师同文馆、京师大学堂都设有医学实业馆。1881年李鸿章在天津建立北洋医学馆，聘请在天津的传教医生马根济为他领导下的陆军和北洋海军培训医生，北洋医学馆是中国第一个官办西医学校。二是各个教会募资开办医学校或医学院招收学生，培养医学人才，这种教育模式是主流。近代中国医学体系是以西医体系为模板形成的，在早期阶段，传教士往往采用招收学徒的方式，传授一些基本的医学常识，但是这样的教学模式规模很小，没有系统地讲授基础理论。

鸦片战争以后，清政府在列强的武力要挟下签订了大量不平等条约，西方传教士在中国的活动得到空前的发展。西方教会在中国创办的高等教育机构，共有 16 所，其中开办高等医学教育的有圣约翰大学、齐鲁大学、岭南大学、华西协合大学和震旦大学。教会组织重视医学的作用，将其视为传教士传教的辅助方式，以图亲近民众，博得信任。在这样一种情况下，基督教会在传教的同时把西方先进的医疗技术介绍到中国来，教会进入通商口岸，建立教堂、学校、医院、福利院等慈善机构为人们治疗疾病，解决痛苦。1835 年，美国传教医生伯驾在广州建立了一所眼科医院，免费治病，第一年就诊治病人 2000 多人次，使大量患者重见光明。随后，嘉约翰在此基础上建成“博济医院”，由于有着广泛的资金赞助来源，该医院逐渐发展壮大，成为中国历史上影响最大的西医院之一。至 1935 年，该医院治疗病人数达 200 多万，施行外科手术 20 多万例。除此之外，影响力较大的医院还有 1844 年英国伦敦基督教会在上海成立的仁济医院和 1917 年美国洛克菲勒在北京成立的协和医院。据统计，1876 年，全国共有教会医院 16 所，诊所 24 个；1905 年，教会医院遍及 20 多个省区达 166 所，诊所 241 个。这些教会医院设备先进、规模较大，医生水平较高，是中国现代医院的雏形。教会医院是基督教在华传教事业的重要组成部分，具有一定的慈善性质，在近代中国的医疗救助、社会救济方面起了重要的作用。教会医院不仅成为西方医学传入中国的重要基地，也为我国医院系统的发展提供了示范。这一时期的医学教育，有以下几点需要单独阐述。

（一）教会医学教育

若从中国高等教育的发展历程来看，教会大学无疑是我国高等医学教育的先驱，不仅给中国带来了现代医学教育，而且为 20 世纪的中国培养了一批又一批卓越的医生，对国人自办的大学产生了深远的影响，对中国的高等医学教育事业起到了极大的推动作用。

西方医学教育传入中国后，新式医学院如雨后春笋，在各大城市拔地而起。但是，在圣约翰大学医学部成立前的数十年中，西方教会在我国办的医学堂开展的都是水平较低的不正规的医学教育，不能适应社会的发展。鉴于这种情况，1890 年，上海在召开第二次基督教传教士代表大会后，传教士相继在中国创办教会大学。教会大学最初是外来事物，但它在 20 世纪初得到迅速发展，20 世纪 30 年代以后便成为当时中国高等教育体系的一个组成部分，并继续有所扩充。教会大学的创办有着明显的殖民主义色彩，但它却开我国高等医学教育之先河。在它的影响下，国人也纷纷创办高等医学院校，我国的高等医学教育才得到了蓬勃发展，医学才成为我国近代最为发达的专业之一。

教会大学开创了中国女子高等医学教育新纪元，中国最早的女学是教会开办的。在传教士来华之前，注重“男女之大防”，决不允许妇女走向社会，接受新式教育。19 世纪 30 年代，美国传教士裨治文之妻伊丽莎（Eliza Bridgman）在广东设立女塾，为教会在中国大陆创办女校之始，而国人自办的第一所女学“经正女学”在 1898 年才出现。随后，女子教育开始普及，从初等教育向高等教育、从男女分校向男女合校教育发展。中国第一所女子大学是 1905 年建立的华北协和女子大学。在女子医学教育方面，博济医学堂在 1879 年（光绪五年）就开始招收女生，开中国培训女医生及男女同校的先河。它虽比 1874 年创建的英国女子医学院迟 5 年，比 1850 年美国创建的女子医学院晚 29 年，但招收女生在当时的中国，被认为是教育史上的重大事件。继博济医学堂之后，广东女医学校、上海女医学校相继出现。“五四运动”以后，教会大学男校相继对女子开放。可以说，在中国大学开女禁史上，岭南大学与国立北京大学共同扮演了开路先锋的角色。继岭南大学之后，其他教会大学医学院也先后向女子开放，只有震旦大学开放女禁最晚。虽然随着社会政治经济的发展，社会文明程度的提高，女子终将获得接受高等教育的机会，但教会大学开创了中国女子接受高等医学教育的先河，为中国培养了一批杰出的女医生。

1. 教会大学奠定了我国现代医学基础和医学教育模式

从 1896 年上海圣约翰大学医学部的建立，到相继出现的华西协合大学医学院、齐鲁大学医学院、岭南大学医学院、震旦大学医学院，我国医学教育在不断向高水平方向发展。为了培养中国的新型知识分子，教会大学无论是院系学科设置、课程安排、教学方法，还是教学工具、参考书等，都是直接从哈佛大学、耶鲁大学、普林斯顿大学、康奈尔大学等美国著名学府移植到中国来的。它们一般采用 19 世纪末美国医学教育改良运动的办学宗旨，课程设置、考试标准、临床实践、科学研究、医院管理、护士培训都有一套严格的规章制度。1914 年，开办医学教育的华西协合大学要求学生每年均须修习科学英语及专业英语；进入临床后，要学习“卡氏（Cabot's）物理诊断”“赛氏（Service's）病历记录规程”及医学、牙学杂志；学生入学后考试，预科一年有一科不及格不能升入医、牙科，以后两科不及格不能升级。这为中国现代医学教育模式奠定了基础。教会大学在加强医学教育的同时，注重中国实际需要，开展医学科学研究。如岭南大学医学院孙逸仙博士开展的公共卫生、乡村卫生及热带病学的研究，华西医学院药学系开设的中国药物的研究和现代牙科的大学课程，齐鲁医学院开展的黑热病、麻风病的研究等，都为我国培养出了一批杰出的医学科学家和医学教育家。

2. 教会大学推动了中国高等医学教育早期现代化

中国高等医学教育的早期现代化主要体现在以下几个方面。

教育思想的早期现代化。在办学理念上，教会大学普遍重视教学、研究、推广三者的结合，并将之作为学校教育的主要任务，体现了学校传授知识、发展科学、为社会服务等教育职能。华西协合大学办学的一个重要指导思想是强调从中国发展的实际需要出发，突出技术科学、应用科学，注意学生毕业后的职业出路，使各学科专业体现出职业性的特点。从这一点出发，华西协合大学在教学计划中安排了专门讲述如何从事有关职业的课程，如医学教育中开设了医学伦理、医学法学、医学经济之类的课程，做到医理结合、文理渗透，基础广泛扎实，专业知识丰富。

教学内容的早期现代化。教会大学重视教学工作，他们翻译或编写了大量教科书和专著，以解决教科书极端贫乏的问题，从而为引进西方科学新知做出了贡献。曾在广州开设金利埠医院的英国传教医生合信（Benjamin Hobson）和博济医院院长嘉约翰，于 1851 年（咸丰元年）至 1886 年（光绪十二年）的 36 年中，曾先后在广州将 16 种西方医学书籍译成中文印发。其后，博济医院华人医生尹端模又翻译了 9 种医学书籍。这些译著不仅对高等医学教育的开展起到极大的作用，还对西医理论和治疗方法在中国内地的传播起到很大的作用。同时，各大学医学院还引进中国传统医学所没有的一些科学诊疗手段，诸如解剖、化验、注射、手术，以及X线等。课程新增解剖学、外科学、组织学、药理学、生理学等，这些名称主要由传教士组成的中华博医会统一规定，是中国前所未有的，促进了医学教学内容的早期现代化。

教学管理的早期现代化。教会大学借鉴西方大学先进的管理模式，在此基础上建立了简洁、精干、高效、有序的管理体制。许多教会大学从20世纪20年代中期起，逐渐由系科设置向院系设置转化与完善，逐渐形成了层次分明、专业分工明确、管理体制严密、教学组织相对合理的教育管理体制，较之当时的国立大学略胜一筹。这在促进中国高等教育管理体制的早期现代化方面，起到了先行者的作用。

教学条件的早期现代化。20世纪初，中国政府虽然建立了不少种类的学校，但由于国家、地方政府对教育经费的投入有限，尤其是一些私立学校，经费主要来源于学生的学费、校方筹募基金、医院收入等，无确定经费收入，常有亏空。因此，出现不少学校实习医院不足，不敷学生实习之用、实验设备简陋、教舍狭窄、教授多为兼任等现象，影响了医学教育的发展。与此相反，教会大学不仅有健全的师资队伍，还有较完善的图书、仪器设备。因为教会大学既有教会拨款，又有西方人士和中国方面的捐款，经费较为充足，有能力购买先进的教学设施、仪器、设备等，为学生创造了一个较国人自办医学校条件好的学习环境。例如上海圣约翰大学获洛克菲勒基金资助后，创建了一个先进的科学实验室；美国赖懋德为纪念其子所捐建的华大图书馆，到中华人民共和国成立时，其藏书已达23万余册，订有中、外文杂志500余种，医学书籍的数量和质量为全国之冠，所收集的标本包括人体解剖模型3813件，病理与寄生虫标本12560件。

学风建设的早期现代化。在重文轻理传统的影响下，中国学生习惯死记硬背，不重视思维锻炼。教会大学在教学中注重培养学生的逻辑思维，注重科学方法和科学实验，强调科学的教学方法，同时还尽力创造条件让学生到临床实习，培养学生的动手能力和严谨笃实的学习精神，促进了学风建设的早期现代化。受西方大学传统的影响，教会大学在校园内传播民主、平等、科学精神，在宗教信仰、思想观念、师生关系、社团活动等方面采取较为开明的态度。教会大学普遍重视课外活动，在活动中，教师能广泛地接触和了解学生，培养亲密的师生关系，对学生的道德和学业起到积极的影响。另外，教会大学倡导的学术自由也是其对我国高等教育早期现代化的重要贡献。

1838年，裨治文、郭雷枢、伯驾等人成立了“中华医药传教会”，宣称“赐予我们的科学、病例调查和知识与中国人分享……推倒偏见和长期以来所抱有民族情绪的隔墙……为输入科学和宗教打开通道”。其目的是致力于有效地传播医学知识。洋务运动开始后，中国加快了向西方学习的步伐，西医教育得到进一步发展。传教医生依托教会医院，开始建立医学院，培养西医人才，但是这类学校规模都比较小，并且设备简陋，无法进行先进的医学实验。

1866年在广州博济医院创办的南华医学堂是传教医生在中国建立的最早的医学院，规模较小，只有3名老师和12名学生，这种医学院附属于医院的教育模式尚处在“从学徒教育向学校教育过渡的阶段”，缺乏完备的系统课程教育。1879年，美国圣公会主教施约瑟创建圣约翰书院，于1906年更名为圣约翰大学，该学校是中国第一所全英语授课大学，设文、理、工、医四个学院12个系和三家教学医学院。由此医学教育走向系统化和专业化，逐渐发展完善。20 世纪的最初十年，一大批教会医学院在各地出现，如 1911 年在青岛成立的德国医学校，1914 年在成都成立的华西协合医科大学，1915 年洛克菲勒基金会设立的中华医学基金会。到 1915 年为止，在华的教会学校已经达到 23 所，各类护士学校、药科学校、助产学校 36 所。大批新型的医学院校在全国各地兴起，培养了大量的医学界先驱，为我国医学教育体系的形成奠定了基础。

教会大学的创办有着明显的殖民主义色彩，但它却开启了我国高等医学教育的先河。在它的影响下，国人也纷纷创办高等医学院校，我国的高等医学教育得到了蓬勃发展，医学成为我国近代最为发达的专业之一。教会医院的开办促进了西医文化在我国的传播，我国也开始创办自己的医学教育。鸦片战争后，改良主义者认为非变法不足以维新，便留意于教育改革。他们建议仿效欧洲建立大学，将大学的体制分为四科，医学列为第四科，教学内容先讲解剖、生理，后论病患诊治、药物原理等。

（二）北京同文馆与京师大学堂

清政府中的洋务派出于“欲悉各国情形，必先谙其言语文字，方不受欺蒙”的想法，于 1862 年（同治元年）6 月在北京设立同文馆，仿效西洋自办医学堂。1867 年，同文馆开设“科学系”，逐渐引进西方的自然科学技术知识。1871 年，设立生理学和医学讲座，经美国传教医师丁韪良的推荐，同文馆聘德贞为第一位生理学教习，后又设立医学班。

1898 年（光绪二十四年）8 月，德宗接受维新派的主张，创办京师大学堂。一月后，当时的管学大臣奏请：“另设医学堂，考求中西医学，即归大学堂兼辖。”德宗即刻允诺。管学大臣按照德宗的旨意，拟定筹办管理医学堂的章程。但这个学堂并没有马上办起来，只是开设了一门医学课，聘请在同文馆任教的满乐道兼任大学堂外科和生理教习。京师大学堂后因义和团运动和八国联军的暴行暂时关闭。

1901 年（光绪二十七年），德宗又敕谕“从前所建大学堂应切实举行”，并派张百熙为管学大臣。在《钦定京师大学堂章程》概略中，在大学堂设医学实业馆（设置未定），大学专门分科课目中，医术列于第七科，下分医学及药学两目，并规定学医者增学拉丁文。钦定章程颁行于 1902 年 7 月，但于 1903 年即行废止。又于该年五月，颁布《钦定学堂章程》将大学分为八科，其中第四科为医科，分两门，一为医学，一为药学。大学分为本科及预科，医本科修业年限为 3～4 年，预科 3 年。拟议至 1903 年（光绪二十九年）始得实行。

1903 年，京师大学堂增设医学实业馆，于同年 5 月 11 日开馆招生。每月拨经费银 1000 两，学生最多时达 33 人，有教员 4 人，计中医内科教习 1 人，中医外科教习 1 人，西医教习 1 人，西医助教 1 人。讲授中西医学，并诊治病人。1904 年，医学实业馆改称医学馆。1907 年，医学馆停办，将学生全部送往日本学医。医学馆虽只开办四年，但为创立国立北京医学专门学校提供了借鉴。

（三）李鸿章创办新式医学堂

1882 年（光绪八年），李鸿章任直隶总督，创办北洋施医局，招收学生，分甲乙两种，甲种4年毕业，乙种3年毕业，以英国人麦肯锡（Mackenzie）为医官，此为我国办理西洋医学教育之始。1892年，北洋施医局改名北洋医学堂，成为我国最老的医学校，于1931年停办。1902年于天津创办了北洋军医学校，也就是北洋陆军军医学校。这两个医学校，都是国家经营的军医学校，并非为新医学开办，而是为编练新军开办的。但我国近代的医学教育，正是从这两所军医学校开始的。

鸦片战争后，李鸿章认识到西方科学技术的价值，提倡洋务运动。他在考察西方军事制度后，发现“西洋各国行军以医官为最重”，所以在中国海军创建之初，他就雇募“洋医”分派至各舰。继而他提出“兴建西医学堂，造就人才实为当务之急”。1881年，一所正式的医学校医学馆成立，它附设在总督医院内，又称总督医院附属医学校。定学制为4年，第一次招收8名学生，由马根济和英美驻天津的海军外科医生共同担任教学。1885年毕业时只剩6名学生，第一名学生林联辉和第二名学生徐清华留校任教，其余4名学生被分派至陆军或海军部队任军医。

1893年12月，医院落成天津储药施医总医院，也称天津总医院，原医学馆归天津总医院管辖。1894年6月26日，李鸿章拟《医院创立学堂折》奏请设立，于当年校舍落成，正式招生开学，委任林联辉为第一任总办（校长），以原有的医院作为实习医院，同时正式改名为北洋医学堂，这是中国第一所官办的近代西医学校。1900年，该学堂因义和团运动而关闭。1901年李鸿章病逝，1902年袁世凯恢复该医学堂，改称海军医学堂。辛亥革命后，1913年改称直隶公立医学专门学校，1915年归海军部统辖，称海军医学校，该学校于1928年停办。

（四）袁世凯创办新式医学堂

1902年（光绪二十八年），袁世凯操练新军，在天津创办北洋军医学堂，该医学堂于同年11月24日正式成立，任命北洋候补道徐华清为总办，日本军医平贺精次郎为总教习（教务长），学制为4年，每班40人。后在天津河北四马路新建校舍，并附设防疫学堂，由日本人古城梅溪主持，教员多为日本人，课本亦用日文。这是一所日式的医学校。1907年（光绪三十三年），该校由陆军军医司接收，改名为陆军军医学堂。1907年伍连德任协办（副校长），1908年又增设药科，学制为3年。1911年，伍连德率该校学生去哈尔滨处理鼠疫防治工作，成绩显著。1912年改组，1915年迁往北京，1933年又迁往南京，改称陆军军医学校。常有二三百人在校学习，这是我国最早设立的陆军军医学校。

1912年7月10日至8月10日，教育部召开第一届临时教育会议，同年9月3日教育部正式公布学校系统，其后陆续颁布各科学校令，即《中华民国教育新法令》。《中华民国教育新法令》有关医药教育规程令颁布了两次。第一次是在1912年（民国元年）11月22日，部令第25号《医学专门学校规程令》、部令第26号《药学专门学校规程令》中，医药两门各课程学科均漏列中医中药。第二次是1913年（民国二年）1月，教育部公布大学规程，大学共分文、理、法、商、工、农、医共七类，医类又分医学与药学两门，均未将中医药科列入。由此可见，北洋时期中医教育的焦点便是争取办学立案，将中医教育列入学制系统内。

教育系统漏列中医药案，引发近代医学史上首次抗争救亡运动。上海神州医药总会余伯陶等人，立即和各地医学团体进行联系。至 1913 年 10 月，有 19 个省市医学团体响应，并派代表参加“医药救亡请愿团”，推举恽薇荪（北京）、叶晋叔（上海）为代表。此外，在药业方面，亦有同仁堂、西鹤年堂等参加，其代表于 1913 年 11 月 23 日起程赴京请愿。

《神州医药总会请愿书》是一份非常珍贵的近代中医教育史资料。其要求为：“呈为恳请提倡中医中药，准予另设中学（注：指中医学）医药专门学校，以重民命而顺舆情事……”“今者民国肇始，力图自强，我国医药人材，方将与世界各国竞胜争雄，教育部太部定章，于医学课程独取西法，不及中学，此虽迫于世界进化之大势，别具苦心，然会员等愚以为医药为卫生强种之要素，与国计民生有绝大关系；速举中医中药切实整顿则可，逐如淘汰则不可……”请愿书全文很长，最后提出八条具体措施，即设立中国医药书编辑社；开设医院以资实验；分设中医补习学校；规定诊察手续及方案程式；删补丸散膏丹暨各项药品；设立医药藏书楼、药品陈列所；设药品化验所；编辑医学报等。请愿书结尾曰：“大部为全国教育总司，必能下顺舆情，俯加采择，当无畸轻畸重之虞。所有请求恳请建议提倡中医中药，准予另设专门学校各缘由，除向教育部恳请，议会请求外，理合抄具简章，吴请俯充批示祇遵，不胜迫切待命之至。谨呈。”

最终，北洋政府教育部在群众舆论压力下，于 1914 年 1 月 8 日函复余德勋（余伯陶）请愿书。该批示认为：“本部对于医学，只期学术完备，求合于世界进化之大势，然后检疫卫生诸政冀可推行无碍，并非对中医西医有所歧视也。”继教育部批复后，北洋政府国务院于 1 月 16 日也发下正式复文：“查中国医学，肇自上古，传人代起，统系昭然，在学术固已蔚为专科，即民生亦资其利赖，前此部定医学课程，专取西法，良以歧行不至，疑事无功。先其所争，致难兼采，初非有废弃中医之意也。来呈述理由五端，尚属持之有故，拟办各事，亦均具有条理，除拟订中医学校课程一节暂从缓议外，其余各节应准分别筹办。仍仰随时呈明地方行政长官立案，俾资查考以便维持。”教育部和国务院的答复明确表示并非于中医有歧视、废弃之意，基本同意全国医药救亡请愿团要求，准予分别筹办。虽然对中医学校课程要暂缓议定，但原则上已表示准许，不加反对。这次请愿的初步胜利，为以后各地中医学校立案成功奠定了基础。

（五）民间组建中医学校

我国中医界争取教育立案的活动，虽然未能达到将中医教育列入教育系统的目的，但它迫使北洋政府当局公开肯定中医中药的重要作用，答应中医药学校课程暂从缓议，允许民间中医学校可先行自谋组建。社会各界也给予中医办学以大力支持，从而给中医教育造就出一个较宽松的发展环境，1915 年上海中医专门学校及 1917 年广东中医药专门学校在内务部立案成功便是证明。

1915 年，上海名医丁泽周（丁甘仁）、夏应堂等人发起筹办上海中医专门学校，向北洋政府备案。丁泽周呈《为筹建上海中医专门学校呈大总统文》，反映出我国近代中医界办教育的勇气及呼声。其以简练文字，论述创办中医教育的目的意义、途径方法，并提出需融汇中西教学之所长。全文层次分明，铺叙委婉，北洋政府接文后交教育部及内务部作谨慎批复。教育部复称："今丁泽周等欲振余绪于将湮，设学堂而造士，兼附设医院，兼聘西医，具融会中西之愿，殊足嘉许。"内务部批云："教育部既深嘉许，本部自所赞同，应准备案，俟该校课程拟定后送部核查可也。"随后，上海中医专门学校于1917年正式招生上课，谢观首任校长，所聘德高望重的教师包括曹家达、丁福保、陆渊雷、黄体仁、余听鸿等人。1931年，学校改名为上海中医学院，丁济万继任院长。

广东近代的中医教育在全国占有重要位置，其影响力仅次于上海。1913年2月，广东中医药两界人士联合粤九大善堂等力量，商议筹办粤省中医中药学堂事宜："闻因教育部颁布医药学堂章程，专西遗中，该堂院等拟办中医中药学堂，以期研究。"1913年3月，省港药材行及广东中医界在广州上九路张大昌寿世会馆集议，即席决定成立"中医药学校省港筹办处"，一致公推广东近代著名教育家卢乃潼任筹办处主席，以资责成筹办广东中医专门学校。1916年上海方面传来中医专门学校内务部立案成功的消息，1917年冬卢乃潼亲赴北平拜会内务部余某，以期取得立案。

从1915年至1928年，各地兴办中医院校，如河南中医专门学校、湖北中医专门学校、福建中医专门学校、长沙明道医学校等相继成立。这一时期我国中医办学教育仅属起步阶段，有关教学问题，如教材编写、课程设置、学科建设、师资培训、附属医院创办适应临床教学需要等，仍存在许多问题，待以后发展成熟。

（六）现代高等医学教育制度的建立

1912年中华民国成立不久，教育部即颁布一些改革教育的决议和法令，废除封建教育，建立近代教育体系。1912年10月，教育部公布《大学令》即《壬子学制》，1913年经修改后称"壬子癸丑学制"。规定医科分医学、药学二门，其修业年限，医学预科一年，本科四年；药学预科一年，本科三年。1915年9月，北洋政府又公布高等文官考试命令，凡在国内外高等学校修习各项专门学科三年以上毕业，并获得文凭者，皆可参加考试，考试分为一、二、三、四等。报考医科的第二试为基础医学，第三试为临床医学。报考药科的第二试为物理、化学、调剂学、生药学、制药学等科目，第三试则为各科的实际操作。

1922年11月，北洋政府公布新学制，即《壬戌学制》，规定大学分为4个层次：①专科学校：学制3年，如超过3年，待遇与大学同；②大学：可设多科或单科，取消预科，学制4～6年，并规定医科至少5年；③大学和专科学校可设立专修科，年限不定；④大学院（即研究生院）：招收大学本科毕业生，年限不定。1924年2月公布《国立大学条例》，规定国立大学修业年限为4～6年，选科制，考试及格者发给毕业证书，大学毕业授予学位。北洋政府期间颁布的学制、章程等主要是借鉴日本的学制，适当地加入一些我国的教育内容，规定修业年限与必修科目。从此，我国的医学教育正式纳入正规的教育体系。

（七）现代高等医学教育多元化

辛亥革命以后，北京、江苏、浙江、广东等省先后设立一些国立或公立医学校。如1912年成立北京医学专门学校（北京医科大学前身），1912年在杭州成立浙江省立医药专门学校（浙江医科大学前身），1912 年在苏州成立江苏医学专门学校（1927 年并入上海医学院），1916 年在保定成立省立直隶医学专门学校（1949 年 4 月改称河北医学院），1921 在年南昌成立江西公立医学专门学校，1927 年创办国立同济大学医学院，1928 年创立河南省立中山大学医科。

在此时期，我国还相继开办了一些私立医学院校。1909 年创办私立广东公医医科专门学校（中山医学院前身），1912 年张謇创办南通医学专门学校（南通医学院前身），1915 年创办私立北京协和医学院。1918 年，黄胜白、沈克非等创办私立同德医学专门学校，1930 年改称私立同德医学院，院长顾敏琦，学制 6 年。1919 年辽阳成立私立辽阳医学校（1923 年停办），1920 年上海留日学生顾南群创办私立南洋医学院（1930 年停办），1922 年沈阳成立奉天同善堂医学校（1932 年停办），1926 年上海郭琦元创办私立东南医科大学（1930 年改称东南医学院）。

该时期，在原有的一些教会医学校得到发展的同时，一些新的教会医学院陆续诞生。1911 年青岛成立德国医学校，美国在福州设立协和医学堂。1914 年成都华西协合大学设立医科，长沙成立湘雅医学院。1917 年，美、英、加拿大三国教会创办齐鲁大学医科。据统计，1915 年美英教会医学校有 23 处，护士学校 36 处。十数年间教会医学院校迅速发展，对中国医学教育影响不小。

这一时期，国家、地方政府对教育经费的投入有限，尤其是一些私立学校，经费多依赖于学生学费、校方筹募基金、医院收入等非确定性经费收入，常有亏空。虽建立起各类医学院校，但不少学校由于实习医院不足，不敷学生实习之用，实验设备简陋，教舍狭窄，教授不少为兼任等因素，致使当时的教育质量不高，影响了医学教育的发展。

（八）中华医学基金会的成立

辛亥革命前后是我国近代教育体制重大转变的时期，封建科举制度被废除，近代西方教育制度被引入。就医学教育而言，国家、地方及私人开办的新式医学校陆续建立，教会及外国人办的医学校也在调整和扩充。正值此时，美国洛克菲勒基金会（罗氏基金会）介入中国的医学教育，并在相当长的一段时期内，对中国医学教育的发展起着不可忽视的作用。

1909 年，盖茨建议洛克菲勒资助东方教育委员会，希望能在中国建立一所纯西方式的大学，为中国政府提供一个样板，培养新式医师，但他的计划未被接受。1913 年，罗氏基金会选举新的董事会，并成立国际卫生委员会，董事盖茨与另一董事格林再次提出在中国推行现代医学教育的建议。董事会在 1914 年元月，举行特别会议，讨论在中国进行医学教育的问题。同年派遣芝加哥大学校长古德森、哈佛医学院医生皮博迪与美国驻汉口领事格林等组成考察团，专门到中国调查医学和医学教育的情况。自 1914 年 4 月起，考察团开始对北京、天津、济南、汉口、长沙、南京、苏州、上海、香港、广州、汕头、福州等地的医学院校和医院进行广泛的调查研究。同年 10 月，考察团向罗氏基金会提交为“中国的医学”的报告，报告指出应在中国办医学教育事业，开展长期、大范围的医学活动，并提出关于援助医学院校和医院的意见及办法。罗氏基金会随即于 1914 年 12 月 11 日成立罗氏基金会的驻华医社，即中华医学基金会，并任命格林为医社的驻华代表。

1915年夏，中华医学基金会派遣第二个考察团来到中国，对中国的医学与医学教育做进一步调查，并建议在北京和上海各办一个医学院校。中华医学基金会于1915年与伦敦会协商后达成接办协和医学堂的协定，除原价购买该校原有房屋地皮设备等财产外，由中华医学基金会负责该校的一切开支，并且着手改组协和医学堂。1928年5月，罗氏基金会决定把中华医学基金会改为社团组织，独立于罗氏基金会，成为直接掌管协和医学院的机构。为此，罗氏基金会于1928年拨款1200万美元作为中华医学基金会的基金，用于发展协和医学院及基金会在华进行医学教育活动。中华医学基金会一直受罗氏基金会的直接管理，机构设在纽约，派代表常驻北京。协和医学院董事会主要由中华医学基金会控制，学校董事成员最初均为外国人，1926年始有中国人施肇基参加。1929年后根据政府规定才有半数以上的中国人充任董事，但董事会并无真正独立权力，经费预算及高级领导人员聘用仍需经纽约方面批准同意。因此，各个机构间常常出现矛盾，严重影响协和医学院的发展。

日本侵华影响中国医学院校的发展，1942年初，协和医学院虽被日军占领而被迫关闭，但中华医学基金会仍一直为协和医学院图书馆订购所有有关的外文科技期刊，并继续支持其内迁至成都办学的护校。1945年日本投降后，中华医学基金会与协和医学院校董事会派代表从日军手中收回全部校产，重建协和医学院。

除协和医学院外，中华医学基金会还对湘雅医学院、国立中央大学医学院、北京医学专门学校、山东齐鲁大学医学院、上海圣约翰大学医学院、香港大学医学校、上海医学院等学校给予过经济资助；也援助过芜湖总医院、南京大学医院、苏州医院、上海红十字会总医院等医疗机构；还支援中国某些学校和医院的人员到协和医院或到国外进修的机会，通过赠予中国教会医学会（博医会）和中华医学会经费，支援医学名词委员会统一医学名词、翻译医学文献及出版工作；中华医学基金会还支援过定县的农村卫生事业和在周口店开展的古生物学研究工作等。由此可见，中华医学基金会已渗透到中国医学事业的各个领域，在促进我国近代医学教育和医药卫生事业发展进步方面有着不可磨灭的作用。

二、西医教育本土化及其鼎盛期（1927—1937年）

南京政府成立后至抗日战争前，即1927—1937年，国民党政权处于相对稳定状态，社会经济得到一定的发展。一方面，国民政府认识到发展医药卫生事业在国民经济中的重要作用；另一方面，相当一批留学海外的知识分子抱着“科学救国”“教育救国”的心愿回到祖国，受过现代医学科学训练的中国医务工作者的队伍已经形成，他们积极努力工作，对医学教育的发展有着重要影响，使得医疗卫生工作及医学教育也取得一些进步。在这段时期内，我国自办的医学校，无论是国立或省立都有较大的发展，为中国的医疗卫生事业培养出一批人才。

1927年之前，中国迟迟没能独自创立完全属于自己的医学校，主要的原因包括：经费不足，管理不善，中国当时也没有医学教育的专门管理机关；医学校各自为政，滥竽充数的医校也不少；医学教育理论的研究也没能及时跟上。而这一切在1927—1937

年，得到了巨大改观。1927 年，上海建立的第四中山大学医学院（1932 年改名为国立上海医学院）是我国自己创办的最有代表性的一所学校，1928 年河南创办河南省立中山大学医科（1930 年秋改称为河南大学医学院），1932 年甘肃兰州创建甘肃学院医学专修科（1946 年改建为兰州大学医学院，1954 年改称兰州医学院），1932 年济南成立山东医学专科学校（1939 年改名山东医学院，1948 年由白求恩医学院接收），1934 年镇江创建江苏医政学院（后定名为南京医学院），1934 年广西南宁创建广西省立医学院（1949 年改名为广西医学院），1936 年南京建立国立药学专科学校（现南京药科大学前身），1936 年西安成立陕西省立医药专门学校（1949 年并入西北医学院），1937 年昆明创办云南大学医学院（1956 年改称昆明医学院），1937 年 6 月福州设立福建省立医学专科学校（1949 年改名为福建医学院），1938 年 3 月贵阳建立贵阳医学院。此外，还有许多大学办有医预科，如国立北京大学、国立南京中央大学、私立北平辅仁大学、济南齐鲁大学、上海圣约翰大学等。

据 1937 年国民政府教育部医学教育调查统计，当时全国有公、私立大学医学院，独立医学院，医药、牙科学校及专修科总计 33 所。其中国立 4 所，省立 7 所，私立 6 所，教会办 8 所，外人办 4 所，军医学校 2 所，不详者 2 所。

（一）医学教育体制与管理制度

南京政府成立后，1928 年教育部委派专门委员会研究医学教育问题，该委员会曾拟定一份关于今后 10 年的医学教育规划，其主要内容谈到应设立两种类型的教育机构，即医学院和医学专科学校。前者培养较高级的医务工作者，专门从事研究，后者培养一般的专业医师和实用型卫生人才。1929 年，教育部与卫生部共同组织成立医学教育委员会和助产、护士等专业教育委员会，负责制定医学、助产、护士学校的课程，厘定学制及订立课程标准等，以提高医学教育水平。

1930 年 2 月，医学教育委员会举行首次会议，赞成 1928 年教育部拟定的医学教育规划，并提出规划应做进一步修改完善。考虑到当时国内尚缺乏这方面的专家，故请求国际联盟派专家来中国协助。1930 年 9 月，国际联盟派哥本哈根大学的费伯教授来中国协助教育委员会开展工作。费伯在中国进行 3 个月的调查后，针对中国医学教育、医学校的现状及今后的方针等问题提出了一个详细的报告。报告指出，当时全中国只有 13 所医学校能提供训练良好的医学生，仅以此培养出的医务人员要解决中国缺乏医生的问题极为困难。报告还指出，当时中国的西医师有 4 千～5 千人，平均 8 万～10 万人中才有一名医生，若要达到每 8 千人中有一名医生，则应迅速培养出 5 万名医生来。因此，费伯赞成兴办一批独立的医学专门学校，最好每省设一所，并建议先建立一所实验性或示范性医专学校，方式上不宜采用外国标准，须根据中国国情，以便适应中国的疾病情况和经济状况。医学教育委员会于 1931 年决定采纳费伯的建议，并据此做出相应的安排。

我国古时对于医生开业没有任何法律约束，因此不乏庸医充斥社会，甚至寺院的僧道也可借治病谋私。20 世纪初期，江西、广东、山西等省及京师等地，先后颁布章程，要求以考试中医为主，考试及格者，始准行医。在正式医学院校毕业者，呈验文凭即可免考。1929年，卫生部规定中医称医士，西医称医师，并于同年1月15日颁布《医师暂行条例》，规定医师须呈领医师证书，始得执行医师业务。其呈请给予医师证书，须具有下列资格之一：①在国立或政府有案之公、私立之医学专门学校以上毕业，领有毕业证书者。②在外国官立或政府有案之私立医学专门学校以上毕业，领有毕业证书，或在外国政府领有医师证书者。③外国人曾在各该国政府领有医师证书，经外交部证明者。④经医师考试及格领有证书者。这项规定要求医师或医士呈领当地开业执照才能执行业务，这对医生群体有了一定的考核和约束，有助于提高医生的素质，加强对医生群体的管理。

1931年3月17日正式成立"中央国医馆"，行政院任命陈郁（主任委员）、焦易堂、施今墨为正、副馆长。不久，许多省市及一些海外侨胞相继筹建国医馆，据不完全统计，截止1936年，有20余处。1932年，中央国医馆第12次理事会通过了《各县市设立国医支馆暂行办法》。为了推进中医药学术和教育事业的发展，还设立了学术整理委员会、编审委员会等组织。1933年4月，经学术整理委员会讨论通过《中央国医馆整理国医药学术标准大纲》。中央国医馆是国家设立的中医学术机构，自国医馆成立后，除制定整理过医药学术标准大纲、统一中西病名、编审部分中医药教材外，主要忙于应付业务行政工作，例如，筹建各省市国医分管，调整各分管与医药团体间的纠纷，管理各中医学校登记、立案、签发毕业证书，以及拟定《国医条例》等。因面临经费严重短缺等重重困难，中央国医馆肩负的中医药研究工作难于推动。

（二）具体教学管理

有关医学院校初级、中级教育，1912年教育部规定：初等小学修业4年，高等小学3年，中学4年。中学毕业即可考入医学专门学校，故预备期限共为11年。1929年修正中小学组织法，改定：初等小学修业年限为4年，高等小学2年，初中3年，高中3年，高中并分普通科、师范科、商科、农科、工科等，以便学生升入大学有充分之预备。自高中毕业即可直接考入医学院，因此预备教育期限共为12年。

而大学教育期限，所设立之医学专门学校，皆按教育部1913年颁布之医学专门学校规程办理，修业年限皆为4年。1929年（民国十八年）8月，教育部颁布大学及专科学校组织法，规定：医学院修业5年，专科学校4年。1930年（民国十九年）3月，医学教育委员会在教育部开第一次会议，会议做出如下议决：①医学院分本科、先修科两级。先修科入学资格，须高中毕业；修业年限2年，以附设于理学院为原则。②医学院得附设专修科，4年毕业。入学资格，须高中毕业。

其后北平国立大学医学院呈请变革医学教育制度，经1931年（民国二十年）6月医学教育委员会第一次常务会议议决：医学预科及先修科废止，大学组织招收高级中学毕业生，修业期限5年，期满后，实习1年。医学修业年限有4年、6年、7年和8年之分，可谓为四级医学教育。小学收6岁至9岁儿童，加以小学6年，中学6年，医学院6年，毕业年龄当在24岁至27岁。医学专科学校学生毕业年龄，当在22岁至25岁。至于齐鲁医科毕业学生，则当在26岁至28岁。北平协和医学院毕业学生，则在26岁至29岁。

关于医学院的课程，1913年教育部颁布医学专门学校规程，其中规定必修课目48种。自从1931年改制以后，关于医学院课程，教育部没有统一规定，各医校彼此都不一致。一部分是按照德日课程，例如齐鲁、中山、北平国立大学医学院及同德医学院等。一部分则按照英美课程，例如北平协和、齐鲁、圣约翰、湘雅、华西协合医学院及国立上海医学院等。另外，上海震旦大学医学院的课程则按照法国的课程进行设定。

就医学课程来看，内容极为繁杂，要用3年时间修完很困难。因此，适当的分科是很有必要的，如卫生科、预防治疗科、内科、外科、齿科等，这样不仅能节约时间，还能取得不错的成绩。在学制方面，一学年之中有采取两学期制的，如北平国立大学医学院、上海医学院等；有采取三学期制的，如北平协和医学院、山东齐鲁医学院等。学生在最后一年的实习非常关键，因而需为学生提供足够的实习空间。

在国立的医学院中，上海医学院的实习医院为红十字会医院，有病床210张；同济大学医学院的实习医院为实隆医院，有病床180张；中山大学医学院的实习医院为其附属医院，有病床170张。按近代医校设备，至少有300～400张病床，有一完备辩论处，始数教学生之用，这样学生才有机会接触病人，练习如何诊断，如何运用治法以及预防等，而且可以免去授课的困难，省去各种技术上的讲演。但此时的医学院校在实习空间上还是远远不够的。

医学院校的学生还可选择重修，这大部分是在第一学年或第二学年，第三年以后较少。国立及省立的医学院校，重修者很多，而各私立医校重修者相对较少。这也可见国立、省立学校与私立学校之间存在着校风等方面的差异。但同时，在学生的交费方面，一般国立和公立的学校费用较少，而私立学校费用较多。最多者，如同济大学医学院，每年学费105元。北平协和医学院，则为100元。其次为夏葛医学院90元、齐鲁医学院90元、圣约翰医学院75元。但圣约翰医学院要加上显微镜费、实验费、破碎赔偿费等，学生每年全部费用，估计在400～500元。其他国立医学院学费较低。例如北平国立大学医学院每年40元，上海医学院每年20元，每年全部费用在300～400元。学费最低的要属省立医学校，如河北医学院每年36元，河南大学医学院每年仅10元，是以此类学院的学生，每年全部费用估计约在200元至300元。针对医师，大学中还设有医学进修班，以增进开业医师的知识。1928年，上海设有医科大学选科；1929年，中华医学会在北平主办进修班，协和医学院每年皆开办眼科及妇产科进修班。这些进修班的开办使得开业医师受益匪浅，同时也提高了他们的行医技能。

（三）南京政府时期的中医学校

北伐胜利，中医界对南京政府寄予厚望，再起为中医谋出路。1928年召集全国中医学校教务负责人组织全国中医学校教材编辑委员会，讨论教材编写，统一认识。然终因无行政支持而未果，但统一教材问题从此受到中医界的重视。1929年初，南京政府在第一次全国卫生会议上非但没有讨论支持中医教育问题，反而通过了废止中医案，取缔中医教育，企图一举消灭中医，中医教育无合法地位的局面未得到改善。1935年5月，中央国医馆通过《国医专科学社及国医研究所立案暂行标准大纲》，规定“国医专科学社以教授国医知识技能为宗旨”，“专科学社招收学生资格为曾在教育部立案之公私立高中或同等学校毕业”。拟订基础学科与应用学科，所开课程共21门。大纲还把中医学校分为中专、大专和研究生院三级。至此，中医教育进入了近代教育系统，并有了自己的办校纲领。此后，虽经历了八年抗日战争的艰难岁月，中医教育时起时伏，但仍未中断。如承淡安于1937年在讲习班的基础上创办了针灸专门学校，陈无咎等人于1938年创办上海中医专科学校，1944年何任创办杭州中国医学函授社等，他们都不同程度地为中医学校教育事业做出了贡献。

（四）女医学校及护理专业

民国初期，男女分校，而国家又还未设立女医学校，因此女子习医者极少。1899年，教会设立的广东夏葛医学院为最早的女医学校。此后，北平协和女子医学校、山东女子医学校及达生女子医学校相继开办。到1920年，各大学开始招收女生，于是，女子学医者日渐增多。

据国民政府教育部1932年出版的《全国高等教育统计》记载，1928—1930年近三年间，各大学女生数占同等程度学生数之百分比：1928年为8.12%，1929年为9.88%，1930年为10.81%。若专就全国立案之医校学生论，1929年女生为116人，1930年增至152人。就北平调查，1932年北平协和医学院共有学生94人，女生29人，占30.9%。北平国立大学医学院学生共169人，其中女生22人，占13.9%。再就专科医学校论，据《全国高等教育统计》所载，医学校的女生1928年占22.78%，1929年为19.06%，1930年为15.08%。可见，习医的女生并非呈增长趋势，但社会对女医护人员的需求越来越紧迫。

民国初期，医学院校内还附设了许多护士学校和助产学校。护士学校一般收录一些中学毕业生，肄业期限为1年。但是协和的护士学校须大学一年级学生才能投考，修业期限则为3年。护士会有规定：该会每年考试7次，一并授予护士文凭，持文凭者始可任护士任务。但是实际上民国初期全国并未能一律。技术员也是医院中的主要分子之一。当时医师非常缺乏，所有实验室技术员、调剂员、X光师、麻醉师、医院管理员、记载病史员等，也都有一定的训练。

1929年，北平第一助产学校由教育部及卫生部合办成立，之后越来越多的助产学校设立。到1940年，领有毕业证书的助产师有3977人。民国初期我国还没有国立的牙医学校，而私立的只有华西协合大学的牙科，学生修业的年限为预科2年，正科4年，仅比药科少1年。牙医除了几个留学生以外，其余均为该校的毕业生，因此数目很少。

（五）医学留学生教育

这一时期，我国在国外学医者也有若干，日本最多，德国次之，美国又次之。据统计，1930年我国医学留学生分布为：日本90人，德国23人，美国20人，法国6人，英国5人，比利时1人，共145人。在外学医者占全部留学人员的7.57%，是继法政、文学、工业之后的第四位。1930年6月，留日学生共为3064人，学医药者仅136人，而学法政者达715人，相差竟至5倍以上。由此可见，愿意出国学医的人还是少数。

总的来说，民国初期我国的医学教育经历了从无到有、从确立到起步的过程。西医的传入使我国医学领域里有了中西医之分，西式医院、学校、医师、西药、护士、助产师等，这些在过去我国不曾有过的新概念、新事物、新的社会群体给我国社会带来了深刻的影响。因为医学问题不仅关系到国家的经济、文化事业，还关系到人民的民生问题。民国初期，我国效仿国外尤其是日本的学制，同时又加入了我国体制中的一些内容建立了各类医院和学校，颁布了一些法规、法令，规定了修业年限和必修科目，最终促使我国医学教育被纳入了正式的教育体系，为今后医学事业的进一步发展奠定了基础。但是当时国家对教育的投入还很有限，医学教育事业的发展仍相对落后，科目也很不全，供给学生的实习设备不足，教员人员素质不够等这些问题，极大地影响了我国医学教育事业的快速发展。同时，在借鉴西方的教育体系的过程中，一些制度和章程还亟待进一步完善，医生与护士的职业观在撇清了传教士教义的影响后，还需要确立更加科学有力的道德教育。

三、逆境图存的低谷期（1937—1949 年）

抗日战争时期，医学教育事业遭到严重破坏。由于日军的入侵，大部分国土沦陷，许多被侵占地区的医药院校被迫停顿或内迁，教学仪器设备损失惨重，许多学校无法维持正常教学，内迁后与内地学校临时合并，组成联合学校。抗日战争胜利后，内迁学校纷纷复员回原址并陆续复课。同时新建一些医学院校，如 1947 年在汉口建立的武汉大学医学院，同年在太原成立的山西大学医学院。但由于国民党政府摇摇欲坠，忙于内战，社会经济濒临崩溃，教育经费匮缺，医药教育事业日趋衰落，处于每况愈下的境地。以下重点阐述东北沦陷区的高等医学教育。

1932 年，日军侵占东北。他们为控制东北地区的命脉、掠夺东北的资源与奴役中国人民，曾在东北地区进行一番煞费苦心的经营。他们一方面加强原先创办的学校，同时新办一些医学校；另一方面，他们注重把自己的势力渗透到东北地区其他的医学校，以便达到控制整个东北地区的医学教育大权的目的。

（一）日本人设立的医学校

日本为培养在南满铁路工作的医师，1911 年即在沈阳建了南满医学堂，日本人河西健次为堂长。这是我国东北最早的高等医学校。1922 年改为满洲医科大学，学制 7 年。1926 年增设 4 年制医学专门部，专招中国学生，并许可中国女生入学。日本设在我国大连的统治机构关东州厅，为向日本移民“开拓团”提供医师，于 1939 年以旅顺医院为基础，建立旅顺医学校。1942 年日本文部省命令学校改称旅顺医学专门学校。1940 年，为日本屯垦移民培养医师，在哈尔滨和佳木斯分别开设开拓医学院。前者无专设机构，附设在哈尔滨医科大学内；后者在佳木斯新建校址与附属医院，1941 年改名佳木斯医科大学。另外还有齐齐哈尔开拓医学院、龙井开拓医学院。。

（二）东北地区伪满的医学校

1928 年在吉林省官医院的基础上创办吉林省立医学校。1930 年至 1932 年，因沦陷造成学校经费困难，停办两年。1932 年由吉林省公署接管，吉林省医院院长青木大勇兼任校长。1937年3月，学校迁至长春，由伪满文教部直辖，改校名为新京医学校。1938年，依据伪满《大学令》改称新京医科大学。1942年接管奉天药剂师养成所，1945年改称新京医科大学药学部，仍设在沈阳。1932年，伪满政权接管中东铁路，在哈尔滨成立北满铁路护路军军医养成所，学制3年。1934年由伪满军政部接管，改为陆军军医学校。

（三）东北地区的教会医学校

1912年创办的奉天医科大学是在由英国苏格兰教会派遣的宣教医师司督阁所创设的盛京施医院的基础上创办的。1917年8月，呈请北京教育部立案，改称奉天医科专门学校。1929年，改称辽宁医科专门学校，学制改为7年。1938年据伪满《大学令》改称盛京医科大学，学制改为5年。1941年太平洋战争爆发，西方教师撤走，教育工作全由中国人承担。1945年4月，改为伪满国立医学校。1945年冬，由国民党政府接管，改名辽宁医学院。1948年11月沈阳解放，改名辽宁医科大学，1949年6月并入中国医科大学。

（四）东北地区国人自办的医学校

1920年，东北地区再度流行肺鼠疫，国民政府便于哈尔滨设东北防疫处，领导东北全面防疫工作。东北防疫处总医官林家瑞提出由中国自办医学校，培养医师以应需要。经东省特别区长官公署批准，于1926年建立哈尔滨医学专门学校，伍连德任校长。1938年根据伪满《大学令》改称哈尔滨医科大学，1939年接管由俄侨私立第一、第二齿科医学校合并成立的哈尔滨齿科医学院，1940年改编学校建制为医学部（4年制）与齿科医学部（3年制）。

东北地区的医学院校，还有1919年在辽阳医学讲习所基础上建立的辽阳医学校，1923年停办；1922年在沈阳成立的奉天同善堂医学校，1932年停办；1944年成立锦州医学院，仅招收三期学生，皆未及毕业；1945年春，以满铁大连医院为基础设立大连女子医学专门学校，只招一期日本学生，不久日本投降，学校随即解散；1946年苏联红十字新月协会在哈尔滨设立医学专科学校，张继有、张明峻在长春创办东方医学院，均维持不久即停办。

在日本帝国主义、沙俄势力角逐时期，东北地区的西医教育、医学院校皆直接受到外国的控制与影响。尤其是日本帝国主义侵占东北后，东北人民经受14年的殖民奴役，多数医学院校直接由日本人管理办学。中国人民对于帝国主义的侵略是深恶痛绝的，但是，东北地区医学教育不全是只为帝国主义服务。这些学校培养出来的中国医务人员，其中有不少人后来投身于革命，从事医疗、教学活动，做过许多有益的医疗工作，为我国的医学事业也做出过重大贡献。

四、近代中国高等医学教育的发展特征

（一）多元化

从办学主体来看，我国近代高等医学教育存在着公立私立并存、中西医并立等多种办学模式。主要有 4 种：①教会医学校，如圣约翰大学医学院、湘雅医学院等；②国家各级政府办医学校（含国立和省立），如北平国立医学院和上海医学院；③外国人办的学校，如北平协和医学院、上海同济医学院等；④国内私立医学院校，如东南医学院、同德医学院等。各种院校中，既有单设的专门医科院校，也有附设于综合性大学的医学院。据 1937 年教育部医学教育调查统计，当时各类医学校总计 33 所，其中国立 4 所，省立 7 所，私立 6 所，教会办 8 所，外人办 4 所，军医学校 2 所，不详者 2 所。各学校办学思路不一。教会及外国人所办学校由于经费充足，更注重质量与长远利益及影响，大多走精英教育路线，培养高级医疗人才，招生人数相对较少，多采取长学制模式（6～8 年）；相反，另外两种类型的院校为解决中国医疗人才匮乏现状，关注现实需要，大多走与国外办学互补的路线——大众教育路线，学制较短（4～5 年），招生人数较多，修业年限 4～8 年，各不相同。各学校教学流派不同。不同的办学主体出现了多种教学流派。当时就存在所谓德日派（如同济、中山、国立北平、同德等）、英美派（如北平协和、齐鲁、湘雅、圣约翰、华西等）和法比派（如震旦）的门户之争。各学校培养方式不同。近代的中医发展由传统的以师带徒、父传子的培养方式开始转向院校教育。西医来华初期，教会医院以招收生徒的方式培训，后来基本为院校教育。但西医学院也大多兼收一两名学徒，教以浅近的医学知识，多培训为护理人员或传教士。传统的以师带徒教育与院校教育并存，互为补充发展，在近代医学教育史上仍占据一定位置。综而观之，各种办学模式的学校流派纷呈，相对自由的竞争环境促进了医学科学的发展，呈现了“百家争鸣，百花齐放”的局面。

（二）科学化

我国近代高等医学教育树立了民族本位的教育主导思想。我们要复兴民族，首先便要讲求民族健康。增进民族健康的主要途径是注重卫生建设，而医学教育即是卫生建设的原动力。因此，医学教育的良劣与民族前途息息相关。中国人须将一切外国文明比较研究，以考察其是否真能适应中国的需要，进而建造一种适宜与自主的国家教育制度，以及民族本位的医学教育体系。从最初的主要由教会办学到后来逐渐收归国有、国人自办医学校等一系列过程中实现教育的自主化，最终在中国大地上建立现代医学教育体系。爱国而不排外，“设学堂而造士，兼附设医院，兼聘西医，具融会中西之愿”。正值此时，美国罗氏基金会介入中国的医学教育，在一定程度上促进了中国医疗卫生事业的发展。不仅“引进来”，并派遣留学生“走出去”。清政府在洋务运动时期开始向国外派遣官费留学生，黄宽是第一个留学欧洲学医的中国学生。这些留学生学成归来，大多成为中国近代医学教育的改革先锋。我国近代高等医学教育坚持质量并重的教育标准。质与量的问题是近代医学教育界的争论焦点，社会工作者以及政治家主张重量，而医学家或医学教育者则大多重质。后来，大多数人主张质量并重的制度，就是重量必须顾到最低限度的质，重质也要顾到相当限度的量。1928 年教育部曾拟定 10 年的医学教育规划，其主要内容就是平衡二者关系。对于医学教育，采用两级制。一是大学内的医学院，6年毕业；一是医学专科学校，4年毕业。医学院是研究较高级医学理论的，培植专门研究的人才；医学专科学校是造就普通医师的，培植实用医师和实用卫生的人才。我国近代高等医学教育重视理论与实践相结合的教育方式。虽然近代医学教育仍是应试教育，评价体系单一，但大多学校教学模式基本上都采用基础、专业和实习三段式，主张前期基础医学和后期临床医学，且须经充分的实习，即“学验并重”，反对教学方法上强迫的“填鸭式”的灌输法。我国近代高等医学教育要求教师教学与科研并重，导师制、住院医师制度、进修制度、出国留学、客座教授制度等也逐渐施行。当时医学教育还主张造就一种专攻卫生行政的人才、造就一种治疗疾病的人才、培养一种关于医学的科学人才，即在培养大量的医疗人才的同时，也培养众多的卫生行政、医学教育、公共卫生等方面的各级各类人才以服务社会，这也为日后中华人民共和国医学教育水平的提高和可持续发展起到了重要作用。

（三）人文化

我国近代高等医学教育重视医德教育。医学教育应该注重伦理教育、道德训练，才能接受医业神圣的付托，拯救人类。所以，要振兴医德，要养成学生为民众服务、为科学研究之精神。有的主张医育中体育、德育并重，学生体格之注意，与德性之讲求，二者未能偏废。我国近代高等医学教育加强了医学生人文教育。医学生不仅应有扎实的医学专业知识和实用的自然科学知识，还必须具备广博的人文社会科学知识。而近代中国医学院校一般除医学课程外，都安排了党义和军训课，有时上点中文，内容也不外乎伦理、经训和古文之类。外国办院校一般都宣扬其本国的历史。在当时的协和已经开设了医学史、医界伦理学、裁判医学等，有的还研究法医学等。当时很多学者鉴于此，呼吁“首宜改良普通教育，以植医学之基础，普通教育在医学上有根本之关系”，强调“改良现大学文理科之科学课程，以为改进医学之预备”。有的还希望增加心理学和社会学教育。这些也类似于当下医界呼吁应开设医学心理学、医学伦理学、医学哲学、医学社会学、医学法学、医学美学等人文社会科学课程。我国近代高等医学教育提倡教育面向社会。“社会即学校”“社会即教育”，除了书本以外，有更现实的题材在我们的周围可供学习研究，我们必须扩大医学教育的领域，将书本和事实融合起来。总之，应通过加强医学生的人文素质教育来打破学科隔阂，促进学科联系，拓宽学生视野，提高学习能力和社会适应能力。在当时的中国，由于战乱频繁，缺少和平发展的环境，使得医学院校地域分布不均衡，医学教育处于困境之中，但它积累了经验，培养了人才，为中华人民共和国医学教育事业的蓬勃发展奠定了初步基础。

参考文献

[1] 傅益东. 近代西医在中国的传播及影响 [J]. 才智，2014 (22)：271－271.
[2] 王广义. 近代中国高等医学教育的历史变迁与启示 [J]. 医学与社会，2014，27 (1)：91－93.
[3] 林莉，王云贵. 教会大学在早期中国高等医学教育中的重要地位 [J]. 西北医学教育，2005，13 (6)：601－602.

[4] 程之范. 18 世纪的医学 [J]. 中华医史杂志，1995 (1)：55－61.
[5] 程之范. 西方古代医学 [J]. 中华医史杂志，1994，24 (1)：54－60.
[6] 李素云. 明清西医东渐背景下经络理论的解读 [D]. 北京：中国中医科学院，2009.
[7] 罗曼. 西医东渐及其与中医的碰撞 [J]. 医学与哲学，2009，30 (13)：60－63.
[8] 王申，陈婷，张小龙. 西医东渐侧面观：合信的西医编译策略 [J]. 医学与哲学（人文社会医学版)，2015，36 (4)：88－90.
[9] 郭剑波. 论近代“西医东渐”的途径与反响 [J]. 贵州社会科学，2015 (8)：57－63.
[10] 李恒俊. 听诊器与西医医疗技术在近代中国的传播和接受（1844—1910）[J]. 自然辩证法通讯，2016，38 (04)：69－75.
[11] 王申，吕凌峰. 汇而不通：晚清中西医汇通派对西医的取舍 [J]. 科学技术哲学研究，2015 ，32 (6)：82－87.
[12] 潘荣华，杨芳. 清末民初留日医学生报刊传播西医活动述论 [J]. 华侨华人历史研究，2011 (3)：58－66.
[13] 何小莲，张晔. 藉医传教与文化适应——兼论医学传教士之文化地位 [J]. 西北大学学报（哲学社会科学版)，2008 (5)：92－95.
[14] 高嵩. “混合杂交论”视野下的中西文化碰撞与融合——评马秋莎《改变中国：洛克菲勒基金会在华百年》[J]. 近代史研究，2014 (1)：151－159.
[15] 张瑞嵘. 近代中国“西医东渐”的先声：合信医学著作《全体新论》译本探源 [J]. 江汉论坛，2017 (8)：134－138.
[16] 赵耸婷. 西医东渐的社会语境及其影响 [J]. 内蒙古师范大学学报（教育科学版)，2012 (8)：5－9.
[17] 杨奕望. 明清入华耶稣会士涉医文献的研究价值 [J]. 中国中医基础医学杂志，2013 (6)：697－698.
[18] 翟昕. 从《点石斋画报》看晚清西医在中国的传播 [D]. 福州：福建中医药大学，2016.
[19] 杨奕望，胡蓉，李明. 清帝康熙与传统医药 [J]. 中医杂志，2017，58 (16)：1430－1432.
[20] 邓铁涛，程之范. 中国医学通史：近代卷 [M]. 北京：人民卫生出版社，2000.
[21] 王广义. 近代中国高等医学教育的历史变迁与启示 [J]. 医学与社会，2014 ，1 ：91－93.
[22] 罗桌夫，孙敬尧. 北京医科大学的八十年 [M]. 北京：北京医科大学中国协和医科大学联合出版社，1992.
[23] 慕景强. 民国西医高等教育研究（1912—1949）[D]. 上海：华东师范大学，2005.

附录三　教育部、卫生部《关于加强医学教育工作提高医学教育质量的若干意见》(2009)

近年来，我国医学教育事业快速发展，在深化教育改革、提高教育质量等方面进行了积极的探索和实践，取得了显著成效。为贯彻党的十七大精神，以科学发展观统领医学教育全局，进一步提高医学教育质量，构建具有中国特色社会主义医学教育体系，办好人民满意的医学教育，促进基本医疗卫生制度建立和人人享有基本医疗卫生服务，现就今后一个时期加强医学教育工作提出以下意见：

一、统一思想，充分认识医学教育在社会发展中的地位和作用

健康是人全面发展的基础，关系千家万户幸福。卫生事业关系到人民群众的生活质量和健康水平，关系到经济社会和谐发展，体现社会主义核心价值。卫生事业的发展关键在人才。医学教育承担着培养高素质卫生人才的重要使命，其根本任务就是要以医疗卫生人才需求为导向，培养和造就一支为社会主义现代化建设服务，具有职业素质、实践能力和创新精神的卫生人才队伍，为经济社会的发展提供卫生人力资源、科技成果和社会服务，促进我国卫生事业发展和社会全面进步。

在我国全面建设小康社会的进程中，随着人民群众卫生服务需求的日益增长、卫生服务模式的重大变革以及国际医学教育的发展趋势，医学教育的改革与发展面临着新形势和新问题。实现建设人力资源强国和人人享有基本医疗卫生服务的战略目标，医学教育承担着重要的任务。各级教育、卫生行政部门和医学院校，要高度重视卫生人才培养工作，根据我国卫生事业发展的客观需求，科学、合理制定医学教育的发展规划，处理好改革与发展、规模与质量的关系，规范管理，加大投入，深化改革，提高质量，促进医学教育全面协调可持续发展。

二、提高质量，加快医学人才培养模式创新

提高人才培养质量是加强医学教育工作的核心，人才培养模式改革是提高医学教育质量的关键。医学院校要根据现代医学模式和我国卫生服务的发展要求，改革人才培养模式，适时修订各类人才培养目标和规格。积极进行课程体系改革，构建人文社会科学知识、自然科学知识与医学知识相结合，基础医学与临床医学相结合的知识、能力、素质协调发展的新型课程体系；建立以学生为中心的自主学习模式，确立学生在教学中的主体地位，着力推进教学方法的改革与实践，加强学生终身学习能力、批判性思维能力和创新能力的培养。加强学生公共卫生和全科医学教育，培养学生基层卫生服务能力；坚持基础理论、基本知识、基本技能教学要求，提倡早期接触临床，密切理论与实践的结合；积极探索在培养过程中有利于学生个性发展的机制；加强考试和教学评价方法改革，逐步建立科学的考试方法和教学评价制度；充分利用现代信息技术推进教学改革。

三、德育为先，促进医学生的全面发展

医学教育，德育为先。要将德育和职业素质培养列为医学教育人才培养的重要内容。培养学生爱国主义、社会主义、集体主义和人道主义精神，树立科学的世界观、人生观、价值观和社会主义荣辱观，增强发展祖国卫生事业和保障人类身心健康的使命感。要进一步加强以医学职业道德、职业态度和职业价值观为基本内容的职业素质教育，培养学生的道德责任感，重视伦理问题，将预防疾病、解除病痛和维护民众的健康利益作为自己的终身职业责任；以多种形式开展文化素质教育，增强学生心理健康素质，强化人际沟通能力和人文关怀精神的培养，提高学生理解文化价值的能力，培养学生关爱病人、尊重他人、尊重生命的职业操守和团队合作精神。

四、加大投入，切实保障医学教育教学工作运行

各级教育和卫生行政部门要与同级财政部门积极协调，根据医学教育高成本的特点，加大对医学教育的支持力度，逐步提高医学教育的生均拨款。中央财政从2008年开始，将中央部委所属高校医学本科生的生均拨款定额标准予以大幅度提高；中央财政在安排有关专项资金时，将对中央部委所属高校的医学教育予以倾斜。教育部将把地方对医学教育的生均拨款情况作为审批医学类专业（指毕业生可参加医师资格考试的专业）的重要指标。学校要加大医学教育的教学经费投入，切实把教学工作作为经费投入的重点，特别要加大实践教学专项经费投入。学校要加强对实践教学基地建设的投入，改善实践环节教学条件，保障教学运行需要。附属医院和承担实践教学任务的医疗卫生机构应不断加强教学条件建设，保证临床教学质量。

五、重视实践，加强医学生实践能力培养

实践教学是保证和提高医学人才培养质量的重要环节和必要手段。要认真落实卫生部、教育部共同制订颁布的《医学教育临床实践管理暂行规定》，规范临床实践教学行为，在保障患者合法权益的前提下，保证临床实践教学活动的开展。教育、卫生行政部门要进一步完善、落实各类临床教学基地的评估和认可制度，建设一批高水平的临床教学基地和社区教学基地。为保障医学临床教学质量，举办医学教育的高等学校应使医学类专业在校生数与附属医院和教学医院床位数之比达到1∶1，毕业实习生生均实际管理病床不少于6张。在高等学校医学教育认证工作及教学水平评估中，要加强对临床实践教学的考察，实践教学环节不合格的学校应削减医学教育招生计划。

高等学校要积极创新医学实践教学体系，加强实践能力培养平台的建设。积极推进实验内容和实验模式的改革，提高学生分析问题和解决问题的能力；要组织学生早期接触临床，使学生在医疗卫生环境中树立牢固的专业思想；要有计划地安排医学生到农村和城市社区进行社会实践，系统培养学生社会适应能力；要建立稳定的临床教学管理机构和队伍，完善临床教学工作协调制度和机制，保证教学秩序，及时研究解决临床教学中的问题；严格临床教学人员的聘任制度，明确临床教学人员的职责；完善临床见习、毕业实习和社区卫生服务实习实践教学大纲，提倡以临床二级学科为基础的宽口径临床实践教学平台建设，加强对学生临床实践的管理和考核。

六、建设队伍，充分发挥教师教书育人的作用

积极实施人才强校战略，大力加强教师队伍建设。牢固确立教师在办学中的主体地位，充分发挥教师在教书育人中的主导作用。建立有效的激励机制，不断深化教师聘任制改革，全面推进高等学校和附属医院的岗位设置管理工作，逐步建立健全岗位绩效工资制度，调动和发挥教师教学的积极性。进一步加强教师培养工作，建立促进教师专业发展的长效机制。引导教师转变教育教学观念，支持教师开展教育教学研究，鼓励名师、名医为本科生授课。完善临床教师编制管理，加强临床教师队伍建设，制定政策、完善制度促进临床医务人员提高临床教学水平。加强师德、医德建设，不断强化教师教学工作制度，完善教师教学考核机制，大力宣传在教学第一线做出突出贡献的教师。优化教师队伍结构，加强教学团队建设，提高教师队伍整体素质，建设一支学风优良、富有创新精神和国际视野的医学教育教师队伍。

七、实施认证，保证医学教育教学质量

建立政府、社会和学校有机结合的医学教育质量保证体系。实施医学教育认证，开展以本科医学教育标准为依据的医学教育专业认证工作，以认证结果作为审核医学教育招生规模的依据，并将认证结果通过适当方式向社会公布。

各医学院校在实行本科医学教育标准的过程中，要创造性地加强和改进教学工作，努力探索和建立健全学校内部的教学质量保证体系和运行机制，完善相关的规章制度，保证教育教学质量的稳步提高。

八、创新管理，建立统筹协调的医学教育管理体制和运行机制

建立和完善教育、卫生行政部门医学教育宏观管理协调机制，充分发挥其对医学教育的宏观指导与管理的作用，及时研究解决医学教育工作中存在的新情况和新问题。以卫生需求为导向，促进医学教育事业健康发展。教育部和卫生部共建一批高等医学院校，切实加强高水平医学院建设。

承担教学工作是附属医院的基本任务之一，要把教学建设纳入附属医院发展的整体规划，促进附属医院医疗、教学和科研工作的协调发展。

巩固高等教育管理体制改革成果，进一步完善促进医学教育发展的运行机制。要充分发挥高等学校学科综合优势，加强医学科研平台建设，促进学科交叉、融合，优化整合资源，创新人才培养模式，促进拔尖创新卫生人才的培养和创新性重大科技成果的产出。

九、完善体系，促进毕业后医学教育与继续医学教育工作稳步发展

进一步明确院校医学教育、毕业后医学教育和继续医学教育三个阶段的目标和任务。毕业后医学教育是临床医师培养的必需阶段，要建立和完善适合我国国情的以住院医师规范化培训为重点的毕业后医学教育制度，完善培训标准和培训基地标准，组织审定培训基地；研究制订与毕业后医学教育制度相关的人事管理、资金筹措等配套政策；充分发挥有关高等学校、医疗卫生机构及社团组织在毕业后医学教育中的作用。

加强对继续医学教育的管理，开展多种形式的继续医学教育活动，积极推动继续医学教育发展。健全管理机构，规范基地的审定与管理。加强对培训过程的监管，完善运行机制，保证培训质量。将继续医学教育与卫生技术人员考核、聘任、晋升等人才管理制度相结合，保证卫生技术队伍素质的不断提高。认真研究和把握远程教育的特点，推进远程继续医学教育工作，扩大继续医学教育的覆盖面。

十、统筹规划，科学调控医学教育的发展规模与层次结构

医学教育的改革与发展要以科学发展观为统领，要以卫生服务需求和区域卫生规划为引导，综合考虑医学教育资源等因素，确定总体规模，统筹规划各学科（专业）、各层次、各阶段医学教育，科学调控医学教育的发展速度和招生规模。遵循医学教育规律，严格控制医学类专业招生规模，积极发展护理、药学等卫生职业教育。教育行政部门要依据国家和地区卫生人才需求状况、办学条件、实践基地、毕业生就业率等因素审核医学教育招生计划。

医学类专业以修业年限五年制为主体，现阶段适量保留三年制，控制长学制医学教育。根据人民群众不断增长的卫生服务需求，逐步提高医学教育办学层次，积极探索建立科学合理并适应中国国情的医学学位体系。遵循中医药人才培养的特点和规律，进一步研究加强中医药教育。构建院校教育、毕业后教育和继续教育各阶段合理衔接的医学教育体系。

十一、加强指导，规范医学教育学科专业设置管理

高等学校增设医学类本科和专科专业，须经省级教育行政部门报教育部，教育部征求卫生部、国家中医药管理局意见后审批；增设医学相关类、药学类本科和专科专业，须报省级教育行政部门，由省级教育行政部门征求省级卫生行政部门意见后批准，本科专业报教育部备案。严格控制中等教育医学类专业招生。职业技术学院原则上不新增医学类专业点，未经教育部批准的医学类专业一律停止招生。进一步规范本、专科医学类专业名称，未经批准不得在专业名称前、后加注专业方向。

成人高等教育举办的医学类专业、医学相关类专业、药学类专业的学历教育，只允许招收已取得卫生类执业资格的人员，其中自学考试不得举办医学类专业学历教育，各类高等学校远程教育未经教育部批准不得举办医学类专业的学历教育。高等学校不得以联合办学形式在中等学校举办普通高等医学教育、成人高等医学教育。试办初中毕业五年制医学教育必须经教育部、卫生部批准。

十二、强化措施，积极为农村培养适宜卫生人才

农村卫生工作是我国卫生工作的重点，为农村培养、培训卫生人才是医学院校的重要任务，也是医药卫生体制改革的重点工作。高等医学院校要加大为农村培养适宜卫生人才力度，鼓励高等医学院校毕业生到农村和边远地区、贫困地区服务。采取定向免费培养等多种方式，为贫困地区农村培养实用的医疗卫生人才。医学毕业生到农村基层服务，按有关规定享受相关优惠政策。对省级政府安排高等医学院校面向国家扶贫开发工作重点县（市）培养卫生人才可以申请安排定向就业招生计划。地方政府与医学院校联合制定为农村乡（镇）、村卫生机构培养卫生人才方案，其中列入普通高等学校招生计划的考生，省级高校招生委员会按定向就业招生管理办法，适当降低录取分数。

各级卫生行政部门应采取有效措施，建立健全在岗培训制度，制定规范和要求，选择有条件的医院和其他卫生机构，建立面向农村卫生技术人员的培训基地，积极开展各类农村卫生人员的培训工作。医学院校要积极组织支援农村的培训项目，充分利用各种形式，拓宽在职、在岗培训渠道，提供培训机会。

十三、狠抓落实，加强社区卫生人才培养工作

加强社区卫生人才培养是发展城市社区卫生服务，实现人人享有基本医疗卫生服务目标的重要措施。高等学校要加强全科医学和社区护理学的课程建设、学科建设和师资队伍建设，积极探索全科医学研究生学位教育，培养学科带头人。鼓励在有条件的高等学校中建设为本地区服务的全科医学培训中心。认真组织实施社区卫生人员岗位培训工作，促进社区卫生人员转变服务理念与服务模式，切实提高专业技能和服务水平。积极推进全科医师规范化培训和基地建设，进一步完善相关配套政策和培训补偿机制，在5～10年内培养出一大批合格的全科医师。完善社区卫生人员继续教育制度，采用多种渠道、多种方式大力开展具有社区卫生服务特点的、针对性和实用性强的继续教育，并将社区卫生人员参加继续教育的情况作为人才管理使用的重要依据。

加快社区卫生人才培养能力建设。遴选和建设一批社区卫生人才培养的社区教学示范基地，鼓励条件较好的医疗卫生机构积极承担各种培训任务，加强教材建设，组织编制一批高质量的适合不同层次人才培养需要的全科医学、社区护理学等培训教材。

第四章　中国现代高等医学教育

1949年，中华人民共和国成立，中华民族终于结束了100多年来积贫积弱的屈辱史，走向了新的历史纪元。我国的医学教育也走上了规范、统一的积极发展道路。从1949年至“文化大革命”前的十七年间，我国基本确立了医学教育的基本体制，为医学教育的发展打下了坚实的基础；但1966年开始的“文化大革命”使教育事业大受影响，医学教育也无法幸免，陷入了混乱、步履维艰的局面；1978年以后，国家将工作重心重放到了经济建设上，乘着改革开放的春风，我国的医学教育出现了前所未有的繁荣。

第一节　中华人民共和国现代高等医学教育的初创时期（1949—1965年）

1951年4月，卫生部、教育部联合发表了《关于发展卫生教育和培养各级卫生工作人员的决定》，指出“要建立适应中国人民需要的新的卫生教育制度”。直到今天，我国的医学教育工作者仍然沿着建立人民需要的医学教育制度的路线努力着。

一、改造建立期（1949—1952年）

中华人民共和国成立后，百废待兴，初生的人民政府采取了一系列措施恢复经济生活。1949年到1952年，为了建立和发展医学事业，国家首先收回了教育主权，废除了旧的教育管理制度。国家根据卫生事业发展的要求和人民的需要，接管了公立和私立学校，加以整顿改造，并创建了一批新型的学校——以中等教育为主的卫生学校。通过改造和建立，中国的医学教育进入了社会主义教育阶段，为其后的发展打下了良好的基础。

（一）改创医学院校

1949年，医学院校存在两个系统：一个是全国各地的公立、私立医学院校和教会学校。例如，中国医科大学、华北医科大学、华东白求恩医学院、华中医学院等。另一个是在战争环境中建立的，以满足战争中大量医务需求的学校。此类学校的流动性大，已不能适应时代的要求。1951年1月20日，卫生部接管了接受美国津贴的北京协和医学院，随后又接管了湘雅、华西、圣约翰、震旦、齐鲁等教会学校。据统计，这一时期接管的学校，包括高等医学院校 44 所，中等卫生学校 228 所，护士学校 126 所，助产护士学校 51 所，其他学校 51 所。1952 年，教育部联合卫生部对全国的 44 所高等医学院校进行系统的调查研究，其中包括国立 24 所，省立 7 所，私立 13 所，还有 22 所综合性大学附设医学学科。但是这些学校普遍教学设施落后，师资力量薄弱，规模小，招生少，学校的结构分布也极不合理，无法适应我国医药卫生发展的需要。因此，整改管理医学院校，合理优化医学教育迫在眉睫。为了稳步发展，积极而谨慎地对旧有教育事业和文化事业进行改革，争取一切爱国知识分子的支持，国家采取先维持现状，后参照解放区的经验，有计划、有步骤地对这些学校进行改造的方式，使其更好地为社会主义卫生事业服务。

1952 年，我国开始了第一次医学院系的调整。在高等医学院校的调整方面，国家坚持集中力量办好高等医学院校的原则，采取调整、合并、迁移的手段，以实现资源的最优配置。合并规模较小的医学院，将沿海一些学校有计划地迁移至内地缺少医学教育的省区。如将中法大学药科和浙江大学理学院药学系并入上海医学院（后改名为上海第一医学院）；将震旦大学医学院、圣约翰医学院、同德医学院和上海牙医专科学校并组成上海第二医学院；同济大学医学院迁往武汉，与武汉大学医学院合并，改名为中南同济医学院；东南医学院迁往安徽合肥，改名为安徽医学院（现改名为安徽医科大学）等。在中等医学院校方面，1950 年，颁布了《关于处理接受美国津贴的文化教育救济机关及宗教团体的方针的决定》，上海市人民政府由此接管了所有教会创办的护士学校。同年年底，各种私立护士、助产、药剂学校先后由人民政府接管，均改为公立学校。中等医学院校的改组同样采取合并、迁移的方式。其中，将协和、中山、红十字会第一医院护士学校合并为上海第一医学护士学校；将市立护士学校、同济护士学校合并为上海第一护士学校；将大德、生生、人和助产学校合并为益民助产学校；1953 年秋，又将益民、健民两所助产学校合并为上海市助产学校。同年，将太和助产学校、惠生助产学校、东南医药科职业学校迁往外地。经过调整，上海共有护士学校 7 所，卫生学校、助产学校各 1 所。

1950 年 8 月，第一届全国卫生大会提出，医学教育实行高、中、初三级制，以发展中级医学教育为主，中级医学教育以培养医士为主。会议通过了《关于发展医学教育和大量培养卫生人才的决议》，确定了我国基础医学教育的创建之路。我国人口众多，医药卫生缺乏，因此培养中级医药卫生人员，可以又快又省地加速培养人才，改变城乡缺少医生的现状。在中华人民共和国成立初期，这是完全符合实际情况的。于是这一时期，全国各地一大批中级医护学校如雨后春笋般涌现了出来，为基础医疗卫生事业提供了有力的人才保障。

（二）确立医学教育制度

早在中华人民共和国成立初期，我国就确定了由教育部、卫生部共同管理，具体分工的医学教育的领导体制。其分工如下：在教育上带有共性的方针、政策、规划及规章制度的制定（如学籍管理）和统一安排工作（如招生工作），由教育部负责；而具体业务管理，则以卫生部为主；在重大问题上，两个部门采取协商的方法，互相配合，在取得统一意见后，再向下布置。1949 年到 1953 年，卫生部在医政局设立医学教育处。1953 年，卫生部成立了独立管理医学教育的专门机构——医学教育司。

1950 年，第一届全国卫生大会提出医学教育实行高、中、初三级制，明确提出要培养德、智、体全面发展的医药卫生人才。高等医学教育进行学制改革，实行统一招生与分配；中等卫生学校实行就地招生、就地培养、就地分配的体制。这些决定的确定和实行，结束了旧中国医学教育体制的混乱状态。

为了发展中级医学教育，完善全国医护结构，1951 年 6 月 12 日至 22 日教育部召开第一次全国高等技术教育会议，确定中等技术教育以“调整整顿为主，有条件发展”的方针。同年 9 月 18 日至 26 日，卫生部召开中级卫生会议，制定了 1951 年到 1952 年中级医学教育发展计划，统一了中等卫生学校名称、学制、课程及教学法，讨论了中级卫生学校人员编制问题，确定了医士、护士、助产士等 13 种专业课程。1952 年 3 月 31 日政务院颁布《关于整顿和发展中等技术教育的指示》，要求各类中等技术学校实行专业化与单一化，正规的、速成的、业余的各种技术学校或训练班适当配合发展。1952 年调整中级卫生学校和专业布局，确定了领导体制和管理体制，更新教学内容，把中等医学教育纳入国家计划的轨道中。

初等医学教育方面，中华人民共和国成立初期，受过正规教育的中级、初级卫生技术人员严重不足，但是城乡基层卫生机构又急需发展。据 1949 年统计，初级专业卫生技术人员只有 86888 人，不论从数量还是质量上都远远不能满足广大人民对卫生事业的迫切需要。为了解决这个问题，我国广泛培养初级卫生技术人员。其中包括城市医疗机构中的护理员、药剂员、化验员等；卫生防疫机构中的防疫员、消毒员；妇幼保健机构中的妇幼保健员、保育员等；工矿企业和城市街道中的安全卫生员、红十字卫生院员等。当时，为了贯彻预防为主的方针，国家还发动群众和传染病做斗争，开始在农村培训卫生员。与此同时，大力推广新法接生，一方面改造旧产婆，另一方面培养接生员。在农村县级以下的卫生机构，基本上分为两类：一类是专业卫生技术人员，如公共卫生院、区医院的护理员、药剂员、化验员等；另一类是从事卫生防疫和妇幼保健工作的防疫员、妇幼保健员等。

随着中华人民共和国医学教育事业发展，当时的师资队伍不论是数量还是质量均不能适应形势发展的需要。20 世纪 50 年代初，为了提高医学教育质量，特别是解决医学基础的师资问题，卫生部医政局教育处重点抓高级和中级医学院校的教学师资队伍建设，开办进修班。1952 年，卫生部委托部分高等医药学院举办高级师资进修班，一年一期，同时针对一些缺门学科，如法医、劳动卫生等也开办了进修班。这对高校师资队伍建设起了积极作用。从师资班培养出来的教师，后来在医学教育领域内发挥了重要作用，成为 20 世纪七八十年代的骨干力量。

国家通过 1949 年到 1952 年三年对医学教育的整组改造和创建确立，中国医学教育在学校的规模、结构、布局和医学教育的体制、内容上都得到了完善和规范，确保了社会主义医学教育体制的确立。医学教育走上正轨，为其进一步复苏和完善打下了坚实的基础。从此，中国的医学教育正式迈入了新篇章。

二、“一五”计划期（1953—1957 年）

1952 年冬，中华人民共和国的经济基本实现了好转，中国进入了社会主义过渡时期。1953 年至 1956 年，中华人民共和国仅仅用了 4 年时间，就完成了对农业、手工业和资本主义工商业的社会主义改造，实现了生产资料私有制转变为社会主义公有制。1953 年 5 月 14 日，全国开始实施第一个五年计划。第一个五年计划的指导思想是“把重点转到基本建设上来”，在医学教育方面，这一时期主要是按照苏联的办学经验进行改革，确定领导体制，制定规章制度，审订教学计划，审订教学大纲，编写教材，全面系统地进行教学制度、教学组织、教学内容和教学方法等方面的改革。

（一）医学教育的细化调整

1952 年，我国开始对药学专业进行调整整合，停办浙江医学院，其大部分师生调入东北药学院和北京医学院药学系，其余师生调入上海第一医学院药学系；山东医学院药学系大部分师生调入四川医学院药学系，其余部分调入东北药学院。至此，中国高等药学教育形成了“两院三系”的格局，即南京药学院、沈阳药学院、北京医学药学系、上海第一医学院药学系和四川医学院药学系，我国药学教育格局初步形成，在培养药学人才方面发挥了作用。经过调整，全国保存了 32 所高等医药学校，虽然数量较原先有所减少，但校舍得到了扩建，仪器设备得到了更新，教师队伍得到了充实（教师数目增加到了 5166 名），招生人数也迅速增加，全国医药院校在校学生 1954 年达 27042 名，相当于新中国成立前招生总人数的 37.3%，工农学生总数达 3724 名，占学生总数的 14.5%，有的学校达 32.94%，医院的教学床位增加至 12000 张。到 1957 年，全国医学院校总数达 37 所，这些学校后来都成为中华人民共和国医学教育事业的骨干力量。1955 年，根据全国文教工作会议，“整顿巩固，重点发展，提高质量，稳步前进”的总方针和全国第一届高等医药教育会议精神，卫生部对全国医药院校进行了二次调整，重点是对高等医药学院卫生和药学专业的设置的调整。经过调整，卫生专业方面停办了华东江苏医学院、浙江医学院、山东医学院的卫生系，调整、充实山西、四川、中南同济医学院的卫生系。

20 世纪 50 年代中期，为了加强中医药事业，在北京、上海、广州、成都建成了四所中医学院；为了加强少数民族地区医学教育，新建了内蒙古医学院、新疆医学院。如何调配和充实这些新建院校的师资队伍，成为迫切的任务，为了解决这些学校急需补充的医学基础与西医临床课的教师，当时卫生部指定某些老校给予支援，由学校人事科给予协调安排。以行政的办法来调配、充实新建院校的师资队伍，在当时是解决问题的一种办法，从而使这些新建院校的教学工作很快就走上了正轨，有利于我国医学教育事业的发展。

关于领导体制改革方面，为了有利于领导，促进各医学院校的发展，1957 年我国决定将 24 所卫生部所属的医学院校交由省市代管。经过院系调整，不少高等医药学院从综合大学里独立出来，布局也更为合理，规模、设备、师资均有提高、充实。

20 世纪 50 年代的两次院系调整，在当时来说，是有利于医学教育发展、有利于人才分配与使用的。但其中也存在缺陷与不足。例如在第二次调整中，为保证某些专业重点发展，将有的专业盲目归并，由于合并过多，未照顾到每个专业的特殊性，致使这些专业发展受到影响，出现了某些地区缺乏专业人才。第二次院系调整还无端地取消了法医学科。虽然存在某些不足，但是从总体上来说，两次调整大方向基本正确，如果处理得当，这些缺点在以后的发展过程中完全可以得到纠正，因为任何决策都不可能“一锤定音”，一开始就能得到最优化的方案，均需要有一个逐步发展完善的过程。但是，后来的一系列政治运动，使“左”的倾向进一步发展，这些问题逐渐突出，直到十一届三中全会后，才获得纠正，整整延误了20年。

在不断深化高等医学院校的协调整合中，我国也在积极探讨：在我国的国情下，怎样的学制是最适合，最行之有效的？1957年9月，我国召开了高等医学院党员院长座谈会，专门讨论了高等医学院校的学制问题。培养高等医药人才，我们必须从六亿人口（20世纪50年代的人口数）出发，在保证质量的条件下，在不长的时间内，培养出更多的高级医师、药师。因此，我们既要发展数量又要讲究质量。考虑到我国社会主义建设迅速发展的需求，根据党中央“勤俭建国”的方针和“在保证一定质量的条件下，尽可能继续增加学生的数量”的原则，延长学制，势必增加国家的投资，减少毕业生的数量。根据周总理的批示：“高等医药学院一般仍实行五年制，以满足今后十年医生增长数的要求，只有在3～4所高等医学院内实行六年制，以提高医学师资和研究基础的要求。”在院长座谈会上，经过讨论，也一致认为五年制基本才能培养出一定质量合格的医生，以此，确定了我国医药教育的学制：医学专业多是五年，少数是六年。决定北京医学院、上海第一医学院、中山医学院改为六年制，不久四川医学院也批准改为六年制，中国首都医科大学定为八年制；其他学校均为五年制；中医专业为五年制，少数为六年制；中药、药学专业为四年制，少数为五年制。

在这一时期，国家对中等医学教育也进行了调整细化，促进了中等医学教育体制的深化。1954年，卫生部颁发了医士、护士、助产士、医师助产士、卫生医士、检验士、药剂士和保育士8个专业的试行教学计划，当时对于某些需要量较小、特殊的专业，如牙科技士、放射线技士等，未做统一规定，视各省、市、自治区的实际需要设置专业，报部备案。中等医药学校招收初中毕业程度的学生，医师助产士专业为三年半，医士、护士、助产士、检验士、药剂士、卫生医士、保育护士专业为三年。有的县办的中等医药学校的学制可以稍短于上述规定，其他专业应不少于两年。这一教学计划要求全国中等医药学校自1954—1955年度招生起实施，并据此进行教学改革。试行统一的教学计划，推动了学校在计划、组织教学过程等方面的改革，加强了中等医药学校对于全面发展教育的认识，改善了教学工作的混乱现象，增强了学校工作的计划性。但是，各学校在执行的过程中发现试行的教学计划本身还有很多缺点。卫生部对试行的教学计划加以修正，并将修正后的医士等7种专业教学计划（草案）于1955年6月通知各地进行研究讨论。卫生部根据各地所提的意见，加以审查，修订了医士、护士、助产士、药剂士、检验士、卫生医士等6种专业的教学计划。修正后的教学计划明确规定了专业的培养目标，统一了各地对培养中级卫生技术人才的规格。修订后的教学计划，增加了专业课程的时数，减少对培养学生专业知识影响不大的课程，强调了理论联系实际。为了培养学生的专业技能和熟练技巧，提出在有条件的学校，增加适合于医学教育特点的理论与实际相结合的“值班实习”这种特殊的教学形式。新修订的6种专业教学计划，增设了中医和军事医学课程，规定1955—1956年度新生班次开始执行。由于当时尚未制定出我国自己的教学大纲，因此，暂时以苏联的教学大纲为基础，结合我国实际情况，适当加以精简或增补使用。

（二）医学教材建设

建国初期，我国高等医药院校大部分采用自编讲义，部分采用外国教材，主要来自英、美、德、法、日等国。1954年我国提出学习苏联，照搬苏联模式进行教学改革，引进苏联教材，1954—1955年，翻译出版的苏联教材达52种，主要是在东北、华北等地区的医学院校使用，在当时产生了一定的影响。1956年我国开始着手自己编写各门教材，制订各专业统一的教学计划和教学大纲。当时确定高等医药教材选题84种，中等医药教材选题49种。刚开始时，本科与专科合用同一种教材，但是，在教学过程中感到三年专科使用五年制本科教材显得分量过重，较难取舍，于1959年决定另编专科教材。1958年以后，高等中等医药学院又开设中药课程，因此，又编写出版了《中医学概论》《中药学概论》《针灸学》等中医教材，这可以说是当代中医教育第一套系统的现代教材，从而推动了中医学教育的教材建设。

（三）临床实习医院建设

经过1952年和1955年的两次院系调整以及一系列教学改革，我国的医学教育事业获得了明显的发展。但是，要提高教育质量，使理论与实践紧密结合，对于医学院来说，首先要充实与完善临床教学基地。各医药学院普遍存在教学基地不足的现象，如何发挥附属医院的作用，明确附属医院的职责与任务，处理好医疗、教学、科研三者之间的关系以及需要与现实之间的矛盾，这是20世纪50年代临床实习点建设需要重点解决的问题。

尽管全国高等医学教育会议已经明确规定了附属医院的任务，指出医疗工作与教学工作必须统一管理，给解决医教关系指出了正确的方向。但是，许多院校对于会议精神不同的落实情况，造成工作中仍然发生教学与医疗相互脱节的情况，甚至在某种程度上出现对立的现象，影响了教学与医疗工作。1955年10月，卫生部在北京召开华北、东北和西北地区高等医学院校校长座谈会，着重就加强教研组建设和医教问题进行了讨论，明确了附属医院的任务是“在提高医疗质量的基础上保证教学任务的完成”。当时借鉴苏联医学教育附属医院的工作原则：“只有通过医疗进行教学，绝不容许为了教学进行医疗”“要在进行医疗过程的同时进行教学实习”“最好的医疗才是最好的教学”，并以此作为我国所有临床教师和附属医院一切工作人员遵循的工作原则，这在当时来说，还是起到了一定的指导作用的。

1. 加强对附属医院的领导

医学院校对临床教学及附属医院的领导，较之对基础部的领导更为薄弱，致使临床教研组的教学改革进展比较缓慢，这是当时医学院校普遍存在的问题。为了改善这种状态，要求各医学院校加强对临床教研组及附属医院的领导，医疗系主任或教务长兼任附属医院院长，教研组主任兼任相应的临床科主任，或另设副职协助管理医务及其他行政工作，并加强各项工作的计划性、组织性，改变附属医院的混乱状态，使附属医院在医疗技术、医疗作风和医疗制度上逐步提高和完善。与此同时，加强临床教研组使其成为具有高度组织性、纪律性、思想性和创造性的集体组织形式，全面负担起教学、医疗、科研责任，不断提高师资队伍素质及教学质量，切实贯彻教育方针。

2. 加强对临床教研组的领导

当时，在临床教学过程中，由于受“医教分工”的错误思想的影响，出现医学脱节的现象，即一部分“临床”教师只管教学，不管医疗，另一部分临床“教师”只管医疗，不管教学；即使统一为教师，既管医疗又管教学的人员，在教学过程与医疗过程中仍然存在脱节的状况。这种医教脱节的现象，对学生、教师或病人都产生了不良的影响，因此要求逐步贯彻“一切临床教师都应当是临床医师；一切医疗过程都是教学过程”的原则。为了防止多数学生集中在少数典型病人身上，进而脱离了临床科室的多数病人，按照教学大纲的要求，要通过一系列对病人有利的实际治疗过程的实习，做到对疾病的系统的观察和学习；临床各教研组的讲课，要尽可能做到有适当病人示教，教师通过具体病例分析、综合和全面探讨，培养学生的临床思维方法，提高辩证唯物主义思想觉悟。

3. 加强各医学院校和地方医疗卫生机构的联系和合作

一方面，医学院校各教研组要通过各种方式主动担负起提高地方医疗卫生机构所属教师的业务水平的责任，协助解决地方医疗机构的医师在业务上遇到的困难，特别是临床教研组，必须把这项工作列入日常工作计划中。另一方面，各级地方医疗卫生机构要主动帮助调节附属医院门诊和住院病人的人数，提供和转送适合教学需要的病人。与此同时，医学院校必须紧密地依靠地方党委和卫生厅的领导，尊重并积极争取地方党委和卫生厅的帮助与支持。只有这样，医学院校才能进一步和地方医疗卫生机构建立正常的合作关系，才能克服困难，逐步从思想工作、组织工作和教师具体工作等方面解决医教关系，使我国高等医学院校的教学改革不断向前推进。通过以上措施，医教矛盾得到了一定缓解。

（四）中医教育与中西医结合

大力培养中医药人才是继承和发扬中国传统医药文化，发展中医药事业的根本途径。中华人民共和国成立后，国家采取了多种方式培养中医药人才。

一方面，采取传统的师承方式培养中医药人才。这一方式分两个层次：一是普及型，即一般中医药师傅带徒，这种方式不太适应中医药事业发展的需要，只在部分农村进行；一是提高型，主要是为继承老中医药专家的学术经验，培养新一代的名中医师，即名师带高徒。

另一方面，创办高等、中等中医药院校，培养新的中医药人员。1956 年，经国务院批准，在北京、上海、广州、成都各办一所中医学院，培养中医师。其后，相继办起一批中医学院。中医学院学制一般为 5 年，重点中医学院为 6 年。中医药专科从 20 世纪 50 年代后期开始举办，学制为 3 年。中等中医药学院从 20 世纪 50 年代中期开始举办，学制为 3 年。

1950 年，在第一届全国卫生工作会议上，毛泽东为会议题词："团结新老中西各部分医药卫生工作人员，组成巩固的统一战线，为开展伟大的人民卫生工作而奋斗。"体现出党对卫生工作、团结中西医的一贯主张。1952 年，第二届全国卫生工作会议又将"团结中西医"定为我国卫生工作的一大方针。1954 年，进一步提出中西医要团结合作，为继承发扬祖国医药学而努力，一方面重视发挥中医的作用，一方面号召西医学习中医，并且还明确要应用现代科学方法继承和发扬中医药学。

为落实、推动西医学习中医，1955 年开始，先后在北京、上海、广州等地举办为期两年半的西医离职学习班，从全国抽调部分医学院校毕业生及有一定临床经验的西医师参加，培养出大批中西医结合研究的技术骨干、学术带头人。

中西医结合在这一时期蓬勃发展。由于开展中医、中西医结合工作的条件基本具备，西医离职学习中医人员已陆续毕业，在职学习中医的西医人员也相继掌握了一些中医的基本知识及经验，并在临床上加以实践，加上政府的大力号召，指导思想明确，使中医、中西医结合临床及研究工作更加广泛而深入。其特点为开展临床研究，实行西医辨病与中医辨证相结合、中药或中西药治疗相结合的诊疗方法，出现异病同治、同病异治的治疗，涌现出一批可喜的成果，如中西医结合治疗急腹症的研究等。但是，20 世纪 50 年代末至 60 年代初，中医及中西医结合工作也蒙受"左"的干扰。所幸的是，这些干扰都能在前进中不断被纠正克服。

（五）医学教育的"苏联模式"

在 1953 年到 1957 年第一个五年计划期间，党中央提出方针："学习苏联先进经验，结合我国实际情况进行教学改革。"1954 年召开第一届全国高等医学教育会议，我国各高等医学院校开始全面系统地学习苏联，进行教学制度、教学内容、教学方法和教学组织等方面的改革，确定了专业设置和明确了专业培养目标，制定了统一的教学计划和教学大纲。当时的教学计划、教学大纲、某些课程的教学内容和教学方法，基本上是以苏联为蓝本的，这种不结合我国实际情况一概生搬硬套的教育模式，存在种种弊端，出现了"一面倒"思潮和教条主义倾向。例如，为了强调学习苏联，学校当时只开俄语课，停开英语课，甚至有的学校封闭了英语藏书。英语是世界性语言，当时的做法，事实上封锁了西方医学的信息窗口，导致我国医学教育一直处于孤立状态，严重地阻碍了我国医学教育的发展。

在教学方法上，当时提倡学习苏联凯洛夫的《教育学》。凯洛夫的教学思想强调传授知识，提高课堂讲授效果，突出教师的主导作用。这对改革旧的教育方法来说，有一定的作用。但是，这种教育思想重视传授知识而轻视其他能力的培养，学生在校期间，大部分时间、精力都花在上课听讲和记笔记、下课背笔记应付考试上，培养出来的学生的应考能力强，独立思考能力差，知识量不少但创造力差。迄今为止，我国仍未完全摆脱这种思想的影响。

在教学目标上，20世纪50年代的苏联教育思想是培养“适用式专家”，即实行专科重点制，其特点为理、工、医、农、文分家，专业划分过窄等。当时人们认为苏联模式是社会主义性质的教育模式，对刚从半殖民、半封建的社会脱胎出来的我国教育体制来说，学习苏联经验是必需的，有一定的进步意义，也曾收到了积极效果。后来，苏联的医学教育随着科学技术的发展，已经改变了20世纪50年代模式，而我国的医学教育却30年一贯制，这种教学体制显然已经落后于当代医学科学发展。当代医学科学正在向微观与宏观两个方面发展，出现高度分化与高度综合的趋势，医学科学由生物医学模式向生物—心理—社会医学模式转变。为了培养面向现代、面向世界、面向未来的医学人才，对于如何改革我国的医学教育使其适应社会的发展，我们应带着战略性、发展性的眼光重新进行审视。

在学术领域内，20世纪50年代提出以巴甫洛夫学说作为医学的指导思想来改造现代医学。巴甫洛夫学说作为医学领域内的一个重要学派，曾经做出许多重要贡献，这是不可否认的，但是，当时把巴甫洛夫神化、偶像化，排斥其他学派，这也无疑是错误的。强调“舆论一律”，必然造成对不同学派的压制。无独有偶，当时把勒柏辛斯卡娅未经实验证实的细胞起源于活质学说奉为马列主义的生命科学，掀起了批判魏尔肖细胞病理学说，批判魏斯曼、摩尔根遗传学派的浪潮，把这些学派扣上“反动”“唯心主义”“资产阶级”的帽子；在医疗技术方面，20世纪50年代曾经片面强调苏联的无痛分娩和组织疗法，在一定程度上影响了其他新技术、新疗法的开展。这种学术上的“一面倒”倾向，轻视甚至停止学习其他国家的医学理论和医疗技术的做法，显然是违背科学精神与民主原则的，它只能使我国医学处于封闭的樊篱中，延误我国医学科学更快的发展。

总之，20世纪50年代我们强调学习苏联，当时虽然产生了一些积极的效果，取得了一定的成绩，但同时也带来了不少消极影响。对于这一段时间的工作，不应全面否定，应该承认主观动机是好的，但客观效果不好。也应认真总结这些历史经验，这对我们今天批判地吸收和学习外国先进经验，无疑可作镜鉴。

（六）国际合作交流

卫生外事工作是我国对外工作的一个方面，其宗旨是在我国独立自主的和平外交政策指导下，加强我国和各国在医药卫生领域的合作和交流，促进共同发展，加快我国医药卫生事业的建设，为人民健康和社会主义现代化建设做出应有的贡献。

在20世纪50年代初，我国与一些国家签订了包括医药卫生方面在内的文化合作协定。卫生部也与一些社会主义国家签订了卫生合作协定。这个时期我国卫生外事工作的重点在苏联、越南、朝鲜、东欧等社会主义国家，同时也开展对亚洲、拉美其他国家的卫生合作和交流。交流的形式和范围包括：一是与这些国家的政府高级卫生行政官员进行相互访问，参观考察对方的各级医药卫生机构，探讨合作和交流的项目以及其可行性。二是专家学者进行学术交流和科学技术合作，互派医学科学专家学者讲学，交流学术经验。如聘请苏联医学科学专家来我国工作，以及两国开展科学技术如医学教育、医疗预防、卫生防疫、妇幼卫生、放射医学以及生物制品、制药等方面的合作。三是签订医药卫生领域的合作协定。通过以上的合作和交流，促进了各个国家医药卫生事业的发展与我国社会主义卫生事业的建设。

三、“大跃进”时期（1958—1960 年）

1957 年，我国第一个“五年计划”顺利完成。1958 年党的八大第二次会议提出了“鼓足干劲、力争上游，多快好省地建设社会主义”的总路线，通过了《全国农业发展纲要》。这条总路线，反映了广大人民群众迫切要求改变我国经济、科学技术落后状况的普遍愿望。但是，当时由于急于求成，夸大了主观能动性的作用，采取了一系列“左”的措施，忽视了客观的经济规律，未经认真的调查研究和试点，就轻率地发动“大跃进”运动和人民公社化运动。同时又掀起了大炼钢铁的群众运动，在此影响下，医学教育大办学校，重点发展中等医学教育，医学教育也进入了“大跃进”时期，出现了大轰大鸣乱箭齐发的局面。

（一）医学教育的调整

1. 教学目标调整

“大跃进”时期办起来的学校，由于办学人员缺乏思想准备与办学经验，在专业设置与培养目标等方面缺乏统一的、明确的认识。当时新办的学校专业设置十分混乱，如辽宁省有 18 个专业，除部定的 8 个专业外，有的专业分得过细，如防痨医士、结核病护士、麻风护士，培养出来的人才适应面过窄，在工作安排与使用上发生了困难；有的专业又分得过宽，如妇产专业、医护产专业。有的学校甚至提出：“要培养能中能西、能防能治、能医能护、能司药、能助产的中西结合医士。”由于没有明确的培养目标，招生对象与学制也不统一。有的招收初中毕业生或同等学力者，有的招收高小毕业或同等学力者。学制有一年至四年不等。培养学生究竟要达到什么程度，心无定数，有的学校认为学生到什么程度能做什么工作就安排做什么工作，并在培养目标上提出，“毕业时，好的做医士，差的就做护士，再差的做防疫员”。

2. 课时安排的调整

当时采取合并课程与合并教研组的做法，如上海第一医学院将三十几门课程合并为十门，总学时由原来的五千多学时减为两千多学时，这项改革美其名曰“大破大立”，实际上是彻底打乱了教学秩序，取消了学科独立性，否定了教学系统性，使学校处于一片混乱状态。学科的合并，前期教研组有将物理与数学、生物与寄生虫、化学与生化、病理解剖与病理生理等课程、教研组合并，后期临床教研组则将神经精神病学与内科、局部解剖学与外科学或人体解剖学、外科学总论和外科学、眼科学与耳鼻喉科学合并，当时全国各院校对于如何合并，议论纷纷，莫衷一是，几乎乱了套。为了加强形态与机能、生理与病理、基础与临床的密切结合，又提出“一条龙综合教学”。即把前后期教师捆绑在一起，根据“以病为纲”的方针，各科教师围绕某一疾病轮流上台讲课，从解剖、生理、生化、病理、病原病因、药理及临床诊断、资料等内容综合起来讲授，关于正确处理理论与实际、局部与整体、综合与分析、基础与临床、功能与形态之间的关系缺乏应有的认识。

3. 教学方法的调整

当时采取赶鸭子下水的方法，把师生下放到农村与工厂，强调生产劳动和除害灭病的第一线教学，按照有什么讲什么、做什么学什么的方式，结合现场的具体条件进行某些课程的内容的教学。这对贯彻理论联系实际培养学生的全面发展有一定的好处，但是由于片面地强调“知识从实践中来”，甚至企图以现场教学替代系统性课堂教学，严重地影响了教学质量。

由于很多学校师资匮乏，有些文化课与基础课难以开设；由于缺乏仪器设备，有的实验实习课也不能进行。有的学校干脆采取有什么教师开什么课的办法来应付教学，有的学校轻易地删减了课程时数，几乎压缩了30%～40%的课时，有的课程甚至减少了50%，这根本不能保证基本的教学要求和质量。有的学校一律使用统一的教学大纲和固定的教学计划，甚至根本就没有计划，只能教到哪里是哪里，缺课现象十分严重。为了解决这些问题，卫生部也提出过一些好的主张。例如，为了提高中等医药学校的教学质量和完善中等医药学校体制，1958 年卫生部制定了《各高等医药学院帮助中等医药学校提高教学工作的暂行规定（草案）》，规定各高等医药学校就地负责帮助提高所在省（市）卫生厅（局）所属中等医药学校教学工作，并直接建立固定联系。有的省市就地安排有困难时，可由省（市）卫生厅（局）和其他省（市）卫生厅（局）及医药学院联系解决。该规定要求各高等医药学院各教研组应根据中等医药学校教学需要，有计划地及时供给与之建立固定联系的中等医药学校所需的教本、模型、切片、挂图及其他教学用具。各高等医药学院的教研组要利用假期召开座谈会，集中解决有关教学内容及学术问题；举办各种专题报告会，邀请有关中等医药学校的教师参加活动；或为中等医药学校教师开办短期讲习班；或安排基础课教师脱产、不脱产参加有关教研组的教学活动和科研工作，以提高教师的业务水平。但是，在“大跃进”时期，各高等医药院校也忙于政治运动、大炼钢铁、除害灭病，没有余力照顾到中等医药学校。因此，上述支援中等医药学校的规定，皆因力不从心而不了了之。

4. 教材调整

为了摧毁所谓的旧的教学体系，彻底砸烂资产阶级知识分子的旧框框，当时有人提出：“高等学校的教材应该在党委领导下采取党委、教师、学生的三结合的颁发，经过大鸣大放大争大辩，认真予以修订。”但是，在实际执行过程中，不少学校完全忽视了教师，特别是老教师的作用，认为学生敢想敢为，没有框框约束，因此，教材修订主要依靠学生，有的学校甚至还组织没有学过或者没有学完某门课程的学生来参加修订该门课程的教学大纲与讲义。这样修订出来的大纲，其混乱程度可想而知。修订的讲义质量低劣，错误百出，少数有自知之明的学生实际上是照搬旧教材，根本谈不上创新。有的讲义是通过突击修订的，最短只用了 18 个小时，最长也不过几个月。

（二）初等医学教育快速发展

1958 年“大跃进”以来，为了适应人民公社化的新形势，城乡人民对卫生工作的要求日益提高，但是，当时公社卫生人员的数量与质量都不能满足人民群众的需要。

为了适应人民公社化的需要，各地以县医院为中心，开办了初级卫生学校或初级卫生人员训练班，以培训大批初级卫生人员，即保健员、保育员、接生员（三员）。三员中除接生员中有一部分是经改造的旧产婆，大部分是具有高小文化程度的青年积极知识分子，一般学习 3~6 个月，学习结束后分配到公社卫生医院工作。在当时，如何提高这批初级卫生人员的业务水平，成为巩固和稳定这支队伍的关键。当时采取了多种培养方式。一种是送上门来进修，即公社卫生院根据需要与可能，选送人员经县卫生院部门的安排，去专区医院或县医院离职进修学习，专科进修一般为 3~6 个月。另一种是短期的专题进修，时间多为几天或十几天，采取师徒的方式，主要是解决某种疾病的诊断和防治方法，学习一病一技，如一种化验、一种手术，这种方式的学习时间短，见效快。还有一种是城乡协作，分级负责，由上级医疗机构抽调人员到下级医疗机构进行较长时期的工作，或由专区中心人民医院和县医院组织主要是各科医师、护士和化验人员参加的医疗技术培训和建立制度。有的省、市是采取“划片设点集中教学，巡回指导”的办法。上级医院（专区医院或县医院）定期到“点”上做病理会议会诊和治疗，同时进行学术讲座。此外，结合每一期的卫生工作中心任务和每个季节流行疾病流行情况开办短期业余性质的专题讲座，由公社选配人员参加学习，使之掌握某种疾病的理论知识和防治方法。

以上这些措施，对培养和提高初级卫生人员曾经起过一定的积极作用。但是，在“大跃进”时期，由于浮夸风、高指标等“左”的思潮大肆泛滥，盲目追求数量而忽视质量，实际上培养的人才很多不符合规格。

1958 年这场所谓的“教育革命”是在没有先行试点、没有取得经验的基础上全面推广的教育“大跃进”。

四、调整充实期（1961—1965 年）

1960 年，党中央开始纠正“左”倾错误，制定和执行了一系列的政策和措施，发出保证教师、学生健康的紧急通知。这时正值三年自然灾害时期，师生的健康水平严重下降，因此通知要求不搞义务劳动，不搞突击运动，不搞献礼活动。1961 年 1 月，中共中央第八届九中全会决定对国民经济实行“调整、巩固、充实、提高”的方针，制定和执行了一系列正确政策和改进措施。1961 年后，教育工作同样贯彻执行“调整、巩固、充实、提高”的方针，总结了经验，陆续制定出了大、中、小学工作条例，使教育工作重新走上了健康发展的道路。1961 年中共中央颁布了《教育部直属高等学校暂行工作条件（草案）》（以下简称《高教六十条》），强调高等学校应以教学为主，必须加强学生的基础理论、基本知识、基本操作（三基）的训练，积极提高外文水平。《高教六十条》调动了知识分子的积极性，稳定了教学秩序，提高了教学质量。在贯彻执行“调整、巩固、充实、提高”方针的这几年里，由于学校处于相对稳定的局面，教师的水平也有所提高，教学质量和科学研究质量也有显著进步。但是，在这段时间里，少数学校增进社会主义教育试点，也出现了“左”的错误，造成了一些不良的影响。1960 年 11 月中宣部召开全国文教工作会议，在会议的文件中明确提出：“高等学校要把教学质量摆在第一位"，"应切实保证教学实践，劳动时间应有所控制"等。

1962年，根据"调整、巩固、充实、提高"的方针，纠正了超越实际可能违背客观规律的医学教育"左"的做法，对高等医学教育进行调整，将太差的院校进行停办或合并，到1963年只保留了85所高等医药学院。这些保留下来的学校，后来成为70年代到80年代医学教育发展的基础。在这一时期，教育战线开始总结经验，制定一系列规章制度。如1962年12月13日卫生部转发了《教育部直属高等学校学生成绩考核暂行规程（草案)》，1962年6月2日卫生部转发了教育部《关于高等学校共同政治理论教学的几点意见》。1962年5月4日卫生部转发了教育部《对当前学校的体育工作的几点意见》。与此同时，卫生部又转发了教育部《高等学校实验仪器设备暂行管理办法(草案)》。以上这些规章制度的颁发，对稳定学校治学，提高教学质量，起到了重要的指导作用。1964年1月在广州召开全国高等医学教育会议，继续贯彻《高教六十条》。1964年4月30日卫生部又签发了《高等医学院校六年制医学专业的学生基本技能训练项目（草案)》，对高等医学院校六年制医学专业的学生应该掌握的基本技能提出了明确的要求，这是一项关于提高教学质量的具体规定。从此高等医药教育事业又重新走上了稳步发展的轨道。

1962年7月，卫生部在上海召开了生理学、病理解剖学、病理生理学、内科学、外科学、妇产科学等六门课程教材编审委员会议。会上对教科书的性质和适用对象、如何编写好一本教科书以及教学大纲的性质和作用进行了比较深入的讨论。会议认为一本好的教科书应符合如下几个要求：第一，应既能提高教学质量，又必须从实际出发。教材的质量主要表现在：教科书应该具有与本国学科的发展相适应的科学水平，把成熟的、即已肯定的国内外医学成就反映到教材中来；能够以本门课程的性质和任务为据，恰当反映教学基本内容的深度与广度。第二，既要全面系认同，又要突出重点。第三，必须分量适当。第四，必须正确地贯彻党和国家的方针政策。在医学教材中，应当取消一切政治标签和政治帽子，老老实实地阐述科学内容。会议对如何编好教材的主导思想，也提出了明确的方案，要求教材贯彻我党百花齐放、百家争鸣的方针，凡属重要的、比较成熟的各个学派的学术观点，都应该客观地介绍给学生，以培养学生的科学思维。在介绍各种学术见解时，可以表明编者自己的观点和倾向。对于教材中涉及祖国医学内容时，力求克服中西结合的牵强附会的观点，必须实事求是地介绍经过科学实验证明、行之有效的中医防病治病和中西结合的治疗经验。会议还讨论了六门课程的教学大纲，认为教学大纲是教学工作中必不可少的具有指导性质的教学文件，它对提高教学质量，保证培养目标实现，具有重要意义。这次审定的教学大纲的特点是比较突出地反映了学生所必须掌握的基本知识、基本理论和基本技术训练。以上所谈论的意见，对编写好其他教材，同样有重要的指导意义。

我国近代的医学教育，主要效仿欧美各国，无论是旧中国所办的教会医学院校还是中国人自办的公立、私立学校，各个学校可以说都是各自为政，高等医学教育一直缺乏统一的学制和教材。中华人民共和国成立后短短的十几年内，我国高等医学教育完全摆脱了半殖民地、半封建的性质，形成了我国自己的医学教育体制与合理的布局，完成了系统的教材建设，这不能不说是我国医学教育领域内取得的巨大成就。

1964年毛泽东发表“春节指示”，提出缩短学制、减少课程、改革教材和教学方法等意见。卫生部根据“春节指示”精神，于1964年4月30日颁发了《关于高等医药学院贯彻“少而精”原则，减轻学习负担，加强基本训练，改进教学方法和提高教学质量的若干措施（试行草案）》，卫生部也以这个文件作为我国医学教育教学改革的指导文件。这个文件强调有计划地进行教学内容改革，要求既积极又稳妥，根据“少而精”的原则精选教学内容，加强基础训练。对医学教育的课程设置没有进行大砍大并，保持了教学体系的系统性。因此，这个时期的教学改革步子还是稳妥的。1965年召开的高等医学教育会议，其内容是总结经验，克服缺点，改变“左”的做法。通过这一系列会议的召开及文件的颁发，在党的领导下，纠正了部分错误，克服了某些困难，医学教育又步履艰难地走上了正常轨道。

1965年毛泽东发出“把医疗卫生工作的重点放到农村去”的号召。卫生部决定大量培养农村卫生人员，计划在三五年内把农村的医疗卫生网普遍建立起来，广大医务人员纷纷下到农村进行除害灭病，同时也推动了初级卫生人员的培训工作。1965年4月卫生部召开了全国农村医学教育会议，推动农村不脱产卫生人员的培训工作。同年9月，卫生部组织农村卫生工作队，分别深入到江苏省句容县、湖北省麻城县、北京市通县、湖南省湘阴县等地做试点工作，摸索农村卫生工作经验。除了培养卫生员、接生员外，还进行了半农半医（1968年改称为赤脚医生）的培训，确定了培训大纲，编写了教材。当时根据各地实际情况和需要，编写了各地的乡土教材，同时又编写了《赤脚医生教材》（分南北两版）。为了加强农村医疗卫生队伍的技术力量，规定各医学院都要办农村医学班，北京医学院成立农村医学系。这一系列工作，推动了农村初级卫生人员的培训工作。在当时的历史条件下，由于半农半医适应农村实际情况，方便农民防病治病，因此得到很大发展。至1965年年底，半农半医初级卫生人员已经发展到94328人，卫生员2729789人，接生员685740人。这支队伍是农村医疗卫生网中的一支骨干力量，他们在广大农民的卫生保健工作中，发挥了重要的作用。

1963年开始的社会主义教育运动，在对待知识分子问题及教育、科学、文化问题上，又发生了“左”的偏差，虽然这些错误当时还没有达到影响全局的程度，但也成为“文化大革命”的导火索。

第二节　现代高等医学教育的风雨十年（1966—1976年）

1966年开始的“文化大革命”对国家发展带了严重破坏，各行各业均受到影响，整个医学教育的发展处于停滞状态。

第三节 现代高等医学教育的稳步发展时期

一、调整恢复期（1977—1981年）

（一）恢复正常教学制度

“文化大革命”后，中国高等教育改革的目的主要是进行调整恢复。1977年，中国共产党第十一次全国代表大会的政治报告提出“要采取强有力的措施，扩大和加快各级各类教育事业发展的规模和速度，提高教育质量，以配合各项经济事业和科学技术事业的发展，适应社会主义革命和建设的需要”。这一时期高等医学教育处于恢复阶段，主要是恢复“文化大革命”前的教育体系和教育方法。1977年在河北涿县召开的全国教材出版发行工作会议，提出了高校教育大发展大提高的方针，如办万人大学、扩大规模、招生翻番等办法。当时，“文化大革命”时期及以前遗留下来的问题尚未认真清理，元气尚未得到恢复，校舍、设备、师资以及实习基地等都存在很大困难，使教学质量得不到保证。

1977年我国恢复高考制度，1978年恢复研究生制度。为加快教育事业发展的规模和速度，提高教学质量，以配合各项经济事业和科学技术事业的发展，1978年2月，国务院转发教育部关于恢复和办好全国重点高等学校的报告，确定重点高等学校发展的原则是：现有师资、设备、校舍等办学条件较好，能够较快地扩大培养能力，提高教学质量，开展科学研究工作，建设为四个现代化做出较大贡献的学校。报告还提出，恢复和办好一批全国重点高等学校是一项战略性措施。办好重点学校，目的是力争在较短时间内培养出又红又专的高质量人才，拿出具有较高水平的科学研究成果，从中总结办学经验，使重点学校带动一般学校共同前进；一般院校要推动重点院校向更高的水平发展，起到重点带动一般，一般促进重点，相互提高，加速发展。

1978年10月教育部在1961年发布的《高教六十条》的基础上，颁布了《全国重点高等院校暂行工作条例（试行草案）》，1978年12月13日，教育部颁布试行《高等学校学生学籍管理的暂行规定》，1978年8月颁发《高等学校培养研究生暂行条例（修行草案）》。此外，卫生部医教局在调查研究的基础上陆续修订与颁发高等医药院校的一系列工作条例，其中有《高等医学院校教学研究室工作条例（试行草案）》（1979年7月1日）、《高等医学院校附属医院补充工作条例（试行草案）》（1979年9月10日）、《高等医学院校五年制医学专业学生基本技能训练项目（草案）》（1979年6月1日）。这一系列规章制度在促使高等医药教育走上正轨方面发挥了重大作用，从而有力地推动了我国医药教育事业的恢复与发展。同时，为加速提高师资力量，培养一支又红又专的教师队伍，除充分发挥老教师的作用，重点抓青年师资的培养与提高外，卫生部还草拟了《高等医学院校基础学科助教培养考核试行办法》和《高等医学院附属医院住院医师培养考核试行办法》（1979年9月10日），以及《高等医学院校讲师培养考核试行办法（草稿）》（1980年6月）。为贯彻落实知识分子政策，充分调动广大教师的社会主义积极性，1978 年 2 月 13 日卫生部又转发了 1960 年 2 月 16 日国务院《关于高等学校教师职务名称及其确定与提升办法的暂行规定》，随后又颁发了《关于高等学校图书与资料情报人员职务名称确定与提升的暂行规定》（1979 年 3 月）、《关于高等学校实验技术人员职务名称确定与提升的暂行规定》（1979 年 3 月）。

为了重建科研秩序，加强科技队伍的建设，充分调动科技人员的积极性，从而改进科研管理，确立科技成果鉴定的标准，并制定三年调整计划，经过一系列整顿、改革，20 世纪 80 年代医学教育逐渐走上了稳步发展的道路。1980 年 6 月，由卫生部、教育部联合召开全国高等医学教育工作会议。会议的主要任务是学习和贯彻中央书记处关于教育工作的重要指示，回顾高等医学教育 30 年来的历程，总结正反两方面的经验，修订《全国高等医学教育事业发展规划（草稿）》和《关于高等医药院校专业设置和专业调整的意见（草稿）》，商讨当前在教学质量方面急需解决的一些主要问题。到会的一些院校的负责同志和专家认为，要保证教学质量，一是大力加强师资队伍的建设；二是统编和自编的教材要有一定的质量标准；三是加强教学基地建设；四是充实图书仪器设备；五是搞好教学管理、经济管理和行政管理工作，此外还要开展教学方法的研究，以提高教学成果。会上还对高等医药院校的领导管理体制、专业设置、学制年限和自主权问题进行了广泛的讨论。

1980 年，全国高等医学教育工作会议修订了《全国高等医学教育事业发展规划（草稿）》，确定了高等医学教育在 1985 年前执行调整、充实、提高的方针。这个规划的原则是发展高等医学教育事业要与国民经济相适应，高等医学教育要力求全国范围合理，大区范围专业齐全。1978 年至 1985 年，原则上执行的是调整、充实、提高的方针。关于专业调整问题，全国 116 所高等医药院校共设 22 个专业，布点 240 个。这些专业多数符合我国医药卫生事业的需要，少数在专业方向和培养目标上不很明确，或者专业面过窄，分工过细，培养出来的学生适应性较差，基础知识薄弱，影响今后的发展提高。因此，根据国家计委和教育部提出的高等学校专业目录和专业布点要求，进行认真的研究和调整。在确立专业目录时，要求每一个专业都做到基础要好一点，专业要宽一点，适应性要强一点。根据这一精神，确定将高等医药院校将 15 个专业正式列入国家高等医药院校的专业目录。15 个专业以外的某些专门人才，如果确实需要特殊培养，可以在有关专业中开设专门班次，或者在以后一年毕业实习时进行专科重点实习，不另设专业。

我国高等学校的领导体制在新中国成立以来几经变化，1978 年提出党委领导下的校（院）长负责制，近年来又试行无党委领导的校（院）长负责制，从而改变过去党政不分、以党代政的局面。“文化大革命”后，各地高等医药院校的领导班子人数普遍偏多，年龄偏大，业务技术专家和中青年干部不多，有的领导干部思想还未解放，贯彻党的政治路线、思想路线和组织路线不得力。根据中央书记处调整领导班子的指示精神，经过三年的调整，逐步使我国医药院校的领导班子实现革命化、年轻化、知识化、专业化，调动知识分子在教学、科研、医疗方面的积极性。1983 年 5 月，全国高等教育工作会议提出：“学校可以试行设立参谋、咨询作用的校（系）务委员会。”之后开始在一些重点学校试行。事实证明，其效果是好的，有利于发扬社会主义民主，完善学校领导体制，从而提高干部素质，并提高工作效率和管理水平，使之成为带领群众搞“四化”的精干工作班子。经过调整，绝大多数院校的领导班子有明显进步，其中多数人具有开拓进取精神，工作卓有成效。

以上所述的党委领导下的校（院）长负责制以及校务委员会、职工代表大会等组织形式，是十一届三中全会以来高等学校领导体制和管理体制改革所出现的新的组织形式。

（二）编写医学教材

粉碎“四人帮”后，党中央、国务院对教材建设极为重视。1977 年底，我国召开了高等医药院校有关医学、药学、中医、中药、卫生、口腔和儿科等七个专业八十门课程的教材编写会议。会上草拟各专业的教学计划草案，编写各科教学大纲，拟定教材编审出版三年计划。1979 年，我国又组织专科和中专教材的编写工作，落实编审出版单位。

为提高高等医药专科学校的教学质量，卫生部于 1979 年 4 月 26 日颁发《高等医药专科学校医学、中医两个专业暂行教学计划》，并于同年召集部分高等医药专科学校负责人，研究医学专业和中医专业的教学计划、教学大纲和教材编写的分工问题，对医学专业和中医专业的教材做出安排，落实教材编写、出版、发行计划。这批教材按课程开设，先后分别于 1980 秋季、1981 年春季、1981 年秋季出版。

（三）实习基地建设

要提高医学教育的质量，临床医学质量是重要的环节。1978 年 7 月，卫生部颁发《全国医院工作条例试行草案》，同年 9 月又颁发《高等医学院校附属医院补充工作条例（试行草案）》。《条例》明确高等医学院校附属医院的主要任务，包括医疗工作、临床教学工作和科学研究三项工作。这三项任务是相互联系的，必须统筹兼顾，全面安排，不可偏废，其间关系是：在提高医疗质量的基础上保证教学质量和科研水平，对承担临床教学的医务人员，要求合理安排医疗和教学时间，保证教学人员的相对稳定。医院各科对医学生、实习生、进修生的教学工作，要确定专人负责，定出培养计划，定期检查、考核，保证教学质量，并要求对学生加强政治思想教育，培养正确的医疗思想、优良的医疗作风和对病人高度负责的精神。上述条例明确了教学医院的职责，是提高临床教学质量的基本保证。

“文化大革命”期间，由于“四人帮”的干扰破坏，一方面，有些医学院校的附属医院搬迁下放，有些临床教学基地与学校“脱钩”。另一方面，由于科学研究工作的开展，在附属医院中，病房专科化、病种单一化的情况越来越普遍，可用于教学的床位数目减少，学生平均实习的床位数下降，临床教育质量得不到保证。高等医学院校临床教学基地的不足带有普遍性，为保证和提高教学质量，卫生部在调查、研究、总结经验的基础上，起草了《关于整顿和发展高等医学院临床教学基地问题的意见》（1980 年 6 月）。对于有的高等医学院没有附属医院或附属医院床位太少不能满足临床教学需要的情况，提出了解决办法：要求省、自治区、直辖市主管卫生行政部门，积极设法予以解决，或者在投资力量允许的条件下给予重建；或者将地方所属的医院划给医学院作为附属医院；或者确定一定数量适合临床教学的医院与学校挂钩作为教学医院，或作为实习医院。临床教学的问题虽未完全解决，但在当地政府的协助支持下，临床教学医院或床位数量不足的情况已有所改善。其他如卫生防疫、妇幼卫生和药品检验、药厂等机构，同样要承担学生专业实习任务，也应参照上述精神与医学院校共同协商，提供教学、实习基地。

（四）中级医学教育恢复发展

中华人民共和国成立初期，我国制定了发展医学教育以中级医学教育为主的方向。“文化大革命”期间，“四人帮”给医学教育事业造成了严重的破坏，粉碎“四人帮”后，首先恢复各地的中等卫生学校，同时对中等医学教育进行了一系列拨乱反正的工作。十一届三中全会以后，中等医学教育也获得了迅速发展。

中等医学教育的拨乱反正工作，也是从抓教学计划与教材建设入手的。1973 年，卫生部分别召集了 15 个省、自治区、直辖市、卫生厅局和中等卫生学校的有关人员，拟定了医士、中医士、妇幼医士、卫生医士、口腔医士、放射医士、护士、助产士、检验士、药剂士专业三年制教学计划草案。同年 3 月 25 日，卫生部颁发了中等卫生学校 10 个专业教学计划试行草案。为了保证中等卫生学校教学质量，卫生部重点针对中等卫生专业的教材建设工作，于 1978 年 9 月召开全国中等卫生学校试用教材主编单位的座谈会，拟定了全国中等卫生学校使用教材编审出版计划。1978 年 10 月，卫生部、国家出版事业局又联合颁发了《关于中等卫生学校试用教材编审出版发行工作通知》，要求切实抓好中等卫生学校的教材建设工作，努力做到在 1980 年以前完成中等卫生学校 10 个专业共 83 种教材的编写出版工作，出版发行工作分别由人民卫生出版社和山东、广东、安徽、湖北、筛细、辽宁、浙江、江苏、四川、河北等 10 个省的出版社和新华书店承担，分别于 1979 年秋季、1980 年春季、1980 年秋季分三批出齐，总发行量达 2400 多万册。

1979 年 3 月，卫生部签发了《全国中等卫生学校工作条例（试行草案）》《中等卫生学校机构编制（实行草案）》《全国中等卫生学校主要教学仪器设备装置》《中等卫生学校教学仪器设备管理办法（草案）》四个条例，明确了中等卫生学校的培养目标，以及中等卫生学校的机构设置、人员编制各项规章制度，并在全国范围内开展了教学质量检查。这对促进学校工作重点的转移，建立正常的教学秩序，提高教学质量，起到了积极的作用。我国中等医学教育又重新走上了健康发展的道路。

1979 年 5 月，卫生部又签发了《关于编写中等卫生学校教学大纲的通知》，指定由原教材主编单位和审稿单位分工负责相关工作，由教材主编单位写出本门课程的教学大纲。中等卫生专业的教材以及教学大纲的编写出版，不仅满足了教学需要，而且对稳定教学秩序、保证教学质量起到了积极的作用，是中等医学教育的一项基本建设。

1979 年 5 月 22 日，卫生部签发了《关于中等卫生学校专业设置和调整问题的通知》。通知指出：1965 年以前，全国大部分省、自治区、直辖市的中等卫生学校设有 24 个专业，予以保留。但是，有的专业培养目标不够明确，有的专业面过窄，有的以学科为专业，另立名目。有的地区专业设置或者偏多、偏少，布局不够合理，出现了不必要的重复。

1980年2月12日，第五届人大常务委员会第十三次会议通过了《中华人民共和国学位条例》。这是我国科学和教育事业发展的一部重要立法，是中国教育史和科技发展史上的一件大事，对于培养、选拔科学专门人才具有重大意义。

1980年9月，卫生部颁发的《关于调整中等卫生学校学制和专业设置的意见》，确定了中等卫生学校的培养目标，并根据我国的实际需要，确定了中等医学教育的18个专业：医士、中医士、蒙医士、藏医士、妇幼医士、卫生医士、放射医（技）士、口腔医（技）士，护士、助产士、药剂士、中药士、检验士、医学实验技士等。为了尽快改变农村缺医少药的现状，中等卫生学校设置了医士、公共卫生医士、口腔医士、中医士等专业，虽然属于中级卫生人员，国家也给他们以处方权。

二、优先发展期（1982—1985年）

我国高等医学教育在度过调整恢复期后，各方面工作逐步走上了正轨。1982年，党的十二次代表大会把教育列为国民经济发展的战略重点之一。为使这一重大战略决策得到落实，必须加速发展高等教育，为“四化”建设培养和输送数量较多、质量较高的各类专门人才。为加强对教材建设的领导，有计划地编审出版医药专业教材，不断提高教材质量，促进医学教育事业的发展，卫生部决定成立医学、药学、中医、中药、卫生、口腔和儿科等7个专业的教材编审委员会。1981年10月，在武汉首次召开了高等医学院校医学专业教材编审会员会议，会议讨论并通过了《高等医学院校各专业教材编审委员会暂行工作条例》和《关于高等医药院校教材的编审原则和注意事项》两个文件。

继医学专业教材编审委员会成立，于1982年10月又建立高等医学院中医、中药、针灸专业教材编审委员会，这3个专业的64种教材的再版于1983—1985年间陆续完成，为第四版。1983年下半年，又分别召开卫生、药学、口腔、儿科专业教材编审会议，选举产生各教材编审小组的正、副组长。

要贯彻执行党的教育方针，办好高等学校，必须要有一个好的领导班子；要提高教学质量，使高等学校多出人才、多出成果，必须要实行科学管理。因此，加强领导班子的建设与建立科学的管理体制，是当时办好高等医药教育事业的关键。

自从我国实行对外开放政策以来，卫生部门与国外的交往显著增多。1978年以来的十年中，卫生部向世界51个国家和地区派遣半年以上的公派出国留学进修人员11500多人次，形成多渠道、多层次、多形式的格局。1978年到1983年间，据卫生部直属单位和28个省、自治区、直辖市统计，通过国家选派计划、双边协定项目、联合国各组织援助项目、民间友好团体资助、国际交流合作、自费出国等渠道，共派出留学人员2408人，主要派往美国、日本和英国。不少学成回国的进修人员目前在医学院校、科研机构和医疗单位中任职，已经成为填补国内空白项目的科技骨干力量。同时也增强了我国举办大型国际学术会议的能力。此外，卫生部门还组织开办了讲习班、训练班、研讨会，参与的中外科技人员1 500多人，扩大了我国医务界与国外医务界的交流，加快了信息交流速度，开阔了国内医务人员的视野，有利于人才的成长。

实行对外开放，我国不仅派遣留学生出国留学学习，也招收外国留学生来华学习。我国从 1950 年就开始接收来华留学生。1950 年到 1965 年主要接受来自苏联、越南、朝鲜以及东欧国家的留学生。1971 年到 1976 年在华医学专业的留学生 206 人，1977 年到 1982 年在华医学专业留学生 208 人，主要来自日本、朝鲜、西亚、非洲等国家。1975 年起，在北京、上海、南京 3 所中医学院举办国际针灸学习班，至 1982 年已举办 27 期，为 90 多个国家培养了 5000 多名针灸医生。

粉碎“四人帮”后，经过拨乱反正，高等医药教育的水平有显著的提高，但各校的发展是不均衡的。根据 1982 年 1 月部属院校西安会议决定，卫生部于 1982 年下半年对部属高等医学院校医学专业 1982 届毕业生进行了一次业务统一的考试，其目的是为了解和研究教学质量状况提供数据资料，并为今后建立国家医学考试制度探索组织工作和考试方法的经验。组织这样的判断性综合考试在我国是初步尝试，由于缺乏经验，当时考试结果不作为评价毕业生个人学习成绩的依据。

1982 年参加统一考试的学校有 13 所：北京医学院、白求恩医科大学、中国医科大学、山东医学院、山海第一医学院、武汉医学院、湖南医学院、中山医学院、四川医学院、西安医学院，根据北京第二医学院、上海第二医学院和浙江医科大学的要求，同意他们也参加这次考试。当时参加考试的学生有4995人，考试科目有内科、外科、妇产科和儿科，适当联系相关的基础医学和预防医学知识。统考采用多选题书面考试，主要考核学生对基本知识的记忆和理解情况，同时考核学生对知识的应用能力。经考试说明，各院校的总成绩是比较理想的，尽管各校之间存在一定的差别，但高分和低分之间的差别不是很大。经统计分析，这次考试的成绩基本上反映了学生在校学习的基本水平。1983 年卫生部又进行了第二次全国统考，参加的学校比第一次多，有 44 所院校，考生 13596人，占全国医学专业的应届毕业生的 77%。这次统考在组织工作上进行了一些改进，如采用考试单、双号，分片分发考试题和交叉阅卷的评分等办法，使统考组织工作更加严密、完善。为了克服多选题考试的浅显，1983 年统考相应增加了二类应用题的比例。

为了提高统考的试题质量，完善统考的组织机构和制度，卫生部于 1984 年成立以中年骨干教师为主的内、外、妇、儿各科统考命题委员会。1985 年，在此基础上，又成立了国家考试中心，以便为今后国家考试制度积累经验。

1982 年 7 月 13 日至 18 日，卫生部在大连召开全国中等医学教育工作会议。会议讨论并通过了医士等 13 个专业的教学计划。会议在总结经验的基础上，修订了 1978 年颁发的 10 个专业的教学计划，拟定了新增加 3 个专业（卫生检验、临床检验和中药）的教学计划。从实际需要来看，高、中卫生人员的比例大体保持在 1∶2～2.5 为宜，而 1977 年至 1979 年三年中，全国高、中等医药学校平均招生比例为 1∶1.94，存在着一定的差距。

1983 年，国务院批准了《关于加速发展高等教育的报告》。邓小平同志亦明确提出了“三个面向”，即面向现代化，面向世界，面向未来，指明了新的历史时期整个教育工作的战略方向，也指明了教育改革的正确方向。

在此期间，我国高等医学教育事业在调整、整顿的基础上稳步发展，各高校办学条件有所改善，教育质量有所提高，学生和学校数量有一定增长，教学管理、教学模式、教学方法的改革逐步进行。8所历史较长、基础较好、门类齐全、国内外有一定影响的医学院校改为医科大学。1984年，教育部决定在北京大学等22所高等院校试办研究生院，这既是研究生教育发展的需要，也是为“四化”建设培养高级专门人才，特别是为20世纪90年代经济振兴准备人才。1985年高等医药院校招生人数达39700余人，比1980年增加27%，1985年在校学生达149800余人，比1980年增加8%，1981年至1985年本科毕业生达124700余人。新设和增设了医学检验、医学营养、法医学、生物医学工程、高级护理、医学图书情报、卫生管理、放射医学、航海医学、环境医学等专业，专业结构逐步趋于合理。

除此之外，这一时期，新的医学教育学科正在悄然兴起，医学社会学在我国属于新兴学科。1981年12月，在南京召开的第一届全国医学辩证法学术讨论会，由刘宗秀任组长，并在北京、哈尔滨等地相应设立分组，同时确定重点研究课题，提出近期工作规划。1982年8月在黑龙江牡丹江市镜泊湖召开“近期工作规划会议”，会上决定积极筹建中国医学社会学研究中心，加强情报资料工作，继续办好内部交流刊物并在《中国医院管理》杂志开设医学社会学专栏。

在教学方面，随着中国卫生教育事业的发展，全国陆续建立起一批卫生管理干部培训中心或专业，也相应开设医学社会学课程。许多学校在医疗系、护理系等开设医学社会学的选修课。《中国医院管理》杂志自1983年7月起连载《医学社会学概论》十九讲，作为刊授大学教材，这是我国第一部医学社会学讲义。

1976年后，我国医学心理学复苏。1978年12月在保定召开的中国心理学会第二届学术会议与1979年6月在北京举行的医学心理学学术座谈会，标志着我国医学心理学进入一个新阶段。1979年11月成立了中国心理学会医学心理学专业委员会。同年卫生部要求全国有条件的医学院校开设医学心理学课程。1980年又通知全国各地医学院校和中级卫生学校开设医学心理学课程。1987年5月卫生部召开的高等医学院校教材编审会议上，将医学心理学列为医学生的必修课程。从心理治疗、临床心理评估、心身医学和行为医学、医学心理咨询和社区心理卫生几个方面开展，采用特色的“中国式心理分析法”，创立并发表学术刊物，涉及面广，促进了国民身心健康与精神文明的发展。

1983年10月，在西安召开第一次全国医学教育学术大会，并成立中华医学会医学教育学会，选举我国著名医学教育家马旭教授任首届会长。此后，各省、市、自治区也相继成立隶属于医学会的地方性医学教育学会。为适应医学教育科学发展的需要，在这一时期，经卫生部批准，先后在上海医科大学（1978）、中国医科大学（1980）、北京医科大学（1981）、北京中医学院（1984）和中山医科大学（1984）建立起医学教育研究所（室）。为适应医学教育研究学术交流的需要，自1980年开始，除经国家有关部门正式批准的《国外医学教育》《医学教育》《中医教育》《中国高等医学教育》和《继续医学教育》等5种全国性医学教育学术刊物外，还在省市和医学院一级创办89种医学教育刊物，从而为我国医学教育研究工作的发展打下基础。

1985年5月，《中共中央关于教育体制改革的决定》颁布以后，在全国的126所医学院校中，已有77所医学院校成立医学教育研究所（室），形成了由214名专职研究人员和699名兼职研究人员所组成的研究队伍。1985年开始，根据世界银行卫生贷款项目官员的建议，在原上海医科大学、中山医科大学、中国医科大学和北京中医学院医学教育研究所（室）的基础上，组建了4个国家级医学教育研究中心。这些中心除利用世界银行贷款，引进电子计算机等先进设备外，还陆续向美国、日本、澳大利亚等国的医学教育研究机构派出近20名医学教育研修人员，以促进学习和交流。

三、改革探索期（1986—1991年）

1985年，中共中央作出《关于教育体制改革的决定》，明确提出了我国原有教育体制的弊端之一就是“在教育事业管理权限的划分上，政府有关部门对学校主要是对高等学校统得过死，使学校缺乏应有的活力，而政府应该加以管理的事情，又没有很好地管理起来”。并指出：“改变政府对高等学校统得过多的管理体制，在国家统一的教育方针和计划的指导下，扩大高等学校的办学自主权，加强高校同生产、科研和社会其他各方面的联系，使高校具有主动适应经济和发展需要的积极性和能力。”由此，把扩大高校办学自主权作为我国高等教育体制改革的重要内容并加以实施。

回顾我国高等医药院校专业设置，历经1955年、1963年、1978年和1986年几次大调整，由1952年的4种专业（医疗、卫生、口腔、药学）发展到1978年的20种专业，1986年进一步分化为56种专业。根据对医学人才需求的预测，现设的56种专业还不能完全适应社会主义建设新时期对医药专门人才的需要。因此，有人在56种专业的基础上建议再增设一些新的专业（见全国普通高等医药本科专业目录对照表）。从科学技术发展趋势来看，当代科学技术正向高度分化与高度综合的方向发展，在高度分化的基础上又出现综合趋势，学科之间相互渗透，涌现出许多中间学科和边缘学科。因此，医学科学也将越分越细。那么，今后医学院是否也要相应地设置这么多的专业将成为一个迫在眉睫的问题。

国家教育委员会、卫生部、国家中医药管理局等主管单位，为使我国普通高等医学院校医药本科专业的设置能适应现代化建设和医药卫生事业发展对高级医药专门人才培养的需要，于1986年对专业目录进行了修订。其修订原则如下：①以1986年全国高等医药院校所设本科专业为基础，以培养实用型高级医药卫生专门人才为主要目标，坚持实事求是和专业面较宽的原则，进行必要的增减和调整，对每一专业的增减和调整均持慎重的态度。②专业设置以现实和长远的社会需求为依据，遵循医药教育规律，既符合我国医药卫生事业的实际需要，又适应世界医药科学发展的趋势。③专业划分主要以学科体系为基本，适当兼顾业务部门合理的工作需要。每一专业必须有自身的基础理论、主干学科和课程体系，专业方向和业务范围明显区别于其他专业。④专业名称力求简练、准确而科学地反映该专业的培养目标、专业方向和业务范围。⑤确有社会需要，又有专业设置依据，但缺乏办学经验，或学术界尚有某些分歧意见的专业，可列为试办专业，有控制地个别布点试办。

1988年8月，国家教委高教二司颁发的《全国普通高等医药本科专业目录》，共计有9类47个专业，若包括试办专业，总计为57个专业。专业的设置与布点，根据各地区、省、市经济发展的情况以及各校的师资、设备等条件，由国家计委、国家教委、卫生部进行统一协调，合理布局，在大区范围内做到专业齐全。

为了培养具有良好思想品质和职业道德，具有较广泛的社会科学知识、较宽厚的自然科学技术、较深厚的医学基础理论、较熟练的专业实践技能和能解决临床医学实践问题的高级临床医师，经国家教委批准，自 1988 年秋开始，由以下 15 所学校准办七年制高等医学教育，毕业考核合格者，授予医学硕士学位，它们分别是：北京医科大学、上海医科大学、上海第二医科大学、华西医科大学、同济医科大学、中国医科大学、哈尔滨医科大学、中山医科大学、白求恩医科大学、湖南医科大学、浙江医科大学、西安医科大学、天津医学院、南京大学医学院、山东医科大学。20 世纪 80 年代我国医学学科发展的形式来看，举办七年制高等医学教育是培养高级医学人才，使我国医学更好地跟上当代世界医学科学发展的重要措施。

1988 年，我国高等医学教育事业已具备了一定规模的培养能力，但和社会需要相比，还有差距，仍然存在很多问题，如规模和发展速度与社会需要不相适应；层次结构、专业结构与修业年限不尽合理；教育思想、教育模式、教学内容和教学方法有待改革；学校办学条件与承担的任务不相适应；学生思想政治工作相对薄弱等。为此，卫生部从我国基本国情出发，印发了《关于改革和发展高等医学教育的意见》，实行多层次、多形式、多渠道的办学方针。从改革教育思想、教学模式、教学内容和教学方法，加强教学基地建设、教材建设，探索医学生毕业后教育的途径，加强和改善学生的思想政治工作等方面进一步深化教学改革，进一步下放权力，扩大高等医学院校的自主权，实行简政放权、分级管理、分级负责，逐步引入竞争机制，充分发挥各级各部门的积极性和创造性。

四、深化改革期（1992—1998 年）

1983 年 10 月，在西安召开了第一次全国医学教育学术会议，并成立了中华医学会、医学教育学会。1985 年 5 月，又成立了医学教育研究所（室）。1989 年以后，除医学教育学会每年举行学术大会以外，各不同教育领域也召开一系列专题讨论会。在各专业领域教育科学研究深入发展的基础上，经医学教育学会批准，先后成立 9 个包括中等医学教育学组、成人医学教育学组等在内的三级学会性质的专门学组。为加快高等医学教育领域教育科学研究的发展，经中国高等教育学会批准，1991 年 12 月在广州成立中国高等教育学会医学教育委员会，1992 年 12 月在武汉成立中国高等教育学会医学教育委员会医学教育科学分会。与此同时，随着医学教育科学的发展，医学教育领域内的国际交流也从单向派往国外考察或研修向双向学术交流或合作研究方面发展。

1992 年，邓小平同志南方谈话，十四大把教育摆在优先发展的战略地位。1993 年中共中央颁布了《中国教育改革和发展纲要》，明确要求“深化高等教育体制改革”，还提出了高等教育发展的目标是“规模、结构、质量、效益”，基本任务是“培养高级专门人才、发展科学技术文化和促进现代化建设”。这意味着高等教育的社会功能将由教育、科技，拓展到“教育、科技和为经济建设服务”这三大功能上。因此，这是一场全面的体制改革，包括了管理体制、办学体制、经费的筹措体制、招生就业体制和学校内部管理体制的改革。

1995 年我国建立实施了《高等医学教育面向 21 世纪教学内容和课程体系改革计划》，突破医学院校一次性教育的传统观念，发展继续教育，形成“终身教育”的观念，逐步形成医学教育连续统一体模式，即医学院校基本教育、毕业后医学教育和继续医学教育三个不同阶段的统一体。高等医学院校除了全日制的本科、专科教育外，研究生教育、各种类型的成人教育，特别是继续医学教育的职能明显加强。

五、健康发展期（1999 年至今）

1998 年，全国高等医药院校的招生数 7.52 万人，在校生数 28.33 万人；2001 年，招生数扩大到 17.42 万人，在校生数 52.94 万人。每千人口医师数从中华人民共和国成立初期的 0.1 人上升到 2001 年的 1.65 人，超过世界平均水平。

同时，国家加大了支持力度。从 1998 年开始，中央本级财政支出中，教育经费所占比例连续五年每年提高一个百分点。仅此一项，中央财政从 1998 年到 2002 年底，五年累计增加教育经费 489 亿元。地方政府和社会各界也纷纷加大对教育的投入，教育经费得到较大增长。2001 年，我国财政性教育经费支出占到国民生产总值的 3.19%，达到了自 1989 年对此项指标统计以来的最高水平，为医学教育的改革和发展提供了强有力的支撑。

2001 年，为落实科教兴国战略和《中共中央关于制定国民经济和社会发展第十个五年计划的建议》的精神，卫生部与教育部共同组织、制定和颁布了《中国医学教育改革和发展纲要》，这是新世纪初我国医学教育改革发展的纲领性文件，文件要求到 2005 年本专科教育由 1999 年的 35%提高到 52%，研究生教育由 1999 年的近 3%提高到 8%。实际上，根据“教育部 21 世纪教育振兴行动计划”中提出的“至 2010 年要把我国的高等教育毛入学率由原来的 8%左右，提高到 15%”，我国已于 2004 年提前实现这一发展目标，已经由精英型阶段进入了大众化阶段。

中国高等教育已经进入大众化时代，高等医学教育是高等教育的重要组成部分，其改革和发展经历了从教育体制改革到教学领域的改革，再到教育思想观念的改革；从探索人才培养模式到改革教学内容和课程体系，再到实施素质教育等，高等医学教育改革进入了相对稳定发展的时期。根据近年的医药卫生信息，一方面我国医生总量已趋饱和，在一些地区已经出现过剩；另一方面，在某些地方、某些专业的人才又明显不足，学历层次也相对偏低。因此，在今后一段时期内，我们还需在高等医学教育质量的提高、结构的优化、改革的深化、医学资源的分配和发展的稳定等方面进行进一步的研究和探讨。

参考文献

[1] 宋耀新，李忠元，常存库. 近现代中西医教育课程内容和教育形式的演变 [J]. 学术论文联合比对库，2013，34（7）：84－88.

[2] 高鸿雁，王云贵. 当代中国高等医学教育改革研究 [D]. 重庆：第三军医大学，2006.

[3] 沈继权，章敏，石军. 新中国高等医学教育改革发展的历史回顾 [J]. 医学与社会，2000 13（6）：

56－60.
[4] 李勇，贺加 . 中外高等医学教育学制的比较研究 [D]. 重庆：第三军医大学，2005.
[5] 田丽娟. 建国初期高等药学院校的接管、改造与调整 [C]. 中国药学会药事管理专业委员会，2009.
[6] 刘利舲. 我国高等医学教育质量保证研究 [D]. 重庆：西南大学，2006.
[7] 施如怡. 近代上海医学教育的“英美体系”[D]. 上海：上海社会科学院，2013.
[8] 厉岩，文历阳. 我国高等医学教育结构的研究 [J]. 中国高等医学教育，2012 (1)：1－4.
[9] 黄永秋，李剑. 新中国成立初期苏联对我国高等医学教育的影响 [J]. 中国高等医学教育，2007 (9)：26－28.
[10] 王浩斌. 新中国初期拟苏联模式的历史合理性及其弊端 [J]. 周口师范学院学报，2010 (1)：104－108.
[11] 赵林栋. 公共行政中的话语分析 [D]. 厦门：厦门大学，2014.
[12] 姜伟，刘天喜. 当代中国社会事业领域不公平问题研究 [D]. 杭州：浙江理工大学，2014.
[13] 董仁忠. 职业教育观念与职业教育制度的变迁——新制度经济学的解释 [J]. 江苏技术师范学院学报（职教通讯），2008 (7)：40－42.
[14] 刘国庚，马献艺，孔磊. 用社会主义核心价值观涵养医学生思想教育 [J]. 思想教育研究，2015 (10)：64－67.
[15] 程现昆，李连宏. 我国高等医学教育的理念、目标与定位 [J]. 中华医学教育杂志 2006 . 26 (6)：7－10.
[16] 顾亚寅，姚定康. 中美高等医学教育结构比较研究 [J]. 医学与哲学，2014，35 (6)：81－84.
[17] 杨丽，仰曙芬，隋树杰，等. 标准化病人在我国医学教育中应用现状与趋势 [J]. 中国高等医学教育，2008 (3)：97－98.
[18] 李霞，门九章. 医学生医患沟通能力的培养 [J]. 教育理论与实践，2013 (2)：46－47.
[19] 高胜利，高淑红. 高等医学教育教学模式改革的方向、阻力及出路 [J]. 医学与哲学（人文社会医学版)，2011，32 (23)：5－7.
[20] 凌保东. 中美高等医学教育比较及思考 [J]. 中国高等医学教育，2007 (7) ：33－35.
[21] 王德炳. 中国高等医学教育管理体制和学制学位改革研究总体报告 [J]. 医学教育，2005 (6)：1－4.
[22] 邹长青，赵群，夏红梅. 高等医学教育理念的历史演进 [J]. 医学与哲学，2015，36 (15)：80－82.
[23] 黄强，蔡宛如. 英国医疗体制背景下的高等医学教育 [J]. 中国高等医学教育，2013 (3) ：6－8.
[24] 杨桂华. 坚持科学发展观 提高高等医学教育质量 [J]. 中国高教研究，2007 (6)：4－7.
[25] 贺加，郭立，乔敏. 关于医学人才培养目标的研究 [J]. 高等工程教育研究，2001 (4)：11－16.
[26] 黄海林，庄文献，周玉霞. 美英教育信息化评估标准对建立我国高等医学教育信息化评价体系的启发 [J]. 中国高等医学教育，2010 (11)：1－2.
[27] 王德炳. 中国高等医学教育管理体制改革的思考与建议 [J]. 医学教育，2005 (2)：1－4.
[28] 吴云，付丽. 中国高等医学教育专业认证的现状与思考 [J]. 西北医学教育，2013，21 (2)：207－209.
[29] 胡蓉. 关于医学高层次人才培养模式演变轨迹及发展趋势初探 [J]. 中国高教研究，2008 (4)：25－27.
[30] 张向阳，李勇，姚萱. 卫生人力现状对我国高等医学教育带来的现实思考 [J]. 中国卫生事业管理，2008，25 (4)：265－267.

[31] 谈在祥，韩晓平. 中美高等医学教育比较及启示 [J]. 医学教育探索，2008，7 (9)：999－1001.
[32] 陈相新. 我国高等中医药人才培养现状分析与思考 [J]. 医学与社会，2012，25 (7)：84－86.
[33] 文历阳. 关于我国高等医学教育学制改革的思考 [J]. 医学教育，2002 (6)：3－5.
[34] 梁栋，李艳妮. 高等医学院校人文素质教育中医患沟通知识的缺失及对策 [J]. 福建医科大学学报（社会科学版），2013 (2)：48－51.
[35] 冯逵. 高等医学教育教学模式的改革 [J]. 福建医科大学学报（社会科学版），2008 (2)：48－51.
[36] 陈海天，王子莲，肖力. 中美高等医学教育浅析 [J]. 中国高等医学教育，2009 (5)：20－21.
[37] 季晓辉，唐文，王锦帆，等. 附属医院在高等医学教育中的地位和作用 [J]. 江苏高教，2003 (4)：38－40.
[38] 程伯基，吕兆丰. 医学教育模式的研究与实践 [J]. 中国高等医学教育，1999 (6)：1－3.
[39] 邓聪，彭亮，邓小燕. WPBL 教学模式在医学检验专业教学实践中的应用体会 [J]. 检验医学与临床，2014 (1)：129－131.
[40] 高鸿雁，王云贵，吴峰. 当代中国高等医学教育改革与发展回顾 [J]. 中国高等医学教育，2006 (4)：52－53.
[41] 姚小飞，秦文刚. 论高等医学教育的特殊性 [J]. 西北医学教育，2010 (1)：12－13.
[42] 张利宁，孙汶生，马春红，等. 创建“多轨教学模式”提高医学生自主学习能力 [J]. 中国高等医学教育，2006 (8)：57－59.

附录四　教育部、卫生部《关于实施临床医学教育综合改革的若干意见》(2012)

一、指导思想和工作原则

深入贯彻落实教育规划纲要和医药卫生体制改革意见，遵循医学教育规律，推进临床医学教育综合改革，着力于医学教育发展与医药卫生事业发展的紧密结合，着力于人才培养模式和体制机制的重点突破，着力于医学生职业道德和临床实践能力的显著提升，全面提高医学人才培养质量，加快面向基层的全科医生培养，为发展医药卫生事业和提高人民健康水平提供坚实的人才支撑。按照“整体设计、分步实施、重点突破、大力推进”的工作原则实施改革。

二、改革目标和主要任务

优化临床医学人才培养结构，建立医学人才培养规模和结构与医药卫生事业发展需求有效衔接的调控机制；实施“卓越医生教育培养计划”，更新教育教学观念，改革人才培养模式，创新教育教学方法和考核评价方法，加强医学生职业道德教育，加强全科医学教育，加强临床实践教学能力建设，提高人才培养水平；加强医学教育质量保障体系建设，建立医学教育专业认证制度；深化综合性大学医学教育管理体制改革，加快世界一流和高水平医学院建设，为医药卫生事业又好又快发展培养高素质医学人才。

三、改革重点和主要举措

（一）优化临床医学人才培养结构。

1. 调控临床医学专业招生规模。相对稳定临床医学专业招生总体规模。“十二五”

期间，原则上不增设医学院校，不增设临床医学专业点。根据国家和地方卫生服务需求及医学教育资源状况，确定临床医学专业点的招生数量，对临床医学专业招生规模过大的省市、高校缩减招生数量。

2. 构建“5+3”为主体的临床医学人才培养体系。逐步优化医学教育学制学位体系。适应医药卫生体制改革的总体要求，逐步建立“5+3”（五年医学院校教育加上三年住院医师规范化培训）为主体的院校教育、毕业后教育和继续教育有效衔接的临床医学人才培养体系，培养一大批高水平医师；适应国家医学创新和国际竞争对高水平医学人才的要求，深化长学制临床医学教育改革，培养少而精、国际化的医学拔尖创新人才；适应农村基本医疗卫生服务需求，按需办好三年制临床医学教育，培养农村实用型助理全科医生。

（二）实施“卓越医生教育培养计划”。

3. 改革五年制本科临床医学人才培养模式。以强化医学生职业道德和临床实践能力为核心，深化五年制临床医学专业教育教学改革。更新教育教学观念，改革教学内容、教学方法与课程体系，创新教育教学和评价考核方法，将医德教育贯穿医学教育全过程。推进医学基础与临床课程整合，推进以学生自主学习为导向的教学方法改革，完善以能力为导向的形成性与终结性相结合的评定体系，加强医教结合，强化临床实践教学环节，增加基层见习，严格临床实习过程管理，实现早临床、多临床、反复临床，培养医学生关爱病人、尊重生命的职业操守和解决临床实际问题的能力。

4. 改革临床医学硕士专业学位研究生培养模式。建立临床医学硕士专业学位研究生培养与住院医师规范化培训有效衔接的制度。着力推动研究生招生和住院医师招录相结合，研究生培养与住院医师规范化培训相结合，专业学位授予标准与临床医师准入标准有机衔接，硕士研究生毕业证书、硕士专业学位证书授予与执业医师资格证书、住院医师规范化培训合格证书颁发有机结合的临床医学硕士专业学位研究生教育改革，强化临床实践能力培养培训，为培养大批高水平、高素质临床医师打下坚实的基础。

5. 改革长学制临床医学人才培养模式。深化长学制医学教育改革，加强自然科学、人文科学和社会科学教育，为医学生的全面发展奠定宽厚的基础；改革教学方式，提高学生自主学习、终身学习和创新思维能力；建立导师制，强化临床能力培养，提升医学生的临床思维能力；促进医教研结合，培养医学生临床诊疗和科研创新的潜质；推动培养过程的国际交流与合作，拓展医学生的国际视野，为培养一批高层次、国际化的医学拔尖创新人才奠定基础。

6. 改革面向农村基层的全科医生人才培养模式。围绕农村医疗卫生服务的基本要求，深化三年制专科临床医学专业人才培养模式改革，探索“3+2”（三年医学专科教育加两年毕业后全科医生培训）的助理全科医生培养模式；深化农村订单定向免费本科医学教育改革，实施早临床、多临床教学计划，探索集预防保健、诊断治疗、康复、健康管理于一体的全科医生人才培养模式，提高医学生对常见病、多发病、传染病和地方病的诊疗能力，培养大批面向乡镇卫生院、服务农村医疗卫生需求的下得去、用得上、留得住的全科医生。

（三）推进临床实践教学能力建设。

7. 加强临床教师队伍建设。明确附属医院专业技术人员的教学责任和义务。研究制定临床教师队伍建设规划，完善临床教师编制管理办法；严格临床教学职务的聘任制度，把教学工作水平作为聘任教师专业技术职务的重要条件；加强对临床教师的培训，提升临床教师教学能力和水平，鼓励建立临床与基础相结合的教学团队；建立稳定的临床教学管理机构和队伍。

8. 加强临床教学基地建设。高等医学院校要高度重视附属医院的建设和管理，把附属医院教学、科研建设纳入学校发展整体规划，整合资源，加强指导和支持；加大投入，在“985工程”“211工程”、重点学科、国家重点实验室建设等项目中加强对附属医院教学、科研的支持；加大对附属医院在医学教育改革、研究生培养机制改革、研究生教育创新计划、医学专业学位工作等方面政策支持。附属医院要加强医疗服务、教学、科研的规范化管理，不断提高医疗服务质量、教学和科研水平。高等医学院校要大力加强社区和公共卫生等基层实践教学基地建设，增强医学生对人民群众的感情和基层防病、治病的能力。

教育、卫生行政部门共同研究制定各类临床教学基地标准，加强临床教学基地的规范化建设；结合住院医师规范化培训基地的建设，在高等学校附属医院等医疗卫生机构，建设一批集医学生实践教学、住院医师规范化培训、继续教育培训为一体的临床技能综合培训中心。

（四）深化综合性大学医学教育管理体制改革。

9. 推进医学教育管理体制改革。举办医学教育的高等学校要遵循高等教育规律和医学教育规律，进一步完善医学教育的管理层级和运行机制，理顺治理关系，履行好对医学教育的统筹规划、宏观管理、资源投入、领导干部队伍建设和管理职责；切实利用综合性、多科性大学学科汇聚、综合实力较强的办学优势，大力推进医学与其他学科的资源共享、学科交叉融合；充分发挥医学院（部、中心）统筹、协调和管理医学教育的功能，促进医学院（部、中心）与附属医院、临床医学专业与医学相关专业的统筹协调发展，提升资源利用率、人才培养质量和协同创新能力，促进高等医学教育更好更快发展。

10. 加大开展共建医学院校工作的力度。教育部、卫生部共建一批部属高校医学院（部、中心），促进医学教育改革，加强医学教育教学、科研和医疗服务能力建设。教育部、卫生部与地方政府共建一批地方医学院校，推动卫生人才培养和区域医疗卫生事业发展。

（五）加强临床医学教育质量评价制度建设。

11. 建立临床医学教育专业认证制度。开展以《本科医学教育标准——临床医学专业》为依据，以学校自评为基础，教育部门和卫生行业共同组织实施的临床医学教育专业认证工作。“十二五”期间，总结经验，研究借鉴国际医学教育规范，进一步完善符合国际医学教育规范的我国临床医学教育专业认证标准和认证程序，扩大试点范围，完善政策体系；2020年完成高等学校临床医学专业首轮认证工作，建立起具有中国特色与国际医学教育实质等效的医学专业认证制度。建立健全临床医学本科专业教育和专业学位研究生教育准入制度。

12. 探索建立医学生实习资格认定制度。逐步形成临床医学教育分阶段质量监控机制，确保医学生临床实习阶段的实践能力培养质量。探索建立医学生实习执照制度，为医学生临床实践教学活动提供制度保障。

四、组织管理和试点安排

（一）组织管理。

1. 完善教育部、卫生部医学教育宏观管理工作协调机制，加强医学教育综合改革的宏观指导、政策保障和经费支持。

2. 教育部、卫生部成立临床医学教育综合改革专家组，负责临床医学教育综合改革的指导、咨询和检查评估工作。

（二）改革试点与建设项目。

1. 开展五年制临床医学教育综合改革试点。教育部、卫生部根据区域教育、卫生规划要求，确定若干所高等医学院校开展五年制医学教育综合改革试点，形成一批以人才培养模式改革为重点的示范性改革成果，带动其他医学院校深化改革，提高质量。

2. 开展拔尖创新医学人才培养综合改革试点。教育部、卫生部依托举办八年制临床医学教育的高等学校，结合区域医疗中心的建设，确定若干所高校开展拔尖创新医学人才培养综合改革试点。

3. 开展面向农村基层的全科医生人才培养模式改革试点。各省（区、市）教育、卫生行政部门根据本地区农村卫生人才服务需求，推荐若干所举办三年制专科临床医学专业教育的高等学校开展助理全科医生培养模式改革试点；在承担农村订单定向本科免费医学教育的高等学校中遴选改革试点，探索满足农村基本医疗卫生服务需求的临床医学人才培养模式。

4. 开展临床医学硕士专业学位研究生教育改革试点。结合国家住院医师规范化培训制度的建设，改革临床医学硕士专业学位研究生培养模式，支持有条件的省市和高等医学院校开展综合改革试点，探索临床医学硕士专业学位研究生教育与住院医师规范化培训有机结合的人才培养新模式。

5. 建立国家医学实践教学示范基地。与国家发展改革委等部门加强合作，依托高校附属医院和区域医疗中心，建设一批国家临床技能综合培训中心。建设并认定一批医学生社区、公共卫生等基层实践教学基地。

6. 建立国家转化医学平台。与财政部等部门加强合作，依托一批举办医学教育的高水平综合性大学，建立一批转化医学平台，创新体制机制，促进基础医学、生命科学等多学科研究成果向临床医学转化，提高临床医学教学、科研和医疗服务水平。

第五章 医学生

第一节 医学生的概况、本质属性及特性

一、医学生的概况

医学生（受教育者）同教师（教育者）、教育影响（教学内容、教学方法、教学手段等）及教育环境（教学场所及情况）一样，是高等教育教学过程中的基本要素。医学生（medical student）是高等医学教育教学活动的出发点和落脚点，也是教育学研究领域的重要对象。因此，研究并掌握医学生的本质属性、特殊性、发展规律和培养方式等对提升医学生的综合能力和素质，保证其完成医学教育，具有重大意义。从惯例上来看，这里所研究的医学生是指全日制普通高等医学院校的本、专科生。然而，我国高等教育发展近三十年来，我国的教育学领域中，尤指教育学教材中，却极少对学生进行专门的讨论和研究，对教育对象的研究要素在教育学研究的领域几乎是空缺的，从而导致人们对学生的看法和评价比较偏颇，如形成了人们所评价的“目中无人”的教育理论。这个问题同样也存在于医学教育领域。

二、医学生的本质属性

古今中外思想史上，对于人性的探讨有着种种不同的意见。在中国，古代思想家们对于人的先天本性有不同的观点，如性善论、性恶论、性有善有恶论、性无善无恶论等。但是无论持怎样的观点，大都承认人性是可以通过后天改变的，而环境的熏陶和人性教育则起至关重要的作用。同样在一些西方国家，思想家们也持有各种不同的观点，如人性本恶论、原罪论、白板论等。美国一些学者根据不同的观点，认为教师对学生的看法至少有以下五种：一是生来就恶，需要后天的训练使其善；二是中性的，既不好也不坏，是能动的、有理性的；三是能动的，生来就是安排好的，通过激发他们天生的本能、需要、能力和天资而形成个性；四是被动的或反冲的心理或有机体，他们的发展有赖于所受外部力量的制约；五是通过他们彼此各自心理环境的作用而发展的有目的的人。

人是一种现实的存在物，具有现实性。马克思、恩格斯在其著作《德意志意识形态》中多次指出，他们的哲学“出发点是从事实际活动的人”，主张“从现实的、有生命的个人本身出发”，去研究“处在一定条件下进行的、现实的、可以通过经验观察到

的发展过程中的人”。所以马克思在批判费尔巴哈时告诉我们这样的一个结论，即“费尔巴哈撇开历史的进程，孤立地观察宗教感情，并假定出一种抽象的、孤立的人类个体”，因为“费尔巴哈没有看到，‘宗教感情’本身是社会的产物”，而实质上，“人的本质并不是单个人固有的抽象物。在其现实性上，它是一切社会关系的总和”。

因此，把马克思主义哲学从“现实的人”出发有意或无意地等同于从“人”出发是不正确的。因为从某种意义上讲，任何一门学问，尤其是全部的人文学科都是以人作为出发点的。就人类哲学史来看，把人作为出发点这是绝大多数哲学家和哲学流派的特征，人总以各种形态存在于他们的思想中。在现代西方哲学中，把人作为自己研究的出发点这一现象就更加突出了。然而，正如马克思在《1857—1858 经济学手稿》中指出的那样：“被斯密和李嘉图当作出发点的个人（孤立的猎人和渔夫），属于 18 世纪的缺乏想象力的虚构，完全是一种假象，一种错觉”，因而在这些哲学家那儿“从来没有看到真实存在着的、活动的人，而是停留在抽象的‘人’上”，因此，“这个人始终是宗教哲学中所说的那种抽象的人”。马克思主义哲学的出发点是人，但不再是“那种抽象的人”，而是“现实的人”。“现实的人”在马克思主义哲学中不是一个简单的提法，而是有着丰富的内容的。马克思、恩格斯在《德意志意识形态》中有过如下的表述：“我们开始要谈的前提并不是任意想出的，它们不是教条，而是一些只有在想象中才能加以抛开的现实的前提。这是一些现实的个人”，但“这里所说的个人不是他们自己或别人想象中的那个人，而是现实中的个人，也就是说，这些个人是从事活动的、进行物质生产的，因而是在一定的物质的、不受他们任意支配的界限、前提和条件下能动地表现自己的”，因此，“不是处在某种幻想的与世隔绝、离群索居状态的人，而是处在一定条件下的现实的人，可以通过经验观察到的发展过程中的人”，所以“他们是什么样的，这同他们的生产是一致的——既和他们生产什么一致，又和他们怎样生产一致。因而，个人是什么样的人，这取决于他们进行生产的物质条件”。

对人性所持观点的不同，使得高校教师对大学生的认识不全面甚至有着偏差。性善论者认为应更加注重大学生这一主体的自觉性和内在力量的挖掘；性恶论者则主张对学生的行为进行外在的约束、规范和矫正。有的教师偏向于性本恶论，从而也惯于从性恶论的角度来施行教育。这类老师一般认为学生是被管教的对象，只有严厉的教学才可使学生回到正轨，因此往往以强制、管制、灌输、矫正等方式来教育学生。这种方式无论从心理学还是伦理学的角度来看都是有缺陷的，是与尊重学生的主体性相悖的。因此，必须转变和矫正这种教育理念和教育方式的偏离，以积极、乐观的、动态发展的教育观念来评价学生这一主体。应肯定高等医学院校的医学生这一主体是积极进取的，要对其充满信心。对于其巨大的潜能，应尽力帮助其挖掘。最后，教师尤其应认识到大学生是发展过程中的人，有极大的可塑性和弹性，从辩证法的角度看学生所犯错误。作为发展过程中的人，医学生这一主体应被允许犯错误，而教师则应及时指出并纠正其错误，帮助其预防犯错误，从而促进医学生这一主体的不断成长和完善。

三、医学生的特性

（一）医学生的社会属性

当我们在提出和回答这一问题时，不由便想到了马克思在《关于费尔巴哈的提纲》一文中的那句名言：“人的本质并不是单个人所固有的抽象物，在其现实性上，它是一切社会关系的总和。”

自文艺复兴以来，关于人的本性、人性和人的本质等问题，一直是西方近代人道主义发展史上一个永恒的主题。起初，大多数思想家都是从把人放在与神相对立的意义理解并回答这些问题，并提出“自然人”的结论。而18世纪的法国启蒙运动时期，又把人理解为“理性人”，并提出人是理性的存在物，理性是万物之尺度。然而，费尔巴哈又认为，过于强调人的理性特征，就必然会忽视人的实存的幸福和自由，因而在他的哲学中极力主张从抽象的理性回到实在的自然，从幻想的理性王国回到实在的感性人间。因为在他看来，只有通过这种“回归”，才能使抽象的人变成现实的人，把人的自然性还给人自身。同时，也才能把人看作一个由肉体、血液、人格、情感、欲望和意志等构成的不可分割的整体，或看作一个活生生的自然实体。他多次指出他的哲学是“与迄今为止的哲学具有本质上的区别，它是与人之真正的，现实的，整个本质相适应的”，它声明“只有有血有肉的、人化了的哲学才是真正的哲学”，它是建立在“感觉的真理上”的，因为只有“感性才是理念的真理”。显然，费尔巴哈在试图走出黑格尔的抽象王国，并走向活生生的现实世界，尽管他承认人是感性的对象，但由于他不是从历史行动中的人去研究自然和人，所以他所说的自然和人都是与人的活动无关的抽象的存在物。正如马克思和恩格斯所指出的那样：“费尔巴哈从来没有看到真实存在着的活动的人，而是停留在抽象的‘人’上，并且仅仅限于在感情范围内承认‘现实的、单独的、肉体的人’，也就是说，除了爱与友情，而且是理想化的爱与友情以外，他不知道‘人与人之间’还有什么其他的人的关系。”

应该说，费尔巴哈在一定阶段上同以黑格尔为代表的唯心主义体系决裂了。但他“到这里就突然停止不前了，他不能克服通常的哲学偏见”。这种偏见导致了这样一种结果，即“当费尔巴哈是一个唯物主义者的时候，历史在他的视野之外；当他去探讨历史的时候，他绝不是一个唯物主义者。在他那里，唯物主义和历史是彼此完全脱离的”。之所以会如此，理由很简单，因为“费尔巴哈不能找到从他自己所极端憎恶的抽象王国通向活生生的现实的道路”。尽管他抓住了自然界和人，并把它们视为自己哲学的出发点，但是在他那里，“自然界和人都是空话。无论关于现实的自然界或关于现实的人，他都不能对我们说出任何确定的东西”。因此，要真正地跳出黑格尔的圈域必须要从费尔巴哈的抽象的人转到现实的人、活生生的人，必须把这些人当作在历史中行动的人去研究。

虽然费尔巴哈没有走这一步，但终究是有人要走的。“对抽象的人的崇拜，即费尔巴哈的新宗教的核心，必须由关于现实的人及其历史发展的科学来代替。这个超出费尔巴哈还进一步发展费尔巴哈观点的工作，是由马克思……开始的。”

然而这一步的开始就注定它是一个过程。在《德法年鉴》时期，马克思和费尔巴哈一样把人的本质看成人本身，像费尔巴哈一样从人出发去说明问题。在《1844年经济学哲学手稿》中，马克思像费尔巴哈一样承认自然的客观性，强调人是自然界的产物和一部分，在《神圣家族》中，马克思和恩格斯还充分肯定并高度评价费尔巴哈的人本主义。然而，马克思在接受费尔巴哈的某些影响时就开始了超越费尔巴哈的工作。在《黑格尔法哲学批判》中，马克思与费尔巴哈不同，重点探讨的不是宗教问题，而是国家问题；费尔巴哈把宗教归结为人，把人归结为自然，而马克思把国家归结为人。在《德法年鉴》时期，马克思强调人不是信仰宗教才异化，而是在现实中异化了才信仰宗教，因而提出要把对神的批判变成对政治的批判；在《1844年经济学哲学手稿》中，马克思强调人的本质是自由自觉的活动；在《神圣家族》中，马克思和恩格斯强调人是由经济状况和工业化所决定的，历史的发源地是尘世的粗糙的物质生产。正是有了这些认识的发展，才有了后来在《关于费尔巴哈提纲》中的那句“人的本质……在其现实性上，它是一切社会关系的总和”的经典规定。

因此，医学生应该首先是完整的社会人。教育应当把学生看成完整的人，而不能把学生仅当作教育要素来对待，他们并非是单纯的学习者。其次，学生还是在不断完善和有着丰富个性的完整的人。个性是指一个人的意识倾向性和各种稳定而独立的心理特征的总和，也就是人的心理面貌。换言之，学生的学习不只是单纯地接受知识和训练技能，而应伴有创造、追求、选择、交流以及意志等感情的综合培养。因此，就高等医学教育而言，它要在重视培养医学生的专业知识和技能的同时，培养其道德情感和行为习惯，以及其全面的身心素质，最终达到“成才”“成人”的教育目的。如此，才能让医学生成为具有推动社会发展的能人。总之，高等医学教育便着力于把学生培养成德、智、体、美等全面发展的社会人。

（二）医学生的个人属性

人不但是现实存在物，还是有意识、有目的的超越存在物；人不仅具有现实性，而且还具有超越性与虚拟性；人不但有维持生存与发展的物质需求，还有自我实现与自我超越的精神需要。医学生是一个有着特殊性的群体，是独具个性的人。矛盾的观点告诉我们：具体事物在其运动过程中的矛盾及其每一个矛盾的各个方面都有其特点。对于高等医学教育来说，每个医学生都是独立的个体。人的独特性是其生而为人的重要标志。因此，不能以一特定的标准来衡量不同的学生，而应尊重每一个学生的个性，因材施教，发展每一个学生的特殊才能，促进其自我价值的实现。教师在培养学生的过程中要面向全体学生，同时要着眼于学生个体，促成学生的全面发展和个性的健全。

（三）医学生的创造性

马克思指出：“动物只是按照它所属的那个种的尺度和需要来建造，而人懂得按照任何一个种的尺度来进行生产，并且懂得处处都把内在的尺度运用于对象。因此，人也按照美的规律来构造。”动物没有超越能力，其生存活动依据本能展开，其延续生命的活动是“复制”式的，动物的历史完全是一部自然史。而人作为一种感性具体的实然存在是生活于现实之中的，它从外部世界中获取生存资源与能量，具有现实性。同时，人又是一种超越性的存在，总是不满足于自然给定的种种限制，不断地打破现成的生活方式，以观念或实践的方式去追求对现实的超越和生命的完善。可以说，一部人类发展史就是人类不断超越现实和超越自我的历史。马克思说：“人不是在某一种规定性上再生产自己，而是生产出他的全面性；不是力求停留在某种已经变成的东西上，而是处在变易的绝对运动之中。”人类生理上的未特定化和未完成性注定其从诞生之日起就开始了超越的征程。原始初民的图腾崇拜、巫术、宗教活动，随着实践方式的改变和实践水平的提高，人的生存方式也随之不断改变和建构。在前数字化时代，人类的实践主要是基于现实社会的物质生产实践和精神生产实践；随着实践手段的不断进步和实践范围的不断拓展，以及数字化符号系统这一实践中介的产生，人类实践在新的领域和空间展开，其“生活的地平线（视阈）的确大大伸展了，也变得日益清晰”。虚拟实践逐渐崛起而成为一种新的实践方式，人类由此也开启了虚拟生存的新篇章。正是不断发展的生产实践和其他实践活动，才使人不断生成和自我超越，从而使自己不断获得新的规定性和新的现实性。

根据美国著名心理学家马斯洛《人的潜能与价值》一书所阐述的观点，“人是具有巨大潜能的，根据其不同的需求可以让自身的潜能得到不同程度的发挥”。20 世纪最伟大的科学家爱因斯坦说：“人类最伟大的发现之一，就是对大脑无限潜能的认识。”毫无疑问，医学生是具有巨大创造潜能的主体。因此，对于医学教育者来说，就应着力于对医学生的智慧和潜在的创造力进行开发。当然，要开发出学生相当部分潜力是具有很大挑战性的，所以此项任务需同社会生产活动相结合，只有这样，才能让医学生的创造力和潜能在实践中得以启发。学习期间的大学生所处环境和交往的人群相对单纯和单一，仍未与社会有紧密的接触，所以没有进入直接为社会创造价值的阶段。此时的大学生拥有巨大的潜能，通过高等教育，丰富自身科学文化知识，提升综合素质，可以更早地走进社会，为国家和社会贡献智慧和力量，造福人类。

（四）医学生的特殊性

人与动物的重要区别在于人不仅是自然存在物，还是社会存在物和精神存在物。在实践过程中，人类不仅产生了语言，而且还具有了思维和意识。随着劳动实践这一对象性活动的深入，人类开始将自我与对象区别开来，不仅能将外在自然作为对象，而且能将自我以及自我的生活当作对象。这正如马克思所说：“动物和自己的生命活动是直接统一的。动物不把自己同自己的生命活动区别开来，它就是自己的生命活动；人则使自己的生命活动本身变成自己意志的和自己意识的对象，他具有有意识的生命活动。这不是人与人直接融为一体的那种规定性，有意识的生命活动把人同动物的生命活动直接区别开来。正是由于这一点，人才是类存在物。或者说，正因为人是类存在物，他才是有意识的存在物，就是说，他自己的生活对他来说是对象。”作为有意识的“自为的存在”，人总是不满足于自然给定的现实，不断进行超越和自我超越的探索，并试图通过实践将理想变为现实。正是在这种超越活动中，人类不断将理想变为现实，人类社会和人自身才得以不断进步与发展。

医学生是正在成长的一代，与成人间存在着一定的差异，具有其特殊性。大学生在学习和生活期间，有着敏锐的观察力、思考能力，并且有更多的体验和选择，与成人有着很大的差别。大学生积极活泼、思想开放、追求新潮、注重表现，对外界的感知力强而快捷，比成人更具备时代的朝气。作为合格的教育工作者，应当根据学生的这一特性，制定出有效的教育策略，与其沟通，得到他们的配合，从而达到教育影响学生这一特殊主体的目的。

四、网络时代大学生的新特点

网络的快捷性、隐逸性、平等性、交互性等特点使网络使用的主力军——大学生的思想、行为等呈现出新特点。

（一）思想趋于多元化，价值观念多样

由于网络技术的出现、发展与应用，传统媒体之间、传播者与接受者之间、国家之间、社团群体之间的边界被彻底消除，不同阶级、不同民族的思想文化，不同地域文化共生共存的现象显现出来，尤其是东西方思想、文化的交融与碰撞，形成了多元思想与多种价值观的并存，这就是网络时代的一个重要而突出的特点。当代大学生正处于世界观、人生观和价值观形成的关键时期，他们的思想、行为常常受到外来因素的影响和诱导，对一些理论、观点和事件、信息常常缺乏理性的思考和判断，但是又有着很强的好奇心和猎奇信息、关注与参与的新鲜感。在这个过程中，大学生很容易对来自外界或网络的各种信息被动地照单全收，其中包括一些不良的信息，其思想行为也会有较大的波动。在分析问题和解决问题时，因自己缺乏系统的理论知识和正确的思维方式，极易在多元思想和多种价值观念的碰撞和混杂中，迷失方向和自我，其思想趋于多元化，价值观念呈现多样性。

（二）网络互动交流增多，群体聚集交流减少

由于网络超越了时空、地域、国家和种族的界限，打破了群体聚集、面对面交流的传统方式，所以网络时代的大学生更喜欢以 QQ、E-mail、BBS、博客、微信等方式与人进行交流沟通，与老师、同学、朋友、家人等面对面的交流沟通减少，甚至不愿面对面的交流。部分学生沉迷于网络的虚拟空间里，出现了数字化人和非人性化倾向，还有部分大学生逃避现实，丧失了真实的自我。长此以往，学生在现实中就容易产生紧张、孤僻、抑郁等心理问题，使得师生之间、班级之间、寝室之间、同学之间的关系变得冷漠淡薄。有的学生甚至出现了人格障碍和人际交往障碍或网络综合征等心理疾病。

（三）生活方式改变，个性意识增强

网络的应用改变了社会大众传统的生活方式，催生了拇指文化、轻便阅读等新型生活方式。网上购物、交费、储蓄等已经成为更经济、快捷、方便的社会经济流通新方式，深受大学生欢迎。同时，大学生在网络媒体技术环境下，有更多的载体和平台、方式来展现自我、张扬个性。个人空间、网络博客、手机铃声、微博签名等新媒体技术下的“产品”，都为青年大学生展示个性风格、表达个人情感提供了载体。大学生在使用

新媒体技术的过程中，追求平等、注重自我的意识日益彰显。在相互尊重、平等的前提下进行沟通交流、信息往来，成为大学生对新媒体技术认可的重要基础。

第二节　大学生的生理心理素质、认知水平及情感发展特征

一、大学生的生理心理素质发展特征

（一）大学生的生理素质发展特征

生理发展（physiological development），也叫生物因素的发展，是人类个体生理的成长发育过程。我国全日制普通高等院校大学生的平均年龄在17岁至25岁，这个时期是青年期身心发展的中期和晚期。此时期的青年体格的发育和生理功能的发展逐渐趋向或已达到成人水平；消化系统及呼吸系统、神经系统发育已趋成熟，分析及综合能力大大提高，思维逻辑能力日趋完善，能够独立进行较复杂的思维活动。除此之外，大学生生殖器官的发育和其生殖能力也基本达到成熟水平。

大学生的这些成长发育特征告诉我们，高等教育教学应从大学生生理发展的角度出发，注重大学生此时期的营养和卫生。其中，对于大一、大二的学生更应加以引导，使其能够健康地学习和成长。因此，要关心大学生的营养膳食和体育锻炼，加强对其生理卫生保健的指导，疏导其在生理发育过程中产生的不良情绪，引导其树立正确的恋爱观、积极向上的学习态度，同时要鼓励他们在学习专业知识之余，参与有益的社会实践活动。

大学生在校学习和生活期间，正是其身体发育不断趋于成熟的阶段，生理的发育一定程度上影响着学生的心理发展。由于大学生此时期生理功能发育成熟，其性意识得以觉醒，对异性开始关注起来，并渐生好感，产生爱情。这是针对普遍的现象而得出的结论。大学生存在个体差异，每个学生此时期的成长发育所出现的现象各有其特点，但总体而言，这些生理发育特点引起的心理反应是积极的。然而，若大学生的心理发展落后于生理发展、认识能力落于活动能力，自制力稍欠，就会导致一系列的矛盾和心理问题。因此，应利用大学生生理和心理发展的积极因素，引导其在成长过程中克服不健康的因素，促使他们健康成长。

（二）大学生的心理素质发展特征

心理活动是对现实生活的反映，当客观事物作用于人脑并引起人脑的反映时，就产生了一系列的心理活动。“心理发展（psychological development）是个体的心理过程和个体的个性心理特征的世界观。心理过程主要分为认知、情感和意志过程；个性心理特征所指的是人在各种心理过程中常出现的稳定的心理特点，包括能力、气质、性格等。”人的心理过程和个性心理特征是一个统一的有机整体，心理特征是由心理过程促成并表现出来的。反过来，个性心理特征又制约着心理活动的进行和发展。对大学生的心理发展特征进行分析和研究，要分析大学生反映客观世界过程中所产生的心理状态和特点。

时代在发展，情况在变化，人们处在崭新的社会环境之中，自身形成了许多新的思想特点，对社会也产生了许多新的要求。特别是互联网信息传播方式的出现，打破了信息垄断的局面，制造了自由的虚拟空间，舒张了个人意志。美国著名的未来学家托夫勒曾说："谁掌握了信息，控制了网络，谁就拥有了整个世界。"这句话虽然夸大了网络的作用，但是也从一个侧面反映了网络对人们生活的巨大影响。网络具有信息量大、覆盖面广、自主性强、开放度高等特点，这使其深受人们的欢迎，尤其是在青年学生中备受青睐。互联网在信息发布和交流方面的优势是无可辩驳的，网络对大学生的心理素质发展的影响是无可比拟的。

从积极的方面来讲，①传统的教育偏重于说教，教育主体间缺乏有效沟通与良性互动，导致大学生教育低效，而互联网的平等虚拟交互性则可弥补这一缺陷。一方面，网络作为一种现代化的信息平台，网民以平等的身份进行互动交流，自由地畅谈自己的思想理念，淡化教育与被教育的意识，形成良性互动；另一方面，网络的虚拟性能够消除大学生身份暴露的思想顾虑，易于敞开心扉，说实话、道实情，倾诉心声，自由发表意见、观点、见解，避免传统面对面交流的尴尬，有利于实现通畅的心灵交流，使教育者进入大学生的内心世界，提高教育的针对性。②网络使得教育的形象性加强。心理学研究表明，人们接收的外来信息83%是通过视觉感官实现的。电脑网络语言具有声色俱全、图文并茂等特点，这种方式的信息表述可为人们提供真实的表现效果，感染力极强。特别是"多媒体"技术使信息接收者的多种感官同时感知信息，产生优于单一感官感知的效果。这些虚拟现实技术的应用为网络人提供了色彩艳丽的图片、悦耳的音响、活泼的三维动画以及其他多媒体仿真画面，使信息接收者身临其境，在形象、生动、直观的教育中，得到思想升华。③网络使得思想政治教育的互动性加强。网络的交互性沟通，将吸引人们由传统的被动式接受"灌输"变为主动参与思想交流，在思想碰撞中自然而然地接受引导。在这个不论地位、身份、年龄，人人平等的网络中，交流的形式是见字不见人，这就有可能使即使最内向的受教育者也能敞开心扉发表见解，人际心理距离缩到最短，各种观点和情感交流更具有真实性、直接性。④网络的发展更新了大学生的思想和观念。科学技术在社会发展中的巨大作用不仅表现在发展社会生产力，而且还会用它所蕴含的思想作为精神动力推动社会的进步。网络作为当前最具有革命性的科学技术之一，树立起创新、实效、信息、竞争的观念。大学生易于接受新生事物，高校的环境使他们成为网络的主力军。这不仅会培养大学生的科技素质和信息意识，有利于大学生接受积极向上的文化观念，增强推进社会信息化进程的紧迫感和责任感，更有利于大学生吸收世界各地先进的科学技术和经营管理方法。网络的开放性、时代性为大学生的思想观念和行为方式提供了各种用以进行比较、对照、选择的生活方式、价值取向和科学观念，必然推动大学生思想大解放。这不仅有利于大学生个性的健康发展和自我意识的完善，也更符合时代价值导向的世界观、人生观和价值观。⑤网络的高效、丰富性提高了大学生教育的时效性。传统教育常采取面对面地沟通交流，这有利于解决个体的思想、行为问题，但会影响教育的覆盖面和相对效度。网络的传播速度快、信息量大、覆盖面广等特点，使得对大学生的教育可以摆脱传统因素的束缚，突破时空局限，广泛、迅速而准确地传播知识，提高教育的效度。同时，网络本身易于实现信息资源共享，形成教育合力，使教育者能更广泛、迅速、准确地了解大学生的思想情绪、思想动态，掌握他们的思想脉搏，有针对性地进行行为引导。

从消极的角度来看：①网络的虚拟化特征使网络伦理失范。社会成员驰骋于网络世界时，虚拟符号代替隐于屏幕之后的真实面孔，人类的自律、道德、法律意识易弱化，可能会忘却自身的社会道德责任，抛弃日常的伦理规范，纵意妄为。一方面，在网络中，主体的行为往往是在“虚拟存在”的情形下进行的，即人与人之间的交往不是面对面的、实实在在的交往，而是间接的“人机交往”，人人都可以在网络中成为“隐形人”。这种情况长期下去，必然会影响和改变人们的生活方式，产生新的人际障碍，使行为主体冷漠，人际关系淡漠，人际距离疏远，使人产生孤独、苦闷、焦虑、压抑，甚至情绪低落、消沉、精神不振等。另一方面，在网络上，每个人可以匿名存在，彼此不知道对方的真实身份。匿名发布消息削弱了发布者的责任感和受到社会惩戒的担心，甚至诱发一些人的破坏欲望。青年人，特别是一些缺乏自控力的大学生，或出于无聊，或为了证明自己的存在，或为了发泄自己心中的愤意，往往做出一些出格的网络行为，如发布虚假信息欺骗他人。更有甚者，利用网络造谣中伤，败坏他人名誉。非法进入他人的网络系统，破坏他人的数据和资料的事，更是时有发生。正处在青春期的大学生很容易受到外界的影响，面对网络的不良现象和行为，喜欢模仿跟随。据相关调查资料显示，大学生“网络恶行”主要包括随意欺骗他人，散布虚假信息和言论，窃取他人的登录号和密码，在聊天室里进行恶意的网上交往，浏览和发布色情、暴力信息等。甚至有的大学生全然不顾社会的道德规范和约束，任意攻击他人网站，窃取信息，威胁网络安全，严重扰乱网络社会的和谐秩序，引起各类网络伦理失范现象。②网络的虚拟化特征使网络理性缺失。网络在给人与人之间的交往找到一条间接化的途径、扩大许多人的精神交往世界的同时，又可能限制一些人与人的物质接触空间，使得一些大学生网络使用者出现非理性的状态和行为。一方面，一些大学生排斥现实生活，依赖网络世界；另一方面，他们在网络中发表意见、接受意见，完全跟着感觉走，部分大学生面对网络与陌生伙伴可以侃侃而谈，真正见到其人时却不知如何相处，甚至网络聊天或浏览信息后出现情绪低落、思维迟钝、自我评价降低等表现，个别学生甚至产生轻生的想法。③网上不良信息泛滥，恶意的政治信息在网上肆意横行容易造成严重的后果。网络信息为人们学习与研究提供了丰富的资料，开拓了人们的眼界，大大丰富了人们的生活。但是，网络上的黄色、淫秽、凶杀信息也毒害着大学生的成长。一些自制力较弱的大学生往往会出于好奇或冲动的心理，刻意去寻找一些色情或暴力信息。如果没有健康的思想情操和抵制色情或暴力诱惑的坚强毅力，一旦陷入其中，后果不堪设想。网络传媒的特点和功能，使其成为一种渠道畅通、极具吸引力且管理难度较大的高科技传播形式，同时也成为一个极其重要的思想舆论斗争的新领域，恶意的政治信息可在网上肆意横行。一些西方国家已经把网络作为其进行意识形态渗透的强有力工具，一方面他们凭借雄厚的资本和先进的技术，封锁中国的真实情况和主流思想，大肆渲染西方的民主与自由；另一方面又随心所欲地制造针对中国的谎言，蒙蔽国际社会，加强对我国意识形态领域的渗透。④恋网成瘾不利于受教育者的学习和心理健康。一般说来，恋网成瘾主要涉及网上交际成瘾、色情成瘾、游戏成瘾和信息收集成瘾。恋网成瘾的人，上网时精神亢奋，下网后情绪低落，消极对待学习和生活，甚至为了上网而放弃学习和工作。有一个大学生网迷就曾这样描述："我回校的时间越来越晚，甚至不去上课，其实我去上网了。在网络中我根本不知道时间，我成了一个地地道道的瘾君子。"有研究者估计，5%～10%的互联网使用者存在网络成瘾症，其中大多数在20～30岁。大学生也是恋网成瘾的敏感人群。中国科大校园网Love版上一篇题为《虚无的恋情》的文章这样写道："那时我整天泡在茶室里，好像吃了鸦片一样，极上瘾，午饭都省了，有时候我都觉得自己神经衰弱了。"《申江服务导报》则报道："有一位大学生，准备了大量的方便食品，甚至成人尿裤，为了能挤出更多的时间上网……"这些消息，让人不可思议，但却是活生生的事实。网络造成的心理疾病确实正在威胁着许多网络人。

二、大学生认知水平的发展特征

认知发展（cognitive development）是学生在认知事物和说明事物关系的能力方面的渐进式发展。而认知过程是人脑对客观实在的反映，通常称其为认知活动或智力活动。大学生的心理发展特征表现为多方面的智力发展，主要包括感知力、观察力、注意力、记忆力以及思维能力等，其中思维能力的发展处于核心的地位。智力发展的水平是个体心理发展水平的重要指标之一。大学生的认知心理发展水平已处于比较理想的阶段，主要表现在以下几个方面。

（一）大学生的感知力达到较高水平

感觉是人脑对客观事物某属性的直接的反映，知觉则是人脑对客观事物的整体的反映，是在感觉的基础上形成和发展起来的，比感觉更为全面和深刻。根据相关心理学研究，人成长到17～18岁，感知力就已经发展到了较高的水平。此时期认知力的高速发展，使得学生可以进行一系列复杂的高级心理活动，为大学生认知过程中的心理发展打下良好的基础。

（二）大学生的注意力已接近成人的水平

注意的引起是心理活动对某一事物的指向和集中，是心理活动的积极状态。虽然它不是一种独立的心理过程，但一定程度上推动了认知力的发展。从注意的指向和集中的时间持久性来看，幼儿的注意维持时间只能在15分钟左右，六七岁的儿童则能持续20～30分钟，十岁左右的青少年一般能维持45分钟，十七岁以后的青年大学生则可维持约160分钟。由此看来，大学生的注意力持久性是极强的，并且大学生注意力的广度、注意力的分配和转移能力都发展到了比较高的水平。他们在同一时间内能清楚把握的对象的数量已趋于一生中最高的水平。这对于大学生的学习生活无疑有巨大的好处，能使学习取得更好的效果。

（三）大学生观察力的新发展

观察，又称为"思维的知觉"，是一种有目的知觉活动，在整个认知过程中有着重要的作用。大学生观察力的新发展主要表现在：大学生能根据认知目的积极主动地组织观察活动，而不像中学时那样需要在老师的指导下进行；大学生的观察活动一般具有系统性，能从整体上把握事物，透过现象抓住事物的本质，其观察力达到的深刻程度是中学时期所不及的。

（四）大学生的记忆力达到人生的鼎盛时期

记忆是人脑对经历经验的反映，分为机械记忆和逻辑记忆两类。记忆是在将输入的信息在大脑里形成编码、储存和提取的过程中实现的。机械记忆在人的青少年时期已发展到最高水平，逻辑记忆则是在20～25岁达到顶峰。大学生大多能从记忆的目的出发，根据识记的材料的意义和内在的逻辑关系组织记忆活动，采取框架式、摘要式、图式以及列表式等方法使记忆更具主动性，使记忆变得生动和迅速，让所记内容更具条理性和精确性，也使得记忆保存时间更长，更容易回忆和提取。学生在大学期间之所以每天能够接收大量的课内课外信息，加工成为自己的知识财富，正是因为此时期大学生的逻辑记忆处于人生中的鼎盛阶段。高等教育应着力于培养学生的逻辑记忆能力，使之能较快、较稳地发展。

（五）大学生的逻辑思维能力有更新一步的发展

思维是对客观世界的概括性的间接反映，是认知的理性阶段，是更为复杂和高级的认知过程，它能揭示事物间的逻辑关系，处于智力发展中的核心地位。思维有三个发展阶段：直觉行动思维、具体形象思维和抽象逻辑思维。大学生时期的抽象逻辑思维能力正处于由量变到质变的重要阶段，尤其表现在辩证逻辑思维的形成与发展上。

大学生思维能力的发展有以下几个特征。

1. 抽象逻辑思维更加准确

据研究，大学生经过中学阶段到大学阶段的系统学习和广泛的实际生活锻炼，掌握了大量的抽象概念、原理、法则和公式。他们在对新获得的材料进行分析综合和比较抽象时，更加简捷迅速，推理能力和判断力也更加准确。思维的逻辑性是抽象思维最本质的特征，也是表达时最基本的要求。大学生的逻辑思维有了新的发展，但仍要对其进行引导和训练，才能使逻辑思维具有创新的成分，使他们在以往的知识经验上总结出新的知识。

2. 思维的独立性和批判性有进一步的发展

大学生通过抽象思维的发展，主观世界也得到了丰富和发展。这时他们对客观世界已有了较为系统的认识和看法，形成了个人的世界观，因此思维也变得更加独立和具有批判性。这使得在他们在认知过程中不再轻易笼统地接受约定俗成的观点，对于现象更多的是用理性的思维和可行的方式对其进行探讨，以把握其本质和规律。通常在高中的时候，学生易把老师的理论和教学内容全盘接受，进入大学后则能够自己独立思考，提出问题和争论。对于课业也能够独立思考，试着多角度地解答一个问题。对于各种理论则要求授课老师讲得更有说服力，并适当提出质疑。大学生思维转变的表现说明，大学生的学习已达到认知活动的高级阶段，即“分析、综合、评价”相结合的阶段，说明大学生具有的思维趋向于独立性和批判性。即使如此，也应对其加以引导，才能准确有效地发展他们的思维能力。

3. 创造性思维不断增强

大学生创造性思维的增强以其思维的独立性和批判性的高度发展为基础，也与他们已掌握丰富的科学文化知识、有了强烈的社会责任感和革新创造欲相联系。思维的创造性即思维的高度活跃性。思维创造性只有不断增强，才会促进创造性思维的形成和发展。现代高等教育的任务即培养有创新精神和实践能力的高级专门人才，这种类型的人才智力上的特征之一就是具有创造性思维。由于创造性思维和想象、发散性思维有着密切的联系，因此我们要重视培养大学生思维的活跃能力。要培养他们善于探讨并提出新见解的习惯，同时要提醒他们，对事物怀疑、否定并不是创造性的表现，任何创造性思维最后解决问题都是发散性思维和聚合性思维的统一，二者辩证统一是创造性思维的基本模式。

4. 辩证性思维有一定程度的发展

大学生在学习了辩证唯物论的一些基本原理后，渐渐懂得在认识事物过程中要重视时间、地点以及条件的不同，从不同角度对事物进行分析，从而使思维过程有了辩证性。但这仍未达到自觉成熟的阶段，仍有待发展和提高。通常说来，思维的独立性、创造性皆是良好的思维品质，但由于大学生的社会实践经验还不够丰富，基础知识不够广博，在认识问题分析问题时，易带有强烈的主观色彩，且容易变得片面。这正是高等教育工作者应注重加强大学生理论基础教育和拓宽社会实践，给予他们积极引导的原因。

从以上几种大学生在认知过程中表现出来的典型特征来看，大学生的智力发展已达到较高的水平。这为他们学习科学文化知识、提高科研能力、分析复杂的社会现象提供了先决条件，为他们的自学能力、组织管理能力打下了基础。大学生的智力水平制约着他们的学习质量，但是他们的学习活动却促进了他们的智力发展。因此，我们在组织教学活动时，要根据大学生的智力水平采取有效的教学措施，最大限度地发展大学生的智力。

三、大学生情绪和情感的发展特征

（一）大学生情绪和情感的发展总特征

情绪和情感是对客观现实的一种特殊的反映形式。情绪一般而言与生理的需要相联系，与吃、住、睡、性等也相关联。情感则与社会需要相联系，荣誉感、责任感、良心、羞耻感等都属于情感的范畴。人的情感可表现为一种情绪，而情绪也可转化为一种情感。情绪和情感都是重要的心理现象之一，是人们行为当中最常见，也是最复杂的方面。稳定的情感是在情绪的基础上发展起来的。大学生情绪和情感的发展在其形成思想、信念、世界观和人生观的过程中，对完成学习这一过程，具有十分重要的作用。大学生的情感发展特征主要表现在情感内容日渐丰富、情感的强度日益增长、情感的持续时间延长和情感的表现形式逐渐间接化上。

1. 大学生情感内容丰富

由于知识经验日渐丰富，大学生开始作为一个独立的社会成员参与广泛的社会实践活动，他们的内心情感也逐渐变得强烈而丰富多彩。他们的集体主义荣誉感、爱国主义情怀、责任感、道德感、义务感、两性情感以及审美等也迅速发展。需提出的是，青年期的学生不可避免地对爱情产生需要，从而为其情感生活增添新的内容。爱情体验在大学生的情感生活中占据了重要的地位，且对他们的心理影响比较大，同时对他们的学习生活也产生深刻的影响。对此，我们应给予足够的重视和予以正确的引导，切记简单粗暴地禁止和批评。

2. 大学生情感强度大

大学生精力旺盛、比较敏感，情感表现热烈奔放。他们在学习活动中不断更新需要，各种价值观还未完全成型。其对事物的认识和所持态度容易产生变化，从而导致情绪的不稳定。时而壮志凌云，时而又愁肠百感；时而孤高自诩，时而悲观失望，自愧平庸；时而积极，时而消极；时而紧张，时而松弛，情绪活动容易两极化。

3. 大学生的情感在表现形式上持续时间延长并逐渐间接化

大学生自我意识有了很大的发展，很多时候能有意识地控制自己的情绪，不再像少年儿童那样喜形于色，情感世界完全外露。大学生的情感可以隐藏或以间接平稳的方式表达出来，并且其情感体验中加入了更多的理智的因素。情感的消失、转移一般需要一个较长的过程。

（二）大学生意志的发展

意志是人们自觉确定目的并支配行动，以实现所定目标的心理过程。意志通常表现在：①确定行动目的并制订行动计划。②对行动进行支配和调节。意志对行动进行的调节包括发动和制止两方面。前者推动人专心从事某一行动以达到既定的目的，后者则抑制不符合预定目的或不相关的行动。意志不仅可以调节外部行动，而且可以调节人的心理状态。意志与认知和情感密切相关：一方面，认知对意志起协调作用，情感则为意志的动力；另一方面，意志还可推动认知的深化，并可控制情感向健康的一面发展。

大学生意志的发展主要反映在意志品质的成熟上，主要有以下几个特征。

1. 大学生意志的自觉性和独断性

意志的自觉性与人的认知能力、思想的觉悟是密切相关的。一方面，大学生的行动基本有明确的目的，能根据社会意义认识和评价自己的行为，能自觉通过意志努力促使自己的行动符合社会规范；另一方面，大学生的情绪发展不稳定，容易独断，甚至走向极端，表现为拒绝接受别人的批评与建议，这种心理特征在青少年初期表现得尤为明显。

2. 大学生意志的果断性和草率性

大学生热情高，干劲大，敢说敢做，喜欢当机立断，讨厌拖沓，因此他们有意志果断的优秀品质。由于大学生经验不够，知识不够广博，在做出决定和采取行动时，往往欠缺考虑，看问题看得不够深远。因此，也有着对后果缺乏充分预见从而做出草率决定的弱点。

3. 大学生意志品质的坚定性

在意志的发展中，坚定的意志品质是发展较晚的一种。大学生因思想发展不够，对情况的认识不够全面，常常缺乏持久的坚持，时而坚定目标，时而放弃目标，出现三分钟热度的现象。此种现象会随着学生年龄的增长、认识水平的提高和经历的丰富而得到解决。

人的一切有意识的活动都离不开意志，艰苦困难的专业学习生活更是如此，良好的意志品质是大学生必备的素质。

（三）大学生自我意识的发展

意识是指自觉的心理活动，即人对现实的有意识的反映。自我意识是意识发展的高级阶段，此时期个体的心理活动具有自我指向性，能够进行自我认识和自我控制，从而不断完善自己的世界观。这种主体自我认识、态度及控制便成为自我意识。自我意识表现在认识上，主要指认识自己、评价自己；在情感上，则表现为自尊、自信、自豪感、义务感；在意志上，是自我监督、自我控制。

大学生的自我意识的水平受个体智力和情感意志的发展水平影响，并由其决定。同时大学生的自我意识发展水平也是个体智力和情感意志发展的主要标志之一。其特点如下：

1. 注重自我的发展

大学生的独立自主性普遍达到了较高的水平，希望通过发挥自己的才能，得到相应的关注和尊重。对社会的发展充满希望，有强烈的自我实现的愿望。

2. 自我评价能力逐渐提升

大学生的自我评价基本上形成了一定的原则与标准，即根据自己所学习的道德标准、行为规范来约束和评价自己，并在自我认识的过程中更多地对自己的心理世界、精神生活进行分析和评价，自我分析和自我评价的能力有很大的提高。此期其喜欢主动评价周围的人和事，发表议论的自主性较强。

3. 自我监督和自我控制增强

自我控制是自我意识表现出的形式之一，它随个体自我认识的能力及自我情感意志的发展而发展，是个体意识和自我意识的重要表现。大学生一般都能实现自我监督和自我控制，能够自觉遵纪守法，严格执行自己的学习和锻炼计划。他们可以为了自己的专业学习而对自己的兴趣爱好进行一定的约束，为了大部分人的利益可牺牲自我眼前利益。大学生的自我监督和自我控制是其意志品质的表现，意志坚定更能实现自我监督和调节，而良好的个性品质则是实现自我监督和自我控制的重要保证。

（四）大学生个性的发展

个性是基于个体自然素质，受社会环境作用和影响，通过个体的实践活动逐渐形成的意识倾向和稳定的心理特征的总和，每一个社会成员都具有独特的个性。个性主要由两方面构成：①个性有一定的意识倾向，它包括需要、动机、兴趣、理念和世界观。这是个体对客观世界的一种反映形式，是长期认识实践活动的产物。②个性心理特征的独特性，也是心理过程的差异性，即每个人的心理过程都有一定倾向性及较稳定的特点，主要表现在个体的能力、气质和性格上。这里着重阐述一下气质和性格。

1. 大学生的气质

气质是个体表现在心理活动和行为方面的动力特征，是高级的神经活动类型在人的行为和活动中的突出表现，它是个体情绪以及情绪活动发生的强度、速度、持久性、指向性等方面特点的总和。巴甫洛夫的高级神经活动学说认为，决定气质特点的三种最主要的神经系统特性包括：兴奋过程和抑制过程的强度，即神经细胞接受强烈刺激的能力或持久工作的能力和耐受力；兴奋和抑制的平衡性，即兴奋和抑制的相对均势或优势；兴奋和抑制的灵活性，即兴奋和抑制相互转换的速度。这三种特性与整个神经系统一样，执行着一种生物学功能，保持机体与周围环境的平衡。在个体的活动中可看到，有的人活泼好动，有的人安静沉稳，有的人性情急躁，有的人不动声色，这些都是个体气质上差异性的表现。由于这些特征的不同结合，组成了兴奋型、活泼型、安静型和柔弱型 4 种典型的气质类型（如表 5－1 所示）。

表 5－1　大学生气质类型与主要特征

气质类型	主要特征表现
兴奋型	神经过程强而不均衡，不灵活，感受性弱；精力旺盛，心境变化激烈，不易控制自己的情绪，感情易激动，外倾性明显，行为可塑性大
活泼型	神经过程强而均衡，灵活，感受性较弱，耐受性较强；行为反应灵活敏捷，情绪易表露和变换，外倾性明显，行为可塑性大，喜欢与人交往，注意力容易转移，兴趣多样，适应性强
安静型	神经过程强而均衡，不灵活，感受性弱，耐受性强；行为反应较迟缓，稳重、寡言、情绪不易表露，内倾性明显，注意力的转移不快，注意力稳定，行为可塑性小
柔弱型	神经过程弱而不均衡，不灵活，感受性弱，耐受性弱；行为反应迟缓，喜欢独处，察觉细致、体验深刻，情绪易波动且持久，内倾性很明显，行为可塑性小

经测定，我国大学生中复合型气质的人多于单一型气质的人。属复合型气质的大学生占 65.93％，单一型气质的大学生占 34.07％。有学者曾测量 360 名大学生的气质类型，结果有 88.62％的大学生属于复合型气质。

2. 大学生的性格

性格是指人对现实的态度及其行为方式上表现出来的稳定的心理特征。性格是个性的主要组成部分，但是人们常把性格与“个性”的概念混用。性格是在一定社会条件和教育的影响，以及自身实践下逐步形成的。总体看来，我国大学生在谦让、克己、忍耐、谨慎、负责等性格特征方面较为突出。大学生的性格结构很是复杂，有着多种多样的特征，其主要有以下 4 种分类法。

（1）按性格特征中理智、意志、情绪孰占优势，划分为理智、意志、情绪三种类型。理智型：这种类型性格的特点是心理素质极好、遇事冷静、情绪稳定，基本能用理智克服所遇问题和困难；意志型：此种性格特点是其表现者有着明显的处事风格，积极主动，有耐性；情绪型：其特点是情绪比较丰富且不稳定，言行多出于情绪的触发。

（2）按个体心理活动趋于外还是内，分为外向型与内向型。外向型：其特点是活泼好动、善交际，对外界及事物常抱有浓烈的兴趣；内向型：其特点是内敛、文静，喜欢独处，自我想象力丰富，反应迟缓，更注重内心活动。

（3）按个体独立的程度，分为独立型、顺从型以及中间型。独立型：独立性强，喜欢独立思考问题，有较强的自信心，遇事果断、处事冷静，但易走向极端或偏激；顺从型：容易随波逐流、人云亦云，遇事缺乏主见和自信心，如遇危机容易惊慌失措；中间型：此种类型是间于独立型和顺从型之间的，兼具两者的一部分特征。

性格是在长期的社会实践以及生活中逐渐形成和发展起来的，大学生的性格有可能与此相符合，也可能不同。当社会实践和生活明显影响其性格发展时，性格特征的形成与发展相对比较容易；当性格发展受社会实践及生活环境影响较小时，性格特征的形成和发展要经过较久的磨炼。当性格特征形成并稳定之后，就会掩盖先天的气质。气质主要是先天的，无所谓好坏之分；而性格是后天形成和发展的，因此，必须培养大学生优良的性格品质，以促进其能力和智力的提升和发展。

第三节　大学生网络行为调查与分析

马斯洛曾经指出：“我们时代的根本疾患是价值的沦丧；这种危险状况比历史上任何时候都严重；关于这种状况存在着各种各样的描述，诸如颓废、道德沦丧、抑郁、失落、空虚、绝望、缺乏值得信仰和值得为之奉献的东西等。”在网络时代这一特定背景下，如何面对与处理虚拟生存与现实生存的关系，已经成为摆在当代大学生面前的突出问题。大学生对于网络世界的观点一般有以下几种：①认为网络世界是一个充斥虚假、欺骗、没有道德底线的“恶托邦”，并由此拒斥虚拟生存；②认为网络世界使人类重返“伊甸园”，只有在网络虚拟世界中人才能够获得本真性生存，以虚拟生存的优长来批判现实生存的局限，由此否定和疏远现实生存，最典型的代表是网络沉溺或“网瘾”；③基于被动接受，在虚拟与现实生存的不断转换中导致生存模糊，对二者之间的关系以及个体如何在二者之间生存缺乏理性认识。为了了解当前大学生的网络使用情况，分析网络使用行为与网络依赖的关系，我们开展了对大学生网络行为的调查活动。本研究中共有医学生 1105 位，占总数的 29.70%，同时还纳入了其他专业的大学生进行对比研究。

我们在川北医学院、四川大学、西华师范大学、成都信息工程学院、南充职业技术学院 5 所院校发放了名为“四川高校大学生网络行为的调查”的调查问卷，共发放 4000 份，回收有效问卷 3720 份，回收率为 93%。调查主要以问卷方式进行，采用面对面问卷调查、小组访谈和个人访谈的方式。调查问卷内容包括大学生基本情况、网络使用（时间）状况、网络需求（目的）状况、网络交往状况、网络道德状况 5 个部分。除问卷中注明的多选题外，其余均为单选题。问卷发放收集完毕后，对采集到的数据进行汇总，利用 Excel 进行频数分析，列出表格，并绘制成图表。调查问卷及调查结果如图 5－1～图 5－52 所示。

一、大学生基本情况

1. 您的性别（　　）

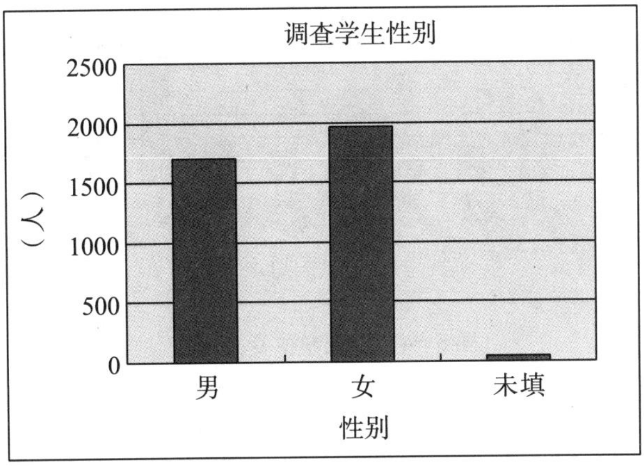

图 5－1　调查学生性别

2. 您是独生子女吗?（　　）

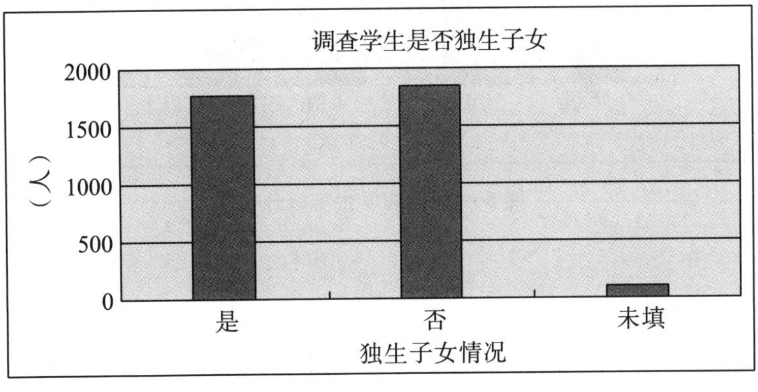

图 5－2　调查学生是否独生子女

3. 您来自（　　）?

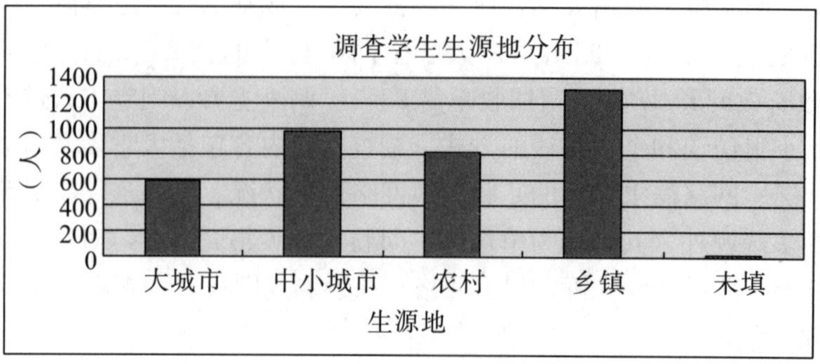

图 5-3　调查学生生源地分布

4. 您所学的专业类别是（　　）

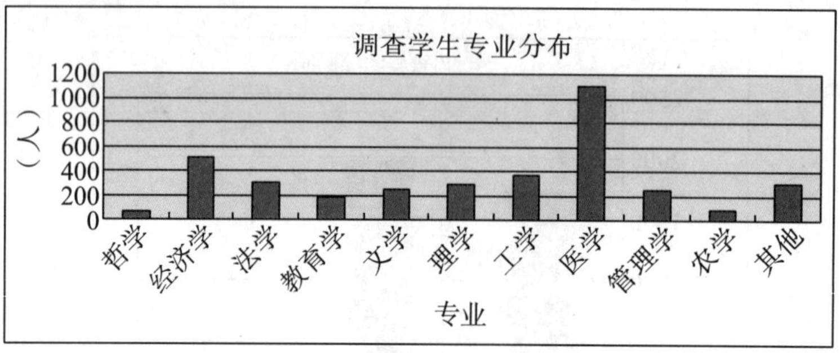

图 5-4　调查学生专业分布

5. 您所在的年级是（　　）

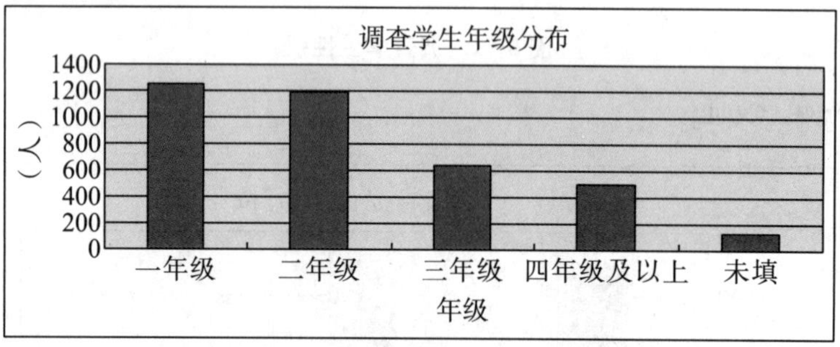

图 5-5　调查学生年级分布

6. 您的政治面貌是（　　）

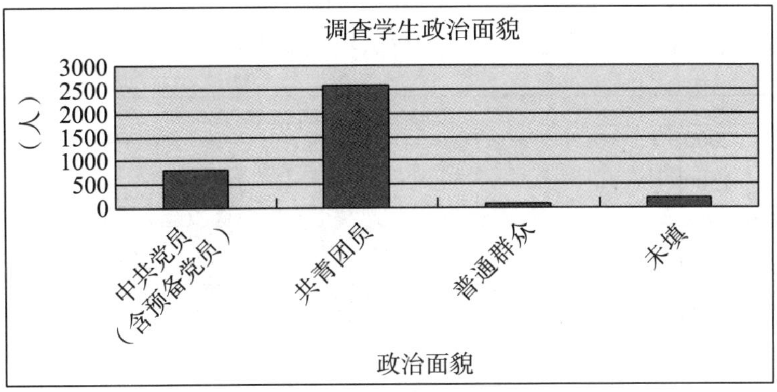

图 5-6　调查学生政治面貌

二、大学生网络使用（时间）状况

1. 您的网龄（　　）

A. 小于 1 年　　B. 1～3 年　　C. 3～5 年　　D. 超过 5 年

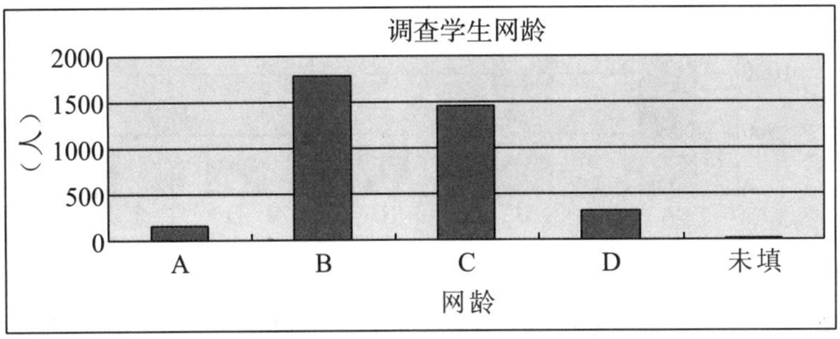

图 5-7　调查学生网龄

2. 您最常在哪里上网？（　　）

A. 寝室个人电脑　　B. 网吧

C. 学校机房　　D. 手机

E. 其他地点

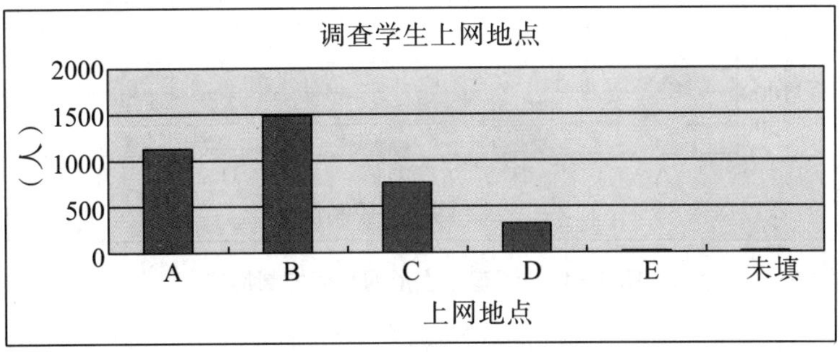

图 5-8　调查学生上网地点

3. 您的上网频率为（　　）

A. 每周上网一次　　B. 每天上网

C. 每周两到三次　　D. 每周四到五次

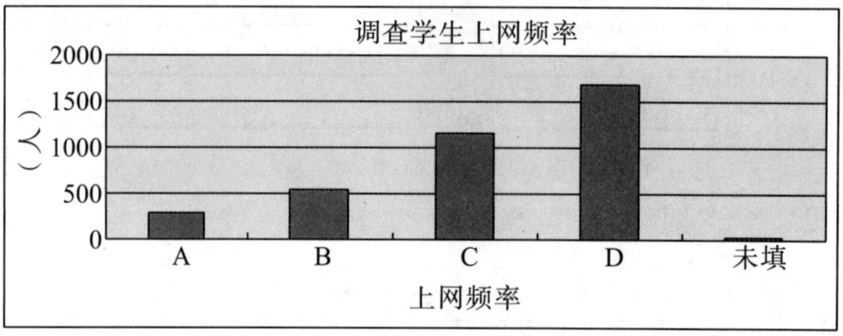

图 5-9　调查学生上网频率

4. 您平均每天的上网时间为（　　）

A. 小于 1 小时　　B. 1 到 3 小时

C. 3 到 5 小时　　D. 大于 5 小时

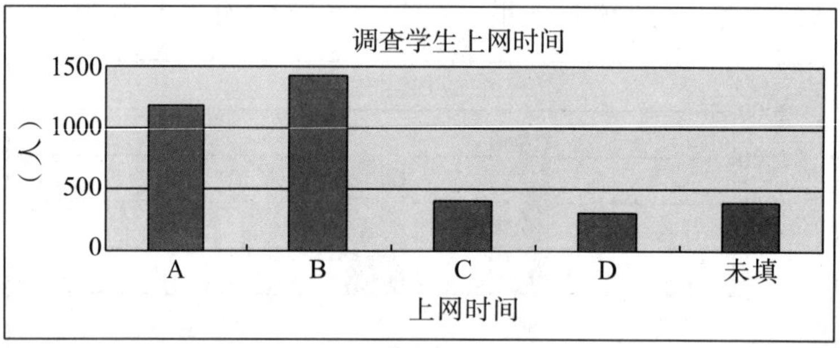

图 5-10　调查学生上网时间情况

5. 在上网时，您对上网时间的控制情况？（　　）

A. 能控制　　B. 大多数时知道适可而止

C. 偶尔可控制　　D. 不能控制

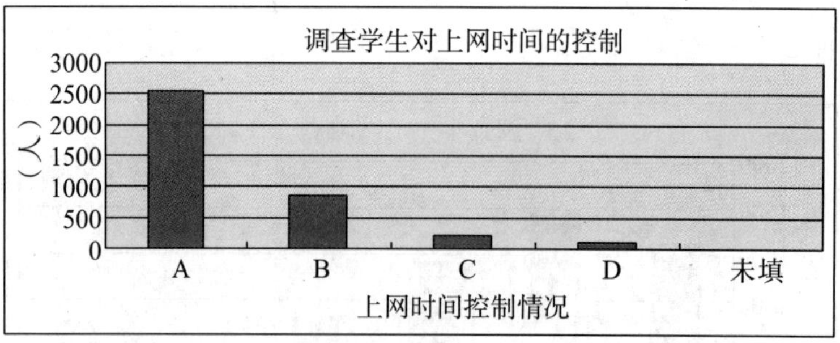

图 5-11　调查学生上网时间控制情况

6. 您是否发现自己上网的时间比原计划的时间要长？（　　）

A. 没有　　B. 偶尔　　C. 时常　　D. 总是

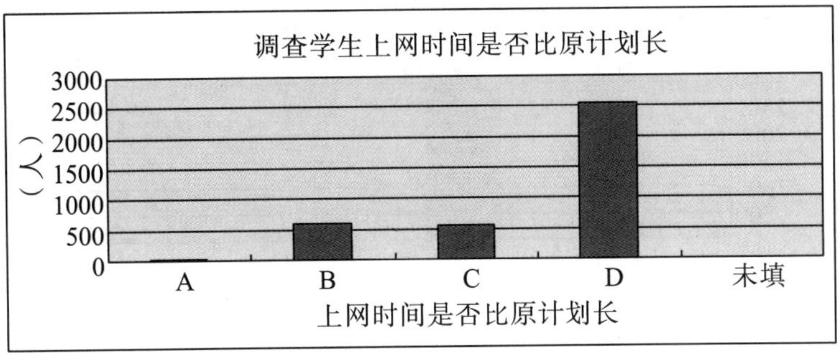

图 5－12　调查学生上网时间是否比原计划长

7. 您是否会因为在网上花费太多时间而忘记了原本的计划？（　　）

A. 没有　　B. 偶尔　　C. 时常　　D. 总是

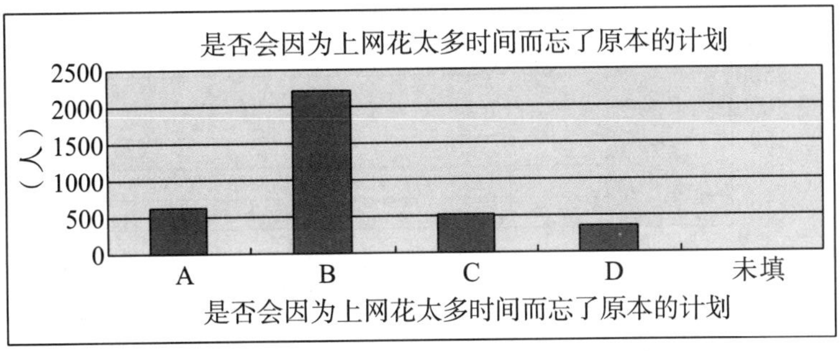

图 5－13　是否会因为上网花太多时间而忘了原本的计划

8. 您会熬夜上网吗？（　　）

A. 不会　　B. 偶尔　　C. 时常　　D. 总是

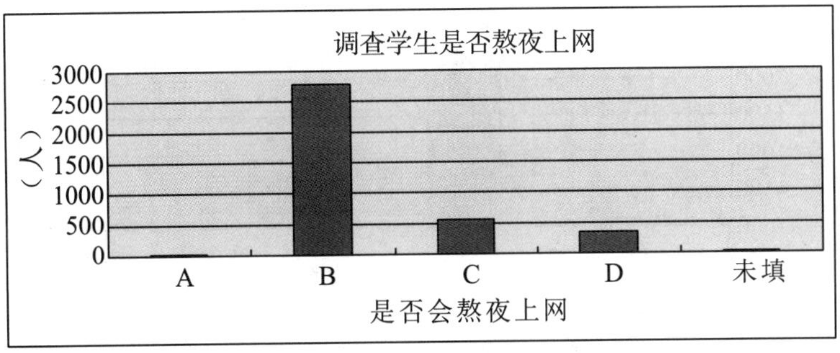

图 5－14　调查学生是否熬夜上网

9. 您有过上课时间上网的经历吗？（　　）

A. 经常有　　B. 偶尔有　　C. 没有

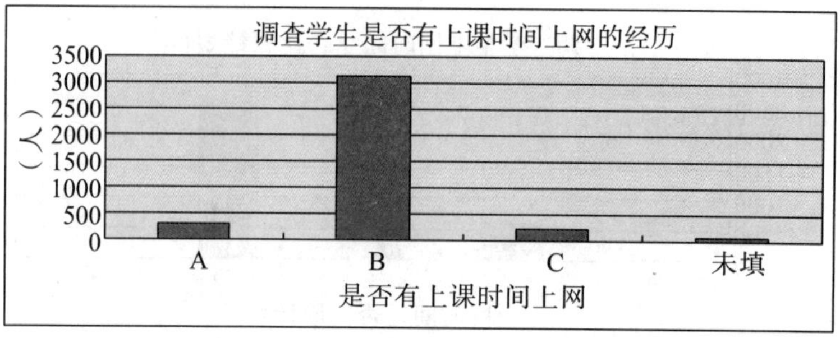

图 5-15　调查学生是否有上课时间上网的经历

10. 您身边的什么人对您的网络生活提过建议？如减少网游时间（多选）（　　）

A. 家人　　B. 朋友　　C. 老师　　D. 同学

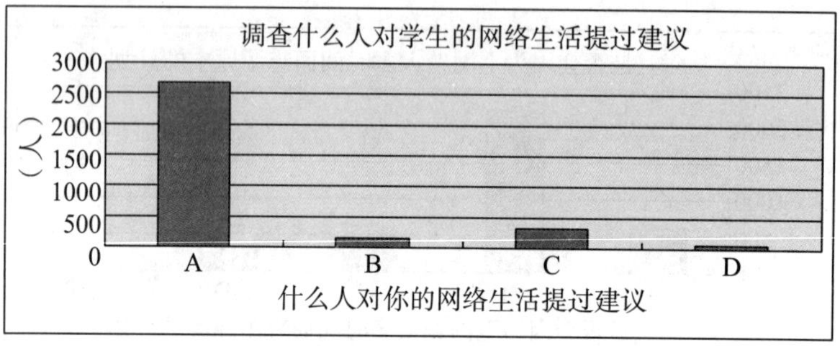

图 5-16　调查什么人对学生的网络生活提过建议

11. 感觉自己是否依赖网络（　　）

A. 从不　　B. 偶尔　　C. 经常

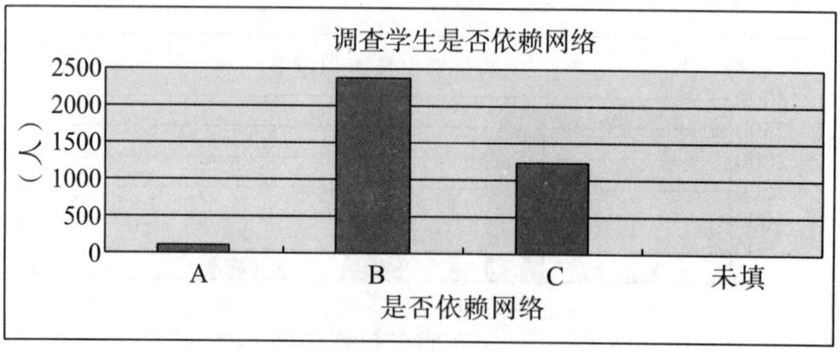

图 5-17　调查学生是否依赖网络

三、大学生网络需求（目的）状况

1. 您觉得互联网最大的优势是什么（ ）

A. 自由　　B. 免费　　C. 平等

D. 效率　　E. 交互

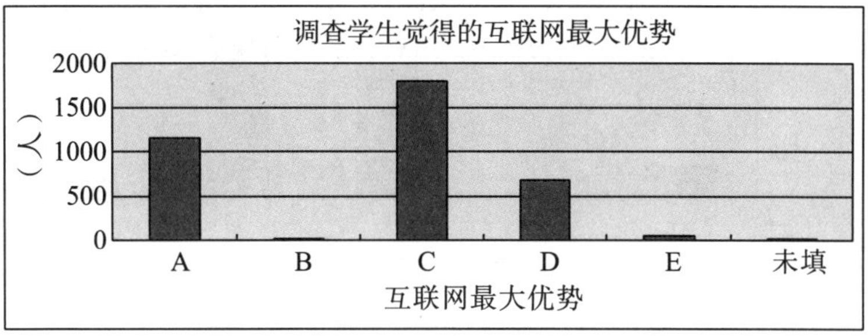

图 5－18　调查学生觉得的互联网最大优势

2. 您获取信息最常用的渠道是（ ）

A. 报纸　　B. 电视　　C. 广播　　D. 网络

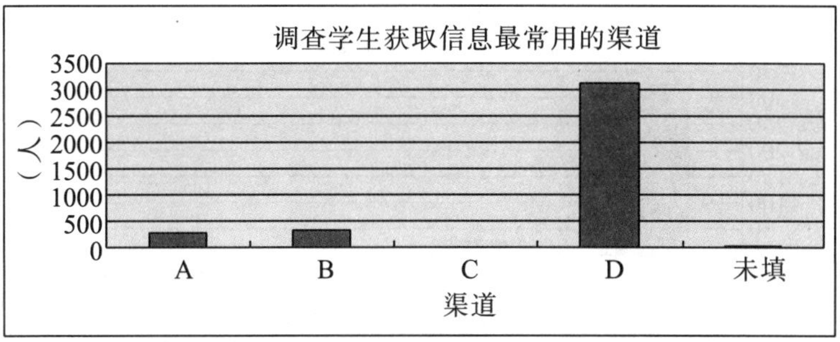

图 5－19　调查学生获取信息最常用的渠道

3. 您通常上网的原因是（ ）

A. 查找资料　　B. 与人交流　　C. 娱乐放松

D. 消磨时间　　E. 其他

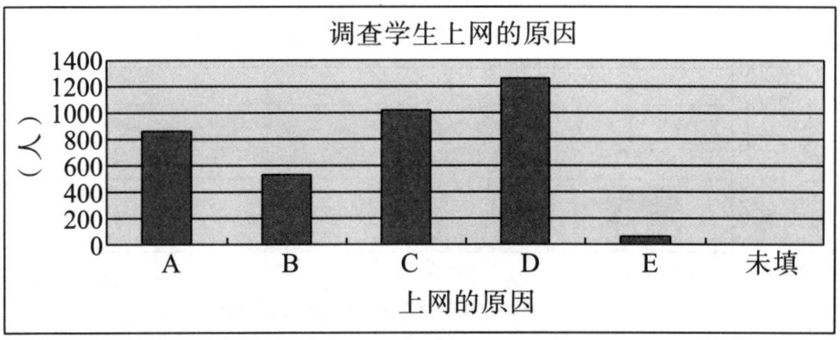

图 5－20　调查学生上网的原因

4. 解决学习、生活中碰到的问题，您会首先想到（选 A 答案的回答下面第 5 题，其他答案回答下面第 6 题）（　　）

A. 利用网络获取解决办法　　B. 向教师请教

C. 向朋友、同学请教　　D. 向家人请教

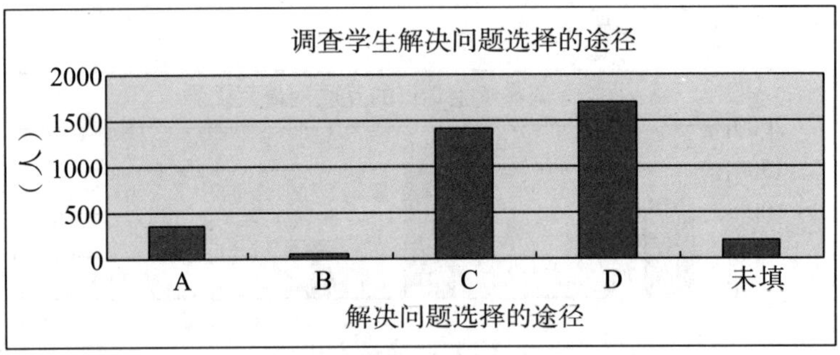

图 5-21　调查学生解决问题选择的途径

5. 您选择用网络解决问题的原因是（　　）

A. 方便快捷　　B. 信息丰富

C. 信息权威　　D. 其他

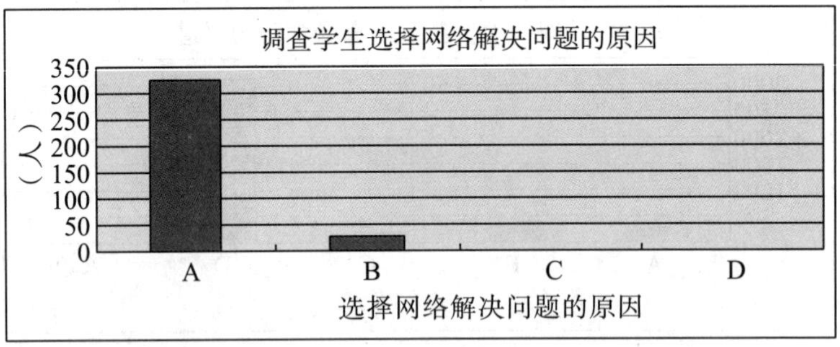

图 5-22　调查学生选择网络解决问题的原因

6. 您不选用网络解决问题的原因是（　　）

A. 虚假信息多　　B. 对个人实际问题缺乏针对性

C. 解决问题的滞后性　　D. 其他

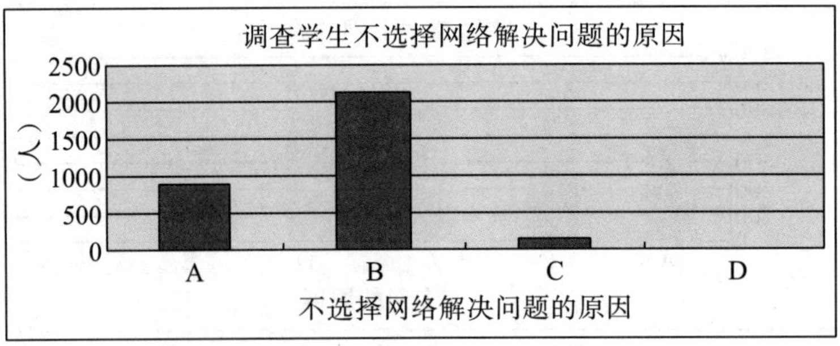

图 5-23　调查学生不选择网络解决问题的原因

7. 以下网络功能中，请选出您最常使用的四个（　　）

A. 与熟人聊天　　B. 浏览新闻
C. 检索信息　　D. 多媒体娱乐、网络游戏
E. 交友　　F. 收发电子邮件
G. 软件服务　　H. 网上教育
I. 发表见解　　J. 个人主页
K. 网上购物

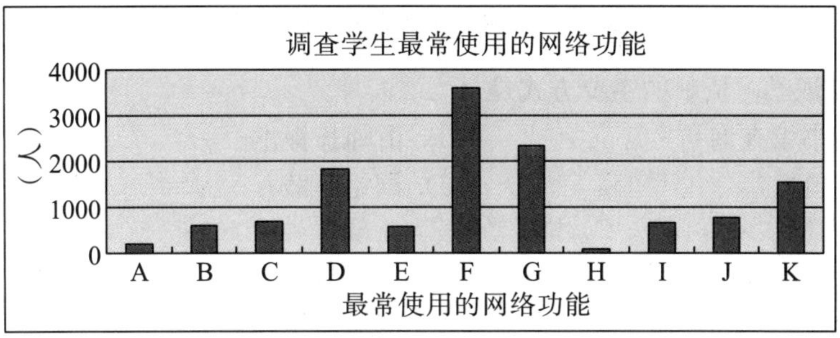

图 5－24　调查学生最常用的网络功能

8. 您上网聊天的目的包括（多选）（　　）

A. 交流感受　　B. 释放学习生活压力
C. 结交朋友　　D. 打发无聊时光
E. 探讨学习　　F. 其他

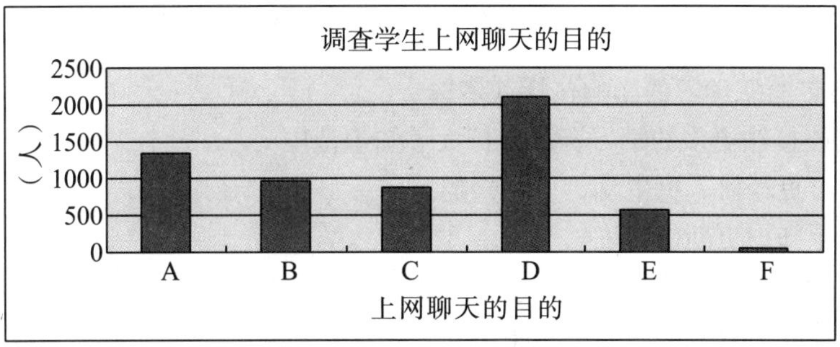

图 5－25　调查学生上网聊天的目的

9. 您选择网上购物的原因是（多选）（　　）

A. 过程方便快捷　　B. 价格实惠
C. 商品种类多样　　D. 时尚新颖
E. 出于好奇有趣　　F. 寻找稀有商品
G. 其他

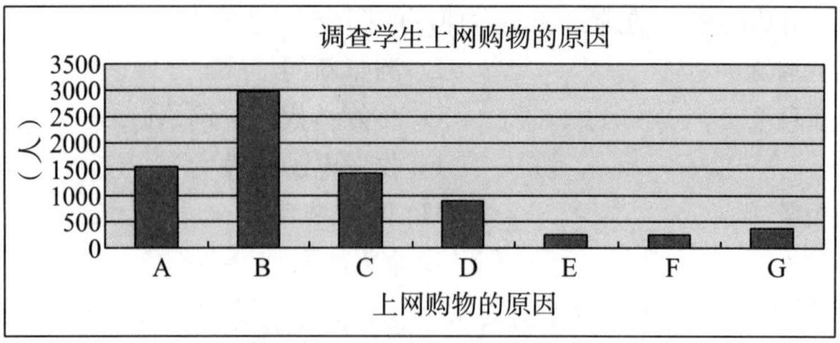

图 5－26　调查学生上网购物的原因

10. 您获取学习资料的主要方式是（　　）

A. 去图书馆查询　　　　B. 由师长提供

C. 书店购买　　　　D. 网络下载

E. 其他

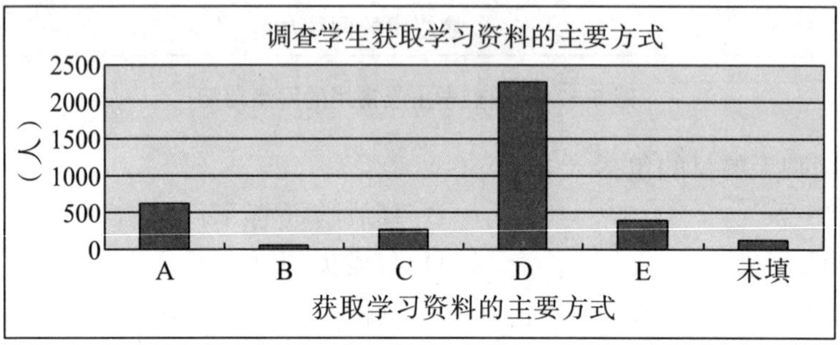

图 5－27　调查学生获取学习资料的主要方式

11. 网络带给您学习的影响包括（多选）（　　）

A. 网络能接触更多的学习资源、扩大了知识范围

B. 让学习更轻松、更生动、更有兴趣

C. 加快了知识更新的速度

D. 网络让我更好地完成作业

E. 网络让我更有效地组织学习生活

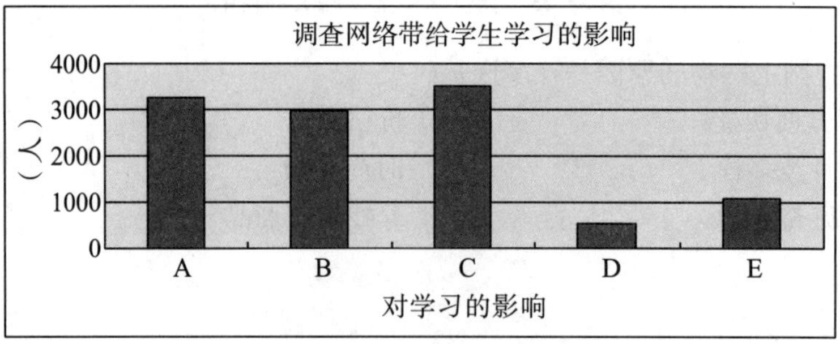

图 5－28　调查网络带给学生学习的影响

12. 您如何看待网络上所提供的学习内容（　　）

A. 内容丰富，能满足各方面的学习需求

B. 网络上提供的学习内容较为一般

C. 内容不好

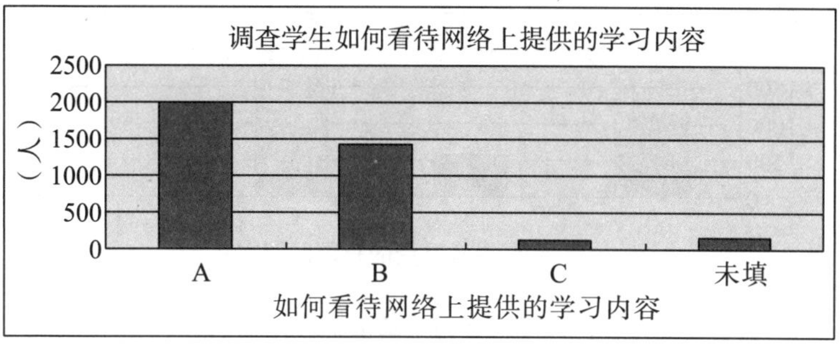

图 5－29　调查学生如何看待网络上提供的学习内容

13. 您如何看待网络学习的效果（　　）

A. 效果很好　　B. 效果一般

C. 不能达到学习目的

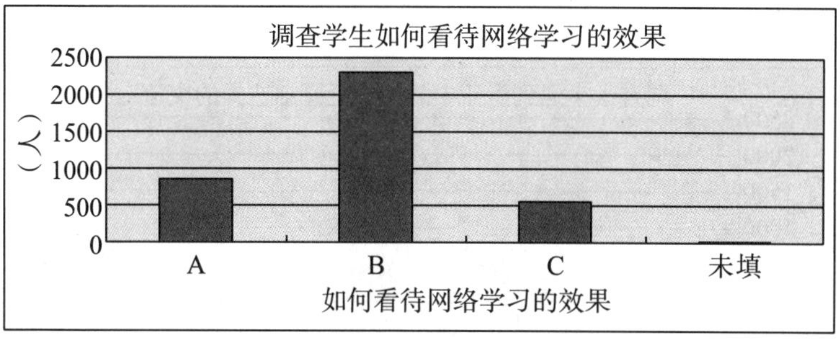

图 5－30　调查学生如何看待网络学习的效果

14. 您对图书馆数据库的使用情况为（　　）

A. 经常使用　　B. 偶尔使用

C. 听说过没有使用　　D. 没有听说过

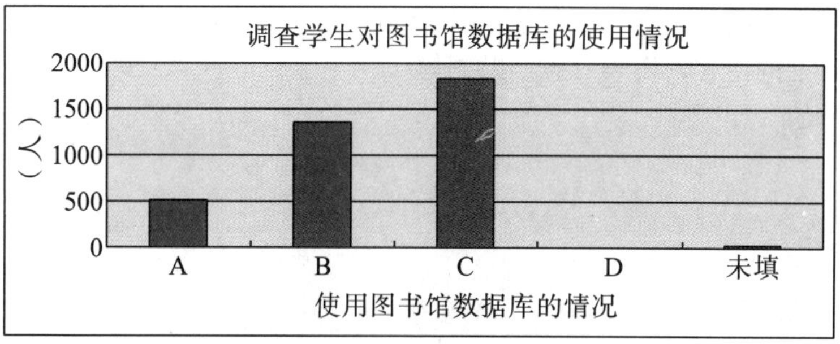

图 5－31　调查学生使用图书馆数据库的情况

15. 怎样的校园网是您最愿意接受的？（　　）

A. 有利于学习的网站　　B. 娱乐站点多一点

C. 有利于同学交流网站

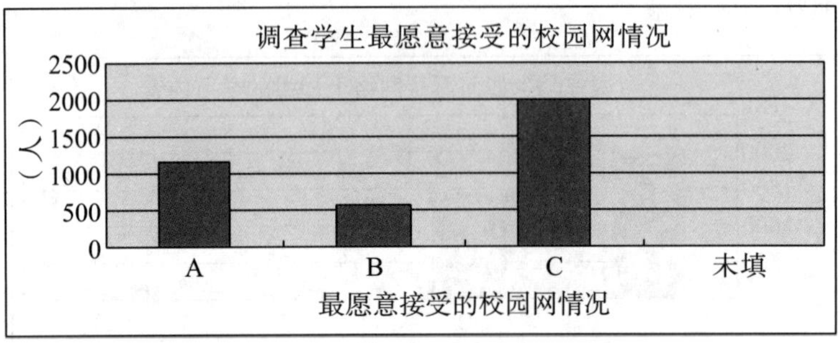

图 5-32　调查学生最愿意接受的校园网情况

四、大学生网络交往状况

1. 您在生活中遇到问题更愿意与谁交流？（　　）

A. 网友　　B. 恋人　　C. 朋友、同学

D. 老师　　E. 亲人

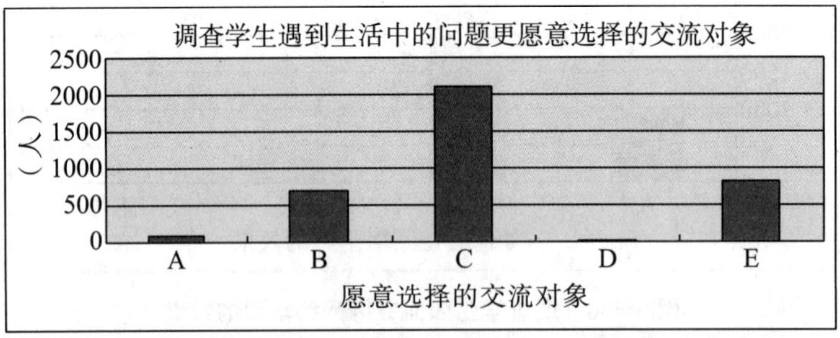

图 5-33　调查学生遇到生活中的问题更愿意选择的交流对象

2. 您通常使用聊天工具的目的是（可多选）（　　）

A. 交朋友　　B. 到自己的群里看帖并回复

C. 了解同学情况并回复　　D. 购物

E. 当作自己的博客，发表日志、贴图等

F. 漫无目的

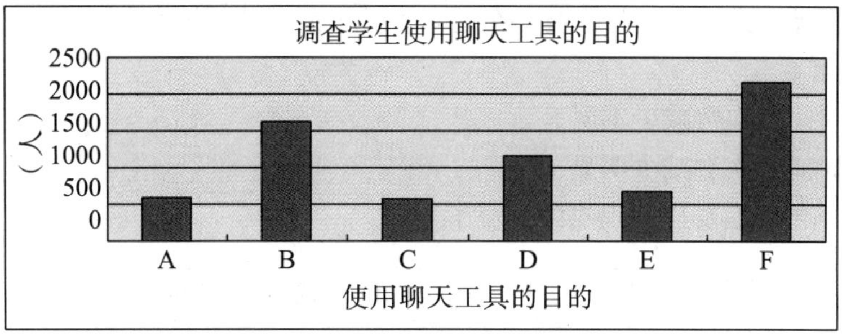

图 5－34　调查学生使用聊天工具的目的

3. 您每次上网都使用 QQ 等聊天工具吗？（　　）

A. 不一定　　　　B. 每次　　　　C. 经常使用

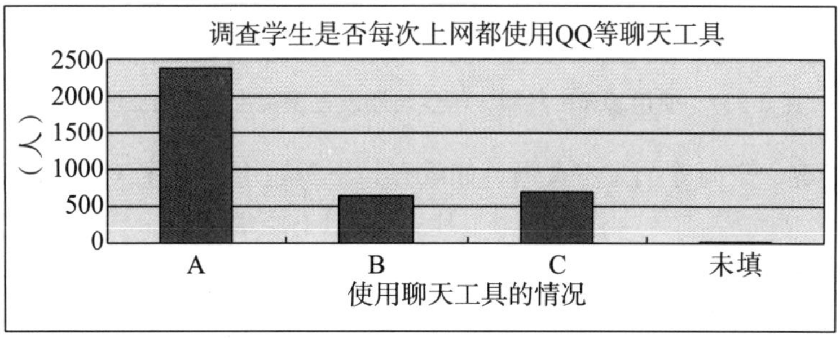

图 5－35　调查学生是否每次上网都使用 QQ 等聊天工具

4. 您聊天工具上的朋友多数是（　　）

A. 陌生人　　　　B. 亲友　　　　C. 同学

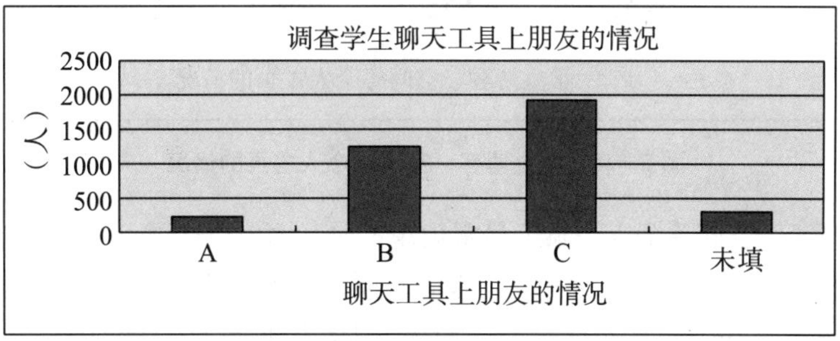

图 5－36　调查学生聊天工具上朋友的情况

5. 使用聊天工具后，您与朋友们在现实生活中的交流情况如何？（　　）

A. 没变化

B. 交流时间和次数减少不明显

C. 交流时间和次数减少明显

D. 几乎不再与朋友进行现实中交流了

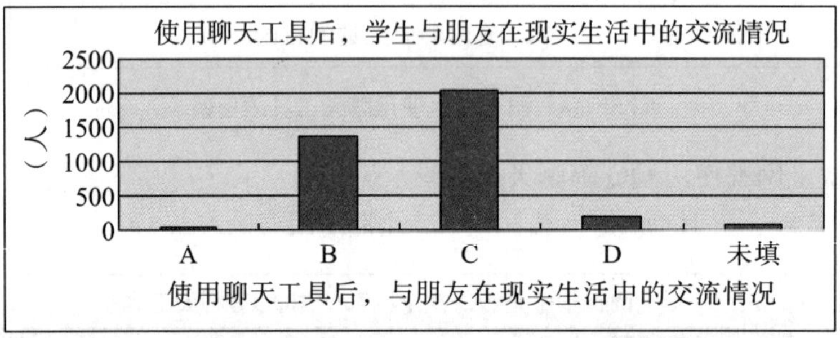

图 5-37　使用聊天工具后，学生与朋友在现实生活中的交流情况

6. 您有博客、空间等个人主页吗？如没有，下两题不再回答（　　）

A. 没有　　B. 有，但不经常使用

C. 有，经常用

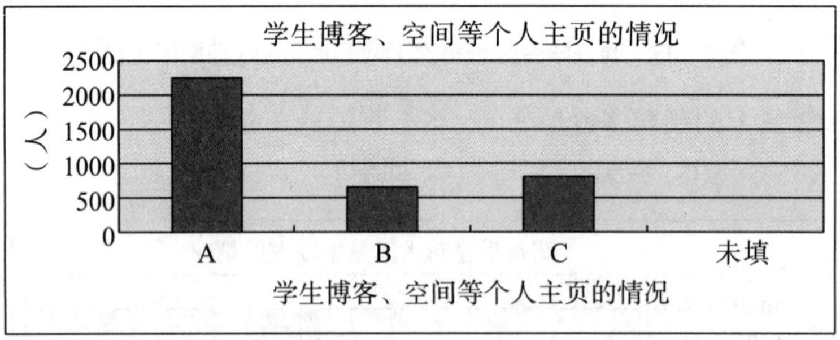

图 5-38　学生博客、空间等个人主页的情况

7. 您在博客、空间等个人主页上最常记录的是什么？可多选（　　）

A. 日常的点滴　　B. 心情、情感随笔

C. 学习生活心得　　D. 转载他人作品

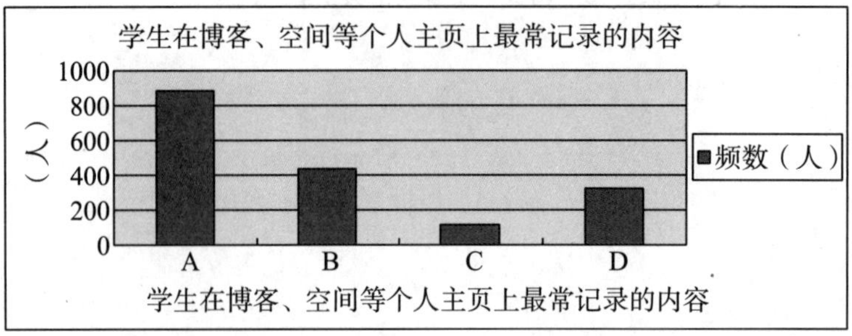

图 5-39　学生在博客、空间等个人主页上最常记录的内容调查

8. 您在博客、空间等个人主页上记录的内容会和周围的同学、朋友分享吗？（　　）

A. 不会　　　　B. 会，但要选择性分享

C. 会，都会分享

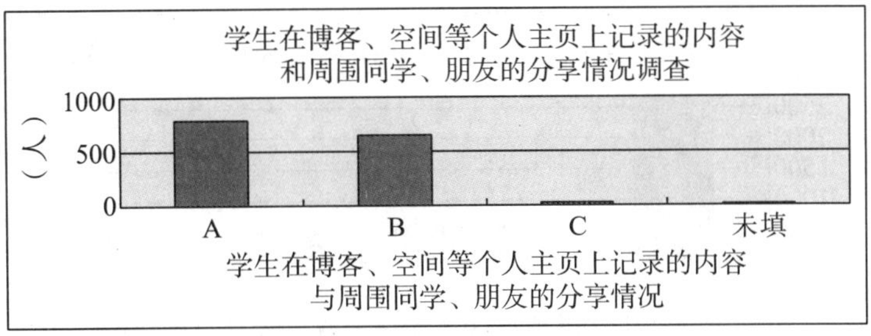

图 5-40　学生在博客、空间等个人主页上记录的内容和周围同学、朋友的分享情况调查

9. 您会不会经常浏览各种虚拟社区，如论坛、贴吧、聊天室等？（　　）

A. 不会　　　　B. 会，但不经常

C. 会，经常

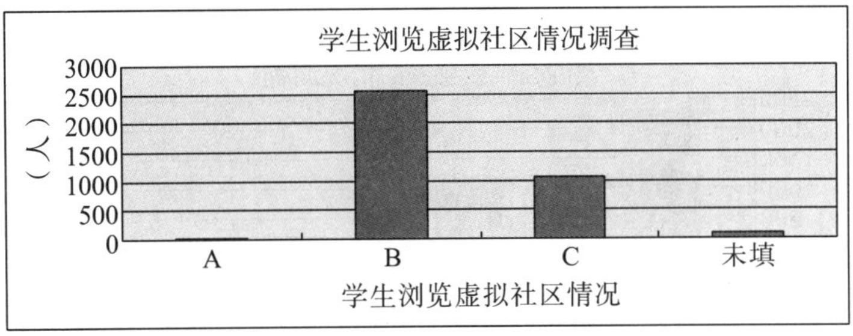

图 5-41　学生浏览虚拟社区情况调查

10. 在虚拟社区，您（多选）（　　）

A. 更容易找到一群兴趣爱好相同的人

B. 在感兴趣的网络社区注册过

C. 在感兴趣的网络社区表现活跃

D. 在感兴趣的网络社区找到归属感

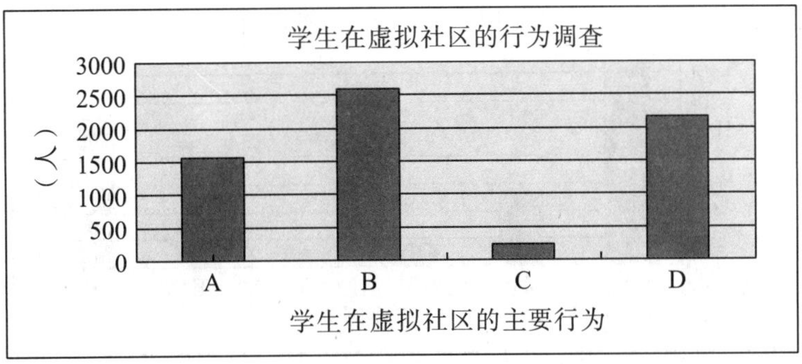

图 5-42　学生在虚拟社区的行为调查

11. 您会在各种虚拟社区中积极主动地参与讨论或发表意见吗？（　　）

A. 不会　　B. 会，但不经常

C. 会，经常

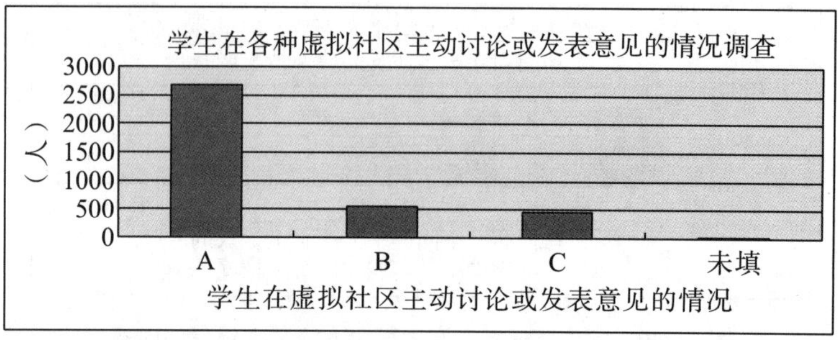

图 5-43　学生在各种虚拟社区主动讨论或发表意见的情况调查

12. 您会在各种虚拟社区与陌生人相互倾诉心事或秘密吗？（　　）

A. 不会　　B. 会，但不经常

C. 会，经常

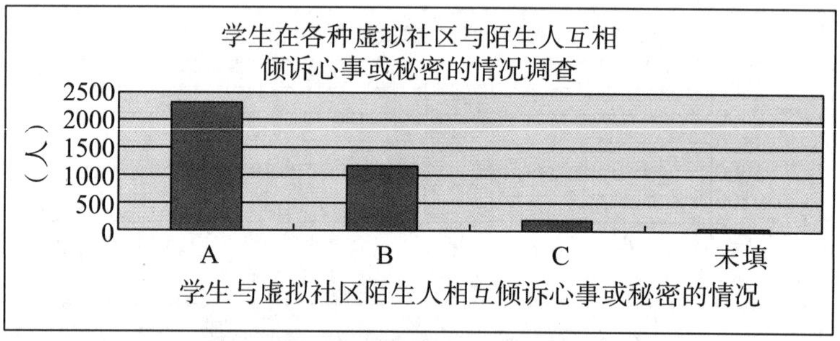

图 5-44　学生在各种虚拟社区与陌生人互相倾诉心事或秘密的情况调查

13. 对于网上交友，您考虑的首要因素是（　　）

A. 性别　　B. 年龄　　C. 学历

D. 专业　　E. 思维方式　　F. 兴趣爱好

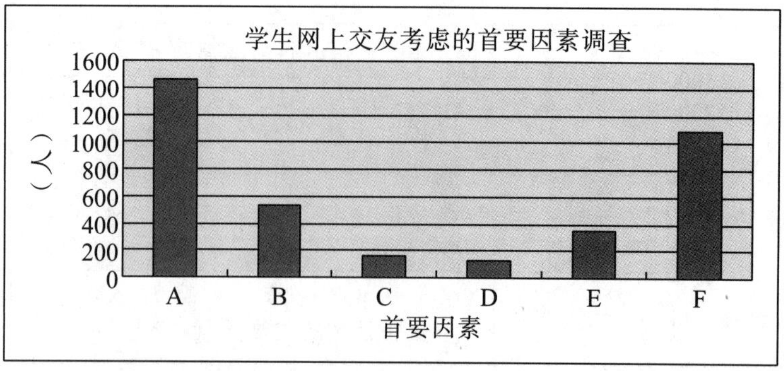

图 5-45　学生网上交友考虑的首要因素调查

14. 关于网恋的经历和感受（　　）

A. 没有

B. 有，只是随意消遣不在乎结果

C. 有，很投入但从未成功过

D. 有，很投入且有成功感

E. 网恋中有过被欺骗的教训或感受

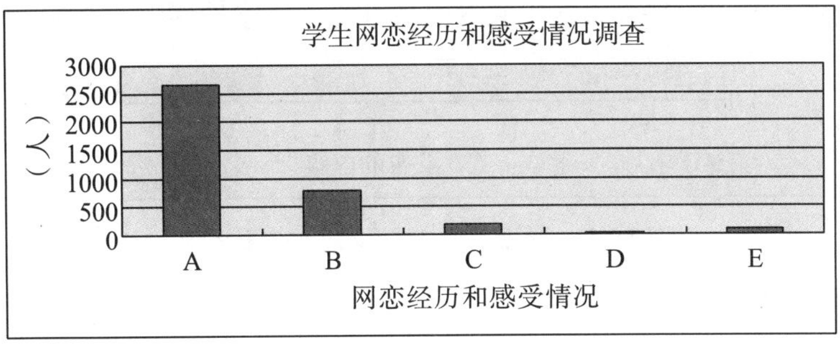

图 5-46　学生网恋经历和感受情况调查

五、大学生网络道德状况

1. 您在网络使用的是（　　）

A. 实名　　B. 匿名　　C. 二者兼有

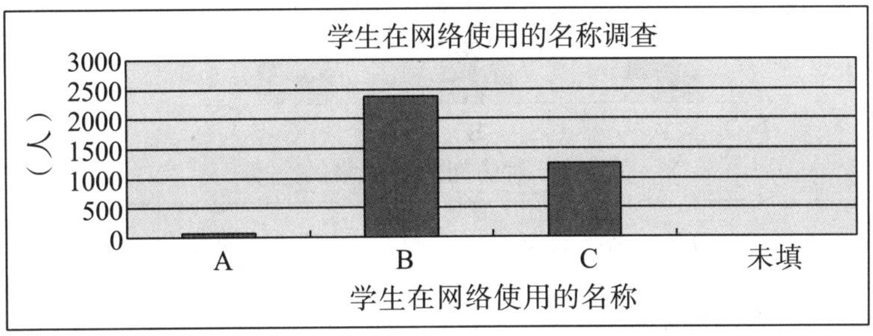

图 5-47　学生在网络使用的名称调查

2. 您对网络管理相关法律的了解程度是（　　）

A. 比较了解　　B. 知道一点　　C. 不了解

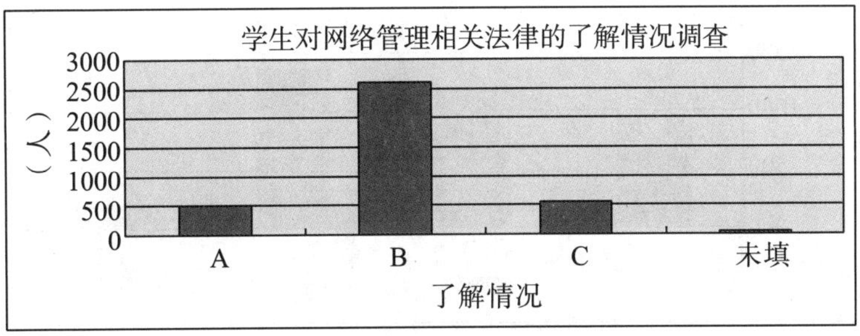

图 5-48　学生对网络管理相关法律的了解情况调查

3. 在网络社区您会发布（多选）（　　）

A. 广告信息　　B. 无聊信息　　C. 色情信息

D. 拍砖　　E. 其他

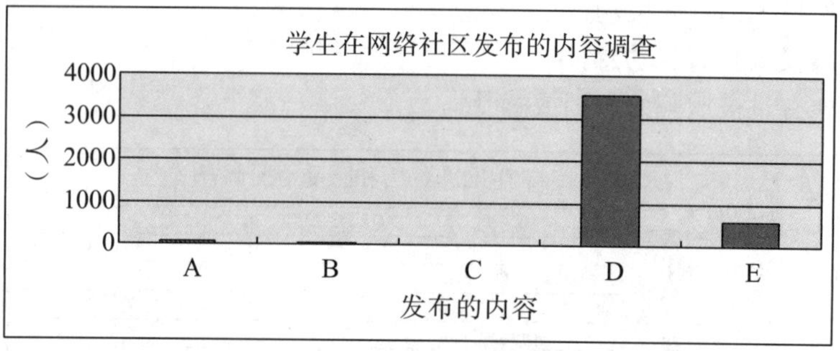

图 5-49　学生在网络社区发布的内容调查

4. 您对访问色情网站的态度是（　　）

A. 低级下流，应该抵制

B. 可以偶尔浏览，但不要沉迷

C. 无所谓，没什么大不了的

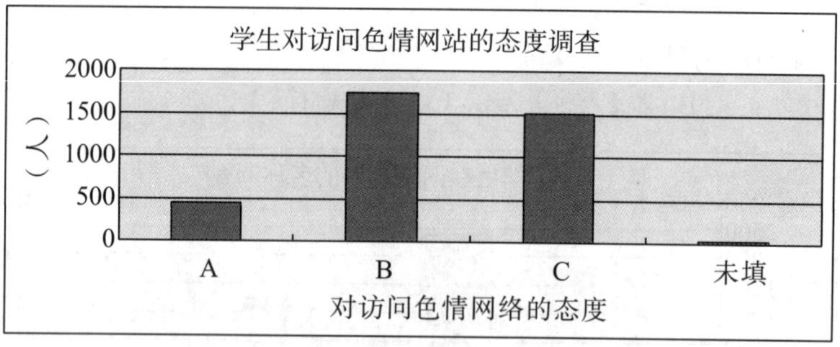

图 5-50　学生对访问色情网站的态度调查

5. 您怎样看待网络传播信息？（　　）

A. 是小道消息，看看而已，不当回事

B. 看到感兴趣的信息立刻在网上或朋友之间传播

C. 以理性来判断、评价、分析和辨别各种信息

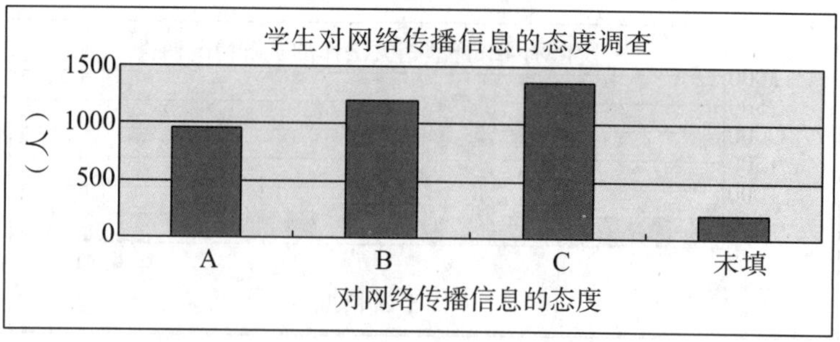

图 5-51　学生对网络传播信息的态度调查

6. 在网络里有过（多选）（　　）

A. 获取他人的邮件　　　　　　B. 查阅黄色图片或文字

C. 获得机密或他人的信息　　　D. 曾经发布不健康的信息

E. 为完成作业抄袭他人论文　　F. 有过通宵上网经历

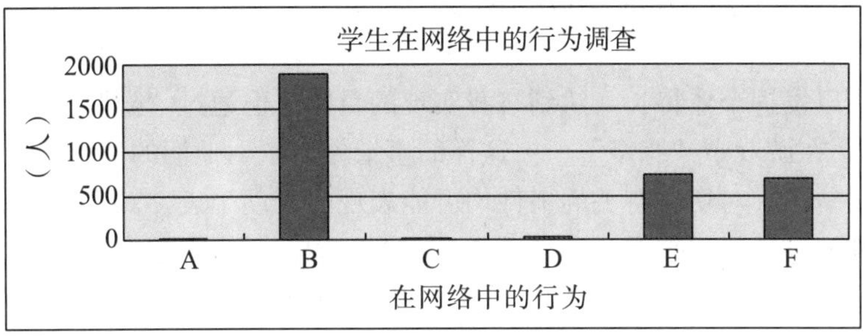

图 5－52　学生在网络中的行为调查

六、大学生网络行为问题的负面表现及影响因素

（一）网络成瘾

互联网技术迅猛发展，它逐渐渗透到人们的社会生活中，并对人们的生活方式、心理行为产生深刻的影响。越来越多的人对互联网产生心理上的依赖，并达到成瘾的程度，即网络成瘾。它像酗酒、吸毒和赌博等不良嗜好一样，对人们的工作、学习和生活产生破坏性影响。美国匹兹堡大学心理学家、宾夕法尼亚州网络成瘾中心创始人金伯利·扬博士认为，网络的匿名性、便利性和逃避现实性等特征是导致网络成瘾的重要原因。在虚拟空间中，人们可以用符号来代替自己的真实身份，在符号面具下自由地进行获取信息和交友等活动；人们足不出户就可以进行交友、购物、旅游等活动；虚拟生存具有去抑制性的特点，人们在虚拟空间中可以自由发泄现实生存的压力与情绪，不必有任何的顾忌，从而获得情绪释放和获取安慰；并且，人们在虚拟空间中可以实现现实中难以实现的理想和愿望，满足其自我实现的目的。在虚拟生存的诸多优势和强大的魅力下，人们沉溺其中而不识归途，将人类超越自身的生存方式变为统治自己的力量。

本次调查显示：超过 75％的大学生每周上网超过 2 次，集中在 2～5 次；近 70％的大学生上网时间在 1～5 个小时，且实际上网时间比原计划时间长；超过 80％的大学生有因为上网时间太长而忘记原来计划的经历；超过 90％的大学生有熬夜上网和上课时间上网的经历。他们知道上网并非出于迫切的信息需要或者现实生活需要，也知道过度迷恋网络对自身的负面影响，但是无法抵挡和抗拒网络的吸引力，于是在不断控制中又不断宣告控制的失败。以上结果提示：当代大学生上网频率高、时间长，且很多大学生因无法很好地控制自己的上网行为而出现熬夜上网、上课时间上网等情况，大学生网络成瘾问题已成为影响大学生正常生活学习的主要因素。网络成瘾的原因主要有以下三个方面：一是虚拟生存的特点与优势吸引大学生沉浸其中；二是现实生存的压力、限制以及不如意使大学生诉诸虚拟生存；三是个体意志力薄弱、自我控制力差。

（二）情感淡漠

人们在现实生存中处于复杂的社会关系之中，而且社会关系在一定程度上带有功利色彩，现实社会关系的不和谐以及复杂性使人们转向虚拟空间寻求友谊。人们在现实生存中面临着激烈的竞争压力和生存压力，尤其当其身处困难之时，他们便被虚拟空间生存的无压力性和随意发泄性所吸引，在虚拟空间中寻求精神的安宁和心理释放。在虚拟空间中他们可以发挥个体特长，达到自我实现的目的。但通过“微博”发表观点、在论坛中“跟帖”、在游戏中“练级”……这样的事情做多了，他们的情感活动将逐渐衰退，内心情感体验贫乏，对切身有关的事件均可能表现出无动于衷，对亲人冷淡，出现社会性退缩。江楠楠等的研究表明，网络成瘾者在上网的行为和态度上表现出高开放性、社交性、胜任能力、隐匿性和交流便利。他们在网上表现得更积极开放，更容易敞开心扉与他人交谈，更具有社交自信，有网上的朋友圈，和他人拥有共同的秘密。他们也有足够的驾驭和使用网络的能力，会在网络上隐匿自己的真实情况，并且更倾向于认可和使用网络交流。所有这些行为特征和他们现实中孤独、抑郁、焦虑的人格特征相矛盾。国外还有研究表明，网络成瘾者在人格特质上通常异于常人，他们往往比较敏感、孤僻，喜欢独处。

（三）行为失范

21世纪是网络的世纪，网络将以无与伦比的技术优势抢占时代制高点。互联网络的快速发展和广泛应用，导致了虚拟社会的发育和建构。日渐形成的虚拟社会为人类的道德进步提供了难得的机遇，同时也对大学生的道德发展产生巨大的影响。网络所产生的新环境使好奇心强的年轻一代更容易成为网络的忠实拥护者。开放的网络使无数诱惑涌到大学生面前，大学生在社会认知方面存在的不足使他们极易受其影响。教育规范是制约和控制学校成员个人行为的重要途径，与教育规范不一致、不协调，甚至是有冲突的行为，都是失范行为。网络行为失范是一种依托于网络而生成的特殊形态的人的行为失范。形形色色的网络行为失范，负面的、消极的道德影响和由此产生的网络道德失范不可避免。大学生网络行为失范的主观原因主要有：思想认识上的混乱，他们没有保持足够的清醒；在能力储备上，他们还没有培育出网络行为自主能力；在行为活动上，他们没有检视自己的网络言行并施以必要的约制。本次调查显示，超过64%的大学生在网上均使用匿名；近90%的大学生认可访问色情网站，甚至认为无所谓，没什么大不了；超过60%的大学生不能理性判断、评价网络传播信息；超过50%的大学生查阅过色情图片或文字等。以上结果均提示，在网络上可以隐匿真实身份，使大学生的行为缺少了约束，导致行为失范，甚至会做出违反道德规范的行为。

（四）交往障碍

交往障碍是指因使用网络而引发的现实生活中的社交障碍。社会学的常识告诉我们，人际交往是大学生完成个体社会化的基本环节。人的行为在社会交往中要受社会道德规范的匡正，而在网上他们不必遵守现实社会中人际关系和角色扮演的规范，没有必须履行的角色义务，这种匿名效应使他们在网上与陌生人交往时表现得幽默、浪漫，而在现实生活中却不善言谈、沉默寡言。网络锁住了他们对现实世界的情感，他们只对虚拟空间“一往情深”，在现实生活中懒得表露自己的情感，也不愿意接受他人情感的表露，渐渐地对现实产生疏远感、淡漠感和不信任感。正如精神病专家托尼诺所说：“长期的网上冲浪会导致逐渐失去自我，改变个性。”当前，大学生在虚拟交往与现实交往之间存在的最大问题就是对虚拟交往的沉溺和对现实交往的疏远。究其原因，主要在于对虚拟交往与现实交往的价值评价与价值定位存在偏差。有研究表明，网络的虚拟社区提供了一个能与他人进行深层次情感交流的场所，有利于大学生们寻求精神慰藉和归属，避免情感孤独与寂寞；网络的匿名性提供了无须面对面的互动机会和自由想象的空间，满足人们在现实生活中未曾得到的社交需求；长时间的上网可以让他们暂时忘却烦恼，逃避现实责任，有利于缓解现实压力。尤其重要的是，网络能给具有社交焦虑特质的大学生以欣快感和力量感，改变他们的自我评价，有利于增强他们的自信心，调整他们对他人和环境的认知，从而为构建新的现实人际关系，重新适应现实生活奠定基础。社会疏离感是指对社会角色和日常活动的不确定，以及一种觉得自己与别人相隔离的观念。研究表明，大学生的社会疏离感与对网络的依赖也呈显著正相关，对网络的依赖越强，社会疏离感越强，对网络的过多使用会导致社会卷入和社交联系的减少，这些都直接导致大学生的交往障碍。

（五）大学生网络行为的影响因素分析

21世纪，互联网飞速发展，它日益改变我们的生活。据信息产业部最新统计，截至2007年第一季度，我国上网用户总数已达1.44亿，比2002年增加1.3倍，年均增长23.4%，网民普及率达到10.5%。随着网络的普及，网络的优势已显而易见，获取信息更自由、快捷、平等；功能更强大，学习、娱乐、交友、购物等已融入了大学生学习、生活的方方面面。有研究将大学生网络成瘾倾向与社会支持进行相关分析，发现大学生网络成瘾倾向与社会支持呈显著负相关：缺少社会支持的大学生，其网络成瘾倾向往往较高；网络成瘾倾向较高的大学生，获得的社会支持往往不尽如人意。社会支持的缺失可能让这些大学生更多地从网络中寻求补偿，从而造成网络成瘾倾向进一步加深的恶性循环。因此，为有效预防大学生网络成瘾，需要建立良好的社会支持系统。

学校是大学生学习、生活的主要场所，大学生上网的地点也主要集中在校园内的机房、寝室和校园周边的网吧。校园网是目前在校大学生最普遍的接触网络的方式，因此学校相关部门，特别是网管中心，加强对校园网的管理是约束、教育大学生网络行为最主要、有效的方式。家庭对青少年的心理健康有直接影响作用，特别是父母的教养方式，对青少年心理发展起着极为重要的作用。网络成瘾倾向者与非网络成瘾倾向者的父母教养方式存在明显的差异。网络成瘾大学生的父母教养方式表现出更少的情感温暖、理解，更多的拒绝否认和严厉惩罚可能是导致大学生出现网络成瘾倾向的重要原因。在我国，父母更倾向不把子女视为独立的个体，同时，中国父母更注重用严厉的管教培养孩子顺从、孝敬等品德，更倾向于按自己的意志去培养子女，这样减少了他们适应社会的机会，助长了孩子对父母的依恋行为和对陌生环境的恐怖，限制了子女自我能力的发展，不利于孩子自信心的树立。而低自尊、焦虑、抑郁、自我效能较低、缺乏动机、寻求外界认可、害怕被拒绝、退缩等消极的人格特点正是导致大学生发生网络成瘾行为的原因之一。

第四节　适应转变：提升医学生的综合素质

一、医生学的三个重要转变阶段

（一）高中进入大学一年级阶段

从高中进入大学一年级后，大学生应逐步适应大学学习生活方式，如适应实验室的实际操作，进行观察和分析，提高自身的阅读水平和逻辑思维能力，加强对学习的计划和生活的规划等。由于每个个体（学生）适应新环境的能力是不同的，一些学生学习主动性较强，能够很快调整自己的状态制订新的学习策略，适应新的学习方式和新的环境；一些则认为考上大学即完成了自己的学习使命，不再像中学那样刻苦，而是对学习松懈下来，生活上也表现得较为懒散。因此，在这个转变期，要特别留意挖掘和发挥积极因素的作用，促使学生逐渐端正学习态度，克服转变期的困难。

（二）由基础课程学习转入临床实验学习阶段

医学生基础医学课程的学习是整个大学学习负荷最大的时期，此时期的学习内容多为理论知识，学生需要运用理性思维和记忆去掌握复杂繁多的知识。转入临床实验课程学习之后，临床表现的观察、理解、分析、判断与诊疗措施间也不是简单的推理关系。加之学习内容是为患者治疗，所以医学生在认知心理上将出现一个转折，即面对患者和不同疾病表现，需要学习并掌握临床思维方式。其间，医学生面临的主要问题为如何适应临床课程的学习，这就需要他们不断调整学习策略，特别是实践学习的思维方法，以适应这个阶段。

（三）临床毕业实习阶段

临床毕业实习由各科临床实习组成，即从一些典型疾病的理论学习过渡到实际管理患者（富有非典型性及个体差异性）的综合性学习实践，这使医学生面临着新的认知心理的转折和挑战。很多现实的医学领域的社会问题、患者的心态变化以及一系列临床医疗管理规章制度等摆在医学生的面前，要求他们进一步认知，并在实践中运用和执行。学生毕业实习阶段的心态很大程度上决定了他们收获的大小。全身心的投入和不断总结学习经验的学习者，与不上心、不争取学习机会、不以对患者保持高度负责的心态去对待学习的人和把精力完全放在“考研”准备上的人，其临床毕业实习的学业成就相差甚大。临床毕业实习的老师一般为上级医生、广大医护人员，临床实习的点点滴滴都富含学问，善于学习也与学生在心理上有无觉悟有着紧密的关系。有效引导学生这个期间的转折并使之适应，是高等医学教育务必抓好、抓牢的基本问题。

二、网络对大学生产生的负面影响及原因分析

（一）网络使学生在价值观上产生异化和扭曲

最初的互联网源于美国，网络基础语言都是英语，网络上的信息95%是英文，中文语言不到1%。以美国为首的西方发达国家拥有了国际互联网信息资源的绝对控制权，网民会不自觉地接受“美国文化”的影响。大学生的思想价值观念正处于激烈的变动之中，长期接触网络，很容易受到网上一些不良意识形态的影响，不同程度地消解我们民族的文化影响力，在价值观上产生倾斜。

（二）网络文化中的垃圾信息对大学生的身心造成危害

美国卡内基梅隆大学的一个专家曾花了18个月的时间，调查了网上92万条信息、图片及影片，判定其中83.5%的内容带有色情成分，互联网上一年有45万个色情图片和文件。我国也有人建立非法色情网站，在一项“是否有网络违规或违法行为”的调查问卷中，有12.5%的大学生承认曾经“获得他人非法的邮件”，98%的大学生曾经“查阅色情图片或文字”。这表明，互联网上的不良信息对学生的心理和身体健康造成了严重的危害。

（三）网络可使大学生道德价值失范

大量的网络信息为上网的大学生提供了丰富的资料，开拓了他们的眼界，大大丰富了他们的课余生活，但是这些信息都是没有加工筛选的原始信息，质量良莠不齐。在各种信息、观点自由表达的网络上，个人主义、利己主义和实用主义等价值观，拜金主义、享乐主义、追求奢侈等腐朽的生活方式以及注重感官刺激的庸俗情趣，乘信息大潮汹涌而来，这可能导致社会道德的规范作用减弱甚至消失，由此造成道德评价失范，最终导致大学生选择迷惘和价值取向紊乱。

（四）网络可使大学生养成惰性和不劳而获的思想

电脑给予我们的知识毕竟是有限的，它只能告诉我们结果，无法代替我们去思考。某些大学生过多依赖电脑网络，而弱化了书本阅读和亲身实践，使获取知识的方式成了一种“快餐模式”，这必然使人的知识水平下降。网络的高度综合性和高度图像化的特点，也会导致人的思维能力、表达能力、阅读能力退步。经调查发现，常“泡”在网上的大学生，其写字作文、分析综合、评论欣赏的能力要比接受传统学习方式的学生差一些。

（五）网络可影响大学生身心的健康成长

大学生长期迷恋网络世界，一方面挤占了课余体育锻炼和参与社会实践的时间，有的甚至挤占了正常的学习时间，不利于养成健康的体魄和培养社会实践的能力，也不利于学习。另一方面，长时间的上网，也易导致眼睛疲劳和神经衰弱，造成视力下降，影

响身体发育，严重的还能导致心理疾病。

三、医学生综合素质的内涵

大学生的素质是由多种素质构成的系统。对于教育应提升的学生素质，国内的专家已有很多探讨，燕国材教授将其归纳概括为三个大类，共八种素质，如表5－2所示。

表 5－2　教育应提升的学生素质

三类	八种	包含内容	形成因素
自然素质	身体素质	身体的结构与功能	先天因素
心理素质	心理素质	认知、智力因素与志向、非智力因素	先天与后天
社会素质	政治素质	政治认识、观点、信念与理想	后天因素
	思想素质	思想认识、思想情感和思想方法	
	道德素质	道德品质与道德行为	
	业务素质	科学文化知识与技能技巧	
	审美素质	审美观、审美认识、美感、审美情趣与能力	
	劳技素质	劳动观、劳动品质、劳动技能与知识	

引自：燕国材：论 21 世纪教育的基本走向，《中国教育家展望 21 世纪》，山西教育出版社，1997。

经过多年的实践和探索，我国高等教育界人士在大学生是否应具备全方位的综合素质这一问题上已经达成了广泛的共识。大多数学者认为大学生需要具备良好的综合素质，其中最基本的应包括思想道德素质、业务素质、文化素质、身心素质等。这体现了高等教育人才培养的总体特征，而就高等医学教育这个特定领域而言，2001 年国际医学教育专门委员会（institute of international medical education，IIME）制订的本科医学教育“全球最低医学要求”（goal minimum essential requirements，GMER），对医学生必须具备的基本素质提出了具体要求。鉴于此，按照一般和特殊相统一的方法来探讨医学生必须具备的基本素质是合适的。

（一）思想道德素质

思想道德素质（ideological and moral quality）是指医学生在政治、思想及道德方面应具备的基本素养，主要包括人的政治观、理想信念、思想意识、价值观、行为准则以及道德规范等。它在人的素质培养结构中处于核心和灵魂的地位。《中共中央关于进一步加强和改进学校德育工作的若干意见》中明确指出：“现在和今后一二十年学校培养出的学生他们的思想道德和科学文化素质如何，直接关系到 21 世纪中国的面貌，关系到我国社会主义现代化战略目标的实现，关系到坚持党的基本路线一百年不动摇。必须站在历史的高度，以战略的眼光来认识学校德育工作的重要性。”在科学社会主义市场经济的新形势下，医学生的思想道德素质培养首先应以确立爱国主义、集体主义、社会主义为核心的社会主义文化价值体系为重心，同时要注重培养医学生科学的世界观、正确的人生观以及价值观，使他们理解并掌握辩证唯物主义和历史唯物主义的基本观点、方法论及其意义，提高医学生发现问题、分析问题和解决问题的实际能力，这是解决如何做人的基本立足点。党的十四届六中全会在通过的《中共中央关于加强社会主义精神文明建设若干重要问题的决议》中指出：加强思想建设，要以为人民服务为核心，以集体主义为原则，以爱国、爱人民、爱劳动、爱科学、爱社会主义为基本要求，开展社会公德、职业道德、家庭美德教育，在全社会形成团结互助、平等友爱、共同进步的人际关系。这既是社会主义道德建设的基本框架，也是它的总体要求。因此，对医学生进行社会主义人道主义和社会公德教育，促使他们形成热爱和尊重他人、相信他人、平等待人的基本品质，可以形成良好的、高尚的职业道德。在全球化发展和我国建立社会主义市场经济体制的大环境下，医学生面临着种种机遇和挑战，人的价值取向会呈现出多元化的趋势，因此要帮助学生把握正确的人生道路，加强其思想道德素质的培养。

具体来讲，医学生将来所从事行业的职业道德和伦理行为是医疗实践的核心。职业道德包括对共同价值的承诺、自主地建立和强化这些价值和承担他们的责任等。医学毕业生在这方面必须具备：①医学专业所需具备的基本素质，包括这一专业基本的道德规范、伦理原则和法律责任；②专业价值，包括职业美德、利他主义、责任、同情心、移情、诚实、正直、对科学方法运用的承诺；③理解每一位医生的义务，促进、保护和强化对患者、专业和全社会有益的素质；④认识到良好的医疗实践行为取决于尊重患者福利、文化多样性、信仰和自主；⑤在伦理、法律和专业问题上，在因经济遏制、卫生保健商业化和科学进步等引发的冲突中运用合乎情理的说理等方法解决问题的能力；⑥尊重同门同事和其他卫生人员，并具有同他们建立积极合作关系的能力；⑦认识到提供临终关怀、缓解痛楚的道德责任；⑧认识到有关患者所有文件、知识产权权益、保密性和剽窃等的原理和医学问题等。

（二）业务素质

业务素质（professional quality），亦称专业素质，指从事某种社会职业（社会角色）所应具备的相应的专业知识、技巧和能力。专业素质在大学生综合素质中占有非常重要的地位。对于医学生来说，其专业素质即所学医学专业的基本理论素质和实践能力。在医学科学飞速发展的今天，对医务工作者的要求也日益严格，这就需要医学生认真学好专业理论知识，夯实基础，并且要有创新意识，保持良好的状态从事医务工作。依据本科医学教育“全球最低基本要求”，医学生必须具备医学知识、临床技能、职业道德等所有医生应有的基本素质，其中医学理论基础、临床专业技能以及沟通技巧归于业务素质范畴。

1. 医学理论基础

医学生必须具备扎实的医学科学理论基础，并能将此运用于解决实际医疗问题。医学毕业生必须深刻理解医疗决定和行动的原则，并能够具体问题具体分析，运用相应对策予以解决。因此，医学毕业生须理解和掌握的知识包括：①人体作为一个复杂的具有适应性的生物系统的正常结构和功能；②疾病发生时，机体结构功能的异常和变化；③正常行为和异常行为；④决定健康和疾病的各种重要因素；⑤维持机体动态平衡的分子、细胞、生化和生理功能；⑥人类的生命周期和家庭与社会对生长、发育和衰老的影响；⑦慢性、急性病的病史、病因和症状；⑧流行病学、卫生经济和卫生管理；⑨药物作用的原理和使用原则，不同疗法的功效；⑩急性、慢性疾病的防治、康复和临终关怀，恰当地采用生化、药物、外科、心理、社会和其他有效措施。

2. 沟通技能

医务工作者应当创造一个便于患者、患者家属、同事、卫生保健队伍成员和公众进行有效沟通的环境。为提高医疗的安全性、准确度以及患者的满意度，医学毕业生需要：①学会倾听、分析和综合与问题有关的信息，并能够消化吸收；②运用良好的沟通技巧促进患者和家属理解，使他们在做出决定时处于同等的地位；③有效地与同事、教师、社区、其他部门和公共媒体进行交流；④持有帮助他人的积极态度和专业技能；⑤与医务人员进行交流，相互促进，团结协作；⑥显示出患者疾病能够治愈的积极态度；⑦建立健全医疗档案管理制度；⑧综合分析适合听众需要的信息。

3. 临床技能

医学毕业生必须具备准确诊断疾病和有效率地处理病例的能力。为此，医学生须做到以下几点：①收集和整理包括职业卫生等与社会问题在内的病史资料；②严格执行体格和精神状态的定期检查；③运用基本诊断方式和技术规程，分析鉴定结果；④在挽救生命过程中运用循证医学原则进行恰当诊断和治疗；⑤实施临床评价以确立诊断和治疗；⑥识别危及生命的情形；⑦处理常见医疗急救。

（三）文化素质

文化素质（cultural quality）作为人整体素质的基础，对于医学生来说是尤为重要的。医务工作者人文素养及医德的提高，既是社会伦理道德的需要，也是医学技术本身的需要。文化素质是指医学生在掌握了一定的科学知识的基础上，逐渐形成的文化品位、审美能力、科学素养和人文素养。它涉及人文社科类、自然科学以及文学艺术等方面，为医学生形成正确的社会价值取向提供了重要的依据，并且被看作是培养医学生公民意识及社会责任感等的基础。

文化素质教育作为素质教育的重要组成部分，在各国高等教育中，被视作适应现代社会发展、经济发展、科学文化发展对人才素质的基本要求。1995 年，我国开始了文化素质教育的历程，并于同年 7 月，发出了《关于开展大学生文化素质教育试点工作的通知》，从此文化素质教育开始在我国大学实施起来。在此之前，国内外教育界普遍的现象是人文教育和科学教育相分离，即普遍重视科学教育而没有注重人文素质教育。

长期以来，医学教育的重点主要在医学理论和治疗方法上，而不是在培养对社会和个人具有广泛意义的医生和医学人才上。许多医学生也只看重自己科技人格的培养，而不重视文化人格的塑造。强调自己的自然科学性，沉溺于专业性、技术性的局限思维，而不重视人文精神的培养和确立。针对医学教育中所存在的问题，各国教育界纷纷提出应加强医学生人文社会科学教育的要求。1982 年，美国医学会医学教育委员会于《医学教育未来方向》的报告中明确指出，要加强医学生的人文社会科学教育；1984 年，美国医学院协会在《为21世纪培养医生》的报告中指出，“缺乏人文、社会科学基础的医生，在医学生涯中往往会丧失智力挑战的能力和应答这种挑战的能力”；1993年，英国总医学委员会于《明天的医生》报告中提出，医学教育和实践中要加入更多的“人文学科特殊学习模块”（humanity special studies modules，SSMs），以达到医学人文与医学自然科学的相互渗透以至包容；法国也提出把人文素质教育同医学各科专业结合起来，培养“不受任何学科界线限制的人”。

世界医学教育联合会连续两次讨论全球医学教育改革以及人才素质要求问题。会上拟定的《爱丁堡宣言》和《最高峰会会议建议》提出，必须“为21世纪重新设计和培养医生”，“他们（医生）应该不断地努力工作，以高度的同情心和医德来增进健康，治疗疾病，恢复残疾”。1992年，世界卫生组织卫生人力开发司教育处处长Boelen博士在《医学教育改革：需采取行动》一文中，首次提出“五星级医生”的概念，即“保健的提供者（care provider）、决策者（decision maker）、健康教育者（health educator）、社会领导者（community leader）和服务管理者（service manager）”，反映了医学与社会发展对医学人才人文素养、职业道德境界的新要求。

（四）身心素质

身心素质（physical and mental quality）指个体在身心方面的基本品质。医学生在学习和成长的过程中有良好的身心素质，一方面标志着医学生自身的健康发展，另一方面可以推动其学习以及成长。人的身体素质主要指人的体格、精力、体能以及适应环境的能力。强健的体魄与人的成长和成功有着密切的关系，甚至对于人的事业的成败起着关键性的作用。因此，在大学生心理素质教育方面，应强调学生良好的生活方式以及卫生习惯的培养，让他们养成体育锻炼的习惯，拥有健康的体魄。心理素质是指有良好的心理状态，有比较强的适应能力、自制力、承受力以及良好健康的人际交往关系等。大学生正处于人生的重要阶段，面临着身体的变化和环境的变化，学习和生活习惯也与以往不同，大学期间要求更高，而且还会遇到恋爱和就业等方面的压力。

目前，我国正处在社会转型时期，生活节奏变快，人际关系日趋复杂，竞争也越来越激烈，价值观念呈现出复杂多变的趋势。这对于尚未成熟的大学生来说无疑是巨大的挑战。近几年的新生心理健康状况调查显示，我国大学生的心理问题呈现出多种状况，从一般的心理适应问题到严重的心理障碍或精神疾病都有出现，其中真正存在心理疾病和心理障碍的人占少数，仅为1%～2%。大部分学生主要存在不同程度的心理困惑、压力以及矛盾冲突，而这是高校心理健康教育所应着重关注的问题。据资料显示，高校大学生中，约20%的人曾有过心理问题。专家针对此提出，应于高等学校中加强心理健康教育，以提高大学生的心理素质。社会和学校都要重视大学生的心理健康教育。教育部于2001年颁发了《关于加强普通高等学校大学生心理健康教育工作的意见》，2002年又印发了《普通高等学校大学生心理健康教育工作实施纲要（试行）》，加强了对这项工作的领导和指导。对学校而言，应采取设立心理咨询机构、开展心理健康课程等有利于学生心理问题及时得到疏通和解决的措施。而值得注意的是，学校设立的心理咨询机构等不单是为有心理问题的学生而建的，它应对全体学生开放，每个学生都可能有潜在的心理问题，在为心理已出现问题的学生提供帮助时，也应定期为全体学生做一些测量，做到防患于未然。作为大学生，则应学习心理卫生的基本知识，积极参加学校或是社会实践活动，结交良友，勤于锻炼，学会自我调节，若有心理问题须及时向心理医生咨询，排除障碍，使自己能够健康学习和成长。

四、医学生综合素质的培养

（一）欧美“以学生为主体”的医学教育启示

欧美发达国家的医学教育是典型的精英教育，是一种比较成功和有特色的教育模式。由于欧美医疗行业竞争激烈，培养医学人才的医学院的竞争也非常激烈。以美国为例，其现有医学院127所，分为州立和私立两种。州立的如亚利桑那大学（UA）医学院、俄勒冈健康与科学大学（OHSU）医学院、南伊利诺伊大学（SIU）医学院等，共有76所；私立的如达特茅斯（DMS）医学院、杜克大学（DU）医学院、西奈山医学院（MSSM）等，共有51所。美国的医学院校大多由政府建立且为综合性大学的一部分，有114所，占88.8%。平均每所医学院每年招生130人左右，在校学生400～500人，全美共有医学生66000余名。因此，在欧美发达国家，人们普遍认为毕业生的质量关系到医学院的名誉和发展，培养出高质量的医学生是医学院奋斗的主要目标。

1. “以学生为主体”是其医学教育的基本点

（1）教学模式。“以问题为中心”（problem-based learning，PBL）的教学模式是欧美医学教育，特别是临床教学的主要模式。以问题为中心的教学模式在欧美医学院校被广泛采用，学生在以小组为单位学习时，教师通常将讨论的内容变成问题提出，并提出解决问题的思路。为了解决问题，学生分头查找资料获取知识，然后相互交流，并讨论解决问题的方法。问题解决后，学生们还需要对自己的学习过程进行自我反思和评价，总结所获得的知识和思维技能。课堂上，学生用于讨论的时间远远超过教师讲解的时间。这种教学模式使学生的主观能动性得以充分发挥，有力地促进了学生合作能力与自主学习能力的发展，其解决问题的能力和创造性思维也得到极大提高。

（2）教学方式。欧美大部分医学院采用的是小组教学和分散教学方式。和国内通常上百人在大教室授课不同，欧美大部分医学生一般是几个人一组，由专门的高年资住院医师负责教学。不管是在基础医学的实践教学中，还是在临床教学中，学生动手的机会很多，老师也会组织一些专题讲座。

（3）教学内容。欧美大部分医学院在教学内容上，很重视基础医学内容和临床医学内容的相互融合与渗透。在基础课程的学习中，会适当地结合临床进行讲授，以提高学生的学习兴趣。在临床教学中，也会不断地联系基础医学的内容进行巩固。甚至在基础医学、临床医学各门课程之间，也力求有机地结合。因此，学生在学习中建立起了对医学知识的完整思考和一个整体的思路，学会了将相关知识融会贯通起来，从多角度进行整体全面的思考。

（4）教学辅助工具。欧美大部分医学院为了提高教学水平，巩固教学效果，网络教学、标准化病人和模拟病人的应用都很普遍。各学校有自己的局域网络，各门课程也有自己的网络教学内容。网上上课、检索、答疑和交流都是医学生学习的重要环节。同时，还使用标准化病人（经过一定培训的正常人或病人）和模拟病人（模拟病人计算机系统）供学生学习或训练时使用。这些教学辅助工具的推广，提高了学生的临床实践能力，训练了学生处理各种急危重症的能力，还可以考核学生的学习效果。

2. 中国教育对“以学生为主体”观念的理解与执行偏差

（1）简单化。我国目前基本维持着传统教学模式，其十分注重基础知识的掌握，但如何确保学生在掌握基础知识的同时又发展解决问题、创新思维、批判性思维等方面的能力是传统教学模式所欠缺的。这严重阻碍着我国当前以重实践能力和创新能力为核心的素质教育改革。在推进“以学生为主体”的教育观念过程中，有些教师片面地理解了“以学生为主体”的内涵，认为在课堂上只要让学生多活动，课后给学生多留作业就是“以学生为主体”。实际上，教学是一项系统工程，需要考虑教学目的、受教育对象的能力、问题的难易、执行过程中的监督，以及课后的反馈，最终形成有效教学。

（2）片面化。“以学生为主体”需要与“以教师为主导”相辅相成，不可忽视了教师的主导作用。把课堂还给学生不是说上课出一个题目学生讨论就行了。这样做表面上体现了学生的主体性，但丧失了教师的主导作用。当然，教师自身的素质也在其中扮演了重要角色。国内医学教育中，基础和临床有一个很大的分野，教师的知识结构加上教学设置上没有严格的安排和规定，造成基础知识和临床知识在学生思考中的严重脱节，也大大降低了学生学习的兴趣。加之我国医学生人数多，教师少，这对讨论问题和教学辅导都带来了很大问题。

3. 倡导和建立准确全面的“以学生为主体”观念

首先，观念决定态度，态度决定行动，行动决定效果。“以学生为主体”的观念的提出，是教育的一大进步。学生是教育活动的基本要素，是认识和实践活动的主体。学生主体性的基本特征表现在：自主性，对于自己的活动具有支配和控制的权力和能力；能动性，能够自觉主动地认识客体和改造客体；创造性，有强烈的创新欲望，运用新方法和新的思维方式，达到创新的目的。因此，倡导和建立准确全面的“以学生为主体”观念就是要面向全体，注重个体差异性，使其以上特性得到自由、全面的发展。

其次，建立合理完善的质量评估体系。其包括教师对学生评价，教师通过考试、与学生交流、观察学生的操作能力对学生进行评价；学生间相互评价，学生彼此评价能更准确、客观地体现学生的能力水平，并起到学生之间相互促进的作用；通过全国性考核进行评价，比如医学院校就可以通过执业医师资格考试进行；毕业生评价，通过用人部门对毕业生水平和能力的反馈，评价学校的教育水平和质量。无论哪种评价方式，均体现出一个意义：以学生为中心分析寻找教学过程中的问题，确保人才培养的高质量。

最后，形成“以学生为主体”教育的联动模式。“以学生为主体”的教育，涉及教育的整个过程：教学准备、教学实施、教学管理理念、教育管理方式、教育管理制度、培养方案、课程设置……它需要教学管理者、教学设计者、教学实施者和受教育者多方面的参与和努力。教师需要从传统的传道、授业、解惑者，转变为教学中的组织、帮助、引导和促进者。

通过对欧美“以学生为主体”的医学教育的认识，我们深感其教育及所不断进行的教学改革，都是从培养学生的角度考虑的。我们应认识到，要借鉴其先进性，要根据我们的特点，转变教育观念及教学模式，走出一条“以学生为主体”的具有中国特色的教育之路。

（二）从不同的教育内容来培养医学生的综合素质

素质教育包括思想道德素质教育、业务素质教育、文化素质教育、身心素质教育等。素质教育的各个方面是相互联系、相互作用、相互渗透、相互影响的。要想达到对医学生进行综合素质培养的目标，就要坚持德、智、体、美的全面素质教育。

当今世界的医学正在发生着深刻的变化，医学发展的新趋势对医学教育提出了新挑战，对我国医学教育改革发展也提出了新要求。我国为了加快推进临床医学教育综合改革，2012 年起，教育部、卫生部共同组织实施“卓越医师教育培养计划”，目的是强化医学人才是卫生事业发展第一资源的理念，以提高人才培养水平为核心，改革人才培养模式，创新体制机制，培养适应我国医药卫生事业发展的高水平医学人才。在对医学生进行综合素质培养的内容方面，德育对受教育者的综合发展起着决定性的作用。它要求教育者按照社会的要求对教育者施加影响，让其拥有主流政治立场，正确的人生观、价值观以及社会道德品质。因此，德育体现了整个教育的社会主义性质。智育是教育者向受教育者传授系统的科学文化知识，让其形成科学的世界观，培养其基本的生存技能技巧并帮助其发展智力的教育。智育对帮助学生认识自然和社会规律，提高分析和解决问题的能力、掌握从事社会主义现代化建设实际本领和健全个性起着至关重要的作用。体育是帮助学生增强体质、发展体力、学习健身知识和运动技能的教育，对学生个性的全面发展有着基础性作用。美育则能培养学生正确的审美观，发展其鉴赏力和创造美的能力，是一门培养学生高尚情操和文明素质的教育。美育能够提升学生的精神境界，同时能培养他们的观察力、想象力以及创造力，促进学生智力的发展和思想道德品质的提升。

总之，德、智、体、美全面发展是我国教育目的和全面素质教育的有机组成部分，是长期以来在实践中得出的经验。德、智、体、美等不同的教育内容和教育目的均有其特殊的任务，但它们是相互联系、相互依存、相互渗透、相互促进、相互统一的有机整体。因此它们能够促进大学生综合素质的形成，并且培养出合格的、符合社会需要的高级医学专门人才。

（三）用不同的教育方式培养医学生的综合素质

要完成整个教育过程需完成他育和自我教育两个环节，因此，素质教育的形式也应该包括他育（学校教育、家庭教育、社会教育）和自我教育。他育和自我教育是相互影响、相互促进的关系，只有做到两者共同发展，才能促进医学生综合素质的形成和发展。在当前实施“卓越医师教育培养计划”的背景下，医学生临床能力的提升已经成为当前医学教育界十分关注的问题。医学生的创新和实践能力无愧为“卓越医师教育培养计划”的核心内容，学生不仅要掌握扎实的医学知识，而且要通过实验课程的学习，提高动手能力和操作水平，这就对基础医学实验的教学体系改革提出了更新、更高的要求。培养医学生的动手能力、分析解决问题的能力和创新能力，对培养医学综合型人才有着重大意义，我们完全可以从培养过程中找到解决方案。

编者以《医学机能实验学》为例进行分析。《医学机能实验学》是基础医学实验课教学改革后的产物，其打破了传统医学实验教学的单一模式，将原来的生理学、病理生理学和药理学三门学科的实验内容进行有机融合，创立成一门自成体系的、单独考核的实验学课程。医学机能实验学的建立有利于学科间知识相互渗透、交叉与融合，有利于培养学生的创新能力和动手能力。

1.《医学机能实验学》教学中医学生动手能力现状及原因分析

《医学机能实验学》作为医学基础理论与临床实践的桥梁，在医学教育中起着承前启后的重要作用。其实践性较强，强调学生先对动物进行基本手术操作，再实施各种实验因素，通过对实验现象的观察与思考，结合相关理论，最后得出实验结论。这样的学科性质使其给学生提供了较多提高动手能力的机会，也对学生的动手能力提出了更高的要求。近年来，在医学机能实验教学中我们发现，部分同学有直到学期末实验课结束也未曾触摸到动物的情况。主要原因有以下几点：

（1）实验教学方式滞后。长期以来，以教师为中心的灌输式教学法抑制了学生自主学习、自主练习的主观能动性，学生一直处于被动参与的状态，从而失去动手的积极性和主动性。

（2）学生动手机会少。实验时，实验老师为学生调试好仪器设备，准备好所有实验用品，带教老师详细讲解，学生则按照实验指导完成实验内容，最后在带教老师的分析总结下，将实验结果和分析抄在实验报告本上。这与实验资源紧张有关。近些年，医学院校特别是省属医学院校的扩招，带来的后果就包括实验资源的不足，教师有时候为了教学不得不追求实验的成功率。

（3）忽视学生综合能力的培养。部分实验在教学过程中过分强调实验课作为理论课的验证手段，仅把实验教学作为深入理解理论知识的辅助方法，从某种意义上说失去了实验教学的初衷，忽略了对学生动手能力的培养。

知识来源于实践，科学的发展和创新要靠实践推动，医学机能实验学中重要的一个环节是培养医学生动手的能力。只有在教学中加强对学生动手能力的培养，才能为医学生日后的临床医疗和科研工作打下坚实基础。这些情况对培养医学生的临床职业能力之一的动手能力非常不利，更谈不上对医学生创新精神和实践能力的培养。这种模式培养出来的医学生，在今后的实际工作中，不仅动手能力差，理论往往还缺乏进取精神，与高等医学教育的发展趋势和培养目标背道而驰。

2. 以培养和考核医学生动手能力为落脚点

临床思维和动手能力的培养是一个综合性的、涉及各个教学环节的重要问题。在基础医学理论的学习中，医学生由于没有临床知识、临床病例的形象指导，基础知识停留于死记硬背，到临床学习时遇到病例又不能将临床表现与基础知识结合进行分析，最终在基础医学和临床医学的学习之间产生盲区。要在医学机能实验学教学中加强学生动手能力的培养，同时注重在考试中考核医学生的动手能力，可以从以下几个方面着手：

（1）强调动手能力的重要性。深化实践、实训课程的改革是当前基础医学教育的热点，在教学实践中，我们发现部分学生不愿意动手而成为实验过程的旁观者，这种情况的出现既与学生重理论轻实践，怕苦、怕累、怕脏、怕被动物咬有关，也与实验条件的限制有关。为了解决这一问题，需要教师在第一次实验课时就给学生讲明机能实验课操作技术与临床工作及科学研究之间的密切联系，比如给学生强调，在实验中要多次接触的注射器、听诊器、血压计就和临床诊疗工作密不可分，而熟悉哺乳动物手术器械及其手术操作，可为将来临床外科学习奠定基础。

（2）督促学生课前预习。在教学中，我们发现有相当一部分学生不习惯或不愿意预习实验内容，上课时处于被动状态，整个实验过程收获不大。鉴于此，我们建议采取以下三种方式进行督促：①要求学生书写预习报告。将开设的实验内容提前公布并在每次课后布置下一次实验内容，实验课前要求学生预习实验内容、相关理论及实验操作的知识，同时将本次实验的目的、材料、方法及在预习过程中发现的问题书写成预习报告，使学生对实验有一个总体认识。②新增模拟仿真实验内容。传统的实验操作预习内容以文字形式出现，比较抽象，学生不易掌握。为此，我们增加了模拟仿真实验内容，通过在计算机上模拟真实实验、观看实验视频，增强学生的感性认识。如在做蛙心灌流实验前，在学生预习文字内容的基础上，提前为其播放蛙心插管的视频，在计算机模拟实验系统中通过选择实验器材、实验操作、实验仪器安装、实验步骤分析，使学生对整个实验有整体的把握。③鼓励学生上讲台讲课。我们在每次实验课前，选择一个实验小组作为该次实验的负责组，并要求该组同学选代表上讲台讲解该次实验课的相关理论、实验步骤和操作要点，促使他们在一定程度上提高预习的质量。实践证明，通过以上手段，学生的学习兴趣普遍提升，实验预习报告的撰写质量得到提高，实验过程中对全局的把握更好，也避免了实验过程中盲目动手、实验成功率低的现象。

（3）重点讲解实验操作技能，增加学生动手机会。实验课的主体是学生，最关键的就是要让学生亲自动手做实验。因此，教师在讲解过程中，要尽量做到少讲理论知识，将重点放在实验操作技能的讲解上。如在做家兔实验时，从正确的持刀、剪、镊的方法和姿势到组织的切开、分离、穿线、结扎等操作，都应给学生进行规范化操作示范。在示范的同时，教师应把手术过程中的技术要点加以强调和说明。这样既加深学生的印象，又使得他们在亲手操作时有章可循。而在实验操作技能的讲解中，由于观察场地限制，并非所有学生都能看清教师示范，因此，我们在手术操作教学上做了相应改进。例如，家兔气管插管术进行示范教学时，先重点培训各小组的“主力手”，使其先快速掌握气管插管的方法和技巧，再以点带面，使其他同学也能很好地掌握该项技能。这种教学方式可以在一定程度上弥补实验条件的限制，并且在一定程度上加强学生的互相学习能力和团队协作能力。另外，在教师对实验操作进行讲解并清楚示范的前提下，我们在教学全过程中采取巡回检查的方式，一方面对学生不易掌握的操作技能进行反复讲解，在操作中给予学生正确指导，随时纠正学生的不规范操作；另一方面鼓励学生大胆动手，遇到问题尽量自己解决，促进学生对基本操作技能的掌握。由于机能学实验分组人数较多，每次实验每组常规只有一只动物，这势必减少学生的操作机会。我们采取的对策是尽量充分利用动物，在实验结束后继续进行操作训练。如在做“家兔呼吸运动的调节”实验时，由于该实验内容较少，因此，我们提前讲解下一次实验将进行的动脉插管操作并让同学练习。这不仅为下一次实验做好了准备，还有效地利用了资源，为学生提高动手能力创造了条件。

(4) 团队动手能力的培养。除了对个人动手能力的培养，还应当注重对团队动手能力的培养。在临床治疗过程中，医生对病人的治疗往往是一个团队的智慧结晶。机能学实验正是要求学生自己动手完成多科动物手术和实验程序操作，使学生较早接受与临床操作和手术相似的训练，所以是一门很好的培养学生临床团队精神和协作的课程。在课程中，将学生按学号或自由组合分组，选出组长，组长在每次实验时按外科手术成员分配将本组同学分为麻醉、主刀、助手、器械护士、巡回、总指导，并记录组员每次实验的分工，以保证所有同学均轮流担任不同角色。在实验中，可以限定实验时间，促使学生产生紧迫感，在同组内互帮互助、取长补短，团结一致完成实验。

(5) 加强实验操作考核。传统的实验考核方法包括实验报告和期末闭卷考试，而实验操作技能考试由于受到种种条件的限制未能得以实施。关于医学机能学实验考核方式的构建与评价，黄河科技学院尚曙玉、李静等老师提出了构建形成性考核与终结性考核相结合的考评方式，认为此考核评价方式既有利于培养学生的实践动手能力，又能全面提高学生的综合素质，使学生由被动的学习转变为自主学习。这是非常有益的尝试。为了克服重理论、轻实践的思想，加强动手能力培养，近年来，我们增加了实验操作的考核。该考核包括两部分：一是学生平时每次实验课的实验操作效果以组为单位，由教师随堂记录，反映学生实际操作过程的准确性，作为实验课直观的考核项目。二是在期末实验操作考试时，采取以单个学生为考核对象、随机抽签考试的方式让学生分工合作来完成一个实验项目，该部分成绩占总成绩的较大比例。通过这样的方式，学生在平时的实验课中必然会认真强化自己的操作技能，主动提高实验动手能力。实践证明，这种多方面考核方式既有利于督促学生重视实验课，又能较为全面地反映学生的动手操作能力和分析、解决问题的能力。

医学机能学实验教学的目的不仅是使学生进一步巩固对已学基础理论知识的理解，更重要的是培养学生的动手能力，使学生掌握科学的实验方法。只有改革医学机能学实验教学和考核方式，充分培养学生的动手能力，才能达到有效提高机能实验教学效果的目的。

(四) 从不同的空间维度培养医学生的综合素质

素质教育的空间分为第一、第二和第三课堂，第一课堂教学以传统的学科课程为主，是素质教育的主阵地。教师如何教，如何教好？学生如何学，如何学透？这是医学生学习过程中，一直摆在所有高校教师和学生面前的难题。医学作为生命科学的前沿学科，知识系统性强、内容抽象深奥、更新快。为了加快推进临床医学教育综合改革，我国 2010 年在《国家中长期教育改革和发展规划纲要》中明确提出实施“卓越医生教育培养计划”，着力培养职业化医学应用型人才，提高医学人才培养质量。为了积极配合这一计划的开展，可以考虑采用联合传统讲授法（lecture-based learning，LBL）、案例教学法（case-based learning，CBL）以及团队教学法（team-based learning，TBL）进行课程的改革，经过教学设计与实施，各取其长、优势叠加，力争取得更好的教学效果。

“第二课堂”这个概念最早出自当代著名教育家朱九思主编的《高等学校管理》一书，它是与第一课堂教学相平行的教学组织形式，是学校有计划、有目的地综合运用科学知识，开设以实践为目的，以自主性、趣味性、创造性和非学科性知识为主要内容的课程体系。它包括学科竞赛、学术讲座、科学研究以及社会实践等。通过第二课堂的补充学习，有利于开拓学生的视野，提高学生的创造力，其是第一课堂的拓展和延伸，两者之间相互补充，相互完善。

第三课堂是在教育实践的进行中存在并被人们所反映的课堂。有人曾把隐性课程和文化对学生产生影响的“场”称作第三课堂。隐形课程这一思想于20世纪初在杜威（J. Dewey）和克伯屈（W. Kilpatrick）的著作中出现，只是当时没有引起人们太多的关注，直至1966年才由美国学者杰克逊（P. W. Jackson）在《课堂生活》（*Life in Classroom*）一书中正式提出。结合20多种主要隐性课程的定义进行分析，可以得出的结论是：隐性课程是指学生在课堂内外无意间习得的非预期的知识、经验、价值观念、规范或态度，是在教学计划规定的各门学科之外的内容给学生带来的各种影响。

总之，第一课堂是传统意义下的学科课程，第二课堂则是活动课程，第三课堂总的来说为隐形课程，可以说第一、第二、第三课堂构成了课堂的全部。在医学教育教学中，我们不仅要着重于第一课堂，也应逐步搞好第二、第三课堂，让它们形成一个统一的、完善的课堂体系，从而有效地促成医学生的素质教育。

（五）在理论和实践学习过程中提升学生的综合素质

就医学生来说，素质教育的过程包括医学基础理论阶段、实训阶段和实践阶段。这是一个不间断的过程，应对各个不同的阶段加以区别对待，同时也要做好衔接工作。

以临床医学教育为例，在临床医学生的培养计划中，重视医学生的医学基础理论学习的同时，也应特别重视医学生临床实习阶段的表现。这是高等医学教育教学实践中一个不容忽视的问题。临床实习除了是医学教育的重要组成部分之外，还是塑造医学生人生观、世界观的关键时期，是理论与实践相联系的重要环节，是由医学生向住院医师变迁的必经之路。可以说，临床实习的成败，关系着医学生的培养质量。

但是，不少医学生一进入实习医院后，其思维方式和学习、生活习惯与在校学习理论知识时将大为不同，有的甚至出现难以适应的问题。近些年来，随着医学教育改革的深入、市场经济的影响、部分高校扩招等，医学生的临床实习受到了一系列影响。要解决其中出现的一些新问题，就需要医学院校和实习医院加强联系，并且需要实习医院关注和加大教学投入，选派优秀的师资队伍带教，给予实习生学习、生活上更多的照顾。除此之外，还要帮助和引导医学生成功实现思维方式的转变，正确处理实习和考研、临床实习和毕业工作之间的关系。只有得到医学院校、实习医院以及学生三方的共同重视，通过三者的协作配合、相互促进和努力，才能落实好临床实习工作，提高医学生的培养质量，为社会提供高水平、高质量的实用型医学人才。当然，对于其他医学专业的学生而言，实践阶段也是同等的重要。

以上仅就医学生的素质教育实践在理论学习与早期实践阶段而言，若以整个高等医学教育的实践阶段来说，不仅包括本、专科理论与实习教育阶段，还包括毕业后的教育、继续医学教育等比较长远的阶段。

事物的发展不是短暂和孤立的，而是不断发展、相互联系的有机整体，因此医学生的综合素质教育也不是孤立和单一的，而是由多因素组成的、相互联系和相互影响的多元系统工程。

参考文献

[1] 苏博，刘鉴汶. 高等医学教育学 [M]. 北京：人民军医出版社，2004.

[2] 李萃英. 素质教育中大学生主体地位辩证阐析 [J]. 青岛化工学院学报（社会科学版），2000（1）：50－52.

[3] 张文静. 脑科学理论对人才开发的启迪 [J]. 人才开发，2008，1：9－10.

[4] 周雪莲. 谢弗勒“潜能理论”对高中英语课堂教学的启示 [J]. 学园（教育科研），2012（17）：14.

[5] 陶丽. 思想政治教育视阈下的大学生成长轨迹研究 [D]. 沈阳：辽宁大学，2010.

[6] 江楠楠，顾海根. 大学生上网行为、态度和人格特征的研究 [J]. 心理科学，2005，28（1）：49－51.

[7] 鹿鸣. 新的网络疾病：网络成瘾症 [J]. 社会，2000（6）：22－24.

[8] 崔丽娟，刘琳. 互联网对大学生社会性发展的影响 [J]. 心理科学，2003（1）：64－66.

[9] 周涛. 大学生社交焦虑与网络成瘾的相关研究 [J]. 湖南师范大学教育科学学报，2003，2（3）：85－87.

[10] KRAUT R，PATTERSON M，LUNDMARK V，et al. Internet paradox：A social technology that reduces social involvement and psychological well-being? [J]. American psychologist，1998，53（9）：1017.

[11] 傅晋斌. 大学生网络成瘾倾向与自我效能感、社会支持的关系研究 [J]. 华中师范大学研究生学报，2009（1）：124－127.

[12] 江楠楠，郭培芳. 国外对因特网成瘾障碍的研究 [J]. 心理科学，2003（1）：178－179.

[13] 林绚晖. 网络成瘾现象研究概述 [J]. 中国临床心理学杂志，2002，10（1）：74－76.

[14] 宋均，杨凤池. 北京市大学生与中学生网络成瘾情况及影响因素分析 [J]. 中国全科医学，2007，4（10）：559－561.

[15] 李涛，张兰君. 大学生网络成瘾倾向与父母教养方式关系研究 [J]. 心理科学，2004，27（3）：662－663.

[16] 李秀敏，阴国恩. 大学生上网行为与人格特质相关性研究 [J]. 心理发展与教育，2004，20（1）：34－37.

[17] 陈友庆，王玲. 网络成瘾及其影响因素分析 [J]. 南京晓庄学院学报，2006（2）：79－82.

[18] 张再兴. 我国高校网络思想教育的十年历程与发展 [J]. 思想教育研究，2005，7（2）：6.

[19] 刘梅. 思想政治教育的现代方式——论网络思想政治教育建设 [J]. 河南师范大学学报（哲学社会科学版），2000，27（2）：103－106.

[20] 韦吉锋，徐细希，汪维. 网络思想政治教育面临的新课题 [J]. 扬州大学学报（高教研究版），2006，10（2）：76－80.

[21] 刘基，闫立超. 思想政治教育内容的反思与重构 [J]. 求实，2011 (12)：93－94.
[22] 熊建生. 论思想政治教育内容建构的依据 [J]. 学校党建与思想教育：下，2009 (3)：6－10.
[23] 王立仁. 论思想政治教育内容的实效维度 [J]. 思想政治教育研究，2011 (3)：39－41.
[24] 贺伟平. 以科学发展观引领思想政治教育内容创新 [D]. 南昌：江西师范大学，2009.
[25] 廖志诚. 社会转型时期思想政治教育创新动力研究 [D]. 福州：福建师范大学，2008.
[26] 孙余余. 人的虚拟生存与思想政治教育创新研究 [D]. 济南：山东师范大学，2011.
[27] 齐鑫，何超建. 网络社会的本质及特点探析 [J]. 辽宁行政学院学报，2010，12 (3)：169－170.
[28] 李力. “现实的人”与马克思主义哲学本体论 [D]. 长春：吉林大学，2007.
[29] 孙余余. 论人的虚拟生存的生成 [J]. 齐鲁学刊，2011 (4)：80.
[30] 孙余余. 人的虚拟生存与思想教育创新研究 [D]. 济南：山东师范大学，2011.
[31] 陈华，赵卫锋. 浅议网络时代的高校思想政治教育 [J]. 法制与社会，2008 (20)：152.
[32] 李德平，聂晶. 关于大学生网络思想教育的思考 [J]. 江西教育科研，2007，8：35.
[33] 毕然. 网络文化背景下大学生思想政治教育的创新与发展 [J]. 吉林广播电视大学学报，2008 (2)：70－73.
[34] 臧小林. 高校和谐校园构建中的学生思想政治教育研究 [J]. 黑龙江高教研究，2005，9：33－34.
[35] 田为龙，李建宁. 构建以人为本的大学生思想政治教育体系 [J]. 大学时代月刊，2006 (8)：42－43.
[36] 陈耀辉，胡澜. 网络时代大学生思想政治教育创新研究 [M]. 北京：中国戏剧出版社，2012.
[37] 黄丹丹. 欧美“以学生为主体”的医学教育启示 [J]. 海外英语，2010，(2)：11－12.
[38] 凌保东. 中美高等医学教育的比较与思考 [J]. 中国高等医学教育 ，2007 (7)：33－35.
[39] 周亚夫. 中美高等医学教育比较及启示 [J]. 天津市教科院学报，2005 (2)：88－90.
[40] 徐萱春. 对高校确立“以学生为主体”办学理念的思考 [J]. 安庆师范学院学报（社会科学版），2004 (6)：32.
[41] 刁海鹏，郜亮，解军，等. 卓越医师培养中基础医学实验教学体系的改革与探索 [J]. 中国教育技术装备，2015 (2)：145－147.
[42] 黄丹丹，林丽，郑倩，等. 机能学实验教学中加强学生动手能力培养的几点认识 [J]. 四川生殖卫生学院学报，2009 (5)：74－75.
[43] 冯有辉，何康. 生理科学实验教学中动物基本手术操作训练的探讨 [J]. 中华医学教育探索杂志，2008，7 (6)：595－596.
[44] 黄丹丹，林丽，郑倩，等. 机能学实验教学中对医学生分析问题能力的培养研究 [J]. 川北医学院学报，2009，24 (5)：491－493.
[45] 田虹，刘爱东. 机能学实验教学过程中常见问题及应对措施 [J]. 现代医药卫生，2015 (8)：1252－1255.
[46] 赵万红，朱克刚，杨江琳，等. 机能实验教学中如何加强学生的能力培养 [J]. 西北医学教育，2006，14 (4)：471－473.
[47] 王玉阁，赵堃，肖宇，等. 加强学生动手能力培养提高机能实验教学质量 [J]. 齐齐哈尔医学院学报，2009，30 (4)：453－454.
[48] 倪俊芳. 强化生理实验课培养学生动手能力 [J]. 实用医技杂志，2006，13 (8)：1380－1381.
[49] 买文丽，刘行海，刘华，等. 在机能学教学中加强培养学生的临床思维和动手能力 [J]. 四川生理科学杂志，2012，34 (3)：141－142.
[50] 李超彦，刘会民，张志国，等. 以提高临床动手能力为导向的机能实验学课程改革研究 [J]. 卫生职业教育，2016，34 (12)：125－126.

[51] 郭娜，姜凤良，高兴春，等. LBL，CBL，TBL 多轨教学模式在医学免疫学课程改革中的应用——以卓越医师培养为视角 [J]. 中国免疫学杂志，2017，33 (1)：133.

附录五　教育部、卫生部《关于实施卓越医生教育培养计划的意见》(2012)

一、指导思想和基本原则

(一) 指导思想。

贯彻落实教育规划纲要和医药卫生体制改革意见，强化医学人才是卫生事业发展第一资源的理念，遵循医学教育规律和医学人才成长规律，从我国国情出发，借鉴国际有益经验，立足长远制度建设，着眼当前突出问题，以提高人才培养水平为核心，改革人才培养模式，创新体制机制，培养适应我国医药卫生事业发展的高水平医学人才，提升我国医疗卫生服务能力、水平和国际竞争力。

(二) 基本原则。

按照“立足国情，分类指导，以点带面，整体推进”的原则。根据我国国情，遵循医学人才成长规律，科学制定医学人才的培养标准，支持不同类型医学院校参与“卓越医生教育培养计划”的实施。以试点高校的改革为重点，力争取得突破，以点带面，整体推进临床医学教育改革，全面提高医学人才培养质量。

二、目标任务和建设内容

(一) 目标任务。

适应医药卫生体制改革的总体要求，探索建立“5＋3”(五年医学院校本科教育加三年住院医师规范化培训) 临床医学人才培养模式，培养一大批高水平医师；适应国家医学创新和国际竞争对高水平医学人才的要求，深化长学制临床医学教育改革，培养一批高层次、国际化的医学拔尖创新人才；适应农村医疗卫生服务需求，深化面向基层的全科医生人才培养模式改革，培养大批农村基层实用型全科医生。

(二) 建设内容。

1. 开展五年制临床医学人才培养模式改革试点。

根据区域教育、卫生规划，确定若干所地方医学院校和中央部委所属高等学校，开展五年制医学教育综合改革试点，推动高等医学院校更新教育教学观念，确定学生在教学中的主体地位，强化医学生医德素养和临床实践能力的培养；改革教学内容与课程体系，推进医学基础与临床课程的整合；创新教育教学方法，积极开展以学生为中心和自主学习为主要内容的教育方式和教学方法改革，推行启发式、探究式、讨论式、参与式教学，倡导小班教学、小班讨论；完善评价考核方法，建立形成性和终结性相结合的全过程评定体系；加强医教结合，强化临床实践教学环节，严格临床实习过程管理，实现早临床、多临床、反复临床，培养医学生关爱病人、尊重生命的职业操守和解决临床实际问题的能力。

2. 开展临床医学硕士专业学位研究生培养模式改革试点。

结合国家住院医师规范化培训制度的建立，支持有条件的省市和高等医学院校开展临床医学硕士专业学位研究生培养与住院医师规范化培训有效衔接的综合改革试点，推动研究生招生和住院医师招录相结合，研究生培养与住院医师规范化培训相结合，专业学位授予标准与临床医师准入标准有机衔接，硕士研究生毕业证书、硕士专业学位证书授予与执业医师资格证书、住院医师规范化培训合格证书颁发有机结合，探索建立“5＋3”（五年医学院校本科教育加三年住院医师规范化培训）临床医学硕士专业学位研究生培养模式，强化临床实践能力培养培训，为培养大批高水平、高素质临床医师打下坚实的基础。

3. 开展拔尖创新医学人才培养模式改革试点。

结合区域医疗中心的建设，确定若干所高校开展拔尖创新医学人才培养综合改革试点，推进长学制医学教育改革，加强自然科学、人文科学和社会科学教育，为医学生的全面发展奠定宽厚的基础；改革教学方式，提高学生自主学习、终身学习和创新思维能力；建立导师制，强化临床能力培养，提升医学生的临床思维能力；促进医教研结合，培养医学生临床诊疗和科研创新的潜质；推动培养过程的国际交流与合作，拓展医学生的国际视野，为培养高层次、国际化的医学拔尖创新人才奠定基础。

4. 开展面向农村基层的全科医生人才培养模式改革试点。

根据农村医疗卫生服务实际需求，确定若干所高校开展三年制专科临床医学教育人才培养模式改革试点和农村订单定向免费本科医学教育人才培养模式改革试点。围绕农村医疗卫生服务的基本要求，深化三年制临床医学专科教育人才培养模式改革，探索“3＋2”（三年医学专科教育加两年毕业后全科医生培训）的助理全科医生培养模式；深化农村订单定向免费本科医学教育人才培养模式改革，加强医学生服务基层的荣誉感和责任感教育，增强学生扎根基层、服务农村的自觉性、坚定性。根据基层医疗卫生服务“预防、保健、诊断、治疗、康复、健康管理”六位一体的服务要求，优化调整教学内容和课程设置，实施早临床、多临床教学计划，增加到社区卫生服务中心和乡镇卫生院等基层医疗卫生机构的实习、实践，提高医学生对常见病、多发病、传染病和地方病等疾病的诊疗能力和基本卫生服务能力，培养大批面向乡村、服务基层的下得去、用得上、留得住的全科医生。

三、实施范围

（一）专业范围。

选择临床医学专业开展改革试点。

（二）学校范围。

“卓越医生教育培养计划”入选高校应具备以下基本条件：申报“拔尖创新医学人才培养改革试点”的高校为教育部批准举办八年制临床医学教育的高等学校；申报“临床医学硕士专业学位研究生培养模式改革试点”的高校应具有临床医学硕士专业学位授予权；申报“‘3＋2’三年制专科临床医学教育人才培养模式改革试点”的高校为举办三年制专科临床医学专业的高校，申报“农村订单定向免费本科医学教育人才培养模式改革试点”的高校为承担农村订单定向免费本科医学教育任务的高校。

支持省级部门协调组织的全省（区、市）“5＋3”全科医生培养或“5＋3”住院医师规范化培训试点立项。

四、组织实施

（一）管理机构。

1. 成立“卓越医生教育培养计划”委员会。委员会由相关部委组成，负责计划重要政策措施的制定和决策，重要问题的协商解决，指导计划的组织实施工作。委员会办公室设在教育部高等教育司。

2. 成立“卓越医生教育培养计划”专家委员会。委员会负责论证高校申请卓越医生教育培养计划的申报方案以及卓越医生教育培养计划的评价工作。

（二）审批程序。

1. 项目申报。

（1）各高等学校结合本校的办学定位、服务面向和办学优势与特色等，申报相应的试点项目。

（2）中央部委所属高等学校直接向教育部提出申请，申报名额不限。

（3）省属高等学校向所在地省级教育行政部门提出申请，每省（区、市）推荐开展五年制本科临床医学人才培养模式改革试点的高校不超过 2 所；推荐开展“3+2”三年制专科临床医学教育人才培养模式改革试点的高校不超过 2 所，优先推荐已获得中央财政支持实训基地建设或中央财政支持重点专业建设的高校；推荐开展其他试点项目的高校数名额不限。

（4）申报改革试点项目的省属高等学校和申报临床医学硕士专业学位研究生培养模式改革试点的高等学校，须有所在地省级卫生行政部门意见。

2. “卓越医生教育培养计划”专家委员会对高等学校的申报方案进行评价，形成论证意见。

3. “卓越医生教育培养计划”委员会根据专家论证意见进行审批。

（三）建设周期。

“卓越医生教育培养计划”实施周期为 10 年，分批进行立项建设，2012 年批准第一批试点高校。

（四）监督检查。

1. 参与“卓越医生教育培养计划”实施的高等学校定期进行交流和总结，提交年度进展报告，专家委员会对计划实施情况进行年度评议。

2. 适时对计划的实施情况进行评价，对评价不合格的高校将调整出该计划。

五、政策支持

1. 支持参与高校围绕“卓越医生教育培养计划”的实施，在招生、培养模式、课程体系等方面进行改革，并重点支持临床医学硕士专业学位的发展。

2. 对开展五年制临床医学人才培养模式改革试点和农村订单定向免费本科医学教育人才培养模式改革试点，且仅具有学士学位授予权的高等学校，在新增临床医学硕士专业学位授予单位和授权点工作中予以优先支持。

3. 对开展临床医学硕士专业学位研究生培养模式改革试点的高等学校，在临床医学硕士专业学位研究生招生政策改革上给予支持。

4. 在“高等学校本科教学质量与教学改革工程”中优先支持试点高校临床医学专业的改革发展。

5. 优先支持试点高校临床医学专业的学生参与国际合作交流，包括公派出国留学、实习、交换学生等；优先支持试点高校相关青年骨干教师出国进修学习。

各地教育、卫生行政部门和有关高等学校要高度重视，加强组织领导，制订切实可行的实施方案，扎实推进改革试点工作，保证各项改革取得预期成效。

第六章　高等医学院校的教师

第一节　高等医学院校教师的作用、社会地位和任务

一、教师的作用

《中华人民共和国教育法》和《中华人民共和国教师法》对教师的职责和使命做了明确的规定：教师（teacher）是履行教育教学职责的专业人员，承担教书育人、培养社会主义事业建设者和接班人、提高民族素质的使命。教师应当忠诚于人民的教育事业。教师不仅承担培养人才的任务，而且还对国家科学技术水平和社会主义物质文明、精神文明建设产生重要影响。由此可见，高等医学院校的教师是医学教育教学的专业人员，不仅为我国培养医学人才、进行医学研究，还承担着改善全民健康素质的使命。高等医学院校的教师对我国医学教学技术的改进、卫生事业的发展起着至关重要的作用。

教师的社会地位取决于教师的劳动在社会发展中所起的作用，以及人们对这种作用的认识程度。教师的作用主要体现在：通过传授医学知识和技能、传承医学文化、钻研医学技术、培养医学人才等来促进医学的发展，推动医学事业的不断进步，从而推动社会进步；通过教师的社会活动促进社会物质文明和精神文明的发展，他们在为培养一批又一批医学生辛勤付出、为医学事业提供人才的同时，还传播了先进的医疗健康理念。

二、教师的社会地位

高等医学院校教师作为一种职业，与所有的职业一样具有一定的社会地位，包括社会功能、经济待遇、社会权利、从业要求等。

（一）社会功能

职业的社会功能是指一定的职业对于社会的作用，某一职业的社会作用越大，该职业的社会地位越高。高等医学院校的教师具有双重身份，既是教师，也是医生，因此其社会地位举足轻重。其作为一名教师担负着为社会培养人才的重任，作为一名医生承担救死扶伤的重任，二者都是受人尊敬和爱戴的。

（二）经济待遇

高等医学院校的教师享有国家规定的教师工资标准。1993 年颁布的《中华人民共

和国教师法》，其中以法律的形式规定："教师的平均工资水平应当不低于或者高于国家公务员的平均工资水平，并逐步提高。"并且对教师住房优惠、医疗保障、退休、退职待遇等都做了法律的规定。1995年颁布的《中华人民共和国教育法》又规定了"三个增长"，即各级人民政府教育财政拨款的增长应高于财政经常性收入的增长，并使按在校学生数平均的教育费用逐步增长，保证教师工资和学生人均公用经费逐步增长。1999年颁布的《中华人民共和国高等教育法》重申"三个增长"，进一步保证教师经济待遇的逐步增长。

（三）社会权利

高等医学院校教师的职业从业者除享有一般公民权利外，主要享有职业本身所赋予的专业方面的权利，包括在遵守有关法律和规定基础上的教育教学、科学研究、学术交流等方面的自由和自主权。《中华人民共和国教师法》第七条对教师充分享有的职业权利做了明确的规定。《中华人民共和国高等教育法》第五十条又重申保护高校教师合法权益，改善高校教师工作条件和生活条件；第五十一条规定"高等学校应当为教师参加培训、开展科学研究和进行学术交流提供便利条件"。

（四）从业要求

从业要求指某一行业对从业者的资格要求，从业者必须达到该行业的资格要求才能从事该行业。《中华人民共和国高等教育法》第四十六条规定"我国高等学校实行教师资格制度"。获得高校教师职业资格的条件是："遵守宪法和法律，热爱教育事业，具有良好的思想品德，具备研究生或者大学本科毕业学历，有相应教学能力（不具备规定学历，但学有所长，经认定合格也可取得资格）。"

从以上几个方面，不难看出高等医学院校教师的社会地位已经有了明显的提高，同时，随着社会的进步和经济的发展，教师的社会地位随之提高，教师的生活水平也会随之提高。教师也应当提高自己的职业能力，增强服务社会的能力，才能赢得社会更多的尊重，从而提高自己的社会地位。

三、高等医学院校教师的任务

高等医学院校教师的任务一般有三个：培养人才、研究创新、服务社会。前两项为职能，为社会服务既是职能也是义务。下面具体分析一下高等医学院校教师的任务。

（一）培养人才

培养人才，即教书育人。教师要根据学科设置、培养目标等要求，认真撰写教学大纲，精心组织教学，在传授学科知识的同时，帮助学生树立正确的人生观、价值观和世界观。所谓医者仁心，高等医学院校的教师通过以身作则、言传身教教给学生做人做事的道理。可以说，高等医学院校教师对医学生以后能否成为一名合格的医务工作者起着举足轻重的作用。因此，人才培养是高等医学院校教师的首要任务。

（二）研究创新

高等医学院校教师还担负着继承和弘扬人类在医学方面的成就及贡献的责任，是医学知识创新和技术创新的发起者和引领者。随着社会环境的变化以及人类疾病的变化，唯有不断地进行医学科学研究才能适应人类社会的变化。教师的求新求变也影响着学生的创新精神的形成和发展。同时，科学研究反过来会促进教育教学的改进，它改变着教师的教育方式、教学内容。因此，研究创新可以说是高等医学院校教师一项必不可少的任务。

（三）服务社会

现代大学与社会的联系越来越紧密，高等医学院校教师的科研成果应运用于社会实践，为人们提供医疗咨询、破解疑难杂症，缓解人们生理和心理上的痛苦。高等医学院校教师通过医疗、咨询辅助社区决策，通过科学研究为社会提供智力和技术支撑，同时在一定程度上对帮助改善我国的医疗卫生环境起着推动作用。因此，社会服务是高等医学院校教师任务的一种延伸。

第二节　高等医学院校教师劳动的特点及应具备的素质

一、高等医学院校教师劳动的特点

谈及教师的特点会让人想到教师的专业性、复杂性、师范性、长期性，那么高等医学院校的教师与一般高等院校教师的特点有哪些共同和不同之处？具体又体现在哪些方面呢？我们就高等医学院校教师的特点做如下分析。

（一）专业性

高等医学院校是专业性很强的高等院校，高等医学院校的教师须有深厚的医学专业知识，并不断更新和加强知识的专业性，从而为学生提供充足的学科知识养分。

（二）复杂性

高等医学院校教师与一般高等院校教师一样，面对的是刚刚经历高考的青年人或已步入社会的成年人，他们个性的差异形成了劳动对象的复杂性。教师只有具备良好的专业知识、广博的教育教学知识和一定的心理学知识等，才能完成这项具有复杂性的工作。教师在教学过程中进行的是一项复杂的脑力劳动。教师使用的教学工具包括多媒体、各种实验品、实验工具等，为了能通俗易懂地给学生讲解教学内容，教师还要同时使用多种教学工具，因此教师劳动的工具也具有复杂性。

（三）创造性

高等医学院校的教师承担着繁重的科研任务，医学技术的变化随着人类社会的发展而变化。现在提出以创新理念推动科研及社会的发展，不论是对西医的借鉴还是对中医的传承，都必须取其精华，去其糟粕，创造性地运用人类医学的成果来造福人类。高等医学院校的教师是医生中的佼佼者，其精神特点在于不断突破自我，在创新创造中实现自我价值。

（四）复合性

复合性是高等医学院校教师的一个显著特征。对于相当一部分教师，尤其是临床带教教师，他们身兼两职，既要做一名合格的医学工作者，又要做一名合格的高校教师。他们的工作既要符合医学工作者的专业规律，又要符合教育科学的基本规律。因此，高等医学院校的教师应协调二者的关系，并充分发挥医者和师者二者的优势，理论与实践相结合，使自己成为一名优秀的高等医学院校教师。

二、高等医学院校教师应具备的素质

（一）政治素质

政治素质在一个人的素质结构中起着方向性和激励性的作用。思想政治教育内容的确定，既要以思想政治教育的目的和任务为客观依据，又要以受教育者的思想品德状况为现实依据。思想政治教育的基本内容，概括地说，是要用共产主义思想体系教育人民，或者说是用马克思列宁主义、毛泽东思想、邓小平理论和党的路线、方针、政策武装人们的头脑。关于思想政治教育的基本内容及其相互关系，学界主要有三种观点：其一，要素说。认为思想政治教育内容主要包括政治教育、思想教育、道德教育、法纪教育、心理教育，其中政治教育是导向性内容，思想教育是根本性内容，道德教育是基础性内容，法纪教育是保障性内容，心理教育是前提性内容；其二，板块说。认为思想政治教育内容可以概括为世界观教育、人生观教育、政治观教育、道德观教育、法制观教育；其三，三观说。认为思想政治教育主要是进行伦理道德观、政治观和历史观教育。作为高等医学院校的教师应自觉地把自己的工作、事业与社会主义事业紧密结合起来，努力提高自己的思想政治觉悟，严格要求自己，以身作则。高等医学院校的教师除了担负起教学科研的使命外，还要把减少老百姓的疾病苦痛作为自己奋斗的目标，因此树立正确的事业观、价值观、人生观就显得格外的重要。同时，高等医学院校的教师也要实施国家的各项方针政策，拥有共产主义的觉悟和牺牲奉献的精神，成为学生的领路者。我国高校在对受教育者的政治教育内容上已经形成了比较完备的体系，主要包括思想教育、政治教育、道德教育、心理教育、民主（法制）教育，这几方面的内容基本上体现了受教育者个体素质发展的各个方面。传统教材中思想政治教育的内容，一般由世界观、人生观、政治观、道德观、民主法制观和心理健康这几个部分构成。现在，各个高校都在提倡“三全育人”（全员育人、全程育人、全方位育人），这也要求教师相应地具备这些方面的素质。

1. 世界观

世界观是人们对整个世界总体的和根本的观点。它是人对世界本质、人与周围世界的关系、人在世界中的地位和生存价值等一系列基本观点的总和，是人们在实践中对世界本质问题探索的思想结晶。世界观决定人们观察问题、分析问题、处理问题、立身处世的基本态度，决定着人们的人生观、政治观、道德观、法制观。马克思主义世界观是思想政治教育的核心内容。马克思主义世界观教育主要包括：①辩证唯物主义教育。主要帮助人们正确认识物质和意识的关系，坚持一切从实际出发、实事求是的辩证唯物主义原则，树立辩证唯物主义的基本观点，从而提高人们认识世界和改造世界的能力。②马克思主义认识论教育。教育和引导人们在社会主义现代化建设和改革开放的实践中，用好解放思想这个法宝，自觉坚持实事求是的思想路线，做到一切从实际出发，实事求是，理论联系实际，在实践中检验真理和发展真理，使主观认识和客观实践保持具体的、历史的统一。③历史唯物主义教育。教育和引导人们掌握社会发展的基本规律，坚定社会主义、共产主义信念，积极投身于社会主义现代化事业，最终学会运用历史唯物主义的观点和方法正确分析和看待历史事件、历史人物和各种社会现象；特别是要掌握社会存在与社会意识辩证关系这一根本原理，重视意识形态领域的工作和斗争，自觉坚守社会主义意识形态阵地；树立群众观点，尊重群众，相信群众，依靠群众，永远和人民群众紧密联系在一起。

2. 人生观

人生观教育包括：①人生理想教育。理想是与奋斗目标相联系的有实现可能的信念和追求，人生理想具有层次性，一般可以分为阶段性理想和最高理想。理想教育有利于防止商品交换原则侵入人与人之间的关系和党的政治生活之中；有利于抵制和克服以利己主义为核心的资产阶级腐朽人生观的侵蚀和影响；能够帮助人们在复杂的社会环境中始终保持正确的人生方向。②人生目的教育。以全心全意为人民服务为人生目的，是无产阶级人生观即共产主义人生观的重要特征，是共产主义人生观的核心，也是共产主义人生观与剥削阶级人生观的根本区别。③人生价值教育。人生价值是人生观的核心问题，主要包括人生价值目标教育、人生价值评价教育、人生社会责任教育。④人生态度教育。态度是人们对某一对象所持有的评价和行为倾向，它由认知、情感和倾向三个基本要素组成，人生态度就是人们对人生问题所持有的较为稳定的评价和倾向。

3. 政治观

政治观是指人们对以国家为中心的政治关系和政治问题的根本看法和态度。就我国现阶段而言，政治观是指人们对党和国家的路线、方针和政策的根本立场、根本态度和根本看法。政治观是人们分析、观察政治问题和处理政治关系的基本出发点。政治观教育包括：①基本国情教育。它既是一个动态的概念，即在不同的历史发展阶段，基本国情是有变化的；又是一个综合的概念，有着丰富的内容，涵盖经济、政治、思想、文化、人口、民族、历史特点、地理状态、自然资源等多种因素，包括自然国情教育、历史国情教育、现实国情教育和比较国情教育等内容。②党的基本路线教育。其是政治观教育的核心内容，要从四个方面着手：以经济建设为中心，坚持四项基本原则，坚持改革开放、“两个基本点”的辩证关系。③形势政策教育。其是政治观教育的一项经常性教育内容，形势是一定社会发展的状况和态势，政策是党和国家为实现一定时期的路线和任务而制定的行动准则。形势是制定政策的客观依据，政策则引导人们的行动，从而影响形势的发展。④爱国主义教育。爱国主义是长期生活在一定领域里的人民在深刻理解祖国所代表的各种价值对人类进步所具有的意义的基础上产生的强烈而执着的爱国之情和神圣信念。

4. 道德观

道德观教育包括：①集体主义教育。集体主义是社会主义和共产主义道德的基本原则，是调节个人与个人之间、个人与集体之间利益关系的根本准则。②职业道德教育。社会主义职业道德的基本原则应该是爱岗敬业、诚实守信、办事公道、服务群众、奉献社会。③社会公德教育。社会主义公德教育的基本规范是文明礼貌、助人为乐、爱护公物、保护环境、遵纪守法。④家庭美德教育。社会主义家庭美德的基本规范是尊老爱幼、男女平等、夫妻和睦、勤俭持家、邻里团结。

5. 民主法制观

民主法制观是人们对社会的法律制度和社会秩序的根本看法和态度。民主法制观教育包括：①社会主义民主教育。民主是指一定社会的统治阶级按照少数服从多数的原则实行阶级统治的一种方式，民主问题从本质上说是国家制度问题。②社会主义法制教育。社会主义法制是社会主义国家按照工人阶级和广大人民群众的意志建立起来的法律制度和由此建立起来的法律秩序的总称。③社会主义纪律教育。纪律是指一定社会组织为实现组织目标要求其成员所必须遵守的一种行为规范。它调节着集体内部的相互关系，规定了集体成员相互的权利和义务，使人们在社会生活和集体活动中做出正确的行为选择。进行社会主义纪律教育，最主要的是要帮助人们正确理解纪律与自由的关系，教育人们自觉遵守各项纪律，用各项纪律来约束自己的行为。

6. 心理健康

心理健康教育是根据学生生理、心理发展特点，运用有关心理教育方法和手段，培养学生良好的心理素质、促进学生身心全面和谐发展和素质全面提高的教育活动，是素质教育的重要组成部分，是落实跨世纪素质教育工程、培养跨世纪高质量人才的重要环节。网络时代的大学生心理健康有八条指标："在网络和现实社会环境中保持旺盛的求知欲望和浓厚的学习兴趣；在网络和现实社会环境中具有独立生活的能力；面对网络，具有正确的自我意识，能悦纳自我；具备完整统一的网络和现实人格品质；网络活动中具备良好的心境和情绪协调、控制能力；具有良好的网络环境适应和环境改造能力；具备良好的网络交际和现实交际能力；具有符合年龄特征的网络心理行为。"高校教师在心理健康教育方面的总目标是：提高全体学生的心理素质，充分开发他们的潜能，培养学生乐观、向上的心理品质，促进学生人格的健全发展。其具体目标是：使学生不断正确认识自我，增强自我承受挫折、适应环境的能力，培养学生健全的人格和良好的个性心理品质，对少数有心理问题和心理障碍的学生，给予科学的心理咨询和辅导，使他们尽快摆脱障碍，调节自我，形成健康的心理品质，提高心理健康水平。因此，开展网络心理健康教育目的就是培育大学生健全的网络人格，使他们能够在网络世界里保持清醒的头脑和理性的思维方式，正确区分网络虚拟世界和现实生活的不同，在发生心理矛盾时及时做出合理的选择，学会自我心理调节和自我网上管理，形成良好的健全的网络人格。

开展网络心理健康教育的具体做法：①网络环境下，要积极构建心理健康教育的阵地和渠道，关心大学生的网络心理健康，通过开展网络心理教育，使大学生克服不良的网络心态，提高心理预防能力。教育者可以充分利用网络虚拟、互动的特点，采用网上心理健康咨询和网下心理健康咨询相结合的方式，在网上开通对大学生的心理咨询和辅导，通过在线交流、E-mail 等方式，实现师生之间的即时互动，为学生提供有效的个别辅导和帮助，及时解决他们的心理问题。②培养大学生形成良好的自我控制能力。网络世界里要求大学生具有较强的网络自控能力，既要学会合理利用网络，又要防止沉溺于网络。长时间沉溺于网络会逐渐失去自我，特别是一部分大学新生从繁重的高中生活突然转入相对轻松的大学环境里，脱离了家长的管束，身心得到放松，通宵在寝室上网、玩游戏、聊天，导致白天不上课或是上课注意力不集中，这是一种自我控制比较差的表现。这就需要大学生具备抵抗诱惑的能力和素质，把握好上网的“度”，清醒地意识到网络只是生活的一部分，绝非全部。

（二）专业知识和科学文化知识

师者，传道授业解惑者也。教师必须拥有高深的专业知识才能承担教师这一职务，高等医学院校的教师也不例外，除掌握基础的专业知识外还应随时更新自己的知识，以适应社会的发展需求。在掌握所教授专业知识和临床知识的同时，还应懂得其他学科的知识，比如教育学、心理学、医学伦理学、卫生经济学、医学社会学等方面的知识，还应有较高的外语水平，以及进行社会调查、文献检索的能力。高等医学院校的教师还应拥有国际化视野，用敏锐的洞察力，随时发现和跟踪国际上先进的医学技术，并能提出自己的见解和有前瞻性的预测分析。

1. 良好的文化素质，包括精深的学科专业知识和广博的文化知识

教师应精通自己的学科，具有扎实而渊博的知识。马卡连柯说过：“学生可原谅老师的严厉、刻板甚至吹毛求疵，但不能原谅他的不学无术。”苏霍姆林斯基也指出：“只有教师的知识面比学校教学大纲宽广得多，他才能成为教学过程的精工巧匠。”对医学院校教师来说，不仅要熟悉所教教材的基本内容，形成完整的知识体系，还要加强业务进修，广泛学习，跟踪学科学术动态，了解新观点，掌握新信息，不断更新知识，站在学科的前沿，完成由经验型到科研型的转化。

教师既要通晓基本的社会学科、自然学科等方面的知识，又要有广博的知识，做到博学多才。实施素质教育，培养学生的综合素质和创新能力，教师的博学多才是至关重要的。随着教材的改革，相邻学科的联系日益加强，文理相互渗透，教师应注重与其他学科的沟通，形成“大教学观”，为学生创设开放的教学情景，培养学生的创新意识和能力。教师的知识越渊博，越能启迪学生的创新思维。

2. 较强的教学能力

能力是指“直接影响活动的效率，使活动的任务得以顺利完成的一种个性心理特

征”。教师不仅要有广博的知识，还需要具备适应学科特点的教学能力：①教师应具有教育科学理论修养。苏霍姆林斯基说：“教师不懂心理学，这就如同一个心脏专业医生不了解心脏的构造。”科学的教学需要科学理论的指导，教师要较好地实施素质教育，必须掌握教育学、心理学和学科教学法等基本知识。教师不仅要知道教什么，还要知道怎样教和为什么选择这样教。②教师应具有良好的语言表达能力。苏霍姆林斯基说过：“教师的语言修养，在很大程度上决定着学生在课堂上的脑力劳动的频率。”语言表达是一切教育工作者必备的主要能力。由于条件的限制，很多事情不能再现，需要教师依靠语言表达，把丰富的知识口头传授给学生。这就要求教师的语言准确清晰，具有学科性；简明练达，具有逻辑性；生动活泼，具有形象性；抑扬顿挫，具有和谐性。③教师应具有较强的组织能力。组织能力是一个教师取得教育和教学成功的保证。缺乏组织能力和指导能力的教师，无论其知识多么广博，都难以完成教育和教学任务。教师的组织能力包括组织教学的能力和组织课外活动的能力两个方面。组织教学的能力包括：教师能集中学生的注意，灵活调节进程，活跃课堂气氛，控制教学环境；引导学生的思维，发展学生的创新能力；维护课堂教学秩序，处理偶发事件等。课堂教学是实施素质教育、培养学生创新思维的主渠道，开辟第二课堂，开展丰富多彩的课外活动，也是开展创新教育，培养创新人才的重要途径。教师应具有的课外活动的组织能力包括：有能力组织和指导兴趣小组参观考察和社会实践活动；有能力组织讲座、讲演、展览、表演、制作、考察、竞赛、撰写报告和论文等活动。通过这些能力，最终形成人人参与、发挥特长、凸现个性的开放式学习氛围。

3. 研究能力

教师要成为教书育人的专家，成为教学研究的复合型人才，实现从“教书匠”到学者型教师的转化，研究能力是应具备的素质之一。其包括以下两个方面：①教学研究能力。把教学与教研结合起来，善于总结自己的教学经验，对教改中遇到的问题进行理论研究，提出自己的见解，进而探索和发现新的教学规律、教学方法和模式。②学术研究能力。目前教师的教研较多地停留在教材的分析、考试的研究，限于一些教学技巧和教学经验的陈述，而对教学理论的研究相对薄弱，缺乏对教学的创造性思考。教师只有成为学者型的教师，才能适应知识经济时代的挑战和素质教育的发展。

（三）创新精神和人文精神

教师是一个具有创造性和挑战性的职业，随着科技的发展、社会的进步，开拓创新的精神是一名合格的高等医学院校的教师所必须具备的。随着医疗模式的转变，医疗服务的内容将从以疾病为主导转变为以身心健康为主导，医生面对的已不仅仅是疾病，而是病人，医生应更懂得社会，更了解人。因此，医学教育不仅要教会学生“诊断和治疗”，同样重要的是要培养医学生的良好职业道德素养和医学人道主义精神。只有拥有高尚道德情操的医学生才能真正成长为一名人民医生，才能全心全意地为人民服务，才能成为我国医学事业发展的栋梁之材。

“创新是一个民族的灵魂，是一个国家兴旺发达的不竭的动力。”具有较高的科技素养和创新能力，是知识时代对人才的基本要求。要培养创新人才，就必须要有创新型的教师。创新型的教师要具备扎实的基础知识、广博的视野以及善于综合、开拓新领域的能力，掌握创新知识的方法，具有勇于探索、敢于怀疑和批判的学科精神，善于吸收最新教育科研成果，将其运用到教学中，并有独特的见解，能够发现行之有效的新型教学方法。简言之，教师的创新能力包括：独到的见解、新颖的教法、创新的思维、探索的精神、民主的意识等。

第三节　高等医学院校教师队伍的建设

一、当前高等医学院校教师队伍的变化和特点

（一）知识结构、能力水平的不同出现层次分化的现象

在传统的教育过程中，教育者始终处于知识、资料信息的优势地位。通过这种资料信息优势，教育者在教育过程中容易树立威信，得到受教育者的尊重与崇拜，因为学生的知识、信息、资料除了从书本、人与人的交往交流中获得外，最主要的是从教师的教育教学中获得。然而，在网络时代，教育者与受教育者获取知识、信息的渠道是一致的，除了书本就是各种媒体，特别是网络媒体，有时学生获取知识的广度、速度还优于教师，因而教师知识、资料信息的优势地位被削弱。网络时代，高等医学院校教师出现两种类型：一是具有较高的教育理论水平和实践经验，但缺乏网络技术知识，不能熟练应用网络技术的老一辈教育工作者。二是作为骨干的年轻一代高等医学院校教师，他们与大学生年龄相近，接受新生事物快，一样具有网络技术知识，网络技术应用熟练，比较注意“三贴近”的原则，能够利用网络平台与学生进行交流互动，但是他们理论水平不高，缺乏丰富的实践经验，同时其自身也常受到网络思想、信息和西方文化、价值观的冲击。

（二）高等医学院校教师精英化成为大势所趋

教育的主旨在于把社会的要求，通过一系列的有效环节灌输传达给教育对象，使教育对象接受社会要求的内容，进而指导其行动的信念和追求。这种实践的目的在于为社会的良性运行和健康发展培养人才，为教育对象的全面发展提供精神武装。社会的要求包含许多内容，而核心内容是社会的价值体系。一个社会得以维系，必须让自己的成员知道社会的需要和追求及其正当合理性。在网络环境下，高等医学院校教师如果不懂得信息网络技术，不深入研究网络环境下大学生的特点和规律，就无法有效地进行网络信息管理和对大学生进行指导和教育。与传统媒体相比，计算机网络的传播和表现形式都是全新的，这就要求高等医学院校教师不仅要掌握深厚的教育理论以及教育学、心理学等相关学科的知识，还要不断转变教育观念，更新相关知识，了解网络技术与发展的特点，懂得网络技术知识，熟练使用网络工具。由此，高等医学院校教师队伍中年轻一代，与有着较高教育理论水平和丰富的教育教学实践经验的老一辈高等医学院校教师紧密配合、优势互补，形成精英化队伍，是网络时代发展的必然要求和大势所趋。

（三）高等医学院校教师在工作实践中必须实现角色转变

教育的内容是连接教育者与教育对象的信息纽带，是根据一定的社会要求和受教育者的实际，教育者在教育过程中意欲传递给受教育者的一切价值规范和价值体系的总称，是教育目标和任务的具体化，是将社会发展要求与人的发展需要转化为个体行为的中介环节，直接关系到教育的有效性。身处网络时代，信息技术、计算机技术、通信技术等架构的虚拟生存，一方面为人的发展提供了新的机遇与可能，另一方面，其中的开放性、自由性、去中心性、个性化等特点使得我们所倡导的社会主义意识形态遭到冲击与侵袭，并在一定意义上导致了人的主体性的消解、个性异化、交往困境、道德失范和人生意义的失落。不过，这也带来了难得的发展契机。作为承载社会发展要求和人的发展实际的教育内容应当及时拓展，应对网络时代提出的一系列挑战，以促进虚拟生存背景下人的和谐发展。网络为医学生的教育提供了多元化的知识信息渠道。比如思想政治课的教育教学具有鲜明的时代特征，教材中关于国际关系、市场经济、社会制度等知识和观点与现实社会的热点、焦点问题有着紧密的联系，而教师和学生对于这些知识、信息的获取在机会、时效和范围上因为网络而变得完全平等，由此，大学生思想政治课在课堂教学中，教师由知识的讲授者、信息的传递者，变成了学生思想政治观点、知识的引导者、指导者和正确观念、思想形成的促进者、帮助者。大学生思想政治教育者与受教育的大学生之间不再是你说我听、你教我学的教育模式，教师必须实现其角色的转变，改革教育教学的方法和模式。这是时代的要求，也是大学生思想政治教育发展的趋势和要求。

二、高等医学院校教师与作为教育对象的医学生之间的关系

网络时代，高等医学院校教师与作为教育对象的医学生在思维方式、思想行为等方面均发生了很大的变化，二者的关系也呈现出前所未有的特点，打下了时代的烙印。

（一）平等性

网络时代，医学生教育过程中，教育者不再高高在上，不再具有绝对的思想、观点的权威性，而是具有教育者和网络信息的传播者、引导者、监控者的多重身份。高等医学院校教师具有高新技术和广博的知识以及良好的品质，而且与作为教育对象的医学生地位是平等的。面对网络，师生都能平等地交换信息，分享资源，这里没有教师说的学生非接受不可的权威，没有教师垄断性的学说，而是教师必须为学生学习方式的自主性创造方便有利的环境和条件，师生双方的角色向着平等、民主的方向转变。

（二）互动性

互动性是网络信息发布和信息传播方式的灵活性带来的直接结果，网络上不再有信息制造和传播控制者，而只存在信息制造和传播的参与者。在网络构建的虚拟空间里，高等医学院校教师和学生之间的互动能够使教育效果提升到一个新的水平。教育要达到好的效果，应在传统教育交流的基础上，充分利用网络优势，实现师生之间、学生之间

的互动交流，达到交流思想，共享资源，互学互助。借力这种互动的传播效应，对医学生进行教育引导，可以增强教育的针对性和实际效果。

三、高等医学院校教师在社会价值体系上的拓展

我们的高等教育在任何时候都不能忘记和忽略社会主义的价值体系，这不仅关系到“如何培养人”，更关系到“为谁培养”“培养出一个什么样的人”。网络的开放性和全球性使多元价值并存，对社会主义核心价值观造成冲击与挑战；虚拟生存与现实生存价值的冲突，尤其是网络沉溺或网瘾问题使人们付出不同程度的心理代价、生理代价和人生代价；虚拟生存的特点和负面影响与现实生存的压力相结合，造成了人们对生命价值的片面认识，引发和催生了一系列自杀事件；人们不断换于虚拟生存与现实生存的多个角色之间，引发角色冲突和自我认同危机。为此，高等院校教育在当代虚拟生存与现实生存并存的时代背景下，应当突出主导价值观教育、生命价值观教育和角色价值观教育，使受教育者在主导价值观的引导下，正确认识网络价值以及虚拟生存与现实生存之间的关系，释放现实生存的情绪，珍爱生命，正确认识和定位自我，增强自我认同感。

（一）主导价值观

我国现在提出的核心价值体系，即马克思主义指导思想，中国特色社会主义共同理想，以爱国主义为核心的民族精神和以改革创新为核心的时代精神、社会主义荣辱观。2007年底，党的十七大正式将社会主义核心价值体系写入党的报告，确立了党在新时期的主导价值观。社会主义价值体系作为一种意识形态，很大程度上起着传播社会主义价值并使社会成员加以内化的功能。社会主义核心价值体系是从诸多社会主义价值中提炼出来的，它作为建设和谐文化的根本，其内容就是社会主义和谐文化的核心价值，反映了社会主义先进文化的前进方向，突出了我国意识形态的核心内容，是最高层次的价值准则，统摄和支配了社会主义其他价值目标。埃瑟·戴森说：“值得加以强调的是，网络既可以用来造福社会，也可以用来危害人间（像大多数工具一样），它将权力下放给无权者的方式具有不对称性。也就是说，它破坏了中央权威，其帮助多种多样的势力共同行动，不论它们是好是坏。换言之，它是一个虚弱的宣传工具，但却是施展阴谋的好地方。事实上，分权是制造不稳定的一股深刻力量。”网络时代的开放性和全球性将人们置身于全球文化背景下，拓展了人们价值认识的范围与领域，同时，为西方意识形态的侵入与渗透提供了新的场域与空间。西方国家利用互联网对我国进行文化、政治和意识形态的渗透，宣传西方价值观、“社会主义失败论”、“马克思主义无用论”，并与现实社会中因社会主义初级阶段存在的问题和市场经济的利益最大化造成的对马克思主义的质疑与诘难相结合，一定程度上在民众淡化了马克思主义信仰，削弱了马克思主义的指导地位和作用，一定范围内造成了马克思主义的边缘化和人们思想、行为的混乱，使社会主义主导价值观遭遇了严峻的挑战。

马克思主义是被历史和实践证明了的科学的思想体系，坚持马克思主义的一元化指导地位，坚守社会主义意识形态的防线是我们在东欧剧变和苏联解体后得到的宝贵教训。①高等教育要灵活运用自身优势和虚拟空间中的各种功能，建构起马克思主义理论

阵地与平台，融合各种媒体、报刊、文化机构的力量，建设一批有重大影响力、吸引力的网站，充分利用网络的多媒体功能使马克思主义理论具体化、形象化、生活化、大众化。②高等教育工作者要掌握好有利时机，发挥自身优势，积极引导虚拟空间中的舆论与舆情，引导人们理性认识事件的发生与本质，不断扩大马克思主义理论教育的影响力和渗透力，在虚拟空间中树立起社会主义意识形态的坚固防线。③高等教育工作者要充分利用虚拟生存创造的开放的教育环境，摒弃对异端思想简单粗暴的否定方法，引导受教育者在广阔的价值选择空间中正确认识各种思潮的本质，使其在比较鉴别中对各种思潮作出正确的价值评价与判断。在虚、实两个场域突出中国特色社会主义的共同理想教育、理性爱国主义教育和以“八荣八耻”为主要内容的社会主义荣辱观教育。

（二）生命价值观

在日常生活中，大学生面临着巨大的竞争压力、升学压力、就业压力、工作压力，紧张、焦虑成为他们常有的精神状态，当压力超过他们的承受能力时，他们就容易选择极端的方式以获得自我解脱。网络在一定程度上缓解了大学生的生存压力和紧张心理，他们在虚拟空间中能够将现实生存的压力和不良情绪自由发泄。虚拟空间的娱乐休闲功能以及强大的交往功能往往能够使其心态得到及时调整。但是，虚拟生存也引发了新的生命价值问题，成为自杀和他杀事件的催化剂。长时间在虚拟世界里生存，使大学生越来越不适应现实生存。网络世界充斥着大量的暴力信息，部分大学生甚至在游戏的打打杀杀中逐渐丧失了对生命的敬畏和尊重。加上网络以其强大的传播功能和自由性、开放性等优势，放大了大学生在现实生存中的压力、限制和负面情绪，强化了大学生对生命价值认识的偏差，产生了对生命价值的否定。

高等医学教育应当对人们进行珍爱生命教育，培养受教育者认识生命、尊重生命、敬畏生命的意识；引导其热爱生活，自爱自信，不断发现和消除人性的弱点；提高受教育者的自我调节能力，减少心理障碍的产生；帮助受教育者缓解心理压力，增强克服困难的勇气和信心，以更好地处理物质生命和精神生命的关系、个人生命和他人生命的关系，增强自我保护意识。当前，中国社会对个体生命的不尊重，其深层原因在于人们在现实化进程中信仰的缺失。在信仰缺失的背景下，当人们面临现实生存困境的时候便容易走向对生命价值以及对整个世界的彻底否定。高等教育要进行信仰教育，充分挖掘中华民族传统文化中丰富的教育资源，建构理想的精神家园，使受教育者在坚定的信仰指引下消除思想疑虑，正确看待生命的价值与意义，自觉实现生命承载的人生价值与意义。高等教育工作者要在虚实两个场景中对受教育者进行科学的生存观教育，引导受教育者正确看待物质财富和精神财富的关系，使受教育者理性面对现实生活的得与失。高等教育工作者要通过创设一定的教育环境完成对受教育者的挫折教育，使受教育者积极对待、乐观接受，坦然面对各种挑战和挫折，增强心理“弹性”；教育者要倾听受教育者的情感宣泄，帮助受教育者缓解情绪，使其达到心理上的平衡；要创设情境，让受教育者切身感受挫折，增强对挫折的心理承受能力，最终变压力为动力，变挫折为机遇。无论是现实生存压力带来的心理疾患，还是虚拟生存导致的心理问题，如果得不到有效的引导和缓解便会促成悲剧事件。当前高等教育应当通过各种途径和渠道，开展有层次的心理健康教育，引导受教育者正确处理各种问题，坚强面对生活中的挫折和失意。比如充分发挥虚拟生存的匿名性、平等性、开放性，通过开设心理咨询网站、论坛等，着力提高受教育者的心理承受能力。

（三）角色价值观

在现实生活中，每个人都扮演着这样或那样的角色，实现着各自的角色价值。古代社会的社会关系存在着单一性和交往的局限性，使“角色”与“自我”表现出较大的统一性。现代社会中，每个人在现实生活中承担着多重社会角色，“角色”和“自我”呈现出一定的矛盾性，甚至在一定情况下导致“自我”的分裂。网络的兴起、虚拟生存的出现，使人们可以根据自我设想任意创设理想的自我，使现代人扮演的社会角色的数量也大大增加，在现实角色的基础上，不少人获得了多重虚拟的角色，使当代人的角色冲突加剧。网络主体身份的新特征，表达了个体要求创造性、解构现有文化结构和统治权的愿望，主体身份的多样性实际是对传统身份观念的单一性、确定性和僵化性的挑战。主体可以在虚拟空间自由地表现自我，却又因为其在现实世界的角色具有相对固定性和不可选择性，产生了角色冲突与自我认同危机。

由此，实现现实生存和虚拟生存中的自我认同与自我确证，摆脱自我认同危机，成为思想政治教育内容的一部分。稳定的自我认知是解决个体角色冲突和实现自我认同的关键，高等院校教育需要引导受教育者形成稳定的自我认知。形成自我认知主要有三个途径，即在与环境的互动中形成自我认识，在与他人的交往关系中通过他人的评价形成自我认知，以及通过自我反思形成自我认知。自我认知是以自我意识为前提的，因此，高等教育要培养受教育者形成自我意识。自我意识的形成是在交往过程中，在与群体和集体协作中逐渐形成的。因此，首先要注重集体活动的作用，积极创设特定情境和开展丰富多彩的集体活动，使受教育者积极投入集体活动之中，并且引导受教育者正确看待个体与集体的关系，使其克服在社会生活中关于个体与集体的对立认识，积极融入集体，在集体活动中正确定位自我，形成正确的自我意识；其次要重视交往的作用，使受教育者在与他人的交往中通过他人的评价形成良好的自我意识。

个体对承担的各种角色的价值评价直接关系到角色冲突的解决和自我认同的实现。高等医学教育要引导受教育者形成科学的角色价值取向与评价：第一，要引导受教育者正视和充分肯定虚拟角色与现实角色的价值，认识到由网络技术支撑的虚拟生存是当代人无法回避的生存方式，对个体形成自我认同具有重要意义；使主体了解现实世界的角色是任何人都无法逃避的，并自觉承担社会责任。第二，要通过发挥自身优势，引导受教育者形成正确的角色价值取向，使受教育者充分认识到网络世界角色价值的虚拟性、现实世界的角色价值更具根本性，促使其角色价值与自我认同的实现。

四、高等医学院校教师的结构要求

教师队伍的结构在很大程度上反映着教师队伍的整体素质和适应能力，而教师队伍的整体素质和适应能力既取决于教师的个体素质，又取决于教师队伍的构成状态，即教师队伍的结构。不同的结构发挥的整体功能不同，教师队伍的结构是否合理，直接影响着教师队伍整体作用的发挥，影响着高校教学与科研的整体质量。进行教师队伍建设就是要处理好教师队伍各个结构的合理配备，从而提高教师队伍的整体素质。教师结构主要包括职务结构、学历结构、年龄结构和专业结构等。

（一）职务结构

职务结构是指教师队伍内部各级职务人员的比例状况。高校教师的职务由高到低分别是教授、副教授、讲师和助教。高校教师队伍中各级职务的比例怎样才合理，要依据高校的不同类型。对于部分偏重于科研的医学院校，其教师结构可呈“倒三角”型，即教授、副教授所占比例较大，这样才能较好地完成科学研究任务。而对于科研与教学并重的医学院校来讲，教师结构可呈“橄榄型”，即讲师所占比例较大，教授和助教的比例较小，以保证人才培养的质量和数量。因此，各个高等医学院校应做好定位，优化教师职务结构，从而提高教师整体效益。

（二）学历结构

学历结构是指教师队伍的最后学历的构成状况，它在一定程度上反映出教师队伍的业务素质和发展的潜力。目前，高等医学院校教师的学历水平参差不齐，有一部分教师还是本科学历，因此要求还不具备研究生学历的教师通过在职培训提高其学历水平。另外，应加大对青年硕士研究生和博士研究生的聘用，争取在不远的将来高等医学院校的教师学历水平都在硕士研究生以上，以确保教学和科研的质量。

（三）年龄结构

年龄结构是指教师队伍的年龄构成状况，其中又包括各级职务教师的平均年龄和各年龄段教师数量。国外大量统计资料表明，自然科学家创造期的最佳年龄区间在25～45岁，首次贡献的最佳成名年龄在33岁左右，老化的临界年龄平均为50岁。目前我国高等医学院校教师的年龄结构老龄化现象严重，教授、副教授等高级职务的教师数量偏多，33～50岁的年青老师担任高级职务者数量较少。一是由于历史的原因，造成人才培养的脱节；二是由于高校的管理体制和用人体制不合理，教师管理的“一刀切”现象严重，个人职务“能上不能下”，不利于优秀的中青年教师发挥学术带头作用。

（四）专业结构

专业结构是指教师队伍中各专业教师的比例状况。高等医学院校教师合理的专业结构应当与高等医学教育和经济、科学技术发展相适应。随着新老专业的更替，出现了老专业教师有富余和新专业教师不足的情况。并且同一专业中，基础课与专业课分离，教师对基础课重视不够。如今，社会更需要宽专业和双专业人才，教师专业结构单一，基础性学科师资力量不足，将不利于高校通识教育的实施和对复合型人才的培养。

五、教师培养和培训

教师培养是指专门机构为教师的提高和更新而进行的一种专业性的学历教育。教师的提高，即教师培训，是指为提高教师的政治思想觉悟和业务水平而进行的一种继续教育。社会的进步，教师职业的特殊性使得高等院校有必要加强对教师的培养和培训。其主要体现在以下几个方面。

（一）健全教师培训制度

以立法的形式保障高校教师的进修提高。设立数量足够、种类繁多的高校教师进修机构。开办适应时代发展和专业提高需要的各种课程，供高校教师选修。建立高校教师定期进修的制度和相应的措施，把在职进修、提高学历、取得学位与考核、职务聘任、提高待遇联系起来，激励高校教师努力进修提高。首先，国家应重视教师的培训工作，制定培训工作与职位、工资挂钩的制度政策，保证教师培训的资金和时间。其次，各高校应在教育事业费中安排一定比例的专项经费用于教师培训，并保证教师培训的场地和方式，为教师培训提供必要的物质内容支持。积极争取社会各界的支持，鼓励企业、个人在高校设立奖教基金或提供专项资助。加强政策导向，将教师培训与教师的考核、职务晋升、奖惩等结合起来，把“要我学”转变为“我要学”。最后，培训内容应根据社会发展而发展，注重师德教育，国际领先技术及先进思想的学习。

（二）加强学术梯队建设

国家以“长江学者奖励计划”为主，造就国际领先水平的学科带头人和学术大师，使其努力成为两院院士的后备梯队。教育部以“高校青年教师奖”和“跨世纪优秀人才培养计划”为主，着眼培养造就一代优秀的青年学术带头人。并以“优秀青年教师资助计划”为主，设立“高校骨干教师资助计划”“重点实验室访问学者计划”“留学回国人员科研启动基金”等专项基金，吸引更多的有志于高等医学教育事业的优秀中青年骨干教师。

（三）特聘教授制度

特聘教授制度是国家从发展战略的高度，对重点高等学校重点学科的优秀拔尖人才给予重点支持，总的设想是要在三至五年内，设置五百到一千个特聘教授岗位。特聘教授制度一方面通过政府行为对优秀拔尖人才、优秀学科带头人给予重点支持，使他们在短时间内带领学术梯队在学科的前沿领域培养一批出类拔萃的人才。另一方面也是一项改革，是教师聘用制度一次彻底的改革，是最高层次上的一次尝试。

通过对在职教师的培训和青年教师的培养，提高高等医学院校教师的教学和科研水平，教师的培训和培养应成为一贯的制度，而不是提高教师质量的“花拳绣腿”。高校应重视教师的培训，才能真正地保证教学和科研水平和质量；重视青年教师的培养，才能真正地解决高校教师的断层现象，从而保证高校教师队伍的年轻化、专业化和创新性。

第四节 高等医学院校教师评价与管理改革

一、高等医学院校教师评价

（一）教师评价的概念

教师评价是对教师工作现实的或潜在的价值做出判断的活动，它的目的是促进教师的专业发展与提高教学效能。教师评价大体分为两种：一种是总结性评价，也称作“控制性评价”，是由管理人员根据教师日常工作活动所做出的较客观的评价，用于对教师的聘任、职务升迁、薪资等做出决策。另一种是形成性评价，也称作“教育性评价”，是帮助教师对自己的做为作出充分的自我认识从而做出自我决策的过程，主要是促进教师自我发展。通过教师的两种评价方式从内外两方面同时促进教师的职业发展，从而不断提高其教学和科研水平。

（二）教师评价的种类及其特点

目前，教师评价的种类有成果评价、教学行为评价和素质评价三种。

1. 成果评价

成果评价就是从教师所教学生的学习进展与行为变化来对教师的劳动价值做出判断。成果评价是判明教师工作有无价值以及价值大小最权威的指标。

2. 教学行为评价

教学行为评价是根据教师的教学行为来评价教师的工作。该评价方式基于定量分析，实用性强，因此这种评价方式越来越受到人们的重视。然而，要找到理想的教学行为是一个十分困难的课题。

3. 素质评价

素质评价是从教师的心理、政治思想、专业水平等各方面对教师进行综合评价的一种方式，它在教师的聘用中使用最为广泛。

（三）教师评价的方法

教师评价的方法有：教师自评、学生评教、同行评议、观察与会议等。经实践和研究证明，没有一种评价方法能够全面地评价教师，要保证教师评价的公开、公平、公正，应运用多种评价方法，保证评价的真实性和有效性。

1. 教师自评

教师自评不仅是一种自我评议的方法，也是一种教师内化的过程。教师通过自评可了解自己的长处，认识并弥补自己的短处，达到自我提升的目的。

2. 学生评教

学生是教师服务的主要对象，作为教师工作的评价主体可谓“实至名归”。并且学生评教方便快捷，在统计的意义上具有较大的稳定性。研究也表明，学生评价这一方法既花费不大且有相当的信度，它的信度范围通常在 0.8～0.9。在学生对教师评价与学生成绩相关系数较高的情况下，它的信度系数可望更高。

3. 同行评议

同行评议不仅在形成性评价中起着重要作用，同时有利于在教师中形成一种专业发展的氛围。同行评议有助于教师们相互学习，共同提高，并且可以大大降低同行评价中的主观臆测成分。

4. 观察与会议

现场观察在教师评价中一直占有重要的位置，具有可靠性，但耗时耗力。会议即通过与会人员（即评议者）及教师本人的沟通发言而进行评议。以上两种评议方法都需要对评议者进行适当的训练。

对教师的评价除了灵活运用以上的方法外，评议者在评价过程中应注意两点：一是注意评价的一致性、全面性和简单性。评价的方法和标准应统一，对教师的专业性进行全面的评价，同时评价应尽量简便，最大限度地减少对教师正常工作的影响。二是注意保护教师的隐私，尊重教师。不管是同行评议还是会议、观察，都不能侵害教师的隐私和宗教信仰等。

二、高等医学院校教师管理的改革

随着高校综合改革的推进，教师管理体制问题亟待解决，“人才积压”“教师职位能上不能下”“近亲繁殖”等现象，严重影响教师队伍的活力与激情，影响教师能力的发挥，造成教师资源的浪费。因此，有必要采取以下措施来对教师资源进行“优化组合”，调动教师的积极性和创造性，从而保证教师队伍的高素质、高质量和高效益。

（一）教师队伍建设运行机制的完善

完善评价机制，努力探索高校管、办、评分离的运行模式，即由政府管理、学校办理和社会评价。高校办学的宗旨是为社会服务，由社会来对高校进行评价是高校综合改革中评价机制改革的大势所趋。强化激励机制，在加强物质激励的同时，也应当加强精神激励。树立教师队伍中学科带头人的精神引领作用，对于优秀骨干要及时晋升，对于有突出贡献的教师要给以重赏。建立淘汰机制，在教师职务聘任中，进一步建立公平竞争、能上能下、能进能出、择优汰劣的机制，推动教师人才资源进入市场，通过“优者上、平者让、庸者下”的措施，建立合理的人员流动机制，真正实现教师队伍的优化组合。

（二）教师管理体制及用人机制的改革

在高校综合改革的背景下，提高高校的办学规模和效益。首先，国家在加大对高校的办学投入的同时，应大力发展社会助学活动，制定一些政策、法规，鼓励大企业、大公司资助高校办学，或给教师提供工资津贴，或建立多种形式的教育基金，支持高校教师队伍建设。其次，完善教师职务聘任制，严格优化教师队伍，完善人才流动机制，允许各行业的优秀人员从事教师行业，不拘一格用人才。最后，完善人才流动的配套制度，广开进口、打开出口、稳定骨干、优化队伍：一方面要加大人事制度改革力度，给高校更多的用人自主权；另一方面要加大医疗保险、养老金保障和住房等制度的配套改革①。

（三）教师工资及激励制度的完善

任何一种工资制度如不能适时调整，是不能长久维持人员稳定性的，高校教师的工资制度也不例外。首先，教师分配的主体是国家，教师工资只能来源于国民收入再分配，在收入分配上对教师实行倾斜政策，重新确立教师工资水平的参照系。其次，强化工资杠杆作用，按照教育优先、教师优先，按劳付酬、鼓励竞争，公平与效率兼顾、以绩效为导向，总额控制和微观放活相结合的原则，重新设计和构建符合教育特点和教师劳动特点的，包括工资水平动态增长机制、工资激励机制、工资调节机制以及工资管理体制在内的新的教师工资制度。再次，高校教师在保证自身教学科研工作的同时，允许其创新创业，在增加收入的同时更提高知识的实践性及应用性。2016 年，中共中央办公厅、国务院办公厅印发了《关于实行以增加知识价值为导向分配政策的若干意见》，实行以增加知识价值为导向的分配政策，形成合理的智力劳动补偿激励机制。这就给予了高校更大的收入分配自主权。高校承担着教学、科研、服务社会为一体的多重责任，如何才能从教师工资分配中体现高校教师承担教学、科研、服务社会的责任，需要我们不断地探索。

参考文献

[1] 苏博，刘鉴汶. 高等医学教育学 [M]. 北京：人民军医出版社，2004.
[2] 纪金堂，曹宪忠. 二十一世纪高校师资队伍建设 [M]. 济南：山东大学出版社，1998.
[3] 管培俊. 高校人事制度改革与教师队伍建设 [M]. 北京：北京师范大学出版社，2015.
[4] 陈婧丹. 我国高校地质类专业师资队伍建设研究 [D]. 北京：中国地质大学，2009.
[5] 张林. 安徽省高等教育师资人才需求分析 [D]. 成都：电子科技大学，2005.
[6] 谢姝琳. 河北省高校教师队伍建设问题研究 [D]. 秦皇岛：燕山大学，2009.
[7] 李喜平. 面向 21 世纪的辽宁教育发展战略研究 [J]. 现代教育管理，1997 (3)：3－16.
[8] 北京《高校教师队伍建设研究》课题组. 面向 21 世纪高校教师队伍建设问题的研究（摘要）[J]. 北京教育（高教），1998 (2)：48.
[9] 李钟善. 关于高等学校教师队伍建设问题（提纲）[J]. 辽宁高等教育研究，1996 (1)：25－26.
[10] 管培俊. 学习贯彻全教会精神，按照素质教育的要求 进一步加强高校教师培训工作——教育部人事司管培俊副司长在“全国高师（高校）师资培训中心评估工作汇报会”上的讲话摘要 [J]. 中国高校师资研究，1999 (3)：2－9.
[11] 管培俊. 关于我国大学教师工资待遇若干问题的思考 [J]. 教育发展研究，1990 (1)：32－39.
[12] 王丽坤. 高校青年教师人力资源的教育开发 [D]. 保定：河北大学，2008.

① 纪金堂，曹宪忠：《二十一世纪高校师资队伍建设》，济南：山东大学出版社，1998 年，第 14－15 页。

[13] 刘继萍. 论网络文化背景下的学校变革［J］. 广西师范大学学报（哲学社会科学版），2007，43（5）：97－100.
[14] 张耀灿，郑永廷，刘书林，等. 现代思想政治教育学［M］. 北京：人民出版社，2006.
[15] 约翰·威尔逊. 道德教育新论［M］. 杭州：浙江教育出版社，2003.
[16] 马斯洛. 人的潜能和价值［M］. 北京：华夏出版社，1996.
[17] 柯尔伯格. 道德教育的哲学［M］. 杭州：浙江教育出版社，2000.
[18] 爱弥尔·涂尔干. 道德教育［M］. 上海：上海人民出版社，2006.
[19] 马恩. 大学生素质教育论［M］. 西安：西安出版社，2002.
[20] 王希尧. 人本教育学［M］. 成都：四川教育出版社，1999.
[21] 田建国. 大学素质教育纵横谈［M］. 济南：山东教育出版社，2001.
[22] 苏振芳. 道德教育论［M］. 北京：社会科学文献出版社，2006.
[23] 张耀灿. 现代思想政治教育学［M］. 北京：人民出版社，2001.
[24] 张澎军. 高校学生思想政治教育载体研究［M］. 北京：北京出版社，1999.
[25] 陈菡. 高校思想政治教育网络载体的应用研究［J］. 当代继续教育，2010，28（3）：14－16.
[26] 徐振祥. 新媒体：大学生思想政治教育的机遇与挑战［J］. 思想政治教育研究，2007（6）：64－66.
[27] 张福洲，单春玲. 高等院校思想政治教育新模式构建与应用研究［J］. 江西师范大学学报（哲学社会科学版），2009，42（5）：136－140.
[28] 隗伟，李芃. 即时通讯类软件在群体学习中的应用分析［J］. 中国现代教育装备，2008（1）：146－147.
[29] 包月英. 马克思主义理论与思想政治教育［D］. 石家庄：河北师范大学，2008.
[30] 陈耀辉，胡澜. 网络时代大学生思想政治教育创新研究［M］. 北京：中国戏剧出版社，2012.

附录六　教育部等六部门《关于医教协同深化临床医学人才培养改革的意见》（2014）

一、指导思想

以邓小平理论、“三个代表”重要思想、科学发展观为指导，立足基本国情，借鉴国际经验，遵循医学教育规律，以“服务需求，提高质量”为主线，医教协同，深化改革，强化标准，加强建设，全面提高临床医学人才培养质量，为卫生计生事业发展和提高人民健康水平提供坚实的人才保障。

二、总体目标

到2020年，基本建成院校教育、毕业后教育、继续教育三阶段有机衔接的具有中国特色的标准化、规范化临床医学人才培养体系。院校教育质量显著提高，毕业后教育得到普及，继续教育实现全覆盖。

近期任务，加快构建以“5＋3”（5年临床医学本科教育＋3年住院医师规范化培训或3年临床医学硕士专业学位研究生教育）为主体、以“3＋2”（3年临床医学专科教育＋2年助理全科医生培训）为补充的临床医学人才培养体系。

三、主要举措

（一）深化院校教育改革，提高人才培养质量。

1. 建立临床医学人才培养与卫生计生行业人才需求的供需平衡机制。国家和各省级卫生计生行政部门（含中医药管理部门，下同）根据卫生计生事业发展需要，研究提出全国和本地区不同层次各专业人才需求规划、计划；国家和各省级教育行政部门及高等医学院校，根据人才需求及医学教育资源状况，合理确定临床医学专业招生规模及结构，对临床医学专业招生规模过大或教育资源不能满足现有培养规模的地区和高等医学院校，调减招生规模。加强对医学院校设置、区域布局、专业结构、招生规模、教学资源配置的宏观调控。提升人才培养质量，重点加大对中西部地区高等医学院校的支持，缩小区域、院校和学科专业之间培养水平的差距。大力支持中医（含中西医结合、民族医）人才培养。

2. 深化临床医学专业五年制本科生培养改革。加大教学改革力度，加强医学人文教育和职业素质培养，推进医学基础与临床课程整合，完善以能力为导向的评价体系，严格临床实习实训管理，强化临床实践教学环节，提升医学生临床思维和临床实践能力。过渡期内，在有条件的地区和高校，探索举办临床医学（儿科方向）、临床医学（精神医学方向）等专业，加强儿科、精神科等急需紧缺人才培养力度。鼓励各地和高等医学院校制定相关政策，采取有效措施，加大力度吸引优秀生源。

3. 推进临床医学硕士专业学位研究生培养改革。逐步扩大临床医学硕士专业学位研究生招生规模，加快临床医学硕士专业学位研究生考试招生制度改革。2015年起，所有新招收的临床医学硕士专业学位研究生，同时也是参加住院医师规范化培训的住院医师，其临床培养按照国家统一制定的住院医师规范化培训要求进行。入学前未取得《执业医师资格证书》的临床医学硕士专业学位研究生，在学期间可按照国家有关规定以相关本科学历报名参加国家医师资格考试。按照住院医师规范化培训标准内容进行培训并考核合格的临床医学硕士专业学位研究生，可取得《住院医师规范化培训合格证书》。2015年起，将七年制临床医学专业招生调整为“5+3”一体化临床医学人才培养模式；转入硕士生学习阶段时，纳入招生单位当年硕士生招生计划及管理；在招生计划管理上，对招生单位临床医学硕士专业学位研究生予以积极支持。

4. 探索临床医学博士专业学位人才培养模式改革。推进临床医学博士专业学位研究生教育与专科医师规范化培训有机衔接。在具备条件的地区或高等医学院校，组织开展“5+3+X”（X为专科医师规范化培训或临床医学博士专业学位研究生教育所需年限）临床医学人才培养模式改革试点。

改革创新八年制临床医学人才培养模式，鼓励举办八年制医学教育的高等医学院校积极探索有效途径，培养多学科背景的高层次医学拔尖创新人才。

5. 推进临床医学高职（专科）人才培养改革。加强专业理论知识基础教育，强化临床实践教学。建立高职院校与基层医疗卫生机构的合作机制，合理安排学生到有条件的社区卫生服务中心和乡镇卫生院进行实习、实践，提升基本医疗卫生服务能力。推进临床医学高职（专科）教育教学标准与助理全科医生培训标准有机衔接。积极开展面向农村基层的订单定向免费医学教育。

（二）建立健全毕业后教育制度，培养合格临床医师。

1. 建立住院医师规范化培训制度。落实《关于建立住院医师规范化培训制度的指导意见》，全面实施住院医师规范化培训。加强培训体系建设及培训过程管理，严格培训考核，不断提高培训能力和培训质量，积极扩大全科及儿科、精神科等急需紧缺专业的培训规模。到2015年，各省（区、市）全面启动住院医师规范化培训，鼓励有条件的地区在确保培训质量的基础上加快推进；到2020年，在全国范围内基本建立住院医师规范化培训制度，所有未取得《住院医师规范化培训合格证书》的新进医疗岗位的本科及以上学历临床医师均须接受住院医师规范化培训。取得《住院医师规范化培训合格证书》并达到学位授予标准的临床医师，可以研究生毕业同等学力申请并授予临床医学硕士专业学位。

2. 建立专科医师规范化培训制度。积极研究建立专科医师规范化培训制度，在培训对象、专科设置、培训标准、培训基地、培训师资、考核监督、经费保障等方面作出统一制度安排，并做好与住院医师规范化培训制度的衔接，完善政策、稳步推进，不断提升培训质量。到2020年，基本建立专科医师规范化培训制度，所有符合条件应参加培训的临床医师均接受专科医师规范化培训。

3. 开展助理全科医生培训。贯彻落实《国务院关于建立全科医生制度的指导意见》《全国乡村医生教育规划（2011—2020年）》，作为过渡期的补充措施，面向经济欠发达的农村地区乡镇卫生院和村卫生室，开展助理全科医生培训，培养高职（专科）起点的“3+2”执业助理医师，提高基层适用人才教育培训层次，努力提高基层医疗水平。

（三）完善继续教育体系，提升卫生计生人才队伍整体素质。

1. 开展面向全员的继续医学教育。以岗位职责为依据，以个人实际素质能力为基础，以岗位胜任能力为核心，通过适宜方式，有针对性地开展面向全体卫生计生人员的职业综合素质教育和业务技术培训，不断提升全体卫生计生人员的职业素质能力。

2. 优化继续教育实施方式。加强培训工作的统筹管理，充分利用高等医学院校、医疗卫生机构教学资源，发挥卫生计生专业学会、行业协会组织的优势和作用，创新教育模式及管理方法，将传统教育培训方式与网络、数字化学习相结合，加快课件、教材开发，提高继续教育的针对性、有效性和便捷性。

3. 强化继续教育基地和师资队伍建设。集成各类优势资源，探索完善多元筹资机制，构建专业覆盖广泛、区域布局合理、满足各级各类卫生计生人员培训需求的继续教育基地体系。鼓励优秀卫生计生人才承担继续教育教学工作，加强项目负责人和教学骨干培养，重点培养一批高素质的全科医学师资，提高继续教育质量。

四、保障措施

（一）加强组织领导。

健全有关部门之间、中央和地方之间、教育和卫生计生系统内部的医学教育工作协调机制，加强对临床医学人才培养的宏观规划、政策保障、工作指导和检查评估。各级教育、卫生计生行政部门及高等医学院校、医疗卫生机构要高度重视临床医学人才培养工作，加强组织领导。教育、卫生计生行政部门要积极主动协调发展改革、财政、人力资源社会保障等相关部门，加大相关配套政策的支持力度，为各级各类卫生计生人才培养提供必要的政策支持和制度保障。积极推进教育部、国家卫生计生委、国家中医药管理局等与地方省级人民政府共建高等医学院校。

（二）完善教育培训体系建设。

修订完善各阶段临床医学人才培养标准和临床实践教学、培训基地标准，逐步规范临床医学人才培养培训工作。加快认定一批住院医师规范化培训基地（含全科医生规范化培养基地）、专科医师规范化培训基地及继续医学教育基地；对达到基地标准的高等医学院校附属医院、教学医院及实习医院等医疗卫生机构，优先认定。加强临床医学专业学位授权点建设，优先支持高等医学院校增列临床医学硕士专业学位授权点；在具备条件的地区和高等医学院校，积极推进临床医学博士专业学位授权点建设。

（三）健全投入机制。

统筹利用政府、学校、医院、社会等各方面资源，健全多渠道筹措经费的机制。各地要根据临床医学人才培养的特点，进一步加大对医学教育的投入力度。落实普通高校本专科生和研究生奖助政策，加大对临床医学专业学生奖助力度。政府对按规划建设设置的住院医师规范化培训基地基础设施建设、设备购置、教学实践活动以及面向社会招收和单位委派培训对象给予必要补助，中央财政通过专项转移支付予以适当支持。临床医学硕士专业学位研究生参加住院医师规范化培训，培训基地可根据培训考核情况向其发放适当生活补助。

（四）强化激励措施。

积极推动完善医疗技术劳务价格、人事分配等相关政策，改善医生职业发展前景，多途径切实提高卫生计生岗位吸引力。完善基层和急需紧缺专业岗位卫生计生人才收入分配激励约束机制，向全科医生和到中西部农村地区就业的人员倾斜。通过学费补偿、助学贷款代偿等措施，吸引临床医学专业毕业生到中西部、基层医疗卫生机构就业。面向农村地区的订单定向免费医学教育毕业生，参加住院医师规范化培训、助理全科医生培训的时间可计入基层服务时间。

第七章　中国高等医学教育的课程体系建设

第一节　课程概论

一、课程的定义

在中国教育史上，“课程”一词最早见于唐代孔颖达注释的《诗经·小雅》：“教护课程，必君子监之，乃依法制。”后来，南宋朱熹在《朱子全书·论学》中写入“宽著期限，紧着课程”，“小立课程，大作工夫”等内容，这里的“课程”与今日的课程有相近之处。到了近代，由于班级授课制的施行以及赫尔巴特学派“五段教学法”的引入，人们开始关注教学的程序及设计，于是课程的含义从“学程”变成了“教程”。中华人民共和国成立以后，受凯洛夫教育学的影响，20 世纪 80 年代中期以前，“课程”一词还很少出现，只是将课程作为教学计划、教学内容同等看待。在西方教育史上，“课程(curriculum)”一词最早出现在英国教育家斯宾塞的著作《什么知识最有价值》中。它派生于拉丁语“currere”，意思是“跑马道（racecourse)”。根据这个词源，可以理解其大体上的意思是：课程是一条跑道，引导学生继续前进并达到预期培养目标。

1. 课程即教学科目

这种观点认为，课程在本质上是教学科目或教学科目的总和。例如，我国古代社会的“六艺”(礼、乐、射、御、书、数）以及欧洲中世纪的“七艺”(文法、修辞、辩证法、算术、几何、音乐、天文学)。这种观点强调学科知识的系统性，只关注学科，忽视学生心智发展、情感陶冶、创造思维以及个性发展等。

2. 课程即经验

美国教育学家杜威反对“课程是活动”这一观点，在他看来，课程即学生的学习经验。该观点关注的焦点由“教”转向了“学”，认为学生是独特的学习者，所以学生的学习经验尤为重要。把课程定义为学习经验，是试图让学生把握实际学到些什么。因为经验是在对学生所从事的学习活动的反思中形成的，课程是指学生体验到的意义，而不是再现事实或重新演示的行为。

3. 课程即目标

该主张在 20 世纪 60 年代后期开始兴起并流行。美国教育学家泰勒发展了巴比特关于课程的观念，提出了著名的“泰勒原理”，认为课程研究主要应该解决四个问题：一是学校应该达到哪些教育目标；二是提供哪些教育经验才能实现这些目标；三是怎样才能有效地组织这些教育经验；四是我们怎样才能确定这些目标正在得到实现。持这种观点的人认为课程对教学具有指导作用，教学必须依照课程的导引而展开。因此课程目标要事先设计，课程编制人员要发现、选择和组织课程目标，将课堂上各种活动和材料的选择与安排作为达成目标的手段。

4. 课程是计划

这一观念在20世纪50年代后逐渐受到重视。该观点认为，应当以学生的经验分析为基础，加强学校对学生经验中可计划部分的规划与责任。课程计划包含了目标、内容、活动、评价等多种要素。教学即执行课程的过程，是将规定的目标、内容和活动方式运用到实际中的过程。

总而言之，课程本身是复杂的、发展变化的，不同的学者对“课程”有不同的理解，要准确界定它的概念是相对困难的。在现代，课程具有广义和狭义之分，广义的课程是指学校为实现培养目标而选择的教育内容及其进程的总和，它包括学校教师所教授的各门学科和有目的、有计划的教育活动，而狭义的课程仅仅只是指某一门学科。

二、课程理论流派

课程理论是课程研究者在不同社会历史条件下对课程问题所做出的各种理解和思考，它是课程研究者世界观、教育观和方法论的反映。课程理论流派是课程研究者在某种程度上对课程理论认识的某些趋同反映。主要有学习者中心课程理论、知识中心主义课程理论、社会改造主义课程理论几大流派。

（一）学习者中心课程理论

学习者中心课程理论主要包括经验主义课程论和存在主义课程论。

1. 经验主义课程论

经验主义课程论是以实用主义哲学为主要基础的课程流派，是课程理论发展史上最重要的课程理论，对世界教育的发展有着深远的影响。经验主义课程论以杜威为代表。他认为以学科为中心的传统课程是不足的，应代之以儿童活动为中心的课程，让儿童在做中学。杜威认为，课程必须与儿童的生活相沟通，应该以儿童为出发点、为中心、为目的，充分考虑儿童的需要和兴趣，同时课程的内容不能超出儿童的经验和生活范围，否则将不能引起儿童的学习动机。此外，课程的组织应该心理学化，应该考虑到儿童心理发展的顺序，充分关注儿童现有的经验和能力，因为传统学科课程的组织逻辑顺序可能只适用于成人，而对于儿童来说，情况就不一样了。

2. 存在主义课程论

存在主义课程论以奈勒为代表，他认为课程最终要由学生的需要来决定。在存在主义者看来，为学生规定一种固定不变的课程是不适当的，教材应当是自我发展和自我实现的手段，学生应当主宰教材，而不是教材支配学生。知识和有效的学习必须具有个人意义，必须与人的真正目的和生活相联系。由于人文学科比其他学科更深刻、更直接地表现了人的本性及人与世界的关系，更能洞察和发现人存在的意义，故而人文学科应该成为课程的重点。

（二）知识中心课程理论

知识中心课程理论也称学科中心课程论，以斯宾塞、赫尔巴特、布鲁纳为代表。该理论主张学校课程应以学科的分类为基础，以学科教学为核心，以掌握学科的基本知识、基本规律和相应的技能为目标。教师的任务是把各门学科的知识传授给学生，而学生的任务是掌握预先为他们准备好的各门学科知识。这一课程流派主要包括要素主义课程论、永恒主义课程论和结构主义课程论。

1. 要素主义课程论

以巴格莱为代表的要素主义强调课程的内容应该是人类文化的“共同要素”，提出在课程设置原则中首先要考虑的是国家和民族的利益。学校的课程应该给学生提供分化的、有组织的经验，即知识，而最有效率的方法就是学科课程。由于这种课程理论过分重视书本教学、脱离生活实际，加重了学生的学习负担，20 世纪 60 年代以后其影响日趋式微。

2. 永恒主义课程论

以赫钦斯为代表的永恒主义课程论，形成于 20 世纪 30 年代的美国，是在对进步主义教育批评的过程中发展起来的一种流派。该观点认为教育内容或课程涉及的第一个根本问题就是：为了实现教育目标，什么知识最有价值或如何选择学科，那就是具有理智训练价值的传统的“永恒学科”。永恒主义者进一步阐明了名著课程和教材所具有的优越性，认为学习名著比学习一般教材更能对一个人的智力提出挑战，更能促进学生智慧的发展。

3. 结构主义课程论

以布鲁纳为代表的结构主义课程论认为，学科的基本结构就是学科的基本原理，懂得学科的基本原理可以使学科更容易被理解；学习基本原理可以巩固记忆；领会基本原理和概念有助于学习的触类旁通。在课程实施上，布鲁纳强调应让学生主动地发现知识，他认为发现学习有利于激发智慧潜力、挖掘内在动机、学会发现的技巧和保持记忆的能力。

（三）社会改造主义课程理论

社会中心课程理论也可称为社会改造主义课程论，以布拉梅尔德为代表。社会改造主义课程论关心的是课程与社会、政治、经济发展的关系。该课程流派的主要观点是：课程重点应该以广泛的社会问题为中心，学校的课程尤其要关心青少年犯罪问题、环境污染问题、交通拥堵、家庭破裂等社会问题；课程不应该帮助学生去适应社会，而是要建立一种新的社会秩序和社会文明，主张学生尽可能多地参与到社会中去。

三、课程的基本类型

（一）学科课程与活动课程

学科课程亦称“分科课程”，是根据学校的教育任务和一定年龄阶段学生的发展水平，从各门学科中选择学生必须掌握的知识、技能，组成各门不同的学科，彼此分立地安排顺序、学时数和周期的一种课程类型。它是学校课程的基本形式。学科课程的优点是比较强调学科间的逻辑，其缺点在于较少考虑学科之间的相互联系，把每一门学科看成与其他学科互不关联的实体。

学科课程历史悠久，对学校教育产生了很大影响。学科课程是伴随着学校的产生而产生的。孔子是我国最早主张分科课程的代表，他将传下来的典籍加以整理编辑，分为诗、书、礼、乐、易、春秋六科，供学生学习，称为“六经”。在西方，最早主张分科课程的代表人物是古希腊的亚里士多德，他认为真正的自由普通教育的内容应当由少数经过仔细选择的学科组成，他主张学习“七艺”，即文法、修辞学、辩证法、算术、几何、天文学、音乐。

到了近代，随着资本主义经济的兴起和发展，以及封建制度的瓦解，“七艺”已不能满足社会发展的需求，学科门类不断分化、丰富，逐步形成了近代资产阶级的学校课程体系。例如，捷克教育家夸美纽斯认为，世界上的一切知识都是有用的，主张开设“百科全书式”的学科课程。

现代社会，由于科学技术和生产力的迅猛发展以及知识的不断激增，学科课程面临新的问题，即如何解决知识不断增长与教学时间和学科知识容量有限等之间的矛盾。为此，布鲁纳提出了学科结构课程理论，为学科课程的更新完善提供了新思路、新办法。时至今日，学科课程仍然是学校教育中一种占主导地位的课程类型。

活动课程是从学生的兴趣与需要出发，以学生的主动实践获取直接经验为主，来安排有关教育内容及其进程的一种课程类型，其主要代表人物是美国实用主义教育家杜威。杜威认为，课程应该以儿童的活动为中心，重视儿童的需要和兴趣，重视教材的心理组织，采用综合作业的组织形式。活动课程的优点是重视学生的需要、兴趣和直接经验，突破学科界限，实现知识与生活的密切联系。活动课程综合性较强，有利于培养学生的主体性和社会适应性；其缺点是夸大了儿童个人的经验，忽视了知识本身的逻辑，学生获得的知识不系统、不完整，降低了知识教学的质量。

学科课程与活动课程，在总体上都服从于整体的课程目标，但在具体目的、编排方式、教学方式和评价上都有着明显的区别：①在目的方面，学科课程主要向学生传递人类长期积累和创造起来的种族经验的精华；活动课程则主要让学生获得包括直接经验和直接感知的新信息在内的个体教育性经验。②在编排方式上，学科课程重视学科知识逻辑的系统性；活动课程强调各种有教育意义的学生活动的系统性。③在教学方式上，学科课程主要是以教师为主导去认识人类种族经验；而活动课程主要以学生自主的实践交往为主，获取直接经验。④在评价方面，学科课程强调终结性评价，侧重考查学生学习的结果；而活动课程重视过程性评价，侧重考查学生的学习过程。

（二）国家课程、地方课程与校本课程

1. 国家课程

国家课程是自上而下由中央政府负责编制、实施和评价的课程，它反映了国家教育标准，体现了国家对各个地方、社会中小学教育的共同标准。国家教育目标是制定国家课程标准的基本依据，它具有权威性、多样性以及强制性的特点。

目前，我国中小学多以国家开发的课程作为课程的主体部分。课程以国家课程标准为指导，而且国家课程的主管单位是国家教育部。国家教育部负责制定国家课程政策，决策重大课程改革；制定指导性课程计划；制定必修科目的国家课程标准（包括教学标准、评价标准）；审查并向全国推荐学科教材；指导、检查地方课程管理工作；审批地方重大课程改革试验；制定升学考试制度，指导升学考试的实施；确保某些课程管理权限的下放。

2. 地方课程

地方课程是由省、自治区、直辖市的专门机构开发的课程，是根据地方经济和文化发展实际以及地域特点设计的课程，它是不同地方对国家课程的补充，反映了地方或社会发展的实际对学生素质发展的基本诉求。

地方课程的主管单位是省（自治区、直辖市）教育委员会。其根据国家有关规定和本省（自治区、直辖市）实际，确定本省（自治区、直辖市）执行的课程计划和必修科目课程标准；制定本省（自治区、直辖市）课程改革方案，报国家教育部审批；审批县以上教育行政部门组织编写的选修课教材、乡土教材；审查省（自治区、直辖市）编教材（包括经批准编写的、在相应行政辖区内使用的教材）；指导市（地）、县（市、区）教委选用教材；指导、检查各地课程管理工作；确定中考实施办法，指导考试工作；确保某些课程管理权限的下放。

3. 校本课程

校本课程亦称学校课程，是以学校为基础而开发的课程，是根据学校自身实际和办学指导思想而设计的课程，是对国家课程、地方课程的进一步补充与完善。校本课程的含义有三层：其一，就课程开发者而言，应该包括学校中的部分教师、全体教师，或者是学校与其他机构的合作；其二，就涉及的课程范围而言，校本课程既可涉及部分课程（即学校中的部分课程遵照中央指定的，另一部分自行设计），也可涉及学校全部课程；其三，就开发的程度而言，除了新编（全新开发）课程外，学校或教师选择、改编的课程，也属于校本课程之列。

（三）显性课程与隐性课程

1. 显性课程

显性课程也称正式课程、官方课程或公开课程，是在学校课程计划中明确规定，并用专门的书面文件予以陈述，要通过考试、测验来考核效果的正规内容体系。

2. 隐性课程

隐性课程也可称为潜在课程、非正式课程、隐蔽课程等。隐性课程的概念是1968年美国学者杰克逊在其《课堂中的生活》一书中提出的。潜在课程是指学校内部那些难以预期的，伴随着正式课程而随机出现的，对学生产生潜移默化影响的各种教育因素的总称。潜在课程具有以下特点：潜在性、非预期性、弥散性和持久性。它通常体现在学校和班级的情境之中，包括物质情境（如学校建筑、设备）、文化情境（如教室布置、校园文化、各种仪式活动）和人际关系情境（如师生关系、同学关系、学风、班风、校风、校纪）。

（四）必修课程与选修课程

1. 必修课程

必修课程是同一学年的所有学生必须修习的科目，它体现国家对各阶段学生发展的共同的基本要求。一般而言，学生全面发展必须具备的各科知识及其技能是作为必修课规定下来的，如中小学的语文、数学、外语、音乐、美术、体育、劳动技术、思想品德等均属必修课。

2. 选修课程

选修课程是为发展学生的兴趣、爱好和特长而开设的、可供学生自由选择的课程。开设选修课是因材施教、促进学生个性发展的有效措施。各级各类学校如何开设选修课、开设哪些选修课、选修课在课程设置中应占多大比例，通常存在较大争议，也是课程改革中的焦点问题之一。

第二节　高等医学院校课程建设与评估

一、高等医学院校课程建设内容和要求

（一）高等医学院校课程建设内容

课程建设的重要内容之一就是课程的标准化、规范化。所谓标准化、规范化就是诸如师资建设、教材建设、实验室建设及教学法研究等，都要制定标准和规范。课程建设是否达到标准，可通过检查、评估手段给予鉴定，从而促进课程建设更加合理，朝着科学化的方向发展。

高等医学院校课程建设水平的高低是衡量其办学水平与质量高低的重要标志，也是自身品牌创建的重要资源。课程建设的数量与质量不仅可以反映学校的实力，还是培养创新型医学人才的关键。课程建设是高校教学的基础建设，它包括基本物质建设、师资队伍建设、教学内容、实践环节以及教学管理等。就我国高等医学院校而言，课程建设主要有三方面内容：①按照国民经济与社会发展对医学人才培养的要求，课程建设的内涵既要符合人才培养的内在规律，又要符合国民经济和社会发展对人才培养的要求。

②按照人才培养的内在要求，在课程间建立起合理、有效的联系，使其形成一个相互补充、相互促进的有机整体，协调一致地服务于学校的人才培养工作。③将课程与教学对象（学生）有机联系起来，借助教学管理部门的协调和组织功能，使其有效地服务于学生的学习活动。

（二）高等医学院校课程建设要求

要实现以上三方面的内容，医学院校在进行课程建设时应注意以下四点要求：①课程建设要有目的性。因此要坚持开设的每一门与医学相关的课程，对人才培养都有实际价值；课程目标要具体化，在充分把握医学人才培养的要求、教育教学规律、医学生的培养层次、具体课程的相关特征的基础上，为具体课程确定合理的、可行的建设目标。②知识体系合理。任何医学课程的目的都是为医学生提供系统的知识，因此课程既要有明确的知识点，在各知识点间建立起合理的联系，又要为医学生提供相关的辅助性知识。③课程建设要拥有先进的课程理念，吸引与凝聚学生的注意力，进而调动学生学习的积极性和创造性。④课程建设要循序渐进。即按照设计期、调整期、快速提升期、相对稳定期进行建设，并根据客观情况的变化和人才培养的要求进行调整，确保医学课程与时俱进。

二、精品课程建设

（一）精品课程概述

精品课程建设是一项综合系统的工程，其中包括六个方面：教学队伍建设、教学内容建设、教材建设、实验建设、机制建设以及教学方法和手段建设，其作用是实现优质教学资源的共享。精品课程建设的目的是要倡导教学方法的改革和现代化教育技术手段的运用，鼓励使用优秀教材，提高实践教学质量，调动学生的主动性和积极性，培养学生的科学探索精神和创新能力，其核心是解决好课程内容建设问题，而课程资源建成后的共享与应用则是其关键点和落脚点所在。

21 世纪，将信息网络技术应用于高等医学教育正成为我国医学教育改革中的一个热点课题。现代信息网络技术为改革医学教育的形式、方法及手段提供了全新的探索平台。为切实推进教育创新，深化教学体制改革，促进现代信息技术在教学中的应用，共享优质教学资源，进一步激励教授上讲台，全面提高教育教学质量，教育部决定在全国高等学校（包括高职高专院校）中启动高等学校教学质量与教学改革工程——精品课程建设工作。这是一项具有时代性、符合现代教育发展趋势的公共政策。精品课程把学术研究成果转化为教学内容，突出教学特色，是集科学性、先进性、教育性、整体性、有效性于一身的主干课程。

2003 年 4 月，教育部下发《关于启动高等学校教学质量与教学改革工程精品课程建设工作的通知》，指出精品课程建设是高等学校质量与教学改革工程的重要组成部分，要通过推动优质教育资源的共享，从而达到全面提高教育教学质量的目的。

国家精品课程建设采用学校先行建设，省、自治区、直辖市择优推荐，教育部组织评审，授予荣誉称号，后补助建设经费的方式进行。国家精品课程的评审包括网上申报、网上评审、会议终审、网上公示四个步骤。国家精品课程建设带动了超过6500多门省级精品课程和一大批校级精品课程建设。通过数年的建设，精品课程建设硕果累累，在一定程度上顺应了国家“人才兴国，科教兴国”的战略，进一步推动了我国高校人才质量的提升。

（二）精品课程建设与普通课程建设的关系

精品课程建设与普通课程建设相辅相成，相互促进，密不可分。一方面，普通课程是精品课程的基础，精品课程是学校本科课程建设的“龙头课程”。精品课程的发展建设离不开日常教学建设的点滴积累，离不开学校教学改革方向的正确指引，离不开以新的人才培养思路为指导的课程改革和建设。另一方面，医学院校可通过“龙头课程”的建设来提升一批课程，带动一批课程，从而推动本科课程整体水平的提高。以建立科学规范的管理机制为先导，推进课程建设，可配合教育部的启动高等学校教学质量与教学改革工程，起到巨大的推动和示范带头作用。

精品课程建设是一项系统工程，是一个长期积淀、不断改革创新的过程，因此我们必须在思想上认识到精品课程的重要作用，在行动上坚持不懈地进行精品课程的建设，在制度上建立对精品课程的良性评价机制，将精品课程真正建设成具有一流教师队伍、一流教学内容、一流教学方法、一流教材、一流教学管理特点的示范性课程，为培养新世纪的高质量医学人才提供有力保障。

三、高等医学院校课程评估

课程评估是检查、判断课程建设水平高低的重要途径，是保证课程建设顺利实施的必要手段。通过课程评估，可以准确把握学校教学的整体状况，不断改进教学工作，也有助于教学质量的全面提高。

（一）评估、课程评估及高等医学课程评估

要准确界定医学课程评估，首先要明确评估的含义以及与医学课程评估有密切关系的课程评估的概念。这样才能更好地揭示出医学课程评估的本质。

1. 评估

评估一般是指为了确保某种活动或者项目顺利实现，而对活动或者项目进行的考察、评价和研究。

2. 课程评估

课程评估是指借助科学方法和手段，确认并解释教学内容、教学过程和相关因素的价值与效果。换句话说，课程评估是用统一的指标体系和标准，按规定的程序和办法，对课程建设及教学质量进行系统全面的评价。其目的在于提高教学质量，促进教学改革，推动课程建设。培养目标所规定的学生应具备的知识结构、能力结构、素质结构，主要靠教学计划所设置的课程来实现。每门课程就是实现培养目标的基本单元，每门课

的课程教学都是高等学校教学活动的基本细胞。

课程评估作为一种综合性的行为过程，就其本身来讲，主要通过以下方式得以实现：①评定，指对试卷及考试结果的判定，分析学生考试成绩，判定其是否满足或达到了学生应掌握知识与技能的要求。②评价，指对任课教师或教研室课程建设汇报情况的价值判断，经过分析做出优、良、一般和差的结论。③鉴定，指现场查验。具有诊断性质，如对各种教具和实物成果的检查、核实、登记。④测评，指以相关标准为依据（尺度）对教案和课堂教学的质量进行测度，对教案和课堂教学质量进行的评价与量化计算。⑤评级，指通过综合考评，对考评对象的课程建设情况做出等级的判定，如优秀课程、一级课程、二级课程。

随着教学改革的深入，课程评估也已成为高校的一个热点领域。在明确课程建设的目的、作用、意义后，建立一套逐渐完善的课程建设评估体系，形成课程评估指标体系，反映出三方面的重要信息：①对课程系统的组成、结构及其活动规律的认识；②对课程系统、活动过程及其教学效果的价值判断标准的认识；③评估活动的客观条件及评估方法、技术水平。因此，制订科学的、切实可行的评估指标体系是达到评估目的和顺利实施评估活动的关键。然而，评估方案及指标体系的设计也是难点问题。目前国内广大学者已制订并论证了多种课程评估指标体系，但某些项目还有待讨论。我们在汲取已有指标先进性的同时，也应注重评估的客观性、一致性与目的性。

3. 医学课程评估

医学课程评估是医学院校运用现代教学评价的理论和方法，遵循教学过程的基本规律，根据课程教学目标，确立一定的标准，对课程进行较为全面的、科学的、客观的评定和鉴别。无论是学校办学水平的评估，还是专业（学科）评估，都离不开课程评估，它是高等医学教育评估的基础。在一定程度上，课程评估能综合反映出一个学校师资质量、科研水平、管理水平、设备条件和学生素质的基本状况；同时，各类评估的目的、效果，最终也都要在课程教学中得以体现和落实。医学院校通过开展课程评估活动，可以较全面地了解课程建设及教学的现状，较准确地发现薄弱环节和存在的问题，从而进一步有效提高教学质量，深化教学改革，同时为加强课程建设指明方向。

医学课程评估是对医学院校教学计划中所规定的课程进行价值判断的活动，是医学院校依据其培养目标所派生的课程教学目标，并遵循学校教学理论和教学原则的规律，制订相应的指标体系和评估标准。高等学校课程评估的目的在于实现专业人才的培养，对课程及其相关因素进行判断，给决策提供真实可靠的理论和实践依据，从而促进教学改革，推动高等学校课程建设，最终实现高等学校的培养目标。

综上所述，课程建设一定要按照课程理论的要求，制订出具有科学性、可操作性的评估方案及指标体系，评估时应结合实际，严格遵循评估程序和方法，尽量降低人为因素的影响，增强可信度。同时评估结果要及时反馈，以达到真正的以评促建，提高教学质量，培养高素质人才的目的。

（二）高等医学院校课程评估方法

1. 专家评估

专家评估也叫“专家会议法”，是指由学校组织校内外评估方面的专家对相应课程进行评估，即专家组成员在按评估指标体系审阅有关预评材料的基础上，到被评者所在地实地考察、核实、验证，将审阅的材料与实地调查情况结合起来，最后评估专家们在集体的会议上对被评估者进行评估。专家评估也分直接评估和间接评估两种方式，直接评估是指对课程的目标实现程度的评估，通过直接评估可以检测出课程实施结果和课程目标之间存在的差距，并做出客观合理的原因分析，为下一轮课程实施提供依据和发展前提，进而优化课程发展。间接评估实际上是指对课程所进行的日常评估，即由学校组织专家组和学校、院系的教学管理工作人员齐心协力，对学校各门课程的建设情况、教学质量的现状以及存在的问题进行评判分析，并做出科学的决策。

专家评估有其自身的优势。一方面，由于组成专家队伍的成员不受学校管理者的直接影响，因而专家评估可使评估结果更具有权威性和客观性，能够给课程发展提出更具有建设性的意见和建议。另一方面，专家会议的信息量大、知识容量大，能从多个角度考虑多种因素。同时，专家评估也有其自身的缺点，例如，由于每个人对所评估的课程熟悉程度不同，所在单位、担任职务及资历各不相同，不同程度地存在个人心理定式，难免会对课程评估带来一定的影响。因此，一定要精选品德好、作风正、能力强、知识博的专家，在评估小组成立后组织专家集训，学习评估理论、评估技术，使其从多方面、多角度去分析考察，并对其进行纪律方面的教育，力求评估的公平公正。

2. 内部评估

内部评估是指把学校看作一个整体，将校内课程或教研室作为一个教学单位，对院系内的课程进行自测自评的一种评估方法。换句话说，就是学校及其下属教研室根据课程建设和本学期教学准备情况，参照指标体系中的静态指标和相应等级评定标准，对所开设的课程进行自测自评的过程。内部评估具有多方面的积极作用：①可使教研室负责人和教学管理部门全面、客观、准确地掌握课程教学情况，以便有的放矢地组织领导教学改革，提高教学科学化管理水平。②受评教师可接受来自不同专家同行的意见和建议，对改进教学方法、提高教学质量大有裨益。③通过参与评估，各方面的同行、教师可以相互了解、相互学习，使受评者和被评者共同提高。

3. 自我评估

自我评估是指教学第一线的教师对自身课程教学进行评估的方法。任课教师参与课程评估具有重要的意义和作用。首先，可以减轻来自外部评估的心理压力，其次，可以通过评估了解和掌握学生的愿望和要求，沟通教学的双向信息，使教与学有机结合，发挥教学的最大功能与效益。

4. 社会评估

作为来自学校外部力量对学校课程的评估，社会评估主要表现在学校依据社会对学校所培养的人才规格的需求状况及人才素质的要求标准，从社会中获取一定的反馈信息，进而对学校的课程进行评估。随着社会的进步和教育的发展，社会对学校所培养的人才的规格和质量提出了更高的要求，学校必须通过开设特定的课程，培养出社会所需要的各种类型的高质量的人才，才能避免人才供给和社会需求脱节。

第三节　高等医学院校教学计划、教学大纲和教材

一、高等医学院校的教学计划

高等医学院校教学计划是按照高等医学院校培养目标制定指导教育教学活动的规范性文件，它体现了社会对医药专门人才培养规格的基本要求，是学校培养医药专门人才和组织教学的主要依据。

一个完整的教学计划应包含以下几方面内容：①专业培养目标。它规定了培养医药专门人才的方向和标准，是制订教学计划的前提。培养规格包括对学生的知识能力结构、专业口径、德育和体育方面的要求等。它决定课程的设置和教学内容的取舍，规定了对学生的具体要求，也决定了教学环节的安排。②课程设置是教学计划的主要内容。教学计划中一般设置四类课程，即公共课（包括政治理论课、德育课、体育课和外国语课程）、基础课和专业基础课、专业课、选修课。课程设置是培养规格在课程上的反映，它是实现培养目标的根本保证。③主要的教学形式。教学计划应反映出每门课程的主要教学形式，一般包括课堂讲授、课堂讨论、习题课、实验课、考试考查、学年论文或课程设计，此外还有与课程密切联系的教学实习、生产实习、社会调查、生产劳动、军事训练、毕业论文或毕业设计等。④学时分配和学年编制。在教学计划中，除了明确规定培养规格、课程设置、主要的教学形式之外，还必须有一定学制下的学时分配和学年编制。时间分配即规定每门课程、每种教学形式所使用的教学时数，一般从周学时数、每学期学时数和总学时（学分）数中体现出来。学年编制又称校历，主要反映学年、学期、课程及教学形式的起讫日期。

专业培养目标决定着课程设置和主要的教学形式，课程设置也对主要教学形式起作用；学时分配是针对各门课程和教学形式分配的，学年编制是学时分配的依据。而课程设置、主要教学形式、学时分配和学年编制综合影响着专业培养目标的实现，它们之间的相互联系如图 7−1 所示。

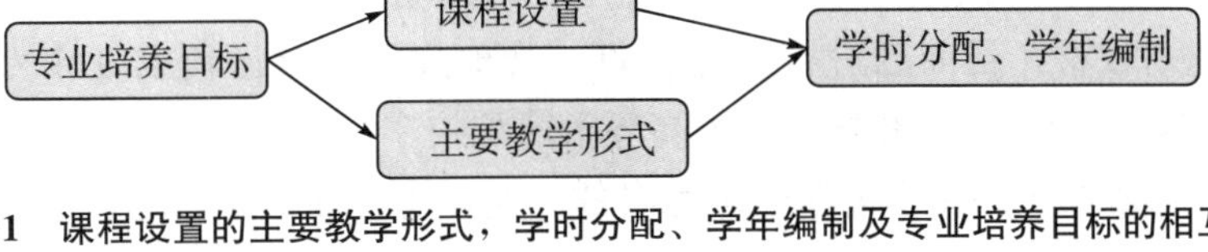

图 7−1　课程设置的主要教学形式，学时分配、学年编制及专业培养目标的相互联系

二、高等医学院校的教学大纲

（一）含义

教学大纲是对单科课程的总体设计，是国家教育行政部门以纲要的形式对各学科的目的、任务、内容、范围、体系、教学进度、时间和教学做出的要求。

（二）结构

教学大纲一般由以下几个部分组成：①说明部分：扼要说明本学科开设的意义，确定教学目的、任务和指导思想，提出教材选编的原则以及教学法的建议等。②本文部分：为教学大纲的中心部分或基本部分。系统安排一门学科全部教材的主要课题、题目或章节，规定每个课题教学的要点和时数，并编有练习、实习、实验、参观等实际作业的要求以及其他教学活动的时效。③其他：在大纲的最后，列出教师参考用书、学生的课外活动、教学仪器、视听教材以及运用的现代化教育技术等。

三、高等医学院校的教材

（一）含义

教材是教育教学活动中所使用的基本材料。传统意义上的教材就是指课本，现代社会的教材可以从广义上加以理解。从使用者来看，有教师使用的材料，如教学指导用书、教学参考资料等；有学生使用的材料，如课外读物、练习册等；还有师生共同使用的材料，如教科书；从承载教学信息的载体来看，有文本教材（如讲义、提纲、挂图、各类参考资料等）和电教教材（如光盘、磁带、录像带、录音带、幻灯片等）。

中华人民共和国成立以来，我国的高等医学教材大致可分为以下四类。

1. 国外引进的翻译教材

国外引进的翻译教材主要是在20世纪50年代初、中期翻译出版的一批苏联的医学教材。

2. 卫生部规划教材

当前我国的高等医学院校大多使用的是卫生部规划教材。临床医学专业教材是最早组织编写的规划教材，目前已进行6轮修订。其他规划教材已覆盖9个专业，约370种。20多年来，卫生部规划教材在全国高等医药院校广泛应用，受到广大师生的好评。卫生部规划教材凝结了许许多多医学教育者的心血，为我国的高等医学教育做出了重要贡献。

3. 自编教材

自编教材多根据本校教学需要编写，其中有的在国内影响甚广。它既汲取了国际科学发展的精华和先进教科书的优点，又结合了我国的实际情况。例如，当时北京医学院教授、著名生物化学家、中科院学部委员刘思职教授主编的《生物化学大纲》，在20世纪50年代就成为国内的名教材。

4. 协编教材

协编教材一般为几所院校联合编写的教材，多为单门类。此类教材一般在保证学科的基础知识、基本理论、基本技能内容的基础上，注重内容更新；有的则是选材恰当，注重授课与学习的特点。当然也不可否认，有的协编教材内容较平淡，质量不高，没有特色。

（二）教材编写的基本原则

每一种教材都有特定的读者对象，以育人为目的编写教材，必须遵循教学规律和教学法原则，符合学生认识规律、体现教书育人的特点。根据这些要求和规律，可以确定教材编审工作的主要原则如下。

1. 思想性与科学性相统一的原则

教材的思想性是指教材要以马克思列宁主义为指导思想，始终坚持正确的政治方向，使学生在学习科学文化知识的同时，潜移默化地受到正确世界观和方法论的教育，从而提高学生运用马克思主义观点和方法去分析问题和解决问题的能力。教材的科学性是指教材陈述的内容应是经过实践检验的、科学规范的、真实可靠的，被选入的教材内容要反映当代最先进的科学思想和最新的科研成果。如定义的论述要准确严谨，数据的引用和图表都要有充分可靠的依据，内容的表述要层次分明、思路清晰。

2. 系统性与循序渐进相统一的原则

每门学科都有自己的逻辑顺序和内部结构，各门课程之间的教学内容要衔接好，同一门课的教学内容要前后连贯，避免重复和脱节。学生的认知总是从已知到未知、由简到繁、由浅入深、由易到难，教材编写应当符合学生认知规律，循序渐进地加深所学知识的深度。

3. 基础性和先进性相统一的原则

教材首先要反映的应当是学科的基础知识和基本技能，以帮助学生学习掌握人类文化科学知识的基础和精华。同时教材也要适应现代科学及技术发展水平，教材内容要与时俱进，保持知识的先进性，尤其是专业课教材和新学科教材，内容更新周期短，要及时将先进的、成熟的内容补充进去。

4. 传授知识和培养能力相统一的原则

知识与能力是辩证统一的，知识是培养能力的基础，能力是获取知识的条件。教材编写必须把知识传授和能力培养结合起来。教材编写务必要将学生必须掌握的基本概念、基本知识阐述透彻，帮助学生理解，培养学生融会贯通的能力；同时教材的编写也要注重学生的能力培养，注重开发学生智力，在教材中编写足够数量和质量较高的习题、例题、思考题。

上述的教材编写原则绝不是孤立的，它们是互相联系、互相依存的。只有坚持、灵活运用这些原则，才能保证教材的编写质量，而违背这些原则，则会影响教材质量。

（三）高等医学教材建设的反思

面对社会的进步和科学技术的发展，国际范围内的高等教育教学呈现四个趋势，即科学技术和教学融合，重视跨学科教学，大学生参与教学过程主动学习，重视教育结果和质量。就医学教育而言，面对21世纪医学人才的培养规格，医学教材的建设和改革应适应医学模式的转变，反映教学改革的趋势。教材不仅是知识的载体，更要成为培养具有创新思维和实践能力的医学人才的指南，成为帮助学生树立终身学习观念的“引路人”。21世纪医学教材的发展趋势如下：

随着传统医学人才培养模式向素质、知识、能力综合培养模式的发展，医学生教材知识点的覆盖面应拓宽，增加人文、社会、法律、经济等方面的内容，尤其要加强《医学伦理学》《医学心理学》《医学史》及各专业的教材建设。

学科间的交叉渗透和综合是当今科学技术发展的特点之一，教材建设应当反映这一时代特征。例如，分子生物学是当代生命科学的基础，北京大学医学部基础医学院生物化学与分子生物学系在比较研究国内外教科书的基础上，独家编撰的《生物化学》，把传统的生物化学与当代分子生物学有机地结合在一起，既对教学内容做了必要的更新，又向学生展示了当今学科融合的趋势，成为较为突出的医学教材。有的学校编写出的《神经科学》或《神经生物学》，这也是学科融合的教材。目前，国内医学教育学制有长有短，对于长学制的教材，更应在这点上下功夫。

对于医学生来说，培养他们的临床思维能力尤显重要，所以需要在教材的内容、结构体系、形式上创新，以体现教育改革的思想与成果。要培养学生的创新精神，教育工作者应先有创新精神。教学体系的改革，课程设置的调整，教学用书的更新，都需要教师先行。教材改革呼唤勇于向传统挑战、勇于改革、勇于创新的教育工作者。要体现教育教学改革的成果，就必须加强教材建设，深化改革。在内容方面，要新颖化，除保证基本知识、基本理论的系统性和完整性外，应介绍新的知识点、学科发展。在结构体系方面，应着眼于培养学生的思维方法、学习能力和实践操作能力。编写的教材要给学生留下问题，留下思维空间，让学生有独立思考、独立解决问题的机会。

教材建设在形式方面，应多样化。书本仍然是教材的主要载体，但随着远程教育和网上教学的发展，多媒体教材的需求量增加。多媒体教材形象生动，应加快其发展。因此，教材建设的形式可以表现为：①引进国外优秀教材。这将有利于拓宽学生的眼界，使他们能够自如地面对世界、面对未来的国际竞争。同时，国外教材具有更新快、实践性强、更生动等特点，有利之处可供借鉴。②双语教材。在21世纪，学生不仅要懂公共外语，还要懂专业外语。目前教育部要求各校开设专业外语课，但很多学校受限于教学安排。在学习专业课的同时学习专业外语不失为一个好办法。在没有条件编写双语教材的情况下，可先通过混合双语的方式教学，让学生学到大量医学词汇。③多媒体教材。随着科学技术的发展，教材的载体必然由单纯的书本形式转向多样化，特别是在医学教学中，形态学的知识占有相当的比例，通过计算机的辅助教学，可以激发学生的兴趣，提高教学质量。

参考文献

[1] 富维岳. 教育学 [M]. 长春：东北师范大学出版社，1991.
[2] 李士萍. 教育学 [M]. 武汉：华中师范大学出版社，2016.
[3] 南京师范大学教育系. 教育学 [M]. 北京：人民教育出版社，1984.
[4] 王道俊. 教育学 [M]. 北京：人民教育出版社，2009.
[5] 李屏于. 教育学 [M]. 武汉：华中科技大学出版社，2014.
[6] 吕峰，张潍纤. 以精品课程促进高等医学院校课程建设的实践性研究 [J]. 中国高等医学教育，2009 (9)：70－71.
[7] 张扬，李孟辉. 以精品课程促进课程建设探析 [J]. 高等农业教育，2008 (2)：53－55.
[8] 石佩臣. 教育学基础理论 [M]. 长春：东北师范大学出版社，1996.
[9] 王道俊，郭文安. 教育学 [M]. 7 版. 北京：人民教育出版社，2016.
[10] 柳海民. 教育学原理 [M]. 北京：高等教育出版社，2011.
[11] 张大均. 教育心理学 [M]. 3 版. 北京：人民教育出版社，2015.
[12] 孙培青，杜成宪. 中国教育史 [M]. 3 版. 上海：华东师范大学出版社，2009.
[13] 叶澜. 教育学原理 [M]. 北京：人民教育出版社，2007.
[14] 王炳照，郭齐家，刘德华，等. 简明中国教育史 [M]. 北京：北京师范大学出版社，2008.
[15] 柳海民. 教育学概论 [M]. 北京：北京师范大学出版社，2015.
[16] 赵慧君，李春超. 教育学基础 [M]. 北京：科学出版社，2017.
[17] 傅树京. 高等教育学 [M]. 北京：首都师范大学出版社，2007.
[18] 单中惠. 西方教育思想史 [M]. 北京：中国人民大学出版社，2017.
[19] 王发社. 独立学院信息检索精品课程建设的探索 [J]. 中国科技信息，2011 (23)：174－175.
[20] 许洁英. 国家课程、地方课程和校本课程的含义、目的及地位 [J]. 教育研究，2005 (8)：32－35.
[21] 陆美玲. 精品课程建设中录像的拍摄与处理 [J]. 软件，2012 (4)：138－139.
[22] 张荣超. 高职院校图书馆开发利用开放获取精品课程资源探讨 [J]. 图书馆工作与研究，2011 (2)：74－76.
[23] 徐海静. 网络教学资源的应用实践研究——以档案学专业为例 [J]. 档案学通讯，2011 (1)：54－58.
[24] 张宁. 课程规划之美 [J]. 中国信息技术教育，2013 (6)：42－44.
[25] 徐蓓. 高职校《基础会计》精品课程建设的探索与实践 [J]. 现代营销（下旬刊），2011 (9)：269－270.
[26] 陶丽云. 护理专业国家级精品课程的研究进展 [J]. 科教导刊，2011 (16)：26－27.
[27] 陆先鹏. 高校课程文化对道德教育的影响与启示 [J]. 鸡西大学学报（综合版），2012 ，12 (7)：50－51.
[28] 綦振芳. 隐性课程与大学校园文化建设 [J]. 教育与职业，2012 (20)：168－169.
[29] 王润兰，黄献卫. 基于 Blackboard 平台的精品课程开发问题探究 [J]. 中国远程教育，2011，10：83－85.
[30] 杨永华，谢鸿全. 关于课程评估工作的研究与改革建议 [J]. 高教研究：西南科技大学，2014，30 (2)：1－3.
[31] 贺春健. 浅谈综合实践活动课程回归生活 [J]. 长春教育学院学报，2010 (6)：150－151.
[32] 李正. 精品课程建设的进展，挑战与展望 [J]. 中国大学教学，2009 (8)：20－22.
[33] 李康，课程. 课程理论与教育信息资源开发 [J]. 中国电化教育，2003，7 (16)：5.

[34] 张海龙，孙志.课程建设评估质量控制的研究与实践［J］.长春工业大学学报（高教研究版），2005（3）：22.
[35] 王远辉，叶里子.医学外科教学手段和方法浅析［J］.中外妇儿健康，2010（11）：63.
[36] 李海英.建设高职《先进制造技术》精品课程资源网的几点建议［J］.科技风，2014（23）：188.
[37] 叶明全，吴少云.信息管理与信息系统（医学）专业课程体系设置［J］.医学信息学杂志，2007，28（5）：524－526.
[38] 邬颖华，张梅，陆华，等.订单式农村定向医学人才培养模式课程体系构建的探索与实践［J］.成都中医药大学学报（教育科学版），2013（2）：33－35.
[39] 周伟.医学人文素质教育课程体系建构研究［J］.教育教学论坛，2013（3）：159－160.
[40] 陈洁，刘虹，姜柏生.医学院校人文素质教育课程体系的"模块化"构建研究［J］.健康研究，2008，28（4）：289－292.
[41] 程现昆，李连宏.以创新教育理念构建医学本科课程体系的探索与实践［J］.中国高等医学教育，2009（6）：29－30.
[42] 敖慧斌.构建适合医学院校人文素质教育的课程体系［J］.湘南学院学报（医学版），2006，8（3）：75－76.
[43] 朱德荣，席彪，殷长甫，等.高等医学院校实验学课程体系的构建［J］.中国高等医学教育，2001（2）：58－59.
[44] 羌建峰，王晓冬.加强医学技术类研究生课程体系建设的思考［J］.黑龙江教育（高教研究与评估），2013（4）：47－49.
[45] 达建，马艳，陆桂平，等.整体优化医学课程体系的研究［J］.南京医科大学学报（社会科学版），2002，2（2）：163－165.
[46] 孟园.医学院校人文教育课程存在问题分析［J］.中国市场，2012（44）：95－96.
[47] 刘振华，刘振洪，宋向秋.医学学历继续教育教学改革的研究与实践［J］.继续医学教育，2011，25（6）：11－13.

附录七　教育部等六部门关于进一步做好农村订单定向医学生免费培养工作的意见（2015）

一、继续实施农村订单定向医学生免费培养工作

重点为乡镇卫生院及以下的医疗卫生机构培养从事全科医疗的卫生人才。免费医学生分5年制本科和3年制专科两种，以5年制本科为主，培养专业主要是临床医学、中医学（含民族医学，下同）专业，培养工作主要由举办医学教育的地方高等学校承担。3年制专科主要面向乡镇卫生院以下的医疗卫生机构和欠发达地区乡镇卫生院医疗卫生岗位，其培养、使用和支撑保障政策参照本科免费医学生有关规定执行。培养工作向集中连片特困地区、国家扶贫开发重点工作县倾斜。省级卫生计生、中医药、人力资源社会保障、财政部门根据本地农村卫生队伍建设发展规划和需求，于上年11月份前确定下一年度定向单位和岗位数，并会同省级教育行政部门提出各类免费医学生需求数量计划；省级教育行政部门商卫生计生、中医药、发展改革部门确定开展免费医学生培养的学校，省级卫生计生、中医药行政部门和教育行政部门联合与学校签署免费医学生培养

协议。

二、统筹做好免费医学生招生录取工作

订单定向培养计划作为定向就业招生计划，纳入普通高等学校年度招生规模。报考免费医学定向就业招生计划的考生均须参加当年全国统一高考，实行单列志愿、单设批次、单独划线，本科计划在本科提前批次录取，高职计划在高职提前批次录取。免费医学生面向培养高校所在地全省（区、市）招生，原则上只招收农村生源，在符合投档要求的考生范围内，优先录取定岗单位所在县生源。生源不足时，未完成的计划可在院校所在同批次补征志愿时重新公布剩余计划，并按补征的考生志愿及录取要求，从高分到低分顺序录取，直至完成计划。中央财政支持的本科层次免费医学生在招生来源计划中单列编制，计划性质为“免费医学定向”。免费医学生录取后、获得入学通知书前，须与培养学校和定向就业所在地的县级卫生计生、人力资源社会保障行政部门签署定向就业协议，承诺毕业后到定向农村基层医疗卫生机构服务 6 年。免费医学生在学期间户籍仍保留在原户籍所在地，毕业后可按有关规定迁入定向就业所在地区。

三、落实好免费医学生培养经费

免费医学生在校学习期间免除学费，免缴住宿费，并补助生活费，学费、住宿费标准按照当地物价部门制定的收费标准执行，生活费补助标准由各省（区、市）结合实际确定，所需经费由省级财政在医疗卫生支出中统筹落实。国家每年为中西部乡镇卫生院招收 5000 名左右 5 年制临床医学、中医学专业的本科免费医学生，中央财政予以经费补助并将适时调整生均补助标准。免费医学生的生均拔款正常划拨。

四、改革免费本科医学生人才培养模式

要根据农村医疗卫生服务的特点，深化农村订单定向免费医学本科生人才培养模式改革，加强学生服务基层的荣誉感和责任感教育。

（一）完善免费医学教育人才培养目标。培养适应我国农村医疗卫生事业发展需要，具有良好的职业道德和较强的服务基层群众健康的意识，掌握扎实的医学基础理论、基本知识和基本技能，初步具备解决农村常见病、多发病、传染病和地方病等疾病的基本诊疗能力和相关公共卫生服务能力，毕业后经全科专业的住院医师规范化培训合格，能在农村基层医疗卫生机构从事全科医疗的下得去、用得上、留得住的高素质医疗卫生人才。

（二）优化调整教学内容和课程体系。要根据农村医疗卫生服务要求，优化课程设置，统筹安排基础医学课程与临床医学课程，推进基础医学、公共卫生与临床医学的有机结合，强化实践教学环节，将实践教学纳入课程体系，增加本地区常见病、多发病、传染病、地方病的诊疗防控、中医学（民族医学）常用诊疗技术和计划生育技术的教学内容，加强全科医学理念和专业素质培养，构建与农村医疗卫生工作相适应的课程体系和教学内容。

（三）加强免费医学生临床能力培养。改革临床实践教学体系，实施早临床、多临床、反复临床教学计划，加强基层实践教学基地能力建设，优先考虑承担免费医学生培养任务的高校附属医院全科医生临床培养基地建设。增加免费医学生到县级医院、社区卫生服务中心、乡镇卫生院和县级公共卫生机构等基层医疗卫生机构见习、实习时间。

五、切实做好免费医学毕业生就业安排

免费医学生毕业后，按照入学前签署的定向就业协议，到相应县级卫生行政部门报到，由基层医疗卫生机构按照有关规定与之签订聘用合同，办理相关手续，实行合同管理。免费医学毕业生在协议规定的服务期内，经县级卫生计生行政部门批准，可在县域行政范围内的农村基层医疗卫生机构之间流动。

六、积极开展免费医学生毕业后教育培训

免费本科医学毕业生报到就业后，均须按照规定参加3年全科专业住院医师规范化培训，免费专科医学毕业生均须按规定参加2年助理全科医生培训。培训期间的人员管理、待遇、经费保障等政策按照有关规定执行。经招收录取纳入住院医师规范化培训或助理全科医生培训，并取得《住院医师规范化培训合格证书》或《助理全科医生培训合格证书》者，3年住院医师规范化培训时间或2年助理全科医生培训时间计入6年服务期内。取得《住院医师规范化培训合格证书》并达到学位授予标准的临床医师，可以研究生毕业同等学力申请并被授予临床医学或中医硕士专业学位。免费医学毕业生按规定参加医师资格考试，考试合格者按相关规定注册为全科医师或全科助理医师。免费医学毕业生在服务期内，医师执业证书注明执业地点限乡镇卫生院和村卫生室。在服务期内参加住院医师规范化培训或助理全科医生培训的，执业注册按注册管理有关规定执行。

七、加强免费医学毕业生就业履约管理

不能毕业的免费医学生，要按规定退还已享受的减免教育费用和生活补助；延期毕业的，延续学年内的相关培养费用由学生本人承担。毕业及参加住院医师规范化培训或助理全科医生培训后未按协议到农村基层医疗卫生机构工作的免费医学生，要按规定退还已享受的减免教育培训费用和生活补助并缴纳违约金，具体办法由省级卫生计生、中医药、教育、财政、人力资源社会保障部门制定。省级卫生计生、中医药行政部门负责本行政区域内免费医学毕业生的履约管理，履约情况纳入医师诚信管理，公布违约记录，并记入人事档案。

八、完善免费医学毕业生职业发展的政策措施

在农村基层医疗卫生机构工作的免费医学毕业生，注册全科医师后可提前一年晋升中级职称。职称晋升按照国家有关规定可放宽外语要求，不对论文做硬性规定，把接诊量、服务质量、群众满意度等作为免费医学毕业生职称晋升的重要因素。对按协议到农村基层医疗卫生机构工作的免费医学毕业生，主管部门及其所在的基层医疗卫生机构要按照国家政策落实有关工资待遇，提供必要的工作生活条件和周转住房。取得《住院医师规范化培训合格证书》的免费医学毕业生，优先纳入全科医生特岗计划。在开展或参加各类业务培训时，要优先安排免费医学毕业生，鼓励其不断提高业务能力。对服务满6年、愿意继续留在基层医疗卫生机构工作的免费医学毕业生，所在单位要在绩效工资分配上予以适当倾斜。对服务满6年的免费医学毕业生，在城市公立医院和社区卫生服务中心公开招聘时，同等条件下优先聘用。

九、加强免费医学生培养工作的组织领导

各有关地区、部门和高等学校要进一步充分认识免费医学教育在基层医疗卫生服务体系建设中的重要作用，将该项工作作为深化医药卫生体制改革和学校改革发展的重要

内容，结合本地实际，制订具体实施办法，加大投入，加强管理，为基层医疗卫生机构培养输送高素质的医疗卫生人才，有效提升基层医疗卫生机构的服务能力和水平。省级卫生计生、中医药行政部门负责协调落实免费医学毕业生工作岗位；省级人力资源和社会保障部门负责免费医学毕业生人事接转工作；省级财政部门负责落实相关经费保障。对中央财政支持中西部地区培养的免费本科医学生，各有关省级发展改革、人力资源社会保障、卫生计生、中医药、教育部门在免费医学生毕业当年 6 月 10 日前将免费医学生的就业落实情况报上级主管部门。

第八章　高等医学院校的管理

制度是约束人们行为的一系列规则，它抑制着人际交往中可能出现的任意行为和机会主义行为。体制是社会组织在机构设置、领导隶属关系和管理权限划分等方面的体系、制度、方法、形式等的总称，是制度形之于外的具体表现和实施形式。换句话说，体制就是确定机构怎么设、权限怎么划、职责怎么定、关系怎么摆等问题，讲的是结构。“机制”的本义指机器的构造和动作原理，引申义指有机体的构造、功能及其相互关系，泛指一个工作系统内组织或部分之间相互作用的过程和方式。

从制度、体制、机制的相互关系看，制度本身包括了体制和机制两个方面。制度决定体制内容，体制的形成和发展受制度的制约，一种制度可以通过不同的体制表现出来。制度与机制二者的关系是机制受制度制约，制度通过机制发挥作用。总的来说，制度制约着体制、机制并通过体制、机制起作用。对大学来说，机制是运行系统内外诸要素相互联结、作用、制约关系的总和，大学运行机制要解决的问题就是运用何种方式、采用何种手段合理地配置资源、协调决策行为，以实现组织功能。

高等学校管理体制指的是在高等学校教育活动中各构成要素之间的相互关系及其组织运行方式，它既包含政府、社会与高校各要素之间的相互关系及其组织运行方式（宏观管理体制），也包含高等学校内部管理体制（微观管理体制）。本章内容将高等医学院校管理体制分为外部管理体制和内部管理体制进行阐述。

第一节　高等学校内、外部管理体制

一、高等学校外部管理体制

（一）中央集权型

中央集权型管理体制模式的最大特征就是权力集中，高等教育完全由国家举办，高校的管理权限和决策能力主要集中在中央政府，由中央政府通过一定的计划、法律、命令、拨款、监督和行政手段来直接调节高等教育活动，其下属地方政府和下级机关必须以中央制定的法令和指示为准。在这种模式下，政府和高校之间是上下级关系。这种高等教育管理体制的优点在于：有利于加强政府的宏观管理，有利于从全局角度统筹规划；便于统一调节各地教育发展的不平衡，保持全国教育发展的整体水平；实行等级管理，有助于上下一致，保证高等学校办学的统一性，避免管理上的混乱。但由于权力集中而形成的刻板的科层化管理体制也使教育管理缺乏弹性，难以因地制宜；束缚了高等教育自主管理的积极性、主动性和创造性。

欧洲大陆的一些国家，如意大利、瑞典、法国等国的高等教育管理体制可归于该种管理模式，其中以法国为典型代表。

（二）地方分权型

地方分权型管理体制的特征：一是权力分散。权力分散有两层含义，一方面高等教育的决策权并非集中在中央政府，地方政府或利益集团在其管辖范围内有完全的独立权力，中央政府对在其权限内的事项不加干涉；另一方面权力不是集中在政府，而是分散在高等教育组织中，如各高校拥有很大的办学自主权。二是开放性。高等教育融入社会大系统之中，高等教育资源与社会中各子系统充分交换。三是多样化。各高等教育组织拥有办学自主权，它们根据社会经济发展的需要不断调整自身，产生的结果必然是高等教育组织类型与模式的多样化。

这种管理体制的最大优点在于，可以使高等学校管理具有灵活性，避免一刀切；还可以充分发挥地方、下级机关的主动性、积极性和创造性；有利于高等学校依据自身天然优势办出特色。其缺点是难以统一规划，难以控制教育质量，容易导致地区发展不平衡，也容易出现教育资源的某些浪费或结构性失调现象。具有这种管理特色的国家主要有美国。

（三）中央集权和地方分权结合型（复合型）

复合型管理是介于中央集权型和地方分权型之间的一种管理体制，是由中央和地方政府或政府与高等教育部门共同承担高等教育管理职能的管理体制。复合型管理体制体现了国家、地方和高校分享高等教育管理权力，各自在不同层次行使不同职能，并满足各方利益需要的宏观管理特征，有利于调动多方的积极性。具有这种管理特色的国家主要有德国、日本、英国等。

二、高等学校的内部管理体制

（一）高等学校的校长

一般来说，高校的校长是高等学校的首席行政人员，有对高等学校全面管理的职责，同时也是学校对外的法定代表人。但也有例外，例如英国大学的首席行政人员是副校长，校长只是一种荣誉职务，校长的职责是主持一些重要仪式。依据各个国家的实际情况和高等教育管理体制的不同，高校校长的产生和任命方式也会有所差异。中央集权型高等教育管理模式体制下的公立高校校长任命由政府部门执行，有时也会先经过学校选举；地方分权型管理体制模式下，高校校长一般由学校的有关机构，如董事会、理事会来确定和任命。高校校长的任命一般实行任期制。

高等学校事务繁多且复杂，因此，高校一般会任命若干副校长，分别负责外部事物、财政或学校公共关系等方面的工作。其中，一般有一位负责学术工作的副校长，但他们大多是作为学术人员而不是行政人员发挥作用的。

（二）高等学校的决策机构

虽然校长对学校管理负有很大职责，但是诸多重大事宜的决策并非单独由校长个人决定，而是需要一定的决策权力机构集体承担决策的职责。由于高等学校外部和内部的管理体制不同，高等学校决策权力机构的组成也各不相同。总体来看，常见的有以下几种。

1. 董事会

在国外，高校设立董事会是一件很常见的事情，它们一般扮演着学校法定所有者或法定管理者的角色。但是，高校里的董事会与企业董事会是有所区别的。一般而言，企业董事会是企业所有者的代表，其董事会成员是企业的投资者，高校董事会虽然在一定意义上也代表学校的举办者或出资者，但现代高等学校特别是公立高校的董事会，其角色不仅仅是高校的举办者，还是学校与社会联系沟通的桥梁，有扩大学校筹集办学资金渠道的职责等。受国家体制和历史因素的制约，董事会在学校决策中所发挥的作用也各有差异。英、美等国的高校董事会以及其他许多国家私立高校的董事会都是学校的正式管理机构，在学校管理中拥有着最高决策权，其主要职责是决定学校方针大计并监督实施、提供和筹集学校办学经费、遴选和任命学校校长等。而我国一些公立高校的董事会，则主要是为了广泛筹集办学经费而设，其在学校决策中所起的作用主要是一种咨询性作用。

2. 理事会或校务委员会

事实上，有不少国家的高校都设有理事会或校务委员会作为学校日常行政决策机构。从人员组成上，这些理事会或校务委员会一般可分为三大类：第一类是由非学术人员组成的理事会或校务委员会，如美国高校由“外行”或非专业人员组成的理事会；第二类是主要由学术人员组成的理事会，一般由教授级教师组成，负责相关事宜，如法国大学的理事会；第三类则由学术人员和非学术人员共同组成，如英国大学的校务委员会。从职能上讲，第一种类型的理事会或校务委员会一般只负责学校中非学术事务的决策，而后两种类型的理事会或校务委员会则要承担学术事务和非学术事务两方面的决策任务。

纵观我国高等学校管理体制改革的历史，在20世纪50年代中期至20世纪60年代中期，校务委员会也曾经是各高校日常行政决策机构。目前我国实行党委领导下的校长负责制，很多高等学校的校务委员会只承担行政决策的咨询任务。

3. 学术委员会或学术评议会

纽曼曾经说过：“大学是探索普遍学问的场所，是由学者组成的社团。”由此可见，高等学校管理中必然涉及许多学术方面的问题。因此，一般高等学校都设有学术委员会或学术评议会，负责专门处理学术事务等方面的决策问题。我国高校一般也设有学术委员会，作为有关学术工作如学科建设、教师任职资格评审等方面的决策或咨询机构。

（三）我国高等学校的内部领导体制

自中华人民共和国成立以来，我国高等学校的内部领导体制主要经历了以下几次变化。

1.1949—1956 年：校长负责制

中华人民共和国成立之初，我国照搬苏联管理大学的模式，沿用校长负责制。1950 年 6 月，第一次全国高等教育会议通过了《高等学校暂行规程》，对我国高校内部领导体制做了较为详细的规定：大学及专门学院采取校（院）长负责制。校长由中央人民政府任命，代表学校。职责是领导全校（院）一切教学、研究及行政事宜；领导全校（院）教师、学生、职员、工警的政治学习；任免教师、职员、工警；批准校（院）务委员会的决议等。这一时期管理机构的组织形式主要是校、职能部门、系三级。大学及专门学院下设教务长及总务长，形成校长、教务长、系主任三级领导的体制（没有专门学院的大学，系主任受教务长与院长双重领导）。

2.1956—1960 年：党委领导下的校务委员会负责制

此期，高校的领导管理强调了权力下放，分散管理，至此，将校长从具体的管理事务中解放出来，使其能集中精力谋学校发展大计。但是，这种体制也带来了新的矛盾，当教务长与院长意见相左或不一致时，系主任将无所适从。因此，1956 年 9 月，中共八大确立了各级学校党委的领导地位，高校内部领导体制也随之发生了变化。1958 年，中共中央、国务院在《关于教育工作的指示》中明确规定："在一切高等学校中，应当实行党委领导下的校务委员会负责制。"相应地，在系一级也实行了系总支委员会领导下的系务委员会负责制。

3.1961—1966 年：党委领导下的以校长为首的校务委员会责任制

在总结了前两个时期的工作经验后，1961 年 9 月中共中央批准试行的《高教六十条》规定，高校应实行党委领导下的以校长为首的校务委员会负责制，同时对系党总支的作用提出了明确而具体的要求："系的党总支委员会保证和监督系务委员会决议的执行和本系各项工作任务的完成"，"系主任在校长领导下，主持系务委员会和系的经常性工作"。这种领导体制对党的领导和校长的领导做了明确的规定，较之以前有所进步，但在执行过程中仍然是党委包揽行政事务。

4.1966—1978 年：党委"一元化"领导

1966 年"文化大革命"开始，1966—1978 年，各高等学校差不多都建立了一种在党委"一元化"领导下的"革委会"，作为学校的行政领导机构。

5.1978—1985 年：党委领导下的校长分工负责制

此期，恢复与整顿各项教育事业成为国家的主要事务。1978 年，教育部颁布实行《全国重点高等学校暂行工作条例》，其中规定："高校实行党委领导下的校长分工负责制，系一级则实行党委领导下的系主任分工负责制，系总支委员会（或分党委）领导全系工作，贯彻执行学校党委会的决议，讨论和决定系内重大问题，报学校党委会批准后实行。”高等学校的党委会是学校工作的领导核心，规定校长主持学校的经常工作。在实际执行当中，虽然降低了校长的职权和地位，但仍然是党委包揽行政事务。

6.1985—1989年：党委领导下的校长负责制和校长负责制并存

1985年颁布的《中共中央关于教育体制改革的决定》规定，“学校逐步实行校长负责制，有条件的学校要设立由校长主持的、人数不多的、有威信的校长委员会作为审议机构”。1989年后，加强党的领导又被提到首要位置。1993年2月颁布的《中国教育改革和发展纲要》强调：“实行党委领导下的校长负责制的高等学校，党委要对重大问题进行讨论并做出决定，同时保证行政领导人充分行使自己的职权。”

7.1989年至今：党委领导下的校长负责制

1999年1月1日开始实行《中华人民共和国高等教育法》，将党委领导下的校长负责制以国家法律的形式确定下来：“国家举办的高等学校实行中国共产党高等学校基层委员会领导下的校长负责制。中国共产党高等学校基层委员会按照中国共产党章程和有关规定，统一领导学校工作，支持校长独立负责地行使职权。”高等教育法同时还对党委和校长的职责、权限做出明确划分。党委的主要职责是执行党的路线、方针、政策，坚持社会主义办学方向，领导学校的思想政治工作和德育工作，讨论决定学校内部组织机构的设置和内部组织机构负责人的人选，讨论决定学校的改革、发展和基本管理制度等重大事项。

从以上演变历程中，我们可以看出我国高校院（系）领导体制发展的基本轨迹。总的来说，我国高校院（系）领导体制共经历了七个阶段，在曲折中发展，在探索中完善，积累了许多经验和教训。

（四）高等学校的决策模式

高校内部领导体制的主要问题是其决策领导的活动方式。决策领导的活动方式除涉及由谁决策的问题外，还涉及决策所受到的外部制约程度和决策权力的内部分配比例问题。从高等学校决策权力的内部分配比例来看，主要有以下三种决策模式。

1. 科层制模式

科层制模式是指学校实际决策权力倾斜在学校行政管理人员一侧的一种学校决策模式。在美国高校中，专职从事教育管理的人员在学校管理决策中实际上占有支配地位，大部分学校负责人都享有很大的自主权，而且随着教育行政管理作为一个专业兴起，通常都是由专业人员来制定学校的政策。

2. 学术团体模式

学术团体模式是实际决策权力倾斜在学校学术人员一侧的一种学校决策模式。受传统的“教授治校”思想影响，此种管理模式仍然延续在许多现代高等学校中。法国的大学就是典型的代表，由教授组成的大学理事会是学校日常管理工作的决策机构。

3. 双重组织模式

事实上，许多高校都追求学校决策权力的平衡，强调学术人员和非学术人员之间的权力分配能维持一种不偏不倚的状态。最典型的就是英国的大学，一般都设有由非学术人员组成的理事会和由学术人员组成的学术评议会两种机构，两个机构各司其职，若遇重大的决策，则由理事会成员和评议会成员共同组成的校务委员会决策。

当然，在大部分高等学校的决策权力结构中，往往同时混杂着几种决策模式，它们既相互矛盾，又相互制约和相互补充。从各国高校领导体制发展趋势来看，一般均重视上下层次的组织机构相互配合，以保证工作的协调性。

三、高等学校的管理目标

我国著名教育家潘懋元先生曾指出，高等教育活动不仅具有外部规律，还具有内部规律。外部规律即高等教育必然受政治、经济和文化等方面的制约并为之服务，内部规律即高等教育活动必须遵循人的身心发展。鉴于这种外在标准与内在标准、外部规律与内部规律的划分方法，本章将高等学校的管理目标也分为外部目标与内部目标。

高等学校的管理目标反映了高等学校对自身价值的追求。人们在某一特定领域进行某一活动时通常具有多重价值属性，可分为内在价值和外在价值。内在价值就是事物本身内在固有的、不因外在的其他相关事物而存在或改变的价值，它反映出这一活动区别于其他活动的特性，即其本质的价值属性。对教育活动而言，它在促进受教育者的发展方面所具有的价值属性构成了其内在价值。由于它促进了受教育者的发展，又进一步促进了社会进步和发展等，由此所呈现出的价值属性构成其外在价值。高等学校对自身价值的追求包含了对办学活动的内在价值和外在价值两方面的追求，这便形成了高等学校办学和管理上的内部目标和外部目标。内部目标指反映高等学校办学状态的目标，如学科结构、教学质量、科研水平、师资队伍等方面的目标，外部目标则是反映高等学校社会功能，即在经济发展和社会进步中所起作用的目标。

值得注意的是，受各种因素的制约，不同的学校对于办学和管理会倾向于不同的方面。有的重视内部目标而忽视外部目标，有的则与之相反。因此，在高等学校办学和管理实践中，内部目标与外部目标两者应该兼顾，既要避免只注重适应外部需要而忽视内部教学质量和自身办学特色的倾向，又要防止那种不顾外部目标的封闭办学倾向。

第二节　高等医学院校的教学管理

一、教学计划管理

教学计划的管理是高等医学院校管理的重要内容。教学计划是学校管理过程的起始环节，也是高等医学院校为培养未来医学卫生人才而精心设计的一个“总方案”，它是检查高等医学院校管理的主要依据。教学计划管理可分为程序管理和运行管理两个方面。

（一）教学计划的程序管理

高等医学院校的教学计划程序管理包括计划制订、组织实施、检查控制和反馈调节，具体如图 8-1 所示。

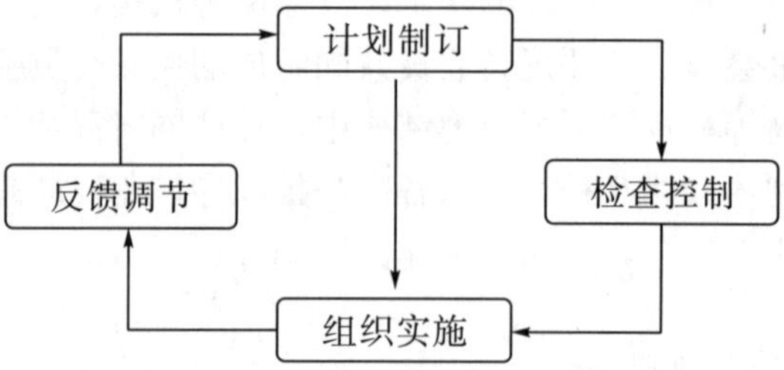

图 8-1　教学计划程序管理示意图

1. 计划制订

编制高等医学教学计划必须从整体出发，全面考虑国家、社会和学校自身等各方面的实际，从宏观层面和微观层面进行把握。从宏观层面来看，在整个教育大系统中，高等医学教育是高等教育事业中的一个重要分支，因此在编制高等医学教学计划时，必须综合考虑高等学校理、工、文、史、哲等系统对医学教育的渗透与影响，同时结合世界医学科学技术的发展和我国建设实际，编制具有中国特色的高等医学教学计划。从微观层面来看，一所学校就是一个系统，教学计划的编制涉及因素众多，如教师的科研水平和教学能力、学生思想政治素养、附属医院状况、教学设备等。学校要根据各自的实际情况，调动教职工深入调查研究的积极性，力求编制出切实可行的教学计划。

2. 组织实施

教学计划一旦确定，就要组织各院、各系、各教研室等实施，共同执行教学计划所规定的培养目标，确定教学内容，以及应采取的教学方法。各相关部门应根据各自的工作性质，执行各自的工作职能，建立起稳定、协调的教学秩序，使学校领导和教学行政部门能合理地组织，科学地指挥和调度，不断提高学校的管理水平。

3. 检查控制

检查是教学计划管理的中间环节，它的意义在于预见性地监督和检验教学计划的实施。由于各执行部门和人员对教学计划的认识差异和理解差异，教学计划在执行过程中往往会有所偏差，因此，学校领导和教务部门要定期组织检查。及时检查既可以发现问题，进行有效的控制，避免损失，又可以总结经验，推动教学工作。一般情况下，检查和控制是同步进行的。

4. 反馈调节

教学计划的编制不是一成不变的，随着医学技术的不断进步、社会发展的需要、学校办学条件的变化，教学计划也会随之变化。因此，教学行政部门必须随时注意信息的反馈，并及时做出相应的分析和判断，如有变化，应及时做出调整。为了准确、及时、有效地反馈信息，不少医学院校建立了专业的反馈系统，如医学教育研究室、专家咨询委员会，利用这些专门机构向学校领导和教学行政部门提供各种教学信息和可供选择的调整决策方案，不断提高学校管理水平。

（二）教学计划的运行管理

高等医学教学计划的运行管理是以实现教学计划、编排和执行课程表为中心的一系列工作和程序性管理活动，是教学管理系统中的一项中心管理内容。教学运行管理实质上是将不同的专业、各类型的课程、有一定质量的教材、集科研与教学于一身的教师合理地组成一个高效率的教学运行流程，这是一个多序列、多层次、多因素的动态过程。

1. 制订开课计划

开课计划是教学计划在一个学期中具体执行的工作时间表，也是把一个学期教学计划中所规定的各项教学任务落实到人的一种教学管理活动。制订开课计划应按下列管理程序进行：

（1）按系制订本学期各专业的开课计划。其主要内容包括课程门数、学时安排、各门课程教学环节（如课堂讲授、课堂讨论、实验课、考试考查等）的具体学时分配，以及毕业实习、社会调查、生产劳动、军事训练、毕业设计或毕业论文的时间安排等。同时还应包括同类课程合班上课的组合、实验课的分组、实习的地点和分组等。

（2）按系开出各项教学任务通知书，上报学校主管部门，经核对、批准后，再由系下达到相关教研室。教学任务应在学期结束前下达到有关教研室（组）。跨系（学科）承担教学工作的教师，其教学任务交由学校教务部门汇总，统一下达。

（3）按教研室落实承担教学任务的教师。教研室应安排教学经验丰富、教学效果好的教师承担一线教学工作，以保证教学质量。教师应正确处理教学与科研、教学与进修等教学与其他工作的关系。

2. 编排课程表

编排课程表是教学计划运行管理的中心环节。它的主要功能是合理组织教学过程中的时间、空间和人力，可以说是教学过程的总调度。科学地编排好课程表是学校工作正常运转、稳定学校教学秩序的重要保证。编排课程表应符合以下原则：

（1）适当间隔的原则。要充分考虑学生的脑力负担，将脑力负担较重和脑力负担较轻的课程进行适当的间隔；同一课程的教学时间安排也要保持适当的距离，以便学生复习消化。学时和作业多的课程要隔天安排，作业较重的课程不要集中在一天，要保证学生有复习、自学的时间。

（2）生物钟原则。根据精力、脑力和学习能力三者的动态曲线，一般来说每天上午第一至第三节课，是学生学习效率最佳、师生精力最充沛的时间，较为重要的基础课和专业课应安排在此时间段；实验课和课堂讨论宜安排在下午或晚上。

（3）充分利用教学设备和条件的原则。教室、实验室的利用率很大程度上取决于课程表安排是否合理，为了减少实验仪器设备的闲置或浪费、充分发挥教学投资的最佳效果，应尽可能充分地利用教学设备和条件。

初步排定课程表后，要进行多次检查，尤其要注意检查几个专业同时开设的课程，在教学进程、教学时数、教室、实验室的安排上是否合理，若有矛盾，应进行必要的调整。课程表一经排定，一般不轻易变动，以求稳定。

3. 组织教学安排的实施

组织教学安排的实施是教学计划运行管理中的执行环节。它的主要内容是时刻了解教学信息，控制教学进度，检查和分析教学质量状况以及处理临时发生的一些故障。在一般情况下，学校的教学安排是不会出故障的，但由于受主客观情况变化的影响，有时也难免有突发情况出现。这时，针对不同程度的故障要向不同的部门报备。重要的教学故障要及时向校长或院长报告，临时发生的故障应按照教学行政部门正常程序处理。如要临时调课，应由教学部门统一安排。

二、教学质量管理

保证优秀的教学质量是高校一切工作的首要目标。教学质量管理是高校管理工作的重要内容，它包括教学质量的设计、控制和改进。教学质量设计是指制订一套在某个阶段内必须达到的教学质量目标和标准，以及相关的管理和作业程序；教学质量控制是指将实际教学质量同质量标准对比，并对其差异采取措施的调节管理过程；教学质量改进是指使教学质量水平达到新高度的过程。教学管理制度是协调和稳定教学秩序，使教学系统正常运转的根本保证。

（一）教学质量设计

教学质量设计是制订一套在某个阶段内必须达到的教学质量目标和标准，以及相关的管理和作业程序。它主要包括建立衡量教学质量的标准和指标体系，即对教学过程及其效果的质量特性进行识别、分类和衡量，确定教学质量目标和质量要求，明确制约教学质量的主要因素。此外，教学质量设计还包括制订管理和操作计划，即为实现教学质量目标制订管理和操作程序，其中包括质量改进的计划、组织和活动。

（二）教学质量控制

教学质量控制是测量实际教学质量，将实际质量与教学质量标准对比，并对两者之间的差异采取措施的调节管理过程。这个调节管理过程包括以下四个步骤：首先，选择教学质量控制对象，即挑选需要对什么加以控制，对象的选取和测量是使教学质量控制过程取得预期效果的重要前提。其次，针对要控制的对象，选择合适的测量手段，进行实际的测量。再次，分析实际测量结果与有关教学质量标准之间存在的差异及这些差异存在的原因，质量差异的原因分析是关键。最后，根据差异及其原因提出改进措施并付诸实践。

（三）教学质量改进

教学质量改进即针对教学过程中长期存在的质量问题，采取有效措施，从根本上改变这一现状，使教学质量能够迈上一个“新台阶”。对教学质量进行改进，首先要进行必要性与可行性论证，之后选择突破口，然后组织落实，同时要增强教学质量意识，最后采取措施，贯彻实施，在新的水平上控制质量。当教学质量改进成功之后，应及时总结经验，把改革的成果纳入教学质量标准，使教学质量稳定地控制在新的水平上。

第三节　高等医学院校的科研管理

一、科研管理的意义

为什么要进行科研管理？与教学管理相比较，进行科研管理与其有着相似的理由，只是背景不同罢了。如果科研活动单一，任务不多，那么进行管理的意义就不大，但是现在大学的科研活动日益繁杂，进行科研管理很有必要。现代社会对科研的需求不止来源于经济，还来源于政治、文化、农业、工商业等各方面。高等学校要充分发挥科研作用，满足广阔的市场，就必须加强科研管理。高校科研管理的主要内容包括科研规划、科研队伍管理、科研资源管理、科研成果管理等方面。

二、科研规划

规划是指全面和长远的计划。高校的科研规划是在科学规划的基础上进行决策的结果，制定规划的过程也是目标和方案选择的过程，也就是决策的过程。在制定规划的过程中，必须根据本校的科研工作特点和科研管理原则，全面考虑和安排各个层次的科研活动。

三、科研队伍管理

加强科研管理队伍建设，必须选择高素质的人才充实管理队伍，重视在岗人员素质能力的培训，提高管理人员的信息获取能力、信息处理技术和服务能力。其具体要求如下。

（一）统一思想，提高认识

在各级领导班子及全体职工中进行“管理是科学、是生产力”的教育，达成科技队伍、管理队伍应“一把抓”的共识，使大家认识到高水平的科学研究需要高素质的科研队伍，扭转大家对管理工作、管理队伍认识上的偏差，向管理要效益、要成果。

（二）制定政策，稳定队伍

吸引优秀专业人员及有志于科研管理的工作者加盟科研管理队伍，并在师资培养、工资待遇、职称晋升、住房条件、出国学习等方面制定优惠政策，起到导向作用，使科研管理队伍能聚集一批德才兼备、富有创造力的管理人才。

（三）加强科研管理队伍建设

加强科研管理队伍建设需要培养一批优秀的管理人才和若干优秀管理学家。对有培养前途并立志从事管理工作的青年人，鼓励他们去综合大学或理工科大学攻读管理专业，以取得第二学位，支持他们攻读管理学硕士学位和博士学位，积极指导他们进行管理学研究。有计划地从相关管理专业引进一批本科生和研究生充实科研管理队伍。常年开办全校范围的培训班、专题讲座、报告等，不断在管理队伍中开展新的管理知识、理论和方法的学习，如举办外语提高班、计算机及网络知识培训班、心理学及公共关系讲座等。在校基金招标课题中，留出一定比例的软科学课题对管理学中面临的突出问题有计划、有步骤地开展研究，用以解决管理工作中的难题。

（四）加强交流，共同提高

加强科研管理学术活动及信息交流工作，交流经验、沟通信息、相互学习、共同提高。在实践中不断探索并尽早制订出定量、半定量衡量管理工作成绩的办法，制订考核不同层次管理人员德、能、绩的科学标准以及奖惩办法，使管理队伍建设规范化、制度化。每年进行一次全校管理学论文报告会，展现最新管理成果、交流管理经验，提高管理水平，并进行优秀论文评审和奖励。

四、科研成果管理

医学院校具有进行医学教育和科研的雄厚实力和优良传统。但长期以来，医学院校科研选题多从学科、个人专长和学术出发，对市场的潜在需求、企业的发展需要、自主知识产权产品开发等方面考虑较少，同时科技人员大多满足于论文、专著，缺乏经济概念和市场意识，以致科研成果转化率较低，成果的市场竞争力较差。

随着改革开放意识的增强，科技工作者逐渐认识到科技成果转化是科技兴国、培养国民经济新的增长点的关键。教育部出台的《面向21世纪教育振兴行动计划》第一次明确把“加强科学研究并使高校的高新技术产业为培养经济新的增长点做贡献”作为主要目标，为高校的科研成果转化正名、定位。时代和国策要求我国医学院校应该义不容辞地承担起促进医学科研成果迅速转化的重任，要求医学科研从立题时就要有市场和产业化的概念，科研成果完成后就应该迅速向产业化、市场化和临床应用的方向发展。传统的工业经济时代强调资本和能源是财富创造和产品生产的两大要素，医学院校常因囊中羞涩对成果产业化和市场化望而却步。随着知识经济时代的到来，知识和信息也可以产生经济效益，高校具有走产业化道路、发展高新技术的明显优势。

五、医学院校科研管理中的几个注意事项

国务院出台的《关于促进高新技术成果转化的若干规定》的政策，为科研成果的转化创造了条件，对医学院校引进资金具有积极的推动作用。为了促进科研成果的转化，应注意以下几点。

（一）注重医学科研成果转化的特点和定位

1. 根据自身的特点促进医学科研成果的转化

除去少数医疗信息、咨询、科技服务等项目，大多数药物研制、医疗仪器开发、试

剂研制等项目均有高投资、高风险、长周期、高收益的特点。一个一类新药项目的开发，前期研制和临床试验的费用需要数千万，之后的生产和销售均需要有严格的厂房、成规模的销售网络和近亿的流动资金，经过漫长的研制周期后，才能获得年收入近亿的高额回报。如此的科研成果转化，必然需要企业资金、股权的早期介入，需要医学院校和社会企业、科研人员和企业产销人员的密切合作。

医学科研成果转化是一个多环节的“反应链”，从立题、研究、实验，一直到中试、验证、生产和销售，牵涉科研研究、实验操作、生产工艺、成本核算、生产运作等许多环节。医学院校在科研成果的研究和前期实验上有无可非议的优势，但是在生产工艺、市场运作上往往缺乏一定的经验，而在资金运作和企业管理上则无优势可言。因此，不能盲目追求医学院校自身的产业一条龙，即使是医学院校的校办企业，虽然它们在学校的经济补偿和人员分流等方面有积极作用，但由于规模较小、缺乏自主知识产权产品和缺乏规模销售网络而不能承担重大科研成果转化的整个过程。因此，医学院校应发挥自己的优势，在开发自主知识产权产品、兴办智力密集型产业上集中力量，扬长避短，以加快医学科技成果转化、与社会企业联合组建以医学院校为依托的生物医药或高新技术产业集团为其发展方向，积极构建具有自身特色的医学科研转化体系。

2. 医学院校应更新观念，以市场为导向，重视科研成果的推广

科研成果的应用推广是产业部门科学技术研究的出发点和最终归属。医学院校不仅要出人才、出成果，还要直接为经济建设服务，要从根本上更新观念，加强学校科研单位与企业的联系，走科企一体化的道路。在科研课题的选择上，以市场为导向，以各学科优势为依托，积极培养既懂科研，更懂市场运作、资本运营，能有效支配各种资源的具有强烈创新意识的经营者。在原来技术转让、技术服务、技术咨询、技术培训的基础上，扩大科技服务范围，医学院校科研机构可以以科技成果转让入股，企业以资金、设备等入股，共同建立合股合资公司。在管理上，把科技成果的商品化程度和市场占有规模作为科技成果评价的主要标准；把院校科研机构引入市场，促使其在市场竞争中良性发展。

3. 建立开放的科研体系

从现代医学的发展趋势出发，以前瞻性和战略性的眼光积极扶持、发展医学交叉学科，这样才能有科研发展的储备和后劲。要建立一个多学科相互渗透联合、内外优势互补的高效科研运行机制，有三方面的需求：一是要求临床与基础科研衔接联合。基础医学研究的探索性和创造性可以为临床医学研究提供丰富的前沿知识、方法和现代化研究工具，而临床医学研究在逐渐吸收和应用基础医学研究成果的同时，又为基础医学研究提出了新的问题，促使基础医学研究不断获取新的知识来满足临床需要。二是要求中医与西医科研交叉融合。加强学科间的横向联合，运用西医基础理论和现代科学实验手段来验证中医理论和中药药理，从而达到临床上辨病与辨证的结合，促进学科间的共同发展。三是要求校内外学科优势互补。要重视国内、国际间的学术交流，鼓励科研人员参加学术交流活动，帮助科研人员了解动向，拓展思路。同时，重点学科、优势领域的相互交叉融合也是开拓科研思路、频出科研成果的关键环节。

以温州医学院为例，眼视光学、检验医学、药学是温州医学院的优势特色学科。学校从基础研究、应用研究到试验开发出发，建立开放的科研体系，一方面继续扩大优势，争取能够取得相对稳定、具有较大社会影响的科研优势，另一方面也善于抓住新的机会，通过多学科交叉、渗透来培育新的科研特色。

（二）强化科技服务地方意识

从我国高等教育的发展趋势看，高等教育已呈现出鲜明的分层次办学特点，其反映在科学研究上尤为明显。以“985 工程”高校为代表的部属院校侧重基础理论和前沿技术研究；地方高校则以推动区域经济和社会发展为目标，以开展应用研究，推进技术、方法创新为导向，促进产学研结合与成果转化，在服务与贡献中获得自身更大的发展。对于地方高等医学院校，服务地方是其基本职责，在此基础上还要强化科技服务意识，积极主动地在医学教育、卫生人力开发、医疗保障、医疗服务体系的重构和卫生管理等领域开展课题研究，使科学研究成为医学院校服务地方的重要形式和载体。下面以温州医学院为例加以介绍。

1. 科学研究提升医疗服务

附属医院是地方高等医学院校的重要组成部分，往往是地方区域内医疗服务的中心，承担着教学和科研重担。一般来说，一所医院的知名度和社会地位与它的科研水平相关。一方面，仅仅通过改进医疗技术和手段来提高诊疗效果的空间越来越小，疾病问题的解决在科学研究上的突破点正在向基础领域前移。例如，温州医学院的附属医院核定病床超过 3000 张，患者覆盖浙南闽北，其担负着 2000 多万人口的医疗保健及危重疑难病症救治任务。另一方面，在转化医学方兴未艾时，温州医学院通过其附属医院整合基础与临床研究，重视临床研究和医疗服务的互动，为提升区域医疗服务质量带来了新的契机。

2. 搭建地方公共创新平台

地方高校对接地方社会和经济发展需求，努力建设好现有地方创新平台和搭建新的平台将成为高校推进产学研一体化进程的重要途径，即为产业科技创新资源建立资源共享机制。例如，2010 年温州医学院牵头成立“浙江省视光产业技术创新服务平台”，联合浙江省眼镜产品质量检验中心、中国科学院宁波材料技术与工程研究所、浙江东方光学眼镜有限公司、浙江泰恒光学有限公司等核心单位共同参与建设。此外，温州市人民政府和中科院签署共建“中科院温州生物材料与工程研究所”，由温州医学院和中科院宁波材料所具体承建。这些地方公共创新平台的搭建将使高校的科学研究与区域的产业转型升级形成良好互动。

3. 积极拓宽科技服务外延

高校科技服务社会的本质是为社会提供智力产品和智力服务，地方高校的科技服务已逐渐转向为地方政治、经济、文化提供多形式、全方位的服务。有别于其他地方高校的科技服务主要着眼于经济建设，医学院校的科技服务承载着更多社会公益责任。同时，医学院校在社会公益事业的积极付出上也为高校带来良好的社会声誉。地方医学院校应依托医学科研特色，积极投身社会公益事业，构建“教育、研究、医疗、推广”的产学研一体化的高校公益事业科技服务模式。近年来，温州医学院进一步拓展科技服务社会公益事业的广度和深度，在特殊奥林匹克运动会、防盲治盲、母系遗传药物性耳聋基因筛查、温瑞塘河治理等公益事业领域积极贡献科技力量。

第四节　高等医学院校的资源管理

一、高等学校的财务管理

在过去的计划经济时代，学校管理人员对财务基本不必操心，因为一切都已经被国家规划好了。但现在情况已然不同，市场经济环境下的财务管理任务愈来愈重，地位愈来愈重要，学校管理高层关注财务管理的必要性日益凸显。那财务管理到底需要关注哪些方面呢?

（一）办学资金来源

近几十年来，我国高等教育获得快速发展，取得的成就有目共睹。大学经费来源已形成多元化的格局，学校办学资金的筹集渠道也越来越多元化。具体主要有以下几种。

1. 政府拨款

我国公立高校的办学经费主要来源于政府拨款，政府大都采用综合定额加专项的办法向大学拨款。后来，为了减轻大学招生的压力，逐渐削弱了综合定额与招生数的直接联系。专项是指政府从各高校实际情况出发，采用重点投入方式进行投入，或者是对重点学校或重点学科加大投入。总的说来，我国政府对于教育（包括基础教育和高等教育）的投入在世界范围来看稍显不足。政府和社会作为大学教育的受益者，有理由加大对大学的拨款力度。

2. 学生收费

学费收入是近十几年才出现的。目前，一所万人大学的学费收入可达几千万元，面对这一笔可观的经费，如何处理好需要注意以下几个方面：①学费收取标准应以我国中等收入家庭可负担的程度为基本标准，不宜过高；②必须有配套的奖学金、助学金、大学生贷款措施，保证低收入家庭的优秀学生也能平等享有上大学的机会；③针对不同大学之间存在的收费标准差距，政府不宜控制太死；④某些大学为提高生源质量在学费收取上采取了一些弹性做法，政府应留有弹性空间（如只设上限）。

毋庸置疑，学费并非收得越高越好，也非收得越低越好，其中涉及许多相关因素，在设置收费标准时要一并综合考虑。例如，如果学校生源质量不高，培养的毕业生一次性就业率就会偏低，学校声誉受到影响，日后报考的学生人数就会减少，到时就算降低学费也不一定能达到目的。

3. 科研经费

某些大学的政府拨款不及其总收入的一半，有的甚至在三分之一以下，主要是科研经费占了总收入的很大比例。受社会发展水平的影响，工科大学作为进行基础理论研究的大学，科研经费较多，比较之下，文科大学的科研经费相对少一些。

4. 房地产收入

按照政府规定，住校生一年的住宿费为800～1200元。按这个标准计算，假如某校的在校学生为12000人，仅学生交纳的住宿费就可达到960万～1440万元。除此之外，教育部和建设部1998年23号文件规定，与教学区、学生生活区、体育设施区相连的教职工住房不得出售。这也使学校有一笔房租收入。有数据显示，有些大学的房地产收入占其总收入的15％左右。学校必须用长远的眼光预计学校未来的发展方向，尽可能地管理好并扩大本校的房地产收入，并主要用于教育发展。

5. 社会捐赠

现在，社会捐赠主要来源于两类：一是社会贤达，二是校友。随着社会的发展，越来越多的人关注到教育的巨大作用，因此对教育的捐赠也越来越多。香港人士如邵逸夫、田家炳、霍英东、李嘉诚、曾宪梓、包玉刚等都是突出的例子。他们的捐赠有的是按项目资助，有的则是对整个大学的兴建予以支持，数额巨大，如汕头大学。除了香港以外，实业界、海外华人对大学的支持也逐渐多起来。

校友是大学可贵的潜在资源。一方面，校友可以以积极的舆论导向为学校办学提供支持，另一方面可以带来物质上的支持。若一所有30万校友的大学（现在毕业生积累达此数量的大学越来越多），若每个校友捐赠400元，便是1亿元的捐赠款。当然，这只是一个理论上的说法，事实上，校友的捐赠是很不平衡的，越是具有良好学术声誉的著名大学，校友的捐款收入越多。

6. 其他经营与服务收入

其他经营与服务收入可包括多个方面的收入，例如，药品开发的收入，技术转让的收入，向社会提供其他教育资源的收入，某些后勤服务系统的收入，其他以教育资源充分利用为条件的服务型收入，对外交流中的收入等。

（二）使用问题

学校经费开支的基本思路是保证常规运转，选择重点投入，比如重点投入到学科建设上。把一所学校的每个专业都建设成国内一流或国际一流的学科是不现实的，应该要有选择地发展学校优势学科，有重点地投入，才能确保重点学科真正成为学校学科建设的“旗手”，达到一流学科水平。学科建设中，实验室的使用必不可少，因此，实验室建设应该是重大投入项目的题中之义。梅贻琦先生曾说过：“所谓大学者，非所谓大楼之谓也，有大师之谓也。”优秀教师队伍对于学校建设也是至关重要的，对于学科建设的影响也是巨大的。因此，与学科建设有关的人员投入也必须有重点。例如，将人员工资总额的25％～30％用于占学校人员总数10％～15％的高级教授或高级管理人员。另外，校舍建设也有重点，应优先考虑最需要、最有价值的项目进行投入。

在学校经费使用上，有主就有次，什么是次点？很难全说，但是有一点可以肯定：必须大力节省行政开支。一个国家，行政性开支在财政开支中占的比例越小，这个政府的效率越高，清廉度越高。一所学校也是如此。眼下，中国大学一般的行政性开支比重都比较大，这也是需要改革的。

（三）职能问题

众所周知，出纳和会计是分开的，实质上就是现金管理与账目管理要分开，这是财务部门的内部职能之一。财务部门除了要懂财务，更要了解学校事务，尤其是教学、科研和人事，否则就很难为学校决策提供科学、中肯的建议。最理想的财务部门主要负责人是兼具专门知识和教学知识的优秀人员，他们应当既稳健，又追求发展，既善预见，又大胆开拓。而校长对财务的管理主要体现在重大财务决策和严格财务管理程序上，而不是具体项目的审批上。

二、高等学校的物资管理

配置好高等学校的各种资源，以保证教学和科研活动的顺利进行，是高等学校管理的基本任务。在高等学校，除了人力资源和财力资源之外，主要的物质资源包括校园建设、图书馆、实验室和信息网络等。

（一）校园建设与管理

高等学校的基本建设是指固定资产的投入，主要包括各种教学、科研、办公用房，有关生活用房，体育运动场等建筑以及在一定限额以上的教学设备的添置与安排。

首先，校园建设要考虑校址的选择。主要考虑的因素是校址的自然条件和校址的周边环境。校址应选在地势平坦的区域，地形可以有一定的起伏变化，但坡度不宜过大，一般坡度低于 15 度的地势适于创造出层次分明的校园环境；应有良好的通风和日照条件，尽量少占或不占农田。学校周边环境也是选址考虑的重要事项，校址的选择应避免各种不安全区域，如地震断裂带、滑坡泥石流地段、水坝泄洪区域等。学校应当是一个安静舒适、适宜学习的地方，周边过多的噪音会影响学生、教师的正常学习和授课，因此学校应建在远离噪声源的地方，不宜选在繁华的闹市。校园周边应有良好的治安环境，不宜有过多的闲杂人员，更不能建在众多精神污染场所扎堆的地方。此外，还应考虑校园基本建设的总体布局。校园基本建设的总体布局没有统一的模式，学校的地理位置、地形地貌、学校性质等因素都决定了校园基本建设的总体布局是千差万别的。为了保障学校的功能和学校的可持续发展，校园基本建设的总体布局一般都遵循实用、美观、经济等几方面的原则。

（二）图书馆管理

医学院校的图书馆是以生物医学科学为主要内容，为教学、医疗、科研服务的学术性机构。其既是医学教育与科学研究的重要基地、培养卫生事业高级人才的第二课堂，又是医学院校重要的思想道德教育阵地。一般情况下，图书馆的主要任务包括：收集、采购各种类型特别是与学校各学科教学、科研有较大相关性的图书，对图书进行科学的整理和分类，向读者开放藏书，培养师生文献检索技能，开展学术交流和学术研究的活动，建立完整的读者服务体系，对图书借阅工作进行量化管理等。

由于图书馆的特殊需要，医学院的图书馆以独立、专用的馆舍为宜，同时也应逐步在图书馆安装、添置复印机、文献保护相关仪器、计算机等设备。拥有珍本古籍的老校老馆，应装设空调、防虫、防潮设备，其必要性不容忽视。医学图书馆的建设和管理主要是人在进行，因此，专业人员成为其管理的决定因素。为了顺应现代图书馆的发展趋势，图书馆专业人员应具备以下能力：①有扎实的现代信息管理的基本理论知识和基本技能，非信息管理专业毕业的馆员接受过信息管理基本知识的培训，掌握一定的信息管理学理论和基本操作技能。②掌握现代信息技术，特别是计算机和网络技术。③有良好的心理素质，能够与读者交流沟通，保持良好的心理状态，及时调整不良情绪，使工作正常稳定地开展。

（三）实验室管理

高等学校的实验室是组织实验教学和进行科学研究的重要场所。按照其功能的不同，可将实验室分为三大类：主要用于实验教学的教学实验室，主要用于科学研究活动的科研实验室和为教学科研或其他方面提供如科学检测、计算、计量等服务的公共服务实验室，如计算机中心。

高等学校实验室的管理主要包括高等学校实验室的设置、实验室仪器设备的管理。高等学校实验室的设置主要考虑以下两个方面：一是充分考虑各方面的教学实验的需要，基础课实验、专业基础课实验、专业课实验等都应当纳入考虑范围；二是需要考虑仪器设备的使用效率，教学、科研、公共服务实验室的设置应当有统一规划，以便集中优势教学力量，同时也避免机构重复和设备重复购置。

仪器设备的管理要注意以下方面：①要注意仪器设备的购置。仪器设备的购买应满足必要性、技术性和经济性的原则。必要性是指要考虑购买的仪器设备对教学、科研工作是否是必要的、迫切的和合理的；技术性是指在拟购设备时，应当全面、深入地了解仪器设备的规格、型号、各种技术性能指标和安装条件，并分析仪器设备的性能；经济性是指要考虑分析仪器设备的价格是否合理、学校财力能否支撑、投入的经济效益等。②要注意仪器设备的保养和维修。为了保持仪器设备良好的技术性能，延长其使用寿命，必须注意其日常保养。③要注意仪器设备的利用。为了使实验室仪器设备能够充分利用，应当扩大实验室的服务面，做到物尽其用。

（四）信息网络管理

高等医学教育是一个系统，教学系统、科研系统、医疗服务系统、管理系统等都是其子系统。教育过程实质上既是一个通信过程，也是一个信息传递过程，这些子系统每时每刻都在进行信息的传递，教师授课的过程、学生学习的过程、科研人员实验的过程等都是信息获取、加工、传输、储存的过程。面对如此广泛、庞杂的医学教育活动信息，高等医学院校信息管理应遵循以下原则。

1. 建立最优化的信息资源管理系统结构

面对庞杂的教育信息，建立最优化的信息资源管理系统结构是十分必要的。在这一结构中，信息管理指挥中心要依据院（校）级决策系统下达的指令制订相应的措施和具体指令，并将其下达到各子系统信息中心（各系、部、处和教研室的情报资料室等），接着，各子系统信息中心将信息加以收集、整理、加工、储存再逐层返回中心，最后为学校领导系统的决策提供咨询与参谋。在这一系统中，各层次成员的职责应分明，分工协作。

2. 信息资源管理的整体性原则

整体性原则是指各子系统要有全局意识，以高等医学教育的方针、政策为指导，各个系统的工作要协调一致，共同朝着为教学、科研、医疗工作服务的总目的前进。如果各子系统封锁信息，各自为政，多头领导，必然造成系统内的“内耗”，从而影响系统的整体效应。

3. 信息资源管理的流通性原则

信息管理系统的各子系统之间，既要有纵向联系，又要有横向联系。例如，教学系统中既有教学信息流通，又有科研信息流通，也有医疗信息和管理信息的流通。同样的，在医疗系统中，教学信息、科研信息、管理信息流通也包含其中。曾经有人说过：“书本知识是昨日的科学研究成果，今天的科研成果又将成为明日的教材。”教师将科学研究提供的新知识新成果整理成各种理论体系，促进教学质量的提高，反过来，教学中发现的新问题，又能为科学研究提供新线索。由此可见，信息交流是非常重要的。

因此，医学院校的图书资料情报资源应以利用、流通、共享为主，最大限度地满足教学、科研、医疗等工作的需要。

4. 信息资源管理的反馈性原则

反馈可以帮助检验管理工作是否达到了预期的目的。及时、有效地收集信息是反馈活动的基础。因此，信息资料工作必须开展统计分析、定量与定性分析、调查研究与民意测验等，并将收集的意见及时地、高效能地分析、反馈到指挥决策机构，及时调整、改进信息管理工作。

5. 信息资源管理的经济原则

信息资源管理工作是高校管理工作的一个重要组成部分，学校对信息资料工作进行必要的投资是应当的，但是资料工作的进行也应当注意经济效果，避免浪费，争取用有限的经费购置参考价值最大、利用率最高的各种资料。在资料整理、分类、加工、编译、保管、利用等方面，要用最经济的劳动和最快的速度提供服务，力求人力、物力、财力、时间上达到最大效益。

第五节　高等医学院校的临床教学基地管理

一、临床教学基地建设与发展

高等医学教育的任务是不但要使医学生掌握牢固的医学基本理论和基础知识，还要培养其扎实的医学专业知识和基本技能。随着医学模式向“生物—心理—社会”模式转变，深化高等医学教育改革，使医学生尽早参加临床教学实践，强化医学生临床实践综合能力培养，成为提高医学教育质量，培养合格医学人才的重要途径。因此，加强临床教学基地建设是医学教育发展的客观需要。就目前而言，高等医学教育临床教学基地的建设与发展得到各高等医学院校的高度重视，在基地建设的“人、财、物”投入上也呈现出良好的势头。尤其是各省（市）、自治区卫生及教育行政主管部门启动的合格评审机制，对规范基地建设和管理提供了客观、科学、系统的评价标准和指导，极大地推动了高等医学院校临床教学基地的建设与发展。

医学院校临床教学基地建设与发展尤为重要。临床教学是医学人才培养过程中最为重要的环节，临床教学质量能否得到保证，是医学人才培养是否合格的最关键部分。高等医学教育临床实践教学的重要性已成为医学教育界所共识，临床教学基地是承担临床实践教学任务的载体，基地建设的优劣直接关系到临床实践教学能否达成教学目标，直接影响到医学人才的培养是否合格。

二、高等医学院校临床教学基地的建设政策

1992 年，国家教育部、卫生部、中医药管理局联合下发《普通高等医学院校临床教学基地管理暂行规定》，对我国高等医学院校建设临床教学基地做出明文规定和要求。1996 年，卫生部、国家教委高教司下发《关于开展高等医学院校临床教学基地评审工作的通知》，进一步对高等医学院校临床教学基地建设标准与规范管理做出了具体细致的要求。自此，全国各省陆续开展对高等医学院校教学基地的评审认定工作。

2008 年，根据新时期社会发展的需要和医疗卫生市场的变化，国家卫生部、教育部又联合下发《医学教育临床实践管理暂行规定》，以国家最高行政管理文件的形式对我国高等医学院校临床实践教学做出新的规定和要求。截至 2010 年，卫生部先后于 1998 年、1999 年、2001 年向社会公布三批由各省上报的高等医学院校临床教学基地名单。由此可见，国家对高等医学院校临床教学基地建设与发展给予了高度重视，这在其他行业的实践教学中是前所未有的，因此，高等医学教育临床实践教学的重要性是不容忽视和懈怠的。

在省（市）、自治区级卫生、教育行政管理层面，自 1996 年开始，各省以不同形式、不同规模开展高等医学院校临床教学基地建设与管理的评审、验收等工作，并出台一系列规范化管理和建设标准的相关规章和制度。以下就几个重点省（市）、自治区开展此项内容的简要情况做一些介绍。

河北省开展高等医学院校临床教学基地评审工作始于 1996 年。2001 年，省卫生厅、教育厅联合组成“河北省高等医学院校临床教学基地评审领导小组”，同年制定《河北省高等医学院校临床教学基地评审指标体系》，并于 2001 年至 2010 年先后对 225 所省属高等医学院校临床教学基地进行实地评审。2010 年省卫生厅、教育厅重新修订并出台《河北省高等医学院校临床教学基地管理暂行规定》，通过一系列工作的开展，极大地促进和规范了全省高等医学院校临床教学基地的建设与管理。广东省卫生厅于 2001 年出台《普通高等医学院校临床教学基地管理办法（试行）》，2004 年颁发《广东省高等医学院校非直属附属医院认定方案（试行）》和《广东省高等医学院校非直属附

属医院认定反应分细则》等有关文件，并先后对173所教学医院进行评审和认定工作。山东省卫生厅于1997年制定《山东省高等医学院校附属医院临床教学工作评审指标体系与标准》和《山东省高等医学院校实践教学医院（实习医院）临床教学工作评审指标体系与标准》，并先后对94所临床教学基地进行评审认定工作。江苏省卫生厅、教育厅于1996年成立“江苏省高等医学院校临床教学基地评审工作领导小组”，联合印发《关于开展江苏省高等医学院校临床教学基地评审工作的通知》，共同组织专家对申报高校附属医院、教学医院的单位进行评审，并报卫生部、教育部批准，公布本省高等医学院校合格附属医院24所、教学医院53所。

通过对国家有关高等医学院校教学基地建设与管理的指导文件精神的学习和领会，以及对各省（市）、自治区高等医学院校临床教学基地建设与规范化管理简要情况的调查可以看出，自1996年开始，绝大部分省（市）、自治区由省卫生厅、教育厅联合成立“高等医学院校临床教学基地评审领导小组”，出台《高等医学院校临床教学基地管理办法》，制定《高等医学院校临床教学基地评审指标体系和管理办法》，并在一定时间内以“教学条件”“教学状态”“教学效果”为重点内容开展省内高等医学院校临床教学基地的评审认定工作。通过评审认定，极大地促进和加强高等医学院校临床教学基地的建设，规范基地管理，完善教学设备，优化教学环境，提高临床教学质量和水平，加强临床教师队伍建设，为培养合格的高级医学人才提供了有力的保证。

三、临床教学基地现状

目前，我国高等医学院校的临床教学基地主要有附属医院、教学医院和实习医院三种。这三种形式的教学基地，在性质、任务和作用上有较大的差别。一般来说，高等医学院校的附属医院具有较高的临床技术和水平、较强的技术力量和师资队伍、先进完善的仪器设备、较好的教学条件等特点，是完成临床教学任务的主要基地。教学、实习医院是承担临床教学任务的地方所属医院，是附属医院的重要补充形式。教学医院承担的临床教学基本与附属医院相似，包括讲授临床理论课、指导临床见习和带临床实习。实习医院协作附属医院和教学医院，承担医学生的临床实习或短期的医疗预防实践。教学、实习医院承担大量的教学任务，在培养高级医学人才中发挥出巨大的作用。在高等医学院校医学教育全过程中，后期临床教学是决定培养质量的关键环节。实施临床教学，离不开临床教学基地。因此，建设好临床教学基地，不仅是开展临床教学的基本条件，是提高教学质量的重要保证。针对这一情况，1979年、1980年，卫生部相继颁发《高等医学院校附属医院补充工作条例（试行草案）》和《关于整顿和发展高等医学院校临床教学基地问题的通知》。经过整顿与改革，我国高等医学院校临床教学基地的建设不仅在数量上有很大的发展，在质量上也有了大幅度的提高。

（一）临床教学基地数量及规模

1989年5月，相关研究人员对全国各级各类高等医学院校临床教学基地建设情况做过一次全面的调查。在调查对象上，覆盖了全国所有开展临床教学的129所高等医学院校，123所院校返回完整的调查表，占调查数的95.3%。其中普通高等西医院校80

所、医学专科学校 17 所、中医院校 26 所。在调查方法上，采用了拟定调查表，下发给各高等医学院校，然后由学校发给各自的附属医院、教学医院和实习医院进行填报，经学校核实汇总后统一上报的流程。最后得出的结果与分析如下。

截止 1988 年底，123 所高等医学院校建立并已使用的附属医院为 189 所，总床位数 96221 张；教学医院 138 所，床位数 65900 张；实习医院 1083 所，床位数 379347 张；附属医院、教学医院和实习医院的数量及床位数之比分别为 1∶0.7∶5.7 和 1∶0.68∶3.94。1988 年，123 所高等医学院校在校学生总数（本专科）为 179431 人，在校学生数与附属医院床位数之比为 1∶0.54，即平均每 2 个学生才有 1 张床位。由此可见，当时的附属医院教学床位不足的问题非常严重，各高等医学院校都是通过建立几倍于附属医院数量的教学、实习医院来共同完成临床教学任务。经过将近 20 年的发展，这种情况已得到很大的改善，但目前仍存在这种不足。

由表 8-1 可知 80 所普通西医院校临床教学基地情况：每个学校平均拥有的附属、教学和实习医院数量分别为 1.83 所、1.15 所和 8.01 所；平均规模（综合医院床位数）分别为 605 张、552 张和 439 张。普通西医院校拥有的附属医院数量比专科医院和中医院多，且其基地医院的规模都较大。

由表 8-2 可知 17 所医学教育专科学校临床教学基地情况：共有附属医院 13 所，总床位数 4055 张；教学医院 25 所，总床位数 9547 张；实习医院 154 所，总床位数 48387 张。

每个学校平均拥有的附属、教学和实习医院数量分别为 0.76 所、1.47 所和 9.06 所；平均规模（综合医院床位数）分别为 308 张、396 张和 333 张。由此可见，医学专科学校附属医院数量不足、教学床位缺乏的状况最为严重，主要依靠教学医院来完成临床教学任务，且其临床教学基地的规模都较小。

由表 8-3 可知 26 所中医院校临床教学基地情况：共有附属医院 30 所，总床位数 12405 张；教学医院 21 所，总床位数 7589 张；实习医院 288 所，总床位数 60995 张。每个学校平均拥有的附属、教学和实习医院数分别为 1.15 所、0.81 所和 11.08 所；平均规模（中医院床位数）分别为 414 张、298 张和 188 张。由此可见，每所中医院校基本上都有自己较大的附属医院，但需大量利用规模较小的实习医院来承担临床实习任务。

表 8-1 80 所普通西医院校临床教学基地情况

医院类别	附属医院			教学医院			实习医院		
	数量	总床位数	平均床位数	数量	总床位数	平均床位数	数量	总床位数	平均床位数
综合医院	124	74985	605	60	33120	552	554	243114	439
专科医院	23	4776	208	32	15644	489	74	24320	329
中医院	—	—	—	—	—	—	13	2531	195
合计	147	79761	543	92	48764	530	641	269965	421

表 8-2　17 所医学教育专科学校临床教学基地情况

医院类别	附属医院			教学医院			实习医院		
	数量	总床位数	平均床位数	数量	总床位数	平均床位数	数量	总床位数	平均床位数
综合医院	13	4005	308	23	9097	396	134	44617	333
专科医院	—	—	—	2	450	225	12	1857	155
中医院	—	—	—	—	—	—	8	1913	239
合计	13	4005	308	25	9547	382	154	48387	314

表 8-3　26 所中医院校临床教学基地情况

医院类别	附属医院			教学医院			实习医院		
	数量	总床位数	平均床位数	数量	总床位数	平均床位数	数量	总床位数	平均床位数
综合医院	—	—	—	8	3720	465	43	14859	346
专科医院	—	—	—	—	—	—	—	—	—
中医院	30	12405	414	13	3869	298	245	46136	188
合计	30	12405	414	21	7589	361	288	60995	212

在学生进入临床实习前期的临床专业课学习中，如何结合临床课程的教学强化基本技能训练，培养学生的专业综合素质，仍是今后深化医学教育实践教学改革的重点。目前，我国已有不少高等医学院校在这些方面进行了积极的探索和大胆的尝试。如四川大学华西临床医学院在三段结构和学科为中心的基础课程模式上有所改革：首先在第二学年开设让学生早期接触临床、体现医学模式转化的临床医学导论课；在基础课阶段，引入以病例为基础的讨论课，使基础课与临床课学习有机结合；在临床阶段取消临床大课讲授，以实习中的小课进行教学。以上医学教育模式的改革，无形中对临床教学的设施和教学条件提出更高的要求，即对临床教学基地建设和教学功能标准产生了新的界定和认识。

（二）高等医学院校临床教学基地建设与发展现状

目前，纵观各省的临床教学基地合格评审认定，大都基于宏观或中观层面的质量标准，重点着眼于能够量化的一些显性指标，如医院规模与教学投入、总床位数与分布、教学文件（有关规章制度）与教学组织等。这些评审指标是临床教学基地建设的必备条件已毋庸置疑，同时，临床带教教师带教质量评价、带教内容效度评价、带教内容难易度评价、教学管理的效度评价，以及学生实习后专业综合素质评价等仍是不可忽视的重要内容，然而这些领域目前多为教学建设的空白或薄弱环节。

我国高等医学教育招生规模扩大，然而我国医疗服务机构整体规模没有随之相应扩大，最终导致大量实习生涌入临床教学基地，教学基地由于短时间内规模发展有限，难以承担相应的实习任务，临床教学基地教学质量下滑成为必然。很多教学医院同时承担着多所学校的临床教学工作，同一所教学医院既有本科实习生，又有专科实习生，甚至还有中专实习生。由于教学工作任务加大，教学对象层次复杂，多数教学基地难以承担超负荷的临床教学任务，导致临床教学的带教老师基地本身工作积极性不高，对实习生疏于管理，影响实习效果。

编者认为主要问题如下：第一，高等医学院校附属医院数量较少、教学床位不足，难以满足临床教学需要。教学设施是保证临床教学基地教学效果的重要条件，在此之前，我国进行过许多改善教学基地教学条件的工作，但是教学设施不完善、教学设备落后的现象在一些地区仍比较普遍，尤其是在西部偏远地区，这一问题尤为突出。第二，临床教学基地的教育投资普遍不足，教学设施简陋，教学设施不完善的现象严重影响临床教学质量。第三，临床教学基地带教老师专业技能有待提高。我国临床教学基地带教老师专业技能良莠不齐，带教经验不足的现象普遍存在。同时，许多临床教学基地带教老师缺乏正规系统的教学培训，一定程度上影响了教学质量的提高。第四，商品经济给临床教学工作带来巨大的冲击。第五，高等医学院校教学（实习）医院数量多，但地区分散，给学校管理工作带来很大的困难。

（三）临床教学基地建设的对策

为适应未来社会对医疗卫生事业的需求，培养合格的高级医学人才，针对上述存在的问题，编者认为应积极采取以下相关的措施与对策：

（1）进一步加强附属医院的管理和建设，挖掘潜能，充分发挥附属医院在高级医学人才培养中的重要作用。承担临床教学是附属医院义不容辞的职责和义务，在当前医疗改革过程中，各级主管部门应切实加强对附属医院的管理和建设。对于至今尚没有附属医院或附属医院床位严重不足、不能满足临床教学需要的高等医学院校，各级地方政府及卫生、教育、行政部门应积极设法予以扶持，或在投资力量允许时给予新建或扩建，或将当地条件较好的医院划给高等医学院校作为附属医院。适当发展我国高等医学院校附属医院的数量与规模，并把附属医院建设成为当地的医疗、教学和科研基地。

（2）实行教学（实习）医院的评价与认可制度，严格控制教学（实习）医院的数量，保证与提高其质量。目前，我国各级各类高等医学院校都建立起相当数量的教学（实习）医院，但地区分散，而且一部分医院尚不具备临床教学的条件，达不到培养要求。因此，国家有必要继续对教学（实习）医院实行评价与认可制度。通过调查研究，制订出科学、合理、可行的教学（实习）医院评价标准、评价指标体系及评价方法。按照一定的评价程序，对全国高等医学院校的教学（实习）医院实行统一的评价。对具备教学条件、能够达到培养目标要求的医院，通过行政方式予以认可，不通过者，取消其教学（实习）医院资格。这一改革措施，不失为保证与提高当前临床教学质量的最佳途径。

（3）加强临床教学基地教学工作法规建设，巩固、稳定和发展临床教学基地。1979年卫生部颁发《高等医学院校附属医院补充工作条例（试行草案）》，1980年又颁发《关于整顿和发展高等医学院校临床教学基地的通知》。实践证明，这两个文件的颁布试行，对基地医院正确处理医疗、教学、科研三者间的关系，保证临床教学任务的完成等起到了积极作用。但随着卫生工作改革的不断深入，教学基地医院的临床教学工作面临着许多待解决的新问题。因此，国家有关部门已经制定出全面、有效、可行的《高等医学院校临床教学基地工作的暂行规定》，明确临床教学基地的性质、职责、义务、权利、建设和管理等问题，使基地医院的临床教学工作有法可依、有章可循；为使投资建设与管理有政策保障，高等医学院校与教学（实习）基地医院签订具有法律效力的《协议书》，明确各自的职责、义务与权利，共同遵守，并加强对教学（实习）医院的教学管理。这对于巩固和发展我国高等医学院校的临床教学体系（附属医院、教学医院和实习医院）起到了巨大的推动作用。

（4）完善医院承包经营责任制，把临床教学工作纳入医院整个工作中，以教促医、以医保教。教学相长，正确地组织临床教学工作，不仅能提高医务人员的素质，而且能促进新学科、新技术的引进与建设，促进医疗技术水平和质量的提高。因此，在当前进行医疗体制改革，实行承包经营责任制和目标管理的基础上，应把临床教学工作列为重要的考核项目。承担高等医学院校临床教学任务，培养合格的高级医学人才，是各级各类医疗机构义不容辞的责任，也是使我国医疗卫生事业的发展后继有人的保证。

（5）大力加强临床教学基地建设，改善和提高教学条件，不断提高教学积极性和带教水平。国家有关部门经过密切配合，对高等医学院校附属医院及经国家认可的教学（实习）医院有计划地集中投资。譬如，给临床教学基地增拨教学床位补贴费，投资建立必要的教学生活用房、购置教学仪器设备；给临床教学基地增加一定的教学编制，对长期从事临床教学的兼职人员授予相应的兼职教学职称，给予合理的教学津贴，并且把教学工作的好坏作为晋升的考核条件等，以充分调动带教人员的教学积极性。高等医学院校通过与临床教学基地的密切联系，积极开展互惠互利的项目，通过多种形式如人员交流、优先优惠安排师资培训、进行科研协作、优先分配优秀毕业生充实临床教学基地的师资队伍等，大力帮助与支持临床教学（实习）医院不断提高医疗、教学、科研水平。临床教学（实习）医院逐步建立健全教学管理组织，设立临床教研室（组），通过各种方式如在职培训、国内外进修等加强师资队伍的培养与建设，提高带教水平与质量。

（6）改革并理顺管理体制，加强与协调各级主管部门对临床教学工作的领导。为适应今后医学教育发展的需要，高等医学院校与临床教学基地医院条块分割的管理体制已经开始实行改革。高等医学院校与临床教学基地的上级主管部门应加强协调，统一认识。各级卫生行政部门积极支持临床教学基地的教学工作，要把临床教学工作列入重要的议事日程；各级教育行政部门也应把临床教学基地的教学工作看作高等医学教育不可分割的组成部分，并加强对临床教学基地教学质量的检查考核，共同负责临床教学基地的教学工作。只有建立一个协调的领导体制，才能促使我国高等医学教育事业稳步、健康地发展。

四、综合性大学对附属医院的管理

（一）综合性大学对附属医院的管理方式

由于各个高校不同的历史发展状况，我国综合性大学附属医院大致可分为综合性大学直属附属医院和综合性大学非直属附属医院两种类型。

（1）综合性大学直属附属医院。此种类型的特点是医学院校是实体，附属医院是隶属关系，综合性大学的相应职能部门对附属医院实行垂直管理，医院全面参与学校的临床教学工作。这种管理模式的优势在于学校以学科建设为基础的理念会很好地在医院施行，有利于附属医院教学质量的提高。例如，北京大学第一医院、首都医科大学宣武医院等。

（2）综合性大学非直属附属医院。这种类型的特点是综合性大学通过协商，本着互惠互利、优势互补、共同发展的原则，选择一些医疗水平较高、具有临床教学能力的医院，在领导体制不变、隶属关系不变、经费渠道不变的情况下，建立非直属附属医院。综合性大学根据协议规定对相关附属医院的某些方面进行管理。依据管理和协议的内容和紧密关系不同，非直属附属医院又可分为几种：①托管型附属医院。医疗机构为独立经营实体，医院管理决策机构委托综合性大学进行医院经营及业务管理。综合性大学往往通过技术、资金等方式参股医院，医院承担医学生实习和培养的任务，医院部分医师可受聘为学校教师。②共建型附属医院。此种类型的特点是综合性大学与附属医院原来的资产所有单位签订协议，双方协议对附属医院的医政、教育、科研、党务等内容进行共同建设管理，以促进共建医院医、教、研水平的提高。双方依据协议确定管理权限、职责划分及管理费用缴付等具体内容。

根据综合性大学所属附属医院的数量、类型和组织结构，可将综合性大学对附属医院的管理方式划分为以下几种。

1. 全面管理型

由学校各业务部门对附属医院进行指导、管理，附属医院的人事任免、重大财务开支等事务均属学校管理。此种模式管理内容具体，组织控制较严，管理关系紧密，有利于发挥附属医院的整体资源优势。

2. 战略管理型

学校设立有专门的医院管理机构（如医院管理处等），在分管副校长的领导下，全面负责医院的宏观管理。重点集中在医院发展战略规划、学校品牌资源的应用、业务协调与统筹等方面，不介入附属医院的具体医疗业务。

3. 科教管理型

医院医疗业务归地方卫生行政部门管理，学校主要管理附属医院的教育资源统筹和科研协作等，这种模式适用于非直属型附属医院的管理，其联系较为松散，学校和附属医院之间的关系以协调、合作为主。

4. 技术指导型

附属医院作为综合性大学的临床教学医院，对外使用大学的品牌资源，并承担学校医学生的临床实习任务。学校根据协议定期对医院进行技术指导和业务帮带，双方根据教学任务的多少、技术帮带的强度以及品牌资源的使用情况等因素，相互支付管理、实习等相关费用。

5. 医政管理型

学校只设立医政管理处，履行区县卫生局的医政管理部门职能，主要通过医疗业务管理，指导、促进医院医疗业务发展。在科研协作、教学组织等方面，学校与医院之间主要以合作为主。以此种模式存在的院校较少。

依据各个学校与附属医院的实际情况，综合性大学对附属医院的主要管理方式可以是以上五种中的一种，也可以是多种管理方式的综合。

（二）综合性大学附属医院管理的主要构架

1. 大学—医学院（部）—附属医院三级管理型

这种组织架构下，原来的医科大学或医学院与综合性大学合并后更名为大学医学院（部），作为大学下设的相对独立的二级管理实体，其管理功能基本保留，结构和职能与合并前相比没有本质上的区别，原有管理机构和各基层学院（如基础医学院、药学院、护理学院、公共卫生学院等）都被保留，附属医院归医学部直接管理。例如，北京大学—医学部—附属医院等。具体如图 8-2 所示。

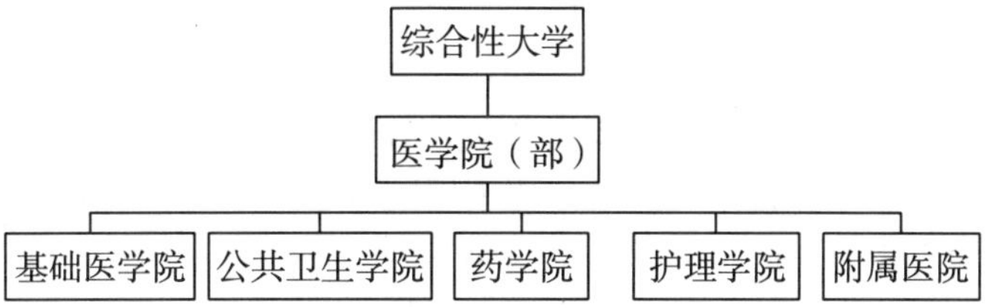

图 8-2　大学—医学院（部）—附属医院三级管理型

2. 大学—附属医院二级管理型

这种附属医院直接归学校管理的组织架构依据各个综合性大学与医科类学校合并的具体情况又分为三种情况。

（1）医科大学或医学院与综合性大学合并重组，成为大学众多学院中的一个。合并前学校的行政管理机构、专业学院及除附属医院之外的附设机构大部分被保留，并受综合性大学的委托，管理原有下属部门。但附属医院划归综合性大学直接管理，附属医院与医学院没有隶属关系。这种组织结构类型，以武汉大学为代表（武汉大学—医学院/附属医院）。如图 8-3 所示。

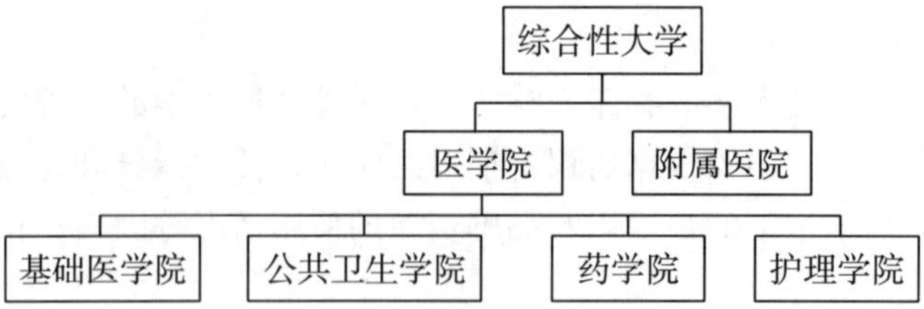

图 8-3　大学—医学院/附属医院二级管理型

（2）原来的医科大学或医学院与综合性大学合并，医学院与其下属的公共卫生学院、药学院、护理学院等相互之间不再具有隶属关系，均成为综合性大学众多二级学院中的一个。并且，医学院原来的附属医院由综合性大学直接管理，与其也没有附属关系。附属医院作为综合性大学的直接下属医疗机构，其人事、业务等直接受综合性大学相应职能部门的归口管理。这种组织结构类型以吉林大学为代表（吉林大学—白求恩医学院/口腔医学院/公共卫生学院/附属医院）。如图 8-4 所示。

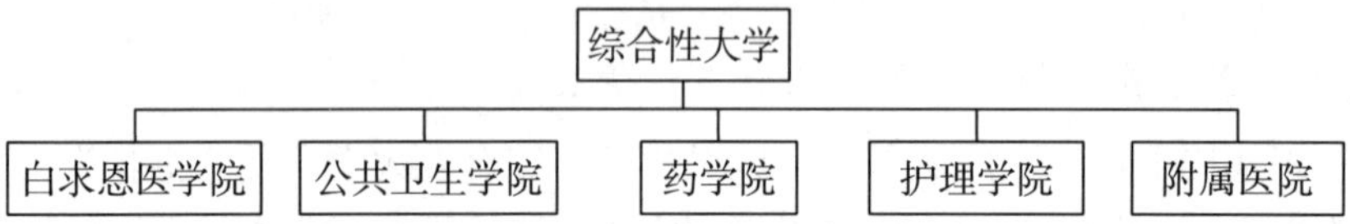

图 8-4　大学—白求恩医学院/公共卫生学院/药学院/护理学院/附属医院二级管理型

（3）与综合性大学合并后的医科大学或医学院被拆分成基础医学院、临床医学院、护理学院、公共卫生学院等若干个相对独立的二级学院，学校成立一个非管理实体的“医学中心”。医学中心作为一种联合的形式，对外代表医学整体形象，不行使管理的职能，一般没有专职的机构和人员，也没有运作经费（或很少）。在需要的时候，由大学的相关职能部门派出，起到上传下达或沟通协调作用。综合性大学的教务处、科研处、人事处、财务处等职能部门直接对医学中心下属的各学院进行管理和协调。这种组织结构类型以四川大学为代表（四川大学—华西医学中心—附属医院）。如图 8-5 所示。

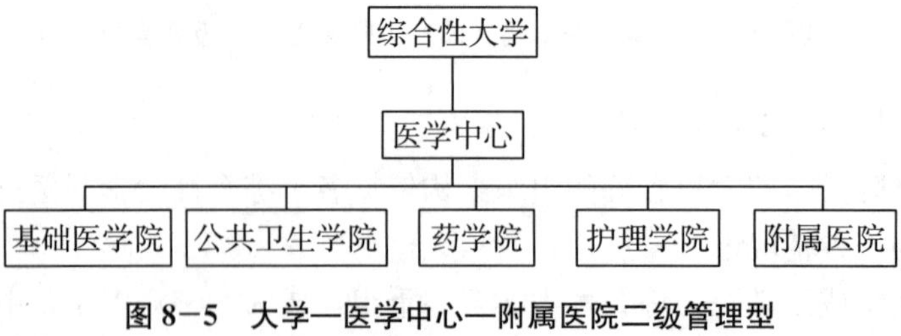

图 8-5　大学—医学中心—附属医院二级管理型

（三）综合性大学对附属医院的主要管理模式

1. 集中式管理

大学建立医学部或医学中心，下设基层学院（如公共卫生学院、护理学院等）、附属医院、行政职能机构，医学中心主任全面负责教学、医疗和科研工作。例如，耶鲁大学医学中心包括医学院、护理学院、公共卫生学院、耶鲁医学集团、耶鲁纽黑文医院和耶鲁纽黑文儿童医院；哥伦比亚大学医学中心下设医学院、牙科和口腔外科学院、公共卫生学院、护理学院等机构；北京大学医学部下设基础医学院、公共卫生学院、药学院、护理学院、口腔医学院及各附属医院。医学部或医学中心的负责人一般由主管医疗事务工作的副校长或其他副校长级的人选担任。例如，哥伦比亚大学医学中心由卫生和生物医学科学副校长兼任院长，北京大学医学部主任同时担任大学副校长。医学中心设有完善的行政职能部门，担负着对医学中心下设单位的管理工作。

2. 分散式管理

在分散式管理模式中，医学有关学院和医院均归直属大学管理，是大学的二级单位。院系的负责人直接向综合性大学的分管校长汇报工作，医院的领导则要通过主管医院事务的副校长向学校汇报工作。因为各医学单位是彼此独立的单位，工作任务不完全相同，尤其教学工作与临床工作常出现分歧，这就需要大学校长进行协调。但是，国内外的大学很少有从事临床工作经历的校长，因此对医学教育和临床工作决策以及相关问题的解决存在一些困难。

3. 部分集中式管理

主要的医学相关学院、附属医院和研究中心归医学中心管理，少部分医学教学单位由大学直接管理，这种管理模式在国内较少出现。

综上所述，建立和完善高等综合性大学对附属医院的管理体制和机制是一项新的实践和探索，国内外虽然有一些现有的或正在实践中的管理模式，但不能照搬，需要与我国的国情和不同大学的校情相结合，这就必然要求对这项改革进行长时间的探索和实践。

（四）其他医学院校相关医院管理模式

目前，我国一些医学院校已与综合性大学进行了合并，一些未与综合性大学合并的医学院校则选择与国内著名的综合性大学或科研院实行联合办学，通过资源共享、学科融合、科研合作和产品开发等模式，共同培养高层次的医学人才。合作办学的最大优点是综合性大学与医学院校之间没有隶属关系，双方在办学过程中不会产生利益冲突。合作办学还有利于形成优势互补、强强联合的局面。此外，合作办学还能够使医教研一体化的机制得以完整保留，如清华大学和中国协和医科大学共建的清华大学北京协和医学院。没有合并入综合性大学的独立设置的医学院校仍然沿用原有的办学模式，在教学内容、课程体系和教学方法等方面进行改革，以提高本专科医学人才的培养质量，满足地区或社区对医学人才的需求，如首都医科大学和中国医科大学。由于医学教育发展历史的多样性，我国医学院校相关医院的管理模式也各有不同。概括起来，除了有与综合性大学一致的直属附属医院与非直属附属医院外，还包括以下几种类型。我国部分医学院校相关医院管理模式和数量如表 8-4 所示。

表 8-4 我国部分医学院校相关医院管理模式和数量

学校名称	行政隶属	办学模式	相关医院管理模式和数量
清华大学	卫生部、教育部	紧密合作型	直属附属医院 6 所
北京大学	教育部	大学—医学部	直属附属医院 6 所、协议合作医院 2 所、教学医院 12 所
复旦大学	教育部	大学—医学院	直属附属医院 9 所
上海交通大学	教育部	大学—医学院	直属附属医院 5 所、教学医院 1 所
中山大学	教育部	大学—医学院	直属附属医院 5 所、教学医院 2 所
华中科技大学	教育部	大学—医学院	直属附属医院 9 所
四川大学	教育部	大学—医学中心	直属附属医院 4 所
中南大学	教育部	大学—医学院	直属附属医院 3 所
首都医科大学	北京市	独立设置	直属附属医院 1 所、协议合作医院 12 所
浙江大学	教育部	大学—医学院	直属附属医院 5 所
中国医科大学	辽宁省	独立设置	直属附属医院 4 所
吉林大学	教育部	大学—医学部	直属附属医院 5 所
山东大学	教育部	大学—医学院	直属附属医院 2 所、教学医院 5 所
哈尔滨医科大学	黑龙江省	独立设置	直属附属医院 5 所

1. 医学院校直属型

此种类型的特点是，医学院校是实体，附属医院是隶属关系，医学院校对附属医院实行垂直管理。这种管理模式的优势在于学校以学科为建设基础的理念会很好地成为学院型医院的建设基础，有利于附属医院水平质量的提高。例如，北京大学第一医院、首都医科大学宣武医院等。

2. 医学院校非直属型

此种类型的特点是，医学院校负责附属医院的学科建设，包括人才培养、科学研究、教师队伍建设。医学院校与附属医院是协作指导关系，由于是双重或多重领导，牵制因素较多，以学科为基础的发展理念不易在附属医院贯彻执行，需要有力的调控机制。例如，北京大学第四临床医学院（北京积水潭医院）、首都医科大学附属北京友谊医院等。

3. 医学院校教学基地型

此种类型的特点是，医院是临床教学基地，仅作为学校人才培养的补充资源，原则上没有学科建设的任务。医学院校与临床教学基地是项目合作关系，在必要的情况下有一定的资源支持。例如，北京大学医学部民航总院教学医院、首都医科大学丰台医院教学医院等。

4. 医学院校协议合作医院型

此种类型的特点是，上级医院（直属附属医院/非直属附属医院）对基层协作单位的临床工作给予指导和帮助，没有人事及组织管理权。协作医院基本不参与大学及医学院校的教学工作。例如，泉州北京同仁医院眼科中心是北京同仁医院的协作单位。

（五）我国香港及台湾地区医学院校对附属医院的管理模式

香港地区的医学院校共4所，分别是香港大学医学院、香港中文大学医学院、香港浸会大学中医药学院、香港医学专科学院。香港地区的医学教育管理体制以综合性大学办医学院的模式为主，多为大学—医学院/附属医院的管理类型。其附属医院的管理模式又以医学院校直属型为主。例如，香港的两大教学医院（即玛丽医院和威尔斯亲王医院）分别直属于香港大学与香港中文大学，为医科学生和教学人员提供临床教学设施及研究设施。

台湾地区医学院校共11所，其中公立4所、私立7所，分别为台湾大学医学院、国防大学国防医学院、高雄医学大学、台湾医药大学、台北医学院、台湾中山医学大学、阳明大学医学院、成功大学医学院、长庚大学医学院、辅仁大学医学院及慈济医学院。台湾地区的医学教育管理体制主要有两种类型：一种为综合性大学办医学院的模式，多为大学—医学院/附属医院的管理类型；另一种为独立设置医科院校的医学教育办学模式。台湾地区医学院校附属医院的管理模式主要为医学院校直属型。例如，台湾大学医学院直属的台大医院及长庚大学医学院直属的长庚医院。

第六节　高等医学院校的教学评价

一、教学评价的含义

“评价”一词最早见于北宋时期。据《宋史·隐逸传上·戚同文》记载：“隐而不仕，家无斗粟，怡怡如也，未尝以贫窭干人。市物不评价，市人知而不欺。”这里的“评价”指购物时讲价钱。《辞海》中对“评价”的解释是“衡量人或事物的价值”。日常生活中人们对人或事物做出主观的“好坏”的判断，实质上就是一种评价行为，而“好”与“坏”就是进行价值判断之后所获得的评价结果。教学评价是指以教育为评价对象，根据一定的教育价值观或教育目标，采用一切可行的技术和方法，对教育活动、教育过程及其效果做出价值判断的过程，它能为提高教学质量和做出教育决策提供可靠依据。

教学评价的实施应该首先明确四个基本问题：①教学评价的对象——评什么？高等教育领域展开的评价是多层次的，它包括学校评价、教师评价、学生评价等，而每一个层次又包含不同的内容，例如教师评价又可以分为教学评价、科研评价、师德评价等多个方面。因此，教学评价的第一步就应当是明确评价对象。②教学评价的目的——为什么评？教学评价是为了鉴定、考核，还是为了推动、改进，是为了选拔、淘汰，还是为了发展教育，这些都是有本质区别的，所以明确评价目的是必需的。③教学评价的依据——评价标准是什么？确定衡量与判断的科学依据与标准是教学评价的核心，缺乏教学评价标准的评价具有随意性和主观性，唯有建立评价标准才能让教学评价有据可依，从而做出科学的、客观的价值判断。④教学评价的手段——怎么评？教学评价必须依靠科学的评价技术和方法，综合运用多种测量、统计等手段，合理采用评价手段，才能确保教学评价的客观性、科学性和有效性。

二、教学评价的功能

教学评价功能是指教学评价活动本身所具有的、能引起评价对象变化的作用和能力。它通过教学评价活动与结果作用于评价对象而体现出来，其功能的内容取决于评价活动的结构及运行机制。教学评价的功能主要有以下几种。

（一）诊断功能

教学评价过程就如同求医问药一样，只有经过科学的“诊断”，才能“对症下药”。教学评价可以检验出被评价对象的学习水平，发现在教学过程中存在的问题和不足，以便在日后工作中弥补。教学评价的结果，可以为今后改进教学方法提供重要依据，从而增强高校办学的活力与动力。学生考试成绩以及所学课程成绩的评定，可成为学生是否获得学分、成功毕业的依据。

（二）反馈功能

教学评价的结果必然是一种信息的反馈，通过此种信息不仅可以使教师及时了解自己的教学情况，也可以使学生明确自己的学习情况和知识掌握的程度，从而为师生自我发展和完善提供客观依据。

（三）导向功能

教学评价所做的任何价值判断都是通过一定的评价目标、评价标准、评价结果进行的，不是凭空臆造的。对于被评价者而言，这些目标、标准、指标及其权重，起着“领路人”的作用，为他们的努力指明方向。通过评价的导向作用，我们可以引导教育活动朝着正确的方向前进。教学评价能为政府教育行政部门的宏观管理指明方向，为高校指明办学方向，为教师指明改进的方向，为学生指明努力的方向。

（四）激励功能

教学评价的激励作用是指合理有效运用教学评价，能够激发和维持评价对象的内在动力，调动被评价者的内部潜力，提高其工作的积极性和创造性，从而达到教育管理的目的。对于先进者而言，评价的结果是对过去成绩的肯定和表扬，对于落后者而言，评价的结果起着一种警醒和鞭策的作用，能够激励其不断进取。

三、教学评价的类型

任何一种评价方法都是针对实现一定评价目的而提出的，是实现评价目的所必需的手段或措施。依据不同的分类标准，可以对评价方法进行不同的分类，具体分类如表 8—5 所示。

表 8—5　教学评价的分类

分类标准	名称	含义
按评价主体分	自我评价	被评者根据一定的标准，对自己的学习、工作、品德等方面的表现进行自我评价，如教师的自评、学生的自评等
	他人评价	被评者以外的他人按照一定标准对被评者进行评价，包括各级教育行政领导的鉴定性评价、专家和同行的评价等
按评价范围分	宏观教学评价	是以教育的全领域及宏观决策方面的教育现象、措施为对象的教学评价，如对教育目标、教育方法、教育内容、教育管理等文献的评价
	中观教学评价	是以学校内部各方面工作为对象的评价，如对学校办学条件、教师队伍、班主任工作、团队工作、家长工作、社会效益等的评价
	微观教学评价	是以学生发展为对象的教学评价，如对学生知识掌握情况、实践能力等方面的评价
按评价功能分	诊断性评价	是指在某项活动进行之前，为了解被评者存在的周期性和规律性情况，以找到解决问题办法而进行的评价
	形成性评价	用于检查活动过程中被评者的进展或进步情况，用以调节活动进程，通过反馈信息保证目标顺利实现。如在教学中，当一个单元或一个章节学习完后，做一次测验，以检查学生学习情况
	总结性评价	在教育活动告一段落时，对最终结果做出价值判断
按评价方法分	定量评价	是一种数量化的评价，它主要运用统计与测量的方法，对被评价的资料信息进行数字化处理
	定性评价	指不通过定量计算的方法进行评价，主要在描述的基础上进行评判，通常表现为书面的“鉴定”或“评语”
按评价资料处理方式分	目标参照评价	又称绝对评价、标准参照评价，它是指以预先设定的、期待的教育目标为评价基准，衡量评价对象到达程度的一种评价
	常模参照标准评价	又称相对评价，它是指在某一个集团中（班级、学校、地区、国家），以这个集团的平均状况为基准，评价每个被评对象在这个集团中所处的相对位置的一种教学评价，一般大型的标准化考试、升学考试、心理测试，以及各种竞赛性考试等属于此类

四、教学评价的改革

（一）我国医学院校教学评价中存在的问题

我国高等学校教学评价工作起步较晚，但开展得十分迅速，绝大多数高校有属于自己的评价体系，并定期开展评价工作。教学评价工作涉及学校、老师、学生等个多方面，评价工作的复杂性使得教学评价的质量难以得到保证。目前我国高等医学院校教学评价主要存在以下问题。

1. 固定的评价工作者和专门的评价组织缺失

从我国目前高等医学院教师评价工作来看，教学评价工作由教务处负责开展，评价工作者一般由学校或院系领导、教师代表或行政人员担任。这样的教学评价机制实质上是一种内部评价机制，受各种因素的制约，评价的科学性和客观性面临挑战，评价的信度和效度在一定程度上受到影响。

2. 评价指标趋同，缺乏个性化

同一学校不同专业采用大同小异的评价指标，无法凸显特色考核。事实上，不同专业的课程设置、课程形式、授课内容等有很大差别，如英语教师在针对英语专业学生和医学生讲授时，采用的方式是很不一样的。一般来说，针对英语专业的学生，教师注重听说读写译的基本训练，而面对医学生，教师更注重教材知识的讲授，基本功训练较少。采用同一种评价指标，难免造成实质上的不公平。

3. 在评价方法上，过分倚重量化的结果

以纸笔考试为主，过多采用量化的方式进行评定容易将个性掩埋在一组组抽象的数据中，难以全面反映教学的真实情况。

4. 评价结果公开力度不够

高校对于教学评价结果，有的会告知院系领导和教师，有的则秘而不宣，学生们基本上是一无所知。因此，学生也就认为这样的教学评价只是“走过场”，下一次评价时极易不认真对待，导致评价结果易失真。当然也有学校对评价结果进行公开，但只是以分数或者等级的量化形式表现出来，包含的改进教学的信息很少。

（二）教学评价的改革趋势

1. 建立独立的教学评价组织

教学评价旨在提高学校办学水平，提高教师教学实力，让学生获得全面发展。针对我国很多高等医学院校甚至没有专门的组织或者人员负责教学评价相关工作的现状，建立一种半政府半民间性质的、有一定学术权威、相对独立的专门从事教学评价的第三方组织是必要的，可用以保证教育质量，保障工作的客观性、公正性和科学性。

2. 制定有针对性的评价指标体系

医学本身的强专业性、实践性以及教育的复杂性，共同决定了医学教学评价的非简单性。因此教学评价应该进行科学分类，朝着科学化、规范化、系统化的方向发展，制定出有差别的、有针对性的、可操作性强的、体现学科特色的教学指标。而且随着社会、教育部门、学校、学生对教师要求的变化，评价体系也应与时俱进，保持动态发展，及时优化，增减相应的指标。

3. 结合多种评价方式

尽管定量研究具有诸多优势，但过于强调也会产生一些弊端。因此，教学评价方法应将学生评价、同行评价、专家评价、自我评价等全面结合起来，促进评价多元化、综合化，多种评价方式的结合才能使评价结果更具有说服力和有效性。

4. 注重教学评价的透明化

各医学院校应该将教学评价的结果、教师受到的奖惩情况、教学评价对学校教学水平的促进情况等，公开透明地告诉各利益相关者，让他们感受到自己认真对待的评价能对学校办学发挥作用，从而调动各方的积极性，真正做到以评促学、以评促教。

参考文献

[1] 吴文苑. 建国以来高校内部领导体制演变过程概述 [J]. 党史研究与教学，2000 (4)：32-35.

[2] 关莹. 我国当代大学领导体制下党委书记角色探析 [D]. 沈阳：东北大学，2009.

[3] 史华楠，王日春. 党委领导下的校长负责制的演进、实践及其完善 [J]. 扬州大学学报（高教研究版），2004，8 (2)：3-7.

[4] 叶澜. 教育学原理 [M]. 北京：人民教育出版社，2007.

[5] 王炳照，郭齐家，刘德华，等. 简明中国教育史 [M]. 北京：北京师范大学出版社，2008.

[6] 柳海民. 教育学概论 [M]. 北京：北京师范大学出版社，2015.

[7] 赵慧君，李春超. 教育学基础 [M]. 北京：科学出版社，2017.

[8] 傅树京. 高等教育学 [M]. 北京：首都师范大学出版社，2007.

[9] 单中惠. 西方教育思想史 [M]. 北京：中国人民大学出版社，2017.

[10] 史华楠，李妍. 论我国高校院（系）领导体制的演变与创新 [J]. 扬州大学学报（高教研究版），2009，13 (3)：3-6.

[11] 汤萱. 基于治理视角的中国公立高校权力整合机制研究 [D]. 武汉：武汉理工大学，2007.

[12] 周绪红. 大学制度创新与科学发展新论 [J]. 中国高教研究，2009，4 (2)：1-4.

[13] 张镇平，程百有，褚超孚，等. 关于我国高校领导体制的历史回顾和对改革中几个问题的探讨 [J]. 浙江大学学报（人文社会科学版），1988 (2)：160-166.

[14] 兰军瑞. 论我国现代大学组织制度及其改革方向 [J]. 信阳师范学院学报（哲学社会科学版），2012，32 (3)：54-57.

[15] 施萱. 管理"二重性"的失衡与矫正——兼论学术治理结构的去行政化 [J]. 江苏建材，2015 (1)：46-49.

[16] 史彩霞. 从制度经济学的视角审视中国大学治理结构的变迁路径 [J]. 辽宁教育研究，2006 (6)：32-34.

[17] 王蕊. 美国高等教育管理中政府、校董会、认证机构"三权"研究 [D]. 长春：吉林大学，2006.

[18] 吴占杰. 图像化时代的特征与对教育的影响 [J]. 重庆科技学院学报（社会科学版），2008 (12)：199-200.

[19] 吕婷婷，柳友荣. 应用型大学管理体制改革的文献计量学研究 [J]. 高教发展与评估，2016，32（3）：45－57.

[20] 潘心纲. 我国高校管理体制的思考 [J]. 江汉大学学报（社会科学版），2007，24（4）：91－95.

[21] 李春玲，肖远军. 高校管理体制改革的现状与路径选择——基于Z省的调查分析 [J]. 教育发展研究，2010（23）：7－10.

[22] 陈磊. 委托代理理论对我国高校管理体制改革的启示 [J]. 成都大学学报（社会科学版），2007（1）：82－83.

[23] 孙秀斌. 我国高校管理体制的沿革、现状及改革模式 [J]. 科学决策，2008（11）：25－26.

[24] 黄红富. 创新高校管理体制和运行机制促进交叉学科建设与发展 [J]. 江苏高教，2007（5）：45－46.

[25] 塞德. 土耳其高等教育体制改革研究 [D]. 天津：天津大学，2015.

[26] 王泉超. 从高校管理体制看科层制 [J]. 中国科技信息，2005（15）：17.

[27] 郝玉凤. 现代大学制度建设与我国高等学校管理体制有效性的研究 [J]. 上海教育评估研究，2016（1）：7－10.

[28] 卞继伟，刘君. 建立高校董事会领导下校长负责制模式的设想 [J]. 中国青年社会科学，2001，20（4）：80－82.

[29] 陈力，邓立，周燕. 依法治校视角下的高校合同管理 [J]. 绵阳师范学院学报，2013（12）：144－147.

[30] 佘渝娟. 从委托代理关系探求高校管理体制改革途径 [J]. 重庆科技学院学报（社会科学版），2010（20）：38.

[31] 汤文婷. 论我国高校管理体制“去行政化”的困境与出路 [J]. 东方企业文化，2010（18）：144.

[32] 刘建平. 完善高校管理体制建设营造培育创新人才环境 [J]. 云南开放大学学报，2006，8（2）：16－19.

[33] 孙铁环. 大学认同：新时期校园文化构建的理论思考 [J]. 关东学刊，2016（2）：132－137.

[34] 刘宝庵，陈淑萍，关路. 从高校扩招十年谈高校管理体制创新 [J]. 中国城市经济，2010（12）：192－193.

[35] 胡邦宁. 美国高校管理体制的特点及启示 [J]. 北京印刷学院学报，2017（8）：162－164.

[36] 张洪清，台红祥，郑楠. 高等医学院校实验室建设与管理探讨 [J]. 中国高等医学教育，2016（2）：42－43.

[37] 向敏，张雅娟. 美国某大学医学院基因中心实验室的管理及其对国内的启示 [J]. 抗感染药学，2014（4）：269－271.

[38] 王晓芳，王维铭，侯健. 项目管理在医学院校人力资源管理中的思考 [J]. 中国医药导报，2013，10（11）：165－166.

[39] 寇冰，段志光，刘田福，等. 地方医科大学实验动物管理工作水平评价指标体系的构建 [J]. 中国比较医学杂志，2011，21（12）：74－78.

[40] 姚瑞强. 医学院校实验室管理中存在的问题及对策 [J]. 中国卫生产业，2016，13（9）：134－136.

[41] 朱建华，陈莹，汪蓓，等. 以人为本的医学院校青年人才资源管理浅析 [J]. 人力资源管理，2016（10）：203－205.

[42] 尹梅，李建华，郑建民，等. 医学院校深化课程考试工作管理改革的探索与实践 [J]. 中国高等医学教育，2010（3）：114－115.

[43] 周亮. 医学院校科研经费管理现状研究 [J]. 中国卫生产业，2015，12（29）：32－33.

[44] 许瑞标. 加强医学院校教学基地教学档案建设与管理探讨 [J]. 中医药管理杂志，2014（6）：859.

[45] 黄东霞，钟国文. 医学院校科研档案管理服务机制研究 [J]. 兰台世界，2008，261（14）：42－43.

[46] 李佰成，苑立军，李勇，等. 高等医学院校临床实践教学管理存在的问题与对策 [J]. 中国医院管理，2014，34（9）：69－70.

[47] 阿斯古丽·阿不都，黄爱芝，余海川. 我区医学院校科研设备管理现状研究 [J]. 财经界，2017（21）：25－26.

[48] 李红军. 医学院校实验室实行模块管理初探 [J]. 基础医学教育，2003，5（2）：181－182.

[49] 王琪. 医学院校教育管理信息化建设研究 [J]. 生物技术世界，2015（3）：177.

[50] 辛程远，王志力，金连海. 教学型医学院校学分制管理模式探析 [J]. 中国科技信息，2012（24）：210.

[51] 傅树京. 高等教育学 [M]. 北京：首都师范大学出版社，2007.

[52] 何东昌. 中华人民共和国重要教育文献：1949—1975 [M]. 海口：海南出版社，1998.

[53] 丘祥兴. 高等医学教育管理的理论与实践 [M]. 上海：上海医科大学出版社，1993.

[54] 梅贻琦. 梅贻琦谈教育 [M]. 沈阳：辽宁人民出版社，2015.

[55] 张楚廷. 高等教育学导论 [M]. 北京：人民教育出版社，2010.

[56] 王振成. 我国高校党的监督问题与对策研究 [D]. 长春：东北师范大学，2012.

[57] 关莹. 我国当代大学领导体制下党委书记角色探析 [D]. 沈阳：东北大学，2009.

[58] 邓文海. 地方高等医学院校科技发展规划策略研究：以温州医学院为例 [J]. 医学与社会，2011，24（6）：103－105.

[59] 高解春. 医学院校科研成果转化的发展与实践 [J]. 中华医学科研管理杂志，2001，14（4）：228－229.

[60] 李红林，谭德福. 医学院校科研管理的现状及对策 [J]. 科技进步与对策，2000，17（8）：68.

[61] 孟天华. 论医学院校科研管理队伍建设 [J]. 科技·人才·市场，2001（3）：12－13.

[62] 高解春. 激活科技创新源头 促进科研成果转化 [J]. 中国高校科技，2001（1）：47－49.

[63] 刘尧. 中学教研组职能研究 [J]. 教育理论与实践，2000（12）：54－56.

[64] 吴尧. 成人高等教育教学质量管理浅议 [J]. 江苏高教，1998（6）：91－93.

[65] 张功震. 医学院校科技成果转化问题研究 [J]. 西北医学教育，2008，16（1）：20－21.

[66] 潘学红. 高校教学质量管理浅探 [J]. 江苏理工学院学报，2000，6（3）：46－48.

[67] 南凯，谷新忠，刁磊，等. 高等医学院校临床教学基地建设与发展现状 [J]. 河北医药，2011，33（24）：3804－3806.

[68] 芮国忠. 论我国高等医学院校临床教学基地建设现状，问题与对策 [J]. 中华医学教育杂志，1991（6）：1－7.

[69] 赵阳，李磊. 国内外综合性大学对附属医院管理模式综述 [J]. 中国卫生事业管理，2010，27（6）：366－369.

[70] 王松灵，孙涛，吕兆丰. 我国大陆及港台医学院校附属医院的管理模式 [J]. 中华医学教育杂志，2007，27（5）：4－5.

附录八　中共中央、国务院《“健康中国2030”规划纲要》(2016)

序　言

健康是促进人的全面发展的必然要求，是经济社会发展的基础条件。实现国民健康长寿，是国家富强、民族振兴的重要标志，也是全国各族人民的共同愿望。

党和国家历来高度重视人民健康。中华人民共和国成立以来特别是改革开放以来，我国健康领域改革发展取得显著成就，城乡环境面貌明显改善，全民健身运动蓬勃发展，医疗卫生服务体系日益健全，人民健康水平和身体素质持续提高。2015年我国人均预期寿命已达76.34岁，婴儿死亡率、5岁以下儿童死亡率、孕产妇死亡率分别下降到8.1‰、10.7‰和20.1/10万，总体上优于中高收入国家平均水平，为全面建成小康社会奠定了重要基础。同时，工业化、城镇化、人口老龄化、疾病谱变化、生态环境及生活方式变化等，也给维护和促进健康带来一系列新的挑战，健康服务供给总体不足与需求不断增长之间的矛盾依然突出，健康领域发展与经济社会发展的协调性有待增强，需要从国家战略层面统筹解决关系健康的重大和长远问题。

推进健康中国建设，是全面建成小康社会、基本实现社会主义现代化的重要基础，是全面提升中华民族健康素质、实现人民健康与经济社会协调发展的国家战略，是积极参与全球健康治理、履行2030年可持续发展议程国际承诺的重大举措。未来15年，是推进健康中国建设的重要战略机遇期。经济保持中高速增长将为维护人民健康奠定坚实基础，消费结构升级将为发展健康服务创造广阔空间，科技创新将为提高健康水平提供有力支撑，各方面制度更加成熟更加定型将为健康领域可持续发展构建强大保障。

为推进健康中国建设，提高人民健康水平，根据党的十八届五中全会战略部署，制定本规划纲要。本规划纲要是推进健康中国建设的宏伟蓝图和行动纲领。全社会要增强责任感、使命感，全力推进健康中国建设，为实现中华民族伟大复兴和推动人类文明进步作出更大贡献。

第一篇　总体战略

第一章　指导思想

推进健康中国建设，必须高举中国特色社会主义伟大旗帜，全面贯彻党的十八大和十八届三中、四中、五中全会精神，以马克思列宁主义、毛泽东思想、邓小平理论、“三个代表”重要思想、科学发展观为指导，深入学习贯彻习近平总书记系列重要讲话精神，紧紧围绕统筹推进“五位一体”总体布局和协调推进“四个全面”战略布局，认真落实党中央、国务院决策部署，坚持以人民为中心的发展思想，牢固树立和贯彻落实新发展理念，坚持正确的卫生与健康工作方针，以提高人民健康水平为核心，以体制机制改革创新为动力，以普及健康生活、优化健康服务、完善健康保障、建设健康环境、发展健康产业为重点，把健康融入所有政策，加快转变健康领域发展方式，全方位、全周期维护和保障人民健康，大幅提高健康水平，显著改善健康公平，为实现“两个一百年”奋斗目标和中华民族伟大复兴的中国梦提供坚实健康基础。

主要遵循以下原则：

——健康优先。把健康摆在优先发展的战略地位，立足国情，将促进健康的理念融入公共政策制定实施的全过程，加快形成有利于健康的生活方式、生态环境和经济社会发展模式，实现健康与经济社会良性协调发展。

——改革创新。坚持政府主导，发挥市场机制作用，加快关键环节改革步伐，冲破思想观念束缚，破除利益固化藩篱，清除体制机制障碍，发挥科技创新和信息化的引领支撑作用，形成具有中国特色、促进全民健康的制度体系。

——科学发展。把握健康领域发展规律，坚持预防为主、防治结合、中西医并重，转变服务模式，构建整合型医疗卫生服务体系，推动健康服务从规模扩张的粗放型发展转变到质量效益提升的绿色集约式发展，推动中医药和西医药相互补充、协调发展，提升健康服务水平。

——公平公正。以农村和基层为重点，推动健康领域基本公共服务均等化，维护基本医疗卫生服务的公益性，逐步缩小城乡、地区、人群间基本健康服务和健康水平的差异，实现全民健康覆盖，促进社会公平。

第二章　战略主题

“共建共享、全民健康”，是建设健康中国的战略主题。核心是以人民健康为中心，坚持以基层为重点，以改革创新为动力，预防为主，中西医并重，把健康融入所有政策，人民共建共享的卫生与健康工作方针，针对生活行为方式、生产生活环境以及医疗卫生服务等健康影响因素，坚持政府主导与调动社会、个人的积极性相结合，推动人人参与、人人尽力、人人享有，落实预防为主，推行健康生活方式，减少疾病发生，强化早诊断、早治疗、早康复，实现全民健康。

共建共享是建设健康中国的基本路径。从供给侧和需求侧两端发力，统筹社会、行业和个人三个层面，形成维护和促进健康的强大合力。要促进全社会广泛参与，强化跨部门协作，深化军民融合发展，调动社会力量的积极性和创造性，加强环境治理，保障食品药品安全，预防和减少伤害，有效控制影响健康的生态和社会环境危险因素，形成多层次、多元化的社会共治格局。要推动健康服务供给侧结构性改革，卫生计生、体育等行业要主动适应人民健康需求，深化体制机制改革，优化要素配置和服务供给，补齐发展短板，推动健康产业转型升级，满足人民群众不断增长的健康需求。要强化个人健康责任，提高全民健康素养，引导形成自主自律、符合自身特点的健康生活方式，有效控制影响健康的生活行为因素，形成热爱健康、追求健康、促进健康的社会氛围。

全民健康是建设健康中国的根本目的。立足全人群和全生命周期两个着力点，提供公平可及、系统连续的健康服务，实现更高水平的全民健康。要惠及全人群，不断完善制度、扩展服务、提高质量，使全体人民享有所需要的、有质量的、可负担的预防、治疗、康复、健康促进等健康服务，突出解决好妇女儿童、老年人、残疾人、低收入人群等重点人群的健康问题。要覆盖全生命周期，针对生命不同阶段的主要健康问题及主要影响因素，确定若干优先领域，强化干预，实现从胎儿到生命终点的全程健康服务和健康保障，全面维护人民健康。

第三章　战略目标

到2020年，建立覆盖城乡居民的中国特色基本医疗卫生制度，健康素养水平持续提高，健康服务体系完善高效，人人享有基本医疗卫生服务和基本体育健身服务，基本形成内涵丰富、结构合理的健康产业体系，主要健康指标居于中高收入国家前列。

到2030年，促进全民健康的制度体系更加完善，健康领域发展更加协调，健康生活方式得到普及，健康服务质量和健康保障水平不断提高，健康产业繁荣发展，基本实现健康公平，主要健康指标进入高收入国家行列。到2050年，建成与社会主义现代化国家相适应的健康国家。

到2030年具体实现以下目标：

——人民健康水平持续提升。人民身体素质明显增强，2030年人均预期寿命达到79.0岁，人均健康预期寿命显著提高。

——主要健康危险因素得到有效控制。全民健康素养大幅提高，健康生活方式得到全面普及，有利于健康的生产生活环境基本形成，食品药品安全得到有效保障，消除一批重大疾病危害。

——健康服务能力大幅提升。优质高效的整合型医疗卫生服务体系和完善的全民健身公共服务体系全面建立，健康保障体系进一步完善，健康科技创新整体实力位居世界前列，健康服务质量和水平明显提高。

——健康产业规模显著扩大。建立起体系完整、结构优化的健康产业体系，形成一批具有较强创新能力和国际竞争力的大型企业，成为国民经济支柱性产业。

——促进健康的制度体系更加完善。有利于健康的政策法律法规体系进一步健全，健康领域治理体系和治理能力基本实现现代化。

健康中国建设主要指标

领域：健康水平　指标：人均预期寿命（岁）

□2015年：76.34　□2020年：77.3　□2030年：79.0

领域：健康水平　指标：婴儿死亡率（‰）

□2015年：8.1　□2020年：7.5　□2030年：5.0

领域：健康水平　指标：5岁以下儿童死亡率（‰）

□2015年：10.7　□2020年：9.5　□2030年：6.0

领域：健康水平　指标：孕产妇死亡率（1/10万）

□2015年：20.1　□2020年：18.0　□2030年：12.0

领域：健康水平　指标：城乡居民达到《国民体质测定标准》合格以上的人数比例（%）

□2015年：89.6（2014年）　□2020年：90.6　□2030年：92.2

领域：健康生活　指标：居民健康素养水平（%）

□2015 年：10　　□2020 年：20　　□2030 年：30

领域：健康生活　指标：经常参加体育锻炼人数（亿人）

□2015 年：3.6（2014 年）　　□2020 年：4.35　　□2030 年：5.3

领域：健康服务与保障　指标：重大慢性病过早死亡率（%）

□2015 年：19.1（2013 年）

□2020 年：比 2015 年降低 10%

□2030 年：比 2015 年降低 30%

领域：健康服务与保障　指标：每千常住人口执业（助理）医师数（人）

□2015 年：2.2　　□2020 年：2.5　　□2030 年：3.0

领域：健康服务与保障　指标：个人卫生支出占卫生总费用的比重（%）

□2015 年：29.3　　□2020 年：28 左右　　□2030 年：25 左右

领域：健康环境　指标：地级及以上城市空气质量优良天数比率（%）

□2015 年：76.7　　□2020 年：>80　　□2030 年：持续改善

领域：健康环境　指标：地表水质量达到或好于Ⅲ类水体比例（%）

□2015 年：66　　□2020 年：>70　　□2030 年：持续改善

领域：健康产业　指标：健康服务业总规模（万亿元）

□2015 年：－　　□2020 年：>8　　□2030 年：16

第二篇　普及健康生活

第四章　加强健康教育

第一节　提高全民健康素养

推进全民健康生活方式行动，强化家庭和高危个体健康生活方式指导及干预，开展健康体重、健康口腔、健康骨骼等专项行动，到 2030 年基本实现以县（市、区）为单位全覆盖。开发推广促进健康生活的适宜技术和用品。建立健康知识和技能核心信息发布制度，健全覆盖全国的健康素养和生活方式监测体系。建立健全健康促进与教育体系，提高健康教育服务能力，从小抓起，普及健康科学知识。加强精神文明建设，发展健康文化，移风易俗，培育良好的生活习惯。各级各类媒体加大健康科学知识宣传力度，积极建设和规范各类广播电视等健康栏目，利用新媒体拓展健康教育。

第二节　加大学校健康教育力度

将健康教育纳入国民教育体系，把健康教育作为所有教育阶段素质教育的重要内容。以中小学为重点，建立学校健康教育推进机制。构建相关学科教学与教育活动相结合、课堂教育与课外实践相结合、经常性宣传教育与集中式宣传教育相结合的健康教育模式。培养健康教育师资，将健康教育纳入体育教师职前教育和职后培训内容。

第五章　塑造自主自律的健康行为

第一节　引导合理膳食

制定实施国民营养计划，深入开展食物（农产品、食品）营养功能评价研究，全面普及膳食营养知识，发布适合不同人群特点的膳食指南，引导居民形成科学的膳食习惯，推进健康饮食文化建设。建立健全居民营养监测制度，对重点区域、重点人群实施营养干预，重点解决微量营养素缺乏、部分人群油脂等高热能食物摄入过多等问题，逐步解决居民营养不足与过剩并存问题。实施临床营养干预。加强对学校、幼儿园、养老机构等营养健康工作的指导。开展示范健康食堂和健康餐厅建设。到2030年，居民营养知识素养明显提高，营养缺乏疾病发生率显著下降，全国人均每日食盐摄入量降低20%，超重、肥胖人口增长速度明显放缓。

第二节　开展控烟限酒

全面推进控烟履约，加大控烟力度，运用价格、税收、法律等手段提高控烟成效。深入开展控烟宣传教育。积极推进无烟环境建设，强化公共场所控烟监督执法。推进公共场所禁烟工作，逐步实现室内公共场所全面禁烟。领导干部要带头在公共场所禁烟，把党政机关建成无烟机关。强化戒烟服务。到2030年，15岁以上人群吸烟率降低到20%。加强限酒健康教育，控制酒精过度使用，减少酗酒。加强有害使用酒精监测。

第三节　促进心理健康

加强心理健康服务体系建设和规范化管理。加大全民心理健康科普宣传力度，提升心理健康素养。加强对抑郁症、焦虑症等常见精神障碍和心理行为问题的干预，加大对重点人群心理问题早期发现和及时干预力度。加强严重精神障碍患者报告登记和救治救助管理。全面推进精神障碍社区康复服务。提高突发事件心理危机的干预能力和水平。到2030年，常见精神障碍防治和心理行为问题识别干预水平显著提高。

第四节　减少不安全性行为和毒品危害

强化社会综合治理，以青少年、育龄妇女及流动人群为重点，开展性道德、性健康和性安全宣传教育和干预，加强对性传播高危行为人群的综合干预，减少意外妊娠和性相关疾病传播。大力普及有关毒品危害、应对措施和治疗途径等知识。加强全国戒毒医疗服务体系建设，早发现、早治疗成瘾者。加强戒毒药物维持治疗与社区戒毒、强制隔离戒毒和社区康复的衔接。建立集生理脱毒、心理康复、就业扶持、回归社会于一体的戒毒康复模式，最大限度减少毒品社会危害。

第六章　提高全民身体素质

第一节　完善全民健身公共服务体系

统筹建设全民健身公共设施，加强健身步道、骑行道、全民健身中心、体育公园、社区多功能运动场等场地设施建设。到2030年，基本建成县乡村三级公共体育设施网络，人均体育场地面积不低于2.3平方米，在城镇社区实现15分钟健身圈全覆盖。推行公共体育设施免费或低收费开放，确保公共体育场地设施和符合开放条件的企事业单位体育场地设施全部向社会开放。加强全民健身组织网络建设，扶持和引导基层体育社会组织发展。

第二节　广泛开展全民健身运动

继续制定实施全民健身计划，普及科学健身知识和健身方法，推动全民健身生活化。组织社会体育指导员广泛开展全民健身指导服务。实施国家体育锻炼标准，发展群众健身休闲活动，丰富和完善全民健身体系。大力发展群众喜闻乐见的运动项目，鼓励开发适合不同人群、不同地域特点的特色运动项目，扶持推广太极拳、健身气功等民族民俗民间传统运动项目。

第三节　加强体医融合和非医疗健康干预

发布体育健身活动指南，建立完善针对不同人群、不同环境、不同身体状况的运动处方库，推动形成体医结合的疾病管理与健康服务模式，发挥全民科学健身在健康促进、慢性病预防和康复等方面的积极作用。加强全民健身科技创新平台和科学健身指导服务站点建设。开展国民体质测试，完善体质健康监测体系，开发应用国民体质健康监测大数据，开展运动风险评估。

第四节　促进重点人群体育活动

制定实施青少年、妇女、老年人、职业群体及残疾人等特殊群体的体质健康干预计划。实施青少年体育活动促进计划，培育青少年体育爱好，基本实现青少年熟练掌握1项以上体育运动技能，确保学生校内每天体育活动时间不少于1小时。到2030年，学校体育场地设施与器材配置达标率达到100%，青少年学生每周参与体育活动达到中等强度3次以上，国家学生体质健康标准达标优秀率25%以上。加强科学指导，促进妇女、老年人和职业群体积极参与全民健身。实行工间健身制度，鼓励和支持新建工作场所建设适当的健身活动场地。推动残疾人康复体育和健身体育广泛开展。

第三篇　优化健康服务

第七章　强化覆盖全民的公共卫生服务

第一节　防治重大疾病

实施慢性病综合防控战略，加强国家慢性病综合防控示范区建设。强化慢性病筛查和早期发现，针对高发地区重点癌症开展早诊早治工作，推动癌症、脑卒中、冠心病等慢性病的机会性筛查。基本实现高血压、糖尿病患者管理干预全覆盖，逐步将符合条件的癌症、脑卒中等重大慢性病早诊早治适宜技术纳入诊疗常规。加强学生近视、肥胖等常见病防治。到2030年，实现全人群、全生命周期的慢性病健康管理，总体癌症5年生存率提高15%。加强口腔卫生，12岁儿童患龋率控制在25%以内。

加强重大传染病防控。完善传染病监测预警机制。继续实施扩大国家免疫规划，适龄儿童国家免疫规划疫苗接种率维持在较高水平，建立预防接种异常反应补偿保险机制。加强艾滋病检测、抗病毒治疗和随访管理，全面落实临床用血核酸检测和预防艾滋病母婴传播，疫情保持在低流行水平。建立结核病防治综合服务模式，加强耐多药肺结核筛查和监测，规范肺结核诊疗管理，全国肺结核疫情持续下降。有效应对流感、手足口病、登革热、麻疹等重点传染病疫情。继续坚持以传染源控制为主的血吸虫病综合防治策略，全国所有流行县达到消除血吸虫病标准。继续巩固全国消除疟疾成果。全国所有流行县基本控制包虫病等重点寄生虫病流行。保持控制和消除重点地方病，地方病不再成为危害人民健康的重点问题。加强突发急性传染病防治，积极防范输入性突发急性传染病，加强鼠疫等传统烈性传染病防控。强化重大动物源性传染病的源头治理。

第二节　完善计划生育服务管理

健全人口与发展的综合决策体制机制，完善有利于人口均衡发展的政策体系。改革计划生育服务管理方式，更加注重服务家庭，构建以生育支持、幼儿养育、青少年发展、老人赡养、病残照料为主题的家庭发展政策框架，引导群众负责任、有计划地生育。完善国家计划生育技术服务政策，加大再生育计划生育技术服务保障力度。全面推行知情选择，普及避孕节育和生殖健康知识。完善计划生育家庭奖励扶助制度和特别扶助制度，实行奖励扶助金标准动态调整。坚持和完善计划生育目标管理责任制，完善宣传倡导、依法管理、优质服务、政策推动、综合治理的计划生育长效工作机制。建立健全出生人口监测工作机制。继续开展出生人口性别比治理。到2030年，全国出生人口性别比实现自然平衡。

第三节　推进基本公共卫生服务均等化

继续实施完善国家基本公共卫生服务项目和重大公共卫生服务项目，加强疾病经济负担研究，适时调整项目经费标准，不断丰富和拓展服务内容，提高服务质量，使城乡居民享有均等化的基本公共卫生服务，做好流动人口基本公共卫生计生服务均等化工作。

第八章　提供优质高效的医疗服务

第一节　完善医疗卫生服务体系

全面建成体系完整、分工明确、功能互补、密切协作、运行高效的整合型医疗卫生服务体系。县和市域内基本医疗卫生资源按常住人口和服务半径合理布局，实现人人享有均等化的基本医疗卫生服务；省级及以上分区域统筹配置，整合推进区域医疗资源共享，基本实现优质医疗卫生资源配置均衡化，省域内人人享有均质化的危急重症、疑难病症诊疗和专科医疗服务；依托现有机构，建设一批引领国内、具有全球影响力的国家级医学中心，建设一批区域医学中心和国家临床重点专科群，推进京津冀、长江经济带等区域医疗卫生协同发展，带动医疗服务区域发展和整体水平提升。加强康复、老年病、长期护理、慢性病管理、安宁疗护等接续性医疗机构建设。实施健康扶贫工程，加大对中西部贫困地区医疗卫生机构建设支持力度，提升服务能力，保障贫困人口健康。到 2030 年，15 分钟基本医疗卫生服务圈基本形成，每千常住人口注册护士数达到 4.7 人。

第二节　创新医疗卫生服务供给模式

建立专业公共卫生机构、综合和专科医院、基层医疗卫生机构“三位一体”的重大疾病防控机制，建立信息共享、互联互通机制，推进慢性病防、治、管整体融合发展，实现医防结合。建立不同层级、不同类别、不同举办主体医疗卫生机构间目标明确、权责清晰的分工协作机制，不断完善服务网络、运行机制和激励机制，基层普遍具备居民健康守门人的能力。完善家庭医生签约服务，全面建立成熟完善的分级诊疗制度，形成基层首诊、双向转诊、上下联动、急慢分治的合理就医秩序，健全治疗—康复—长期护理服务链。引导三级公立医院逐步减少普通门诊，重点发展危急重症、疑难病症诊疗。完善医疗联合体、医院集团等多种分工协作模式，提高服务体系整体绩效。加快医疗卫生领域军民融合，积极发挥军队医疗卫生机构作用，更好为人民服务。

第三节　提升医疗服务水平和质量

建立与国际接轨、体现中国特色的医疗质量管理与控制体系，基本健全覆盖主要专业的国家、省、市三级医疗质量控制组织，推出一批国际化标准规范。建设医疗质量管理与控制信息化平台，实现全行业全方位精准、实时管理与控制，持续改进医疗质量和医疗安全，提升医疗服务同质化程度，再住院率、抗菌药物使用率等主要医疗服务质量指标达到或接近世界先进水平。全面实施临床路径管理，规范诊疗行为，优化诊疗流程，增强患者就医获得感。推进合理用药，保障临床用血安全，基本实现医疗机构检查、检验结果互认。加强医疗服务人文关怀，构建和谐医患关系。依法严厉打击涉医违法犯罪行为特别是伤害医务人员的暴力犯罪行为，保护医务人员安全。

第九章 充分发挥中医药独特优势

第一节 提高中医药服务能力

实施中医临床优势培育工程，强化中医药防治优势病种研究，加强中西医结合，提高重大疑难病、危急重症临床疗效。大力发展中医非药物疗法，使其在常见病、多发病和慢性病防治中发挥独特作用。发展中医特色康复服务。健全覆盖城乡的中医医疗保健服务体系。在乡镇卫生院和社区卫生服务中心建立中医馆、国医堂等中医综合服务区，推广适宜技术，所有基层医疗卫生机构都能够提供中医药服务。促进民族医药发展。到2030年，中医药在治未病中的主导作用、在重大疾病治疗中的协同作用、在疾病康复中的核心作用得到充分发挥。

第二节 发展中医养生保健治未病服务

实施中医治未病健康工程，将中医药优势与健康管理结合，探索融健康文化、健康管理、健康保险为一体的中医健康保障模式。鼓励社会力量举办规范的中医养生保健机构，加快养生保健服务发展。拓展中医医院服务领域，为群众提供中医健康咨询评估、干预调理、随访管理等治未病服务。鼓励中医医疗机构、中医医师为中医养生保健机构提供保健咨询和调理等技术支持。开展中医中药中国行活动，大力传播中医药知识和易于掌握的养生保健技术方法，加强中医药非物质文化遗产的保护和传承运用，实现中医药健康养生文化创造性转化、创新性发展。

第三节 推进中医药继承创新

实施中医药传承创新工程，重视中医药经典医籍研读及挖掘，全面系统继承历代各家学术理论、流派及学说，不断弘扬当代名老中医药专家学术思想和临床诊疗经验，挖掘民间诊疗技术和方药，推进中医药文化传承与发展。建立中医药传统知识保护制度，制定传统知识保护名录。融合现代科技成果，挖掘中药方剂，加强重大疑难疾病、慢性病等中医药防治技术和新药研发，不断推动中医药理论与实践发展。发展中医药健康服务，加快打造全产业链服务的跨国公司和国际知名的中国品牌，推动中医药走向世界。保护重要中药资源和生物多样性，开展中药资源普查及动态监测。建立大宗、道地和濒危药材种苗繁育基地，提供中药材市场动态监测信息，促进中药材种植业绿色发展。

第十章 加强重点人群健康服务

第一节 提高妇幼健康水平

实施母婴安全计划，倡导优生优育，继续实施住院分娩补助制度，向孕产妇免费提供生育全过程的基本医疗保健服务。加强出生缺陷综合防治，构建覆盖城乡居民，涵盖孕前、孕期、新生儿各阶段的出生缺陷防治体系。实施健康儿童计划，加强儿童早期发展，加强儿科建设，加大儿童重点疾病防治力度，扩大新生儿疾病筛查，继续开展重点地区儿童营养改善等项目。提高妇女常见病筛查率和早诊早治率。实施妇幼健康和计划生育服务保障工程，提升孕产妇和新生儿危急重症救治能力。

第二节　促进健康老龄化

推进老年医疗卫生服务体系建设，推动医疗卫生服务延伸至社区、家庭。健全医疗卫生机构与养老机构合作机制，支持养老机构开展医疗服务。推进中医药与养老融合发展，推动医养结合，为老年人提供治疗期住院、康复期护理、稳定期生活照料、安宁疗护一体化的健康和养老服务，促进慢性病全程防治管理服务同居家、社区、机构养老紧密结合。鼓励社会力量兴办医养结合机构。加强老年常见病、慢性病的健康指导和综合干预，强化老年人健康管理。推动开展老年心理健康与关怀服务，加强老年痴呆症等的有效干预。推动居家老人长期照护服务发展，全面建立经济困难的高龄、失能老人补贴制度，建立多层次长期护理保障制度。进一步完善政策，使老年人更便捷获得基本药物。

第三节　维护残疾人健康

制定实施残疾预防和残疾人康复条例。加大符合条件的低收入残疾人医疗救助力度，将符合条件的残疾人医疗康复项目按规定纳入基本医疗保险支付范围。建立残疾儿童康复救助制度，有条件的地方对残疾人基本型辅助器具给予补贴。将残疾人康复纳入基本公共服务，实施精准康复，为城乡贫困残疾人、重度残疾人提供基本康复服务。完善医疗机构无障碍设施，改善残疾人医疗服务。进一步完善康复服务体系，加强残疾人康复和托养设施建设，建立医疗机构与残疾人专业康复机构双向转诊机制，推动基层医疗卫生机构优先为残疾人提供基本医疗、公共卫生和健康管理等签约服务。制定实施国家残疾预防行动计划，增强全社会残疾预防意识，开展全人群、全生命周期残疾预防，有效控制残疾的发生和发展。加强对致残疾病及其他致残因素的防控。推动国家残疾预防综合试验区试点工作。继续开展防盲治盲和防聋治聋工作。

第四篇　完善健康保障

第十一章　健全医疗保障体系

第一节　完善全民医保体系

健全以基本医疗保障为主体、其他多种形式补充保险和商业健康保险为补充的多层次医疗保障体系。整合城乡居民基本医保制度和经办管理。健全基本医疗保险稳定可持续筹资和待遇水平调整机制，实现基金中长期精算平衡。完善医保缴费参保政策，均衡单位和个人缴费负担，合理确定政府与个人分担比例。改进职工医保个人账户，开展门诊统筹。进一步健全重特大疾病医疗保障机制，加强基本医保、城乡居民大病保险、商业健康保险与医疗救助等的有效衔接。到2030年，全民医保体系成熟定型。

第二节　健全医保管理服务体系

严格落实医疗保险基金预算管理。全面推进医保支付方式改革，积极推进按病种付费、按人头付费，积极探索按疾病诊断相关分组付费（DRGs）、按服务绩效付费，形成总额预算管理下的复合式付费方式，健全医保经办机构与医疗机构的谈判协商与风险分担机制。加快推进基本医保异地就医结算，实现跨省异地安置退休人员住院医疗费用直接结算和符合转诊规定的异地就医住院费用直接结算。全面实现医保智能监控，将医保对医疗机构的监管延伸到医务人员。逐步引入社会力量参与医保经办。加强医疗保险基础标准建设和应用。到2030年，全民医保管理服务体系完善高效。

第三节　积极发展商业健康保险

落实税收等优惠政策，鼓励企业、个人参加商业健康保险及多种形式的补充保险。丰富健康保险产品，鼓励开发与健康管理服务相关的健康保险产品。促进商业保险公司与医疗、体检、护理等机构合作，发展健康管理组织等新型组织形式。到2030年，现代商业健康保险服务业进一步发展，商业健康保险赔付支出占卫生总费用比重显著提高。

第十二章　完善药品供应保障体系

第一节　深化药品、医疗器械流通体制改革

推进药品、医疗器械流通企业向供应链上下游延伸开展服务，形成现代流通新体系。规范医药电子商务，丰富药品流通渠道和发展模式。推广应用现代物流管理与技术，健全中药材现代流通网络与追溯体系。落实医疗机构药品、耗材采购主体地位，鼓励联合采购。完善国家药品价格谈判机制。建立药品出厂价格信息可追溯机制。强化短缺药品供应保障和预警，完善药品储备制度和应急供应机制。建设遍及城乡的现代医药流通网络，提高基层和边远地区药品供应保障能力。

第二节　完善国家药物政策

巩固完善国家基本药物制度，推进特殊人群基本药物保障。完善现有免费治疗药品政策，增加艾滋病防治等特殊药物免费供给。保障儿童用药。完善罕见病用药保障政策。建立以基本药物为重点的临床综合评价体系。按照政府调控和市场调节相结合的原则，完善药品价格形成机制。强化价格、医保、采购等政策的衔接，坚持分类管理，加强对市场竞争不充分药品和高值医用耗材的价格监管，建立药品价格信息监测和信息公开制度，制定完善医保药品支付标准政策。

第五篇　建设健康环境

第十三章　深入开展爱国卫生运动

第一节　加强城乡环境卫生综合整治

持续推进城乡环境卫生整洁行动，完善城乡环境卫生基础设施和长效机制，统筹治理城乡环境卫生问题。加大农村人居环境治理力度，全面加强农村垃圾治理，实施农村生活污水治理工程，大力推广清洁能源。到 2030 年，努力把我国农村建设成为人居环境干净整洁、适合居民生活养老的美丽家园，实现人与自然和谐发展。实施农村饮水安全巩固提升工程，推动城镇供水设施向农村延伸，进一步提高农村集中供水率、自来水普及率、水质达标率和供水保证率，全面建立从源头到龙头的农村饮水安全保障体系。加快无害化卫生厕所建设，力争到 2030 年，全国农村居民基本都能用上无害化卫生厕所。实施以环境治理为主的病媒生物综合预防控制策略。深入推进国家卫生城镇创建，力争到 2030 年，国家卫生城市数量提高到全国城市总数的 50%，有条件的省（自治区、直辖市）实现全覆盖。

第二节　建设健康城市和健康村镇

把健康城市和健康村镇建设作为推进健康中国建设的重要抓手，保障与健康相关的公共设施用地需求，完善相关公共设施体系、布局和标准，把健康融入城乡规划、建设、治理的全过程，促进城市与人民健康协调发展。针对当地居民主要健康问题，编制实施健康城市、健康村镇发展规划。广泛开展健康社区、健康村镇、健康单位、健康家庭等建设，提高社会参与度。重点加强健康学校建设，加强学生健康危害因素监测与评价，完善学校食品安全管理、传染病防控等相关政策。加强健康城市、健康村镇建设监测与评价。到 2030 年，建成一批健康城市、健康村镇建设的示范市和示范村镇。

第十四章　加强影响健康的环境问题治理

第一节　深入开展大气、水、土壤等污染防治

以提高环境质量为核心，推进联防联控和流域共治，实行环境质量目标考核，实施最严格的环境保护制度，切实解决影响广大人民群众健康的突出环境问题。深入推进产业园区、新城、新区等开发建设规划环评，严格建设项目环评审批，强化源头预防。深化区域大气污染联防联控，建立常态化区域协作机制。完善重度及以上污染天气的区域联合预警机制。全面实施城市空气质量达标管理，促进全国城市环境空气质量明显改善。推进饮用水水源地安全达标建设。强化地下水管理和保护，推进地下水超采区治理与污染综合防治。开展国家土壤环境质量监测网络建设，建立建设用地土壤环境质量调查评估制度，开展土壤污染治理与修复。以耕地为重点，实施农用地分类管理。全面加强农业面源污染防治，有效保护生态系统和遗传多样性。加强噪声污染防控。

第二节 实施工业污染源全面达标排放计划

全面实施工业污染源排污许可管理，推动企业开展自行监测和信息公开，建立排污台账，实现持证按证排污。加快淘汰高污染、高环境风险的工艺、设备与产品。开展工业集聚区污染专项治理。以钢铁、水泥、石化等行业为重点，推进行业达标排放改造。

第三节 建立健全环境与健康监测、调查和风险评估制度

逐步建立健全环境与健康管理制度。开展重点区域、流域、行业环境与健康调查，建立覆盖污染源监测、环境质量监测、人群暴露监测和健康效应监测的环境与健康综合监测网络及风险评估体系。实施环境与健康风险管理。划定环境健康高风险区域，开展环境污染对人群健康影响的评价，探索建立高风险区域重点项目健康风险评估制度。建立环境健康风险沟通机制。建立统一的环境信息公开平台，全面推进环境信息公开。推进县级及以上城市空气质量监测和信息发布。

第十五章 保障食品药品安全

第一节 加强食品安全监管

完善食品安全标准体系，实现食品安全标准与国际标准基本接轨。加强食品安全风险监测评估，到2030年，食品安全风险监测与食源性疾病报告网络实现全覆盖。全面推行标准化、清洁化农业生产，深入开展农产品质量安全风险评估，推进农兽药残留、重金属污染综合治理，实施兽药抗菌药治理行动。加强对食品原产地指导监管，完善农产品市场准入制度。建立食用农产品全程追溯协作机制，完善统一权威的食品安全监管体制，建立职业化检查员队伍，加强检验检测能力建设，强化日常监督检查，扩大产品抽检覆盖面。加强互联网食品经营治理。加强进口食品准入管理，加大对境外源头食品安全体系检查力度，有序开展进口食品指定口岸建设。推动地方政府建设出口食品农产品质量安全示范区。推进食品安全信用体系建设，完善食品安全信息公开制度。健全从源头到消费全过程的监管格局，严守从农田到餐桌的每一道防线，让人民群众吃得安全、吃得放心。

第二节 强化药品安全监管

深化药品（医疗器械）审评审批制度改革，研究建立以临床疗效为导向的审批制度，提高药品（医疗器械）审批标准。加快创新药（医疗器械）和临床急需新药（医疗器械）的审评审批，推进仿制药质量和疗效一致性评价。完善国家药品标准体系，实施医疗器械标准提高计划，积极推进中药（材）标准国际化进程。全面加强药品监管，形成全品种、全过程的监管链条。加强医疗器械和化妆品监管。

第十六章　完善公共安全体系

第一节　强化安全生产和职业健康

加强安全生产，加快构建风险等级管控、隐患排查治理两条防线，切实降低重特大事故发生频次和危害后果。强化行业自律和监督管理职责，推动企业落实主体责任，推进职业病危害源头治理，强化矿山、危险化学品等重点行业领域安全生产监管。开展职业病危害基本情况普查，健全有针对性的健康干预措施。进一步完善职业安全卫生标准体系，建立完善重点职业病监测与职业病危害因素监测、报告和管理网络，遏制尘肺病和职业中毒高发势头。建立分级分类监管机制，对职业病危害高风险企业实施重点监管。开展重点行业领域职业病危害专项治理。强化职业病报告制度，开展用人单位职业健康促进工作，预防和控制工伤事故及职业病发生。加强全国个人辐射剂量管理和放射诊疗辐射防护。

第二节　促进道路交通安全

加强道路交通安全设施设计、规划和建设，组织实施公路安全生命防护工程，治理公路安全隐患。严格道路运输安全管理，提升企业安全自律意识，落实运输企业安全生产主体责任。强化安全运行监管能力和安全生产基础支撑。进一步加强道路交通安全治理，提高车辆安全技术标准，提高机动车驾驶人和交通参与者综合素质。到2030年，力争实现道路交通万车死亡率下降30%。

第三节　预防和减少伤害

建立伤害综合监测体系，开发重点伤害干预技术指南和标准。加强儿童和老年人伤害预防和干预，减少儿童交通伤害、溺水和老年人意外跌落，提高儿童玩具和用品安全标准。预防和减少自杀、意外中毒。建立消费品质量安全事故强制报告制度，建立产品伤害监测体系，强化重点领域质量安全监管，减少消费品安全伤害。

第四节　提高突发事件应急能力

加强全民安全意识教育。建立健全城乡公共消防设施建设和维护管理责任机制，到2030年，城乡公共消防设施基本实现全覆盖。提高防灾减灾和应急能力。完善突发事件卫生应急体系，提高早期预防、及时发现、快速反应和有效处置能力。建立包括军队医疗卫生机构在内的海陆空立体化的紧急医学救援体系，提升突发事件紧急医学救援能力。到2030年，建立起覆盖全国、较为完善的紧急医学救援网络，突发事件卫生应急处置能力和紧急医学救援能力达到发达国家水平。进一步健全医疗急救体系，提高救治效率。到2030年，力争将道路交通事故死伤比基本降低到中等发达国家水平。

第五节　健全口岸公共卫生体系

建立全球传染病疫情信息智能监测预警、口岸精准检疫的口岸传染病预防控制体系和种类齐全的现代口岸核生化有害因子防控体系，建立基于源头防控、境内外联防联控的口岸突发公共卫生事件应对机制，健全口岸病媒生物及各类重大传染病监测控制机制，主动预防、控制和应对境外突发公共卫生事件。持续巩固和提升口岸核心能力，创建国际卫生机场（港口）。完善国际旅行与健康信息网络，提供及时有效的国际旅行健康指导，建成国际一流的国际旅行健康服务体系，保障出入境人员健康安全。

提高动植物疫情疫病防控能力，加强进境动植物检疫风险评估准入管理，强化外来动植物疫情疫病和有害生物查验截获、检测鉴定、除害处理、监测防控规范化建设，健全对购买和携带人员、单位的问责追究体系，防控国际动植物疫情疫病及有害生物跨境传播。健全国门生物安全查验机制，有效防范物种资源丧失和外来物种入侵。

第六篇　发展健康产业

第十七章　优化多元办医格局

进一步优化政策环境，优先支持社会力量举办非营利性医疗机构，推进和实现非营利性民营医院与公立医院同等待遇。鼓励医师利用业余时间、退休医师到基层医疗卫生机构执业或开设工作室。个体诊所设置不受规划布局限制。破除社会力量进入医疗领域的不合理限制和隐性壁垒。逐步扩大外资兴办医疗机构的范围。加大政府购买服务的力度，支持保险业投资、设立医疗机构，推动非公立医疗机构向高水平、规模化方向发展，鼓励发展专业性医院管理集团。加强政府监管、行业自律与社会监督，促进非公立医疗机构规范发展。

第十八章　发展健康服务新业态

积极促进健康与养老、旅游、互联网、健身休闲、食品融合，催生健康新产业、新业态、新模式。发展基于互联网的健康服务，鼓励发展健康体检、咨询等健康服务，促进个性化健康管理服务发展，培育一批有特色的健康管理服务产业，探索推进可穿戴设备、智能健康电子产品和健康医疗移动应用服务等发展。规范发展母婴照料服务。培育健康文化产业和体育医疗康复产业。制定健康医疗旅游行业标准、规范，打造具有国际竞争力的健康医疗旅游目的地。大力发展中医药健康旅游。打造一批知名品牌和良性循环的健康服务产业集群，扶持一大批中小微企业配套发展。

引导发展专业的医学检验中心、医疗影像中心、病理诊断中心和血液透析中心等。支持发展第三方医疗服务评价、健康管理服务评价，以及健康市场调查和咨询服务。鼓励社会力量提供食品药品检测服务。完善科技中介体系，大力发展专业化、市场化医药科技成果转化服务。

第十九章　积极发展健身休闲运动产业

进一步优化市场环境，培育多元主体，引导社会力量参与健身休闲设施建设运营。推动体育项目协会改革和体育场馆资源所有权、经营权分离改革，加快开放体育资源，创新健身休闲运动项目推广普及方式，进一步健全政府购买体育公共服务的体制机制，打造健身休闲综合服务体。鼓励发展多种形式的体育健身俱乐部，丰富业余体育赛事，积极培育冰雪、山地、水上、汽摩、航空、极限、马术等具有消费引领特征的时尚休闲运动项目，打造具有区域特色的健身休闲示范区、健身休闲产业带。

第二十章　促进医药产业发展

第一节　加强医药技术创新

完善政产学研用协同创新体系，推动医药创新和转型升级。加强专利药、中药新药、新型制剂、高端医疗器械等创新能力建设，推动治疗重大疾病的专利到期药物实现仿制上市。大力发展生物药、化学药新品种、优质中药、高性能医疗器械、新型辅料包材和制药设备，推动重大药物产业化，加快医疗器械转型升级，提高具有自主知识产权的医学诊疗设备、医用材料的国际竞争力。加快发展康复辅助器具产业，增强自主创新能力。健全质量标准体系，提升质量控制技术，实施绿色和智能改造升级，到2030年，药品、医疗器械质量标准全面与国际接轨。

第二节　提升产业发展水平

发展专业医药园区，支持组建产业联盟或联合体，构建创新驱动、绿色低碳、智能高效的先进制造体系，提高产业集中度，增强中高端产品供给能力。大力发展医疗健康服务贸易，推动医药企业走出去和国际产业合作，提高国际竞争力。到2030年，具有自主知识产权新药和诊疗装备国际市场份额大幅提高，高端医疗设备市场国产化率大幅提高，实现医药工业中高速发展和向中高端迈进，跨入世界制药强国行列。推进医药流通行业转型升级，减少流通环节，提高流通市场集中度，形成一批跨国大型药品流通企业。

第七篇　健全支撑与保障

第二十一章　深化体制机制改革

第一节　把健康融入所有政策

加强各部门各行业的沟通协作，形成促进健康的合力。全面建立健康影响评价评估制度，系统评估各项经济社会发展规划和政策、重大工程项目对健康的影响，健全监督机制。畅通公众参与渠道，加强社会监督。

第二节　全面深化医药卫生体制改革

加快建立更加成熟定型的基本医疗卫生制度，维护公共医疗卫生的公益性，有效控制医药费用不合理增长，不断解决群众看病就医问题。推进政事分开、管办分开，理顺公立医疗卫生机构与政府的关系，建立现代公立医院管理制度。清晰划分中央和地方以及地方各级政府医药卫生管理事权，实施属地化和全行业管理。推进军队医院参加城市公立医院改革、纳入国家分级诊疗体系工作。健全卫生计生全行业综合监管体系。

第三节　完善健康筹资机制

健全政府健康领域相关投入机制，调整优化财政支出结构，加大健康领域投入力度，科学合理界定中央政府和地方政府支出责任，履行政府保障基本健康服务需求的责任。中央财政在安排相关转移支付时对经济欠发达地区予以倾斜，提高资金使用效益。建立结果导向的健康投入机制，开展健康投入绩效监测和评价。充分调动社会组织、企业等的积极性，形成多元筹资格局。鼓励金融等机构创新产品和服务，完善扶持措施。大力发展慈善事业，鼓励社会和个人捐赠与互助。

第四节　加快转变政府职能

进一步推进健康相关领域简政放权、放管结合、优化服务。继续深化药品、医疗机构等审批改革，规范医疗机构设置审批行为。推进健康相关部门依法行政，推进政务公开和信息公开。加强卫生计生、体育、食品药品等健康领域监管创新，加快构建事中和事后监管体系，全面推开“双随机、一公开”机制建设。推进综合监管，加强行业自律和诚信建设，鼓励行业协会商会发展，充分发挥社会力量在监管中的作用，促进公平竞争，推动健康相关行业科学发展，简化健康领域公共服务流程，优化政府服务，提高服务效率。

第二十二章　加强健康人力资源建设

第一节　加强健康人才培养培训

加强医教协同，建立完善医学人才培养供需平衡机制。改革医学教育制度，加快建成适应行业特点的院校教育、毕业后教育、继续教育三阶段有机衔接的医学人才培养培训体系。完善医学教育质量保障机制，建立与国际医学教育实质等效的医学专业认证制度。以全科医生为重点，加强基层人才队伍建设。完善住院医师与专科医师培养培训制度，建立公共卫生与临床医学复合型高层次人才培养机制。强化面向全员的继续医学教育制度。加大基层和偏远地区扶持力度。加强全科、儿科、产科、精神科、病理、护理、助产、康复、心理健康等急需紧缺专业人才培养培训。加强药师和中医药健康服务、卫生应急、卫生信息化复合人才队伍建设。加强高层次人才队伍建设，引进和培养一批具有国际领先水平的学科带头人。推进卫生管理人员专业化、职业化。调整优化适应健康服务产业发展的医学教育专业结构，加大养老护理员、康复治疗师、心理咨询师等健康人才培养培训力度。支持建立以国家健康医疗开放大学为基础、中国健康医疗教育慕课联盟为支撑的健康教育培训云平台，便捷医务人员终身教育。加强社会体育指导员队伍建设，到2030年，实现每千人拥有社会体育指导员2.3名。

第二节　创新人才使用评价激励机制

落实医疗卫生机构用人自主权，全面推行聘用制，形成能进能出的灵活用人机制。

落实基层医务人员工资政策。创新医务人员使用、流动与服务提供模式，积极探索医师自由执业、医师个体与医疗机构签约服务或组建医生集团。建立符合医疗卫生行业特点的人事薪酬制度。对接国际通行模式，进一步优化和完善护理、助产、医疗辅助服务、医疗卫生技术等方面人员评价标准。创新人才评价机制，不将论文、外语、科研等作为基层卫生人才职称评审的硬性要求，健全符合全科医生岗位特点的人才评价机制。

第二十三章 推动健康科技创新

第一节 构建国家医学科技创新体系

大力加强国家临床医学研究中心和协同创新网络建设，进一步强化实验室、工程中心等科研基地能力建设，依托现有机构推进中医药临床研究基地和科研机构能力建设，完善医学研究科研基地布局。加强资源整合和数据交汇，统筹布局国家生物医学大数据、生物样本资源、实验动物资源等资源平台，建设心脑血管、肿瘤、老年病等临床医学数据示范中心。实施中国医学科学院医学与健康科技创新工程。加快生物医药和大健康产业基地建设，培育健康产业高新技术企业，打造一批医学研究和健康产业创新中心，促进医研企结合，推进医疗机构、科研院所、高等学校和企业等创新主体高效协同。加强医药成果转化推广平台建设，促进医学成果转化推广。建立更好的医学创新激励机制和以应用为导向的成果评价机制，进一步健全科研基地、生物安全、技术评估、医学研究标准与规范、医学伦理与科研诚信、知识产权等保障机制，加强科卫协同、军民融合、省部合作，有效提升基础前沿、关键共性、社会公益和战略高科技的研究水平。

第二节 推进医学科技进步

启动实施脑科学与类脑研究、健康保障等重大科技项目和重大工程，推进国家科技重大专项、国家重点研发计划重点专项等科技计划。发展组学技术、干细胞与再生医学、新型疫苗、生物治疗等医学前沿技术，加强慢病防控、精准医学、智慧医疗等关键技术突破，重点部署创新药物开发、医疗器械国产化、中医药现代化等任务，显著增强重大疾病防治和健康产业发展的科技支撑能力。力争到2030年，科技论文影响力和三方专利总量进入国际前列，进一步提高科技创新对医药工业增长贡献率和成果转化率。

第二十四章 建设健康信息化服务体系

第一节 完善人口健康信息服务体系建设

全面建成统一权威、互联互通的人口健康信息平台，规范和推动“互联网+健康医疗”服务，创新互联网健康医疗服务模式，持续推进覆盖全生命周期的预防、治疗、康复和自主健康管理一体化的国民健康信息服务。实施健康中国云服务计划，全面建立远程医疗应用体系，发展智慧健康医疗便民惠民服务。建立人口健康信息化标准体系和安全保护机制。做好公民入伍前与退伍后个人电子健康档案军地之间接续共享。到2030

年，实现国家省市县四级人口健康信息平台互通共享、规范应用，人人拥有规范化的电子健康档案和功能完备的健康卡，远程医疗覆盖省市县乡四级医疗卫生机构，全面实现人口健康信息规范管理和使用，满足个性化服务和精准化医疗的需求。

第二节　推进健康医疗大数据应用

加强健康医疗大数据应用体系建设，推进基于区域人口健康信息平台的医疗健康大数据开放共享、深度挖掘和广泛应用。消除数据壁垒，建立跨部门跨领域密切配合、统一归口的健康医疗数据共享机制，实现公共卫生、计划生育、医疗服务、医疗保障、药品供应、综合管理等应用信息系统数据采集、集成共享和业务协同。建立和完善全国健康医疗数据资源目录体系，全面深化健康医疗大数据在行业治理、临床和科研、公共卫生、教育培训等领域的应用，培育健康医疗大数据应用新业态。加强健康医疗大数据相关法规和标准体系建设，强化国家、区域人口健康信息工程技术能力，制定分级分类分域的数据应用政策规范，推进网络可信体系建设，注重内容安全、数据安全和技术安全，加强健康医疗数据安全保障和患者隐私保护。加强互联网健康服务监管。

第二十五章　加强健康法治建设

推动颁布并实施基本医疗卫生法、中医药法，修订实施药品管理法，加强重点领域法律法规的立法和修订工作，完善部门规章和地方政府规章，健全健康领域标准规范和指南体系。强化政府在医疗卫生、食品、药品、环境、体育等健康领域的监管职责，建立政府监管、行业自律和社会监督相结合的监督管理体制。加强健康领域监督执法体系和能力建设。

第二十六章　加强国际交流合作

实施中国全球卫生战略，全方位积极推进人口健康领域的国际合作。以双边合作机制为基础，创新合作模式，加强人文交流，促进我国和“一带一路”沿线国家卫生合作。加强南南合作，落实中非公共卫生合作计划，继续向发展中国家派遣医疗队员，重点加强包括妇幼保健在内的医疗援助，重点支持疾病预防控制体系建设。加强中医药国际交流与合作。充分利用国家高层战略对话机制，将卫生纳入大国外交议程。积极参与全球卫生治理，在相关国际标准、规范、指南等的研究、谈判与制定中发挥影响，提升健康领域国际影响力和制度性话语权。

第八篇　强化组织实施

第二十七章　加强组织领导

完善健康中国建设推进协调机制，统筹协调推进健康中国建设全局性工作，审议重大项目、重大政策、重大工程、重大问题和重要工作安排，加强战略谋划，指导部门、地方开展工作。

各地区各部门要将健康中国建设纳入重要议事日程，健全领导体制和工作机制，将健康中国建设列入经济社会发展规划，将主要健康指标纳入各级党委和政府考核指标，完善考核机制和问责制度，做好相关任务的实施落实工作。注重发挥工会、共青团、妇联、残联等群团组织以及其他社会组织的作用，充分发挥民主党派、工商联和无党派人士作用，最大限度凝聚全社会共识和力量。

第二十八章　营造良好社会氛围

大力宣传党和国家关于维护促进人民健康的重大战略思想和方针政策，宣传推进健康中国建设的重大意义、总体战略、目标任务和重大举措。加强正面宣传、舆论监督、科学引导和典型报道，增强社会对健康中国建设的普遍认知，形成全社会关心支持健康中国建设的良好社会氛围。

第二十九章　做好实施监测

制定实施五年规划等政策文件，对本规划纲要各项政策和措施进行细化完善，明确各个阶段所要实施的重大工程、重大项目和重大政策。建立常态化、经常化的督查考核机制，强化激励和问责。建立健全监测评价机制，制定规划纲要任务部门分工方案和监测评估方案，并对实施进度和效果进行年度监测和评估，适时对目标任务进行必要调整。充分尊重人民群众的首创精神，对各地在实施规划纲要中好的做法和有效经验，要及时总结，积极推广。

第九章　中国高等医学教育发展之路

第一节　中国高等医学教育的发展现状

任何事物都要经历一个从孕育到成熟再不断完善的过程，改革开放四十年来，随着中国社会、经济、文化的大发展，中国的现代高等医学教育也得到了极大的发展。目前，我国现代高等医学教育，无论是教学，还是理论研究，总体可以满足人民的需求，但制约其发展的因素仍然有很多。

一、学校性质与管理体制单一

自 1978 年恢复高考之后，我国的高等医学教育有明确的办学方向和办学宗旨，具有较高的服务理念。当然，由于我国特殊的国情，根据不同行业、不同领域的需要，我国的高等医学教育与西方高等医学教育相比，学校性质基本上可以分为两类，即民办教育和公办教育。

（一）学校办学性质的厘定

我国是社会主义社会国家，高校办学自然是社会主义性质的。民办教育和公办教育的说法指的是在社会主义国家，办学的主体有民和公两种类型。按照《中华人民共和国民办教育促进法》（以下简称《民办教育促进法》）规定，民办教育事业属于公益性事业，是社会主义教育事业的组成部分。国家对民办教育实行积极鼓励、大力支持、正确引导、依法管理的方针，各级人民政府应当将民办教育事业纳入国民经济和社会发展规划。民办学校与公办学校具有同等的法律地位，国家保障民办学校的办学自主权，保障民办学校举办者、校长、教职工和受教育者的合法权益，鼓励捐资办学，对为发展民办教育事业做出突出贡献的组织和个人给予奖励和表彰。民办学校应当遵守法律、法规，贯彻国家的教育方针，保证教育质量，致力于培养社会主义建设事业的各类人才。民办学校应当贯彻教育与宗教相分离的原则，任何组织和个人不得利用宗教进行妨碍国家教育制度的活动。为了进一步了解我国的民办教育，我们需要对其背景进行了解。基于我国人口众多，教育需求巨大的现状，公共教育资源早已无法满足居民对于教育的需求，民办教育在我国教育发展历程中承担着越来越多的教育任务。根据前瞻产业研究院发布的《2013—2017 年中国民办教育行业市场前瞻与投资战略规划分析报告》，经过近 30 余年的发展，中国民办教育从无到有、从小到大、从弱到强，目前已经形成了有一定规模的民办教育体系。截至 2010 年底，我国共有各级各类民办学校（教育机构）约 11.82 万所，其中民办幼儿园 102289 所，民办普通小学 5351 所，民办普通初中 4259 所，民办普通高中 2499 所，民办中等职业学校 3123 所，民办高校 676 所。随着民办教育行业竞争的不断加剧，大型民办教育服务提供机构间的创新与资本运作日趋频繁，国内优秀的民办教育服务提供企业愈来愈重视对行业市场的研究，特别是对企业发展环境和客户需求趋势变化的深入研究。

民办教育的兴起打破了政府长期包揽教育的格局，是我国教育发展史上的伟大改革实践。教育关系民族兴衰、国家命运以及人民福祉，需要从国家战略高度来加以重视。我国民办教育经历了几十年的发展，从得到法律的肯定，到发展受到政策的鼓励，从无到有，如今已形成了一定的规模，形成了庞大的产业链。正因为如此，一大批国内优秀的民办教育服务提供品牌迅速崛起，逐渐成为民办教育行业中的翘楚。根据数据统计，截至 2010 年底，我国各级各类民办学校（教育机构）招生 1300.45 万人，比上年增加 143.68 万人；各类民办教育在校生达 3392.96 万人，比上年增加 327.57 万人。从中也可看出，我国民办教育市场巨大，市场需求逐年上升。2010 年，民办高校比上年增加 18 所，招生人数比上年增加 6.60 万，在校生人数比上年增加 30.55 万人。截至 2014 年底，全国各类民办学校共 17.52 万所，在校生 9652 万人，毕业生 7216 万人。其中，学历民办学校 15.52 万所，非学历民办培训机构 2 万所。随着民办高校师资力量的逐渐雄厚，其办学特色和办学质量吸引了越来越多的优质生源，同时也吸引了越来越多的民间资本投资其中，民办高校将继续稳步发展。

相比于民办教育，公办教育拥有更多的政府方面的资源，特别是政府财政拨款。一般而言，公立学校的数量和办学规模都远远超过私立学校，而且学习费用相对较低，教学设施较为完善。不仅如此，有些国家的公立学校还提供免学费教育，如德国、瑞典、意大利、法国等国家。但公立大学入学门槛较高，申请竞争较为激烈，只有那些学习成绩特别优秀的申请人才能获得费用低廉、高质量的教育机会。

（二）管理体制的概念厘定

学校是独立法人，学院是办学主体，系科是办学的基本单位。但在长期的实际管理运作中，很多大学的决策和管理权往往主要集中在学校层面。院（系）的特色和个性受到扼制，积极性和创造性得不到发挥，造成院（系）过多地依赖于学校，缺乏对外竞争的意识、直接的危机意识和生存压力，使得自身发展的动力不足。学校领导进行太细、太具体的管理，势必影响其考虑大局的时间和精力。对于主要决策权、人事权、专业设置权、经费分配和使用权等多种权利，都主要由学校决定，这种情况与院（系）所承担的任务及责任极不相称，造成学校和院系之间的责任、权利和义务不够清晰。目前，我国高等教育的数量和组织越来越庞大，但管理模式并没有做出大的调整。过去那种垂直式的集权管理决策层次过多、反应过慢、效率过低的弊端日益显现。

通过对办学性质、管理体制两点的厘定，可以看出，我国现代高等医学教育发展的第一大困境在办学的结构设置和组织办学的制度方面。目前我国高等医学教育的学校性质与管理体制单一，是教育行政管理体制中存在的问题导致的。其具体问题如下：

（1）行政管理体制僵化。由于长期的高度计划经济体制管理，我国教育行政管理呈现统制划一的特征，比如统一的行政管理模式、统一的教育政策和措施、统一的教育大纲、统一的课程设置标准、统一的考试和评价……正是这样僵化的行政管理造成了政教不分、政事不分、教育机构臃肿等弊端。另外，僵化的教育行政管理体制容易使下级管理部门或者学校层面深受权力的影响，使其或是依附于权力部门，或是屈服于行政压力而敢怒不敢言。

（2）行政机构设置不合理及职能不清。在机构设置方面，为了对应上级教育行政主管部门的业务关系，我国高等教育行政机构存在机构庞杂和职能划分不清的状况，有的职能部门“名不符实”，或者不同部门职能方面有交叉，容易造成权力分配不当、责任不清的现象。目前，高等医学院校的行政机构的设置还不是很合理，各部门的权责和功能还不是十分匹配，需要进一步调整以实现功能和责任的统一。

（3）行政方式方法单一。教育行政机关的职能要靠一定的具体的活动、手段、程序等行政行为来实现。但目前教育行政机关的行政形式比较单一，主要表现在各级教育行政部门主要通过开会、检查评比等方式来进行管理活动，教育行政部门的各种规章制度比较多，各个部门都会制定自己相关的规章制度和工作规范，但是缺少一个整体性的把握，并且落实情况不理想，有些制度并没有随着时代的进步进行删减或补充。虽然教育行政部门出台的政策比较多，但是行之有效的良策并不多。对存在已久的问题无法从根本上去寻找解决的办法。这也是制约各高等医学院校“内控机制”建设的一个因素。十一届三中全会以后，我国进行了近10次以政府机构改革为主要内容的政治体制改革，这几次政府机构改革极大地促进了经济和社会的发展。教育行政体制改革也伴随着政府机构改革不断深化、向前推进，但目前的教育行政管理体制仍存在许多亟待解决的问题。

二、招生定位和培养目标笼统

（一）招生定位问题

招生定位问题在办学方向上至关重要，这影响到高校医学教育需要什么样的人，如何培养这些人，培养这些人到底干什么的问题。但是，部分高校的医学教育并没有随着时代的发展将自身的招生定位问题摆在重要位置。有的地方性高校医学教育的招生定位几十年来一直保持不变，因为在他们看来，地方性高校医学教育的设置是服务地方医疗事业的。但是随着时代的发展，高校医学教育的功能发生了明显的变化：即传播知识、科学研究和服务社会。随之需要调整的，是高校本身的服务范围，应该有所扩大。有的地方性高校医学教育的招生定位，从考生来源上就存在一定问题。比如有的医学院校，对于医学专业类的学生要求其高考英语成绩达到学校所要求的目标；还有甚者，对学生的生源地也有特殊性要求。这些现象的出现也表明了我国部分医学类高校存在招生定位不明的问题。有的地方性高等医学院校，在具体教学过程中不根据教学发展的规律和学生的规律进行课程设置，违背了教育规律。比如对医学生进行教育时，一直把理论教育与实践教学分割开，并未做到有机结合；另外一个极端则是将实践教学摆在第一位，认为只需要在实践中遇到问题并解决问题即可，不需要进行太多的理论教学。有的地方性高等医学院校的评价和监督不完善，也一定程度上影响招生定位的准确性。举一个例子，每年高考过后，很多的家长和学生为了选择高校而犯愁，身边的亲戚朋友几乎所有的资源都动用起来，目的只有一个，就是选择一所好学校。但现实是，这些亲戚朋友往往也是一知半解，高等医学院校因为评价未完成或者完成了未公开，缺乏权威数据让他人分析其办学实力及特点，从而就出现了“瞎指导”。高校的评价和监督体系必须要完善，当前的时代是信息“爆炸”的时代，作为高等医学院校要重视并善于运用互联网提高办学的影响力和竞争力。部分由各中职院校组建起来的高职院校，也有医学、药学等相关专业，为了确保学校有一定的资金来源，这些院校在医学相关专业招生问题上往往放低门槛，导致招生的质量参差不齐。

（二）培养目标问题

1995 年 3 月 18 日公布的《中华人民共和国教育法》规定：教育必须为社会主义现代化建设服务，必须与生产劳动相结合，培养德、智、体等方面全面发展的社会主义事业的建设者和接班人。

高校培养目标在大学生身上则具体化为大学生的成才目标，大学生的成才目标是成为德、智、体等全面发展的社会主义事业的建设者和接班人。培养目标涉及高校办学的宗旨，也是医学院校价值的体现。

那么，国外的相关高等教育管理机构是如何界定大学的培养目标的呢？早在 1999 年，澳洲在“21 世纪国家学校教育目标”中，对学生基本能力的构想及其内涵就做了如下描述：具备解决问题和交流信息并且组织计划活动的能力；培养自信乐观的生活态度，使其渗透于潜在生活、家庭小区及工作生活内；赋予道德判断和社会正义伦理的观念，以培养理解世界及对自己行为负责的能力；成为积极理解欣赏澳洲政体与市政的公民；理解工作环境与技能；培养创造科技的能力，尤其是讯息和通信的技术；理解且关心自然环境的管理工作、生态维持与发展，并拥有相关知识、技能和态度；建立并保持健康的生活模式，具备创意并善用休闲时间和相关知识、技能。

随着中国经济与世界经济的接轨，创造力和创新能力的培养逐渐被提上教育日程，素质教育的提出和全面推进已成为必然，受到全社会的关注，它是全面发展教育以及教育在现代的丰富与发展。素质教育是教育的核心问题。素质教育是以提高民族素质为宗旨的教育，是依据国家教育方针，着眼于受教育者及社会长远发展要求，以面向全体学生、全面提高学生的基本素质为根本宗旨，以注重培养受教育者的态度、能力，促进他们在德、智、体等方面生动、活泼、主动地发展为基本特征的教育。素质教育是指一种以提高受教育者诸方面素质为目标的教育模式，它重视人的思想道德素质、能力培养、个性发展、身体健康和心理健康教育。素质教育是依据人的发展和社会发展的实际需要，以全面提高全体学生的基本素质为根本目的，以尊重学生主体性和主动精神，注重开发人的智慧潜能，注重形成人的健全个性为根本特征的教育。关于素质教育概念的理解，目前学界还未完全达成共识。但普遍地认为，素质教育是指教育者以符合规律的教育措施，对新一代素质按现代化需要实现开发、完善、提高和再创造的过程。简言之，素质教育就是教育者科学地运用人类自身创造的物质文明和精神文明发展成果去开发、塑造和完善学生的身心结构和功能，以达到全面提高公民素质教育质量的教育实践过程。具体来说，当前的素质教育一定要跟上现代化的步伐，瞄准人才素质，采取切实可行而又行之有效的教育措施。

当今的国际竞争，说到底就是人才的竞争、科学技术的竞争，科学技术是第一生产力，创新型的人才更是生产力中必不可少的重要一环。对于高等医学院校，其培养目标中重要的一环就是培养、教育出大批创新型人才，去发挥创造力，参与经济建设、文化建设。有些人会以为素质教育和创新教育是两种不同的教育形式，其实不然，创新教育是素质教育的核心内容，素质教育包含着创新教育。中共中央国务院颁布的《关于深化教育改革全面推进素质教育的决定》强调，“素质教育”的定义已经对两者的关系做出了圆满的解答，实施“素质教育”要“以培养学生的创新精神和实践能力为重点”。实施创新教育，必须全面推进素质教育，素质教育是创新教育的载体，创新教育贯穿于素质教育的整个过程并从中得到体现。这一观点也与马克思主义人学理论相吻合，按照马克思主义关于人的全面、自由发展的观点，社会存在作为人的发展的前提条件，必然以制约着人的片面发展为代价；只有当生产力高度发展，社会财富和人的闲暇时间足够充裕时，才真正有普遍的个人自由而全面地发展。这一学说也为我们制定培养目标提供了正确处理社会发展需要和个体发展需要的关系的依据。

三、科研成果转化不及时、不充分

众所周知，高校的重要职能，除了传播知识、传承文明，更重要的是进行科技创新、服务社会。随着改革开放的不断推进，我国高校的科研工作无论是从研究能力，还是从研究队伍讲都有了数量和质量的变化，但是真正能够实现转化的、取得社会效益和经济效益的成果还是远远不够的。科技成果本是创新的结晶，若能成功转化，就会变成社会的财富。服务于人健康的高等医学院校，往往都有庞大的附属医院，也形成了很庞大的科研人员队伍。但是，全国的科技成果转化率多年来维持在25%以下，产业化率维持在5%以下；高校申请的专利，年平均转化率在10%以下。科研成果转化不及时、不充分，已经成为影响中国现代高等医学教育发展的重大因素。

我国高校蕴藏着极为丰富的科技资源，但长期以来，高校的多数科技成果未能有效地转化出去。国家一直高度重视科研成果的转化问题，并已经制定了相应的法律法规，例如《中华人民共和国促进科技成果转化法》。我们不妨简单地来解读一下《中华人民共和国促进科技成果转化法》中的部分条款：

科技成果，是指通过科学研究与技术开发所产生的具有实用价值的成果；职务科技成果，是指执行研究开发机构、高等院校和企业等单位的工作任务，或者主要是利用上述单位的物质技术条件所完成的科技成果；科技成果转化，是指为提高生产力水平而对科技成果所进行的后续试验、开发、应用、推广直至形成新技术、新工艺、新材料、新产品，发展新产业等活动。

科技成果转化活动应当有利于加快实施创新驱动发展战略，促进科技与经济的结合，有利于提高经济效益、社会效益和保护环境、合理利用资源，有利于促进经济建设、社会发展和维护国家安全。

科技成果转化活动应当尊重市场规律，发挥企业的主体作用，遵循自愿、互利、公平、诚实信用的原则，依照法律法规规定和合同约定，享有权益，承担风险。科技成果转化活动中的知识产权受法律保护。

国家对科技成果转化合理安排财政资金投入，引导社会资金投入，推动科技成果转化资金投入的多元化。

国务院和地方各级人民政府应当加强科技、财政、投资、税收、人才、产业、金融、政府采购、军民融合等政策协同，为科技成果转化创造良好环境。

以上几条仅仅是这部法律总则中的部分内容，从中可以看出国家对于科研转化问题的高度认识。

将科技成果及时而有效地转化，是当前我国高校科技工作中最为薄弱的一个环节。根据笔者的了解，高等医学院校的科技成果，往往终止于文章的发表，这与这些成果本身过于基础有关，但也涉及其他的因素。高校，特别是地方性的高等医学院校的科研成果转化问题难，有以下原因：①地方政策与国家文件“打架”，处置科技成果不知听谁的。比如湖北省在全国率先出台《科技十条》，其中，科研团队被授予处置权，可自主交易等核心条款与国家部委相关文件出入较大。本来处置权下放是创新和突破，有利于成果转化，但这与国家一些部委的相关政策不一致。假设现在将某一项重大科技成果转化了，等企业今后做大了、要上市，证监会一审核，发现最初的产权不清晰，这就是个大问题。②科技成果资产界定不清、审批时间长。审批时间长的原因一般是对科技成果类无形资产的性质界定不清楚，各单位并没有充分认识到科技成果这类无形资产的特殊性，其管理不能简单地类同其他事业单位国有资产，也不能简单套用现行的防止国有资产流失的措施。科技成果从申报、审批到挂牌转让，这一过程可能长达数年，等办下来时，原来达成合作意向的企业早已不知所踪，或者已经采用了其他的技术。而成果转化中所依据的政策，可能有一二十项，文件发布的时间跨度可能有几十年。只有将科技成果类无形资产的性质界定清楚，才能从国家层面充分简政放权，充分下放处置权和收益权，才能为科研人员彻底“松绑”。③科技成果的个税高。目前我们国家的专利转化后所得奖金的税率是按梯度计算的，最低为5%，最高为45%。一些科研人员觉得费很大劲才将成果转化却要缴这么多税，实在是不划算，所以要么不转化，要么背着学校私下交易。④从高校科技成果转化的实际情况看，最重要的还是思想认识问题，特别是高校领导对于科技成果转化的思想认识。高校对培养人才、学科建设都很看重，但对科技成果的转化问题一直以来却有不同认识。高校之间、同一高校的领导成员之间、教授专家之间都存在不同的认识，体现在学校的工作量考核、评价导向上，表现为缺乏对科技成果转化工作的相应认可条款。甚至还有部分高校领导认为本校的人才资源有限，担心科研成果转化后本校专家引起社会的高度关注，人才容易被挖走，对本校人才储备来说是极大的损失。另外，部分科技成果与社会需求的融入度不够、高校部门之间的协调度不够等，都是导致科研成果转化不及时、不充分的原因。

各院校的科研水平历来是各项评价、评估高校办学质量的重要指标，我们要深刻认识到科研成果转化的意义：①科技成果转化是指科技创新取得的成果在实际生产和生活中得到应用的过程，强调的是科技成果向现实生产力转化的过程，更加注重结果，即不论科技成果通过市场方式还是计划方式进行了转化，最终都实现了应用，因此更强调技术的生产力属性。而重视科技成果转化是世界竞争发展的需要。在当今世界范围内，经济的竞争越来越表现为科学技术的竞争，表现为科技成果（特别是高技术成果）转化数量、质量和转化速度的竞争，归根结底是科技成果商品化、产业化程度及其市场占有率的竞争。②科技成果转化是落实“科学技术是第一生产力”的关键。发展经济要依靠科技进步，发挥第一生产力的作用，而只作为第一生产力重要体现的科技成果在生产实践中得到广泛的应用，才能有效地提高我国的经济增长质量，实现经济增长方式的两个根本转变。③科技成果转化是科技与经济结合的最好形式。新技术的产生并不等于新产业的形成，要使科技成果变成现实的生产力，特别是要形成规模效益，就需要科技工作者与经济工作者的共同努力，制定有力措施，创造有利于成果转化的环境条件，加快成果转化的步伐，为解决经济和社会发展中的难点、热点、重点问题做出贡献。

很多高等医学院校的科研成果转化不及时、不充分，症结在于“基础理论探究、工程探究、产业化运作实施”三者严重脱节，没有以市场导向、共同利益为驱动，造成科研成果束之高阁。随着时间的推移，科研成果走入“先进—落后—淘汰—重新探究”的“命运怪圈”。另外，由于科研开发规律和产业经济规律间的矛盾，科研工作者不问经济效益，使科研成果大多走到鉴定就宣告结题，然后再度进入“申请经费—科研—鉴定”的循环。企业在原有产品中发展，难以推出满足市场的新产品，期盼高新技术产品却寻路无门。而在科研成果和产业化实施之间起着桥梁功能的工程技术人员，他们承担市场风险、生存压力，或因信息渠道不畅或因成果不适应市场需求等原因，很难找到适合的产品进行开发。

出现上述新问题的原因可以归纳为以下三点：①目标不一致。研究人员追求先进性；开发人员考虑如何获得开发经费、如何交差，并不真正关心产品；企业关心产品，但是却难以得到适合市场的产品。②信息不通畅。现在的科技成果和企业的结合基本上是个别科研人员和企业领导个人努力的结果。有的企业希望投资，却找不到投资方向；有的科研人员有好的成果，却找不到资金进行产品转换。即使最终实现结合，也不一定是最佳搭配，或者由于时间的浪费而失去市场商机。③没有利益驱动机制，产、学、研三者的利益脱节，无法构成闭合回路，形成不了良性循环的长效机制。

科技发展的动力始终来源于供给驱动和需求拉动两个方面，一部分为解决经济社会发展的需求是从生产实践中产生的需求；另一部分是在科技发展驱动下，进行自由探索，符合科技本身演进规律的需求。各高等医学院校要想促进科技成果的转化，有必要厘清和强调以下几点。

第一，高等医学院校的科技成果转化是谁的责任？

从现代社会进步的需求来看，分工是社会进步和提高经济效率的重要途径，每类创新主体在市场经济中都有不同的功能和定位。在各创新主体功能明确的基础上，政府应发挥有效的引导作用。政府资助的科研项目应有明确的目标导向，并尽量选择有利于成果转化的组织方式，使项目在立项和研发过程中都能够体现产业创新的需求。科技存在自身发展规律，面向国家需求的科研开发本身也具有一定的前沿性，这些科技成果的转化往往需要发挥整个国家创新体系的作用。用单一的指标，如成果转化率等来笼统地衡量某类创新主体的业绩是不合适的。换个角度看，科技成果转化率低可能是由于科研部门效率过高、产出较多，而产业界和社会缺乏承接能力而造成的。

第二，高等医学院校科技成果转化的基础是什么?

我国科技成果转化以市场机制为基础，正是在市场经济规律支配下产生的无穷动力和需求促进着科技成果在产业发展中的应用以及科技与产业需求不断结合。因此，一方面社会中存在着对科技成果转化率不高的指责，另一方面大量的科技成果在实践中得到了应用，支撑着经济和社会的发展。基于以上判断，我们必须对政府在促进科技成果转化中所起的作用有清醒的认识。政府所能够发挥的作用，最基本的是保证市场机制的有效运行，发挥市场机制在促进科技成果转化中的基础作用，这就要坚定不移地把深化改革作为我国促进科技成果转化的主要途径，把市场机制作为促进科技成果转化的根本保障。未来，我国应进一步深化科技体制改革，适应市场经济条件下科技发展的需求，进一步明确创新主体的功能定位，发挥企业在技术创新中的主体作用，完善现代科研院所制度建设，构建功能明确、结构合理、运行有序、良性互动的国家创新体系。当前制定促进科技成果转化的政策，关键是要把握以下几点：一是坚决发挥市场经济的基础性作用，政府不能阻碍甚至破坏市场机制发挥作用；二是把完善法律和政策环境作为促进科技成果转化的重要着力点；三是要处理好政府资助科技成果转化的问题。

第三，高等医学院校的成果转化的动力来自哪里?

在成熟的市场经济条件下，市场能够给创新主体提供成果转化的动力和压力，并构成成果转化有效进行的原始驱动力。但由于科技发展存在自身规律，其不可能完全融入产业体系中去。因此从微观主体来看，促进科技成果转化的最大问题在于部分创新主体能否成为成果转化的责任主体，即是否拥有科技成果的所有权，包括占有、使用、收益、处置等权利，如果没有，就意味着缺乏充分的激励去促进科技成果的转化。比如高校，其成果转化的需求主要来自外部的压力或考核的要求，这在一定程度上赋予了机构转化职能，但是这种外部的要求很难成为机构发展的内在动力。在具体的科技成果转化过程中，高校和科研院所缺乏足够的动力去促进科技成果的转化。职务发明人在科技成果转化中具有不可替代的作用，但是职务发明人并不具有对科技成果的所有权。特别是在具有其他考核指标，如发表论文、申请专利即可完成组织考核目标时，更没有动力促进科技成果的转化。促进科技成果转化的内在激励机制不健全，只能靠外部要求来驱动。从发达国家的经验来看，外部的驱动因素是必要的，但首要的还是激发成果持有人的内在动力。因此，科技成果转化所面临的最大障碍是由于产权制度的缺失，成果转化的责任主体与科技成果完成人不能有效结合，从而不能有效地激发科技成果完成人的积极性，导致科技成果无法有效转化。我国制定促进科技成果转化的政策，要深入研究对科技成果转化相关责任人的激励问题，特别是对促进成果转化的产权制度应有所安排。

第四，高等医学院校现有的工作条件如何推进科研成果的转化?

(1) 加强信息沟通，兼顾各方利益，不拘一格转化科技成果。不同特征的科技成果，由于适用的领域和具体的合作者不同，转化的方式也可能不同。应该在兼顾各方利益的前提下，以技术转化效益最大化为目标，鼓励社会多种投资主体发挥功能，并因地制宜地采取灵活多样的合作方式。

(2) 成果供需双方建立全方位的合作思路。科技成果转化要成功并可持续，就必须站在帮助企业提高自身科技创新能力、推动企业技术进步的战略高度上。只有企业能有效地消化、吸收科技成果，才能有意识和能力进行中试和工业化试验的投入，才能满足持续的技术进步的需求。科技成果转化的目的不仅是向企业提供技术，更重要的是要全方位地为企业创新系统的建设服务，强化学习主体间的相互功能，推动产学研合作向广度和深度扩展。

(3) 通过内部科技资源整合，加强集成单项技术能力，提高技术成熟度。通过加强知识产权管理，促进专利申请工作，运用专利许可、技术转让、技术入股等多种方式，鼓励和支持教师兼职创业，处理好相关的知识产权、股权分配等新问题，处理好兼职创业和正常教学科研的关系，充分调动教师从事科技创新的积极性，提高开发技术的扩散应用。

(4) 进一步完善科技成果推广体系。要注重与技术需求方或潜在技术需求方进行多方面、多层次地沟通和交流，注重把研发人员、技术需求者以及投资机构、社会科技服务中介机构都吸引到统一的平台中来，通过多种形式进行科技成果的评估、检测、包装和推广。

(5) 以中试基地和风险投资机制建设为重点，完善科技成果转化的配套条件。这需要政府牵头，吸纳企业、市场和技术中介等组织参与并使各方面共同努力。各相关方需要协调利益关系，分担风险，共同推进科技成果转化的配套条件建设。

四、教学研究成果不全面

高等医学院校的教育科研成果是指教育科研人员对某一教育科研课题进行研究，通过观察、调查、实验、行动研究和思维等一系列研究活动，获得具有一定学术意义或实用价值的创造性结果。教研成果的基本表现形式为论文、科研报告、实验报告、经验总结等。当前，中国高等医学教育发展中存在的问题之一，是教学研究的成果不全面。这种不全面，主要表现在对开展教学成果培育工程的重要性认识不足、对培育教学成果的主要内容及边界不清楚、对教学成果培育的措施不到位等。而这种不全面已经影响到部分医学院校的审核、评估，比如在近年来各院校“升大学”、申报博士点等工作，故有必要加以重视。

(一) 加强对教学研究重要性的认识

普通高等学校的教学成果应该是教育工作者在从事高等教育教学工作的过程中完成的，能够尊重教育教学规律，具有创造性、新颖性、实用性，对提高高校教学水平和高等教育质量、实现培养目标产生明显的效果。当前，为了适应迅速发展的高等教育形势和竞争日趋激烈的市场需求，各高等医学院校需要不断加大教育教学改革力度，为学校的教育教学夯实基础，提高教学的质量和水平。教师要充分认识到高等教育担负着培养全面发展的人才、发展科学技术文化和促进现代化建设的重大任务，是社会主义现代化建设的重要支柱和战略重点。因此，需要教师以科学的教育理论为指导，以培养人才为中心，以转变教学思想和观念为先导，以教学内容和课程体系改革为重点，从实际出发，深入进行教学改革；需要提高教师对创造教学成果重要意义的认识，采取积极的政策和措施，围绕当前的热点问题实施一些改革方案，把多年进行教学改革的成果总结出规律性的东西并以教学成果的方式展现出来。高等医学教育的课程体系以应用型课程为主，具有相关的实践特征，这些课程成绩的最终评定都将通过考核的形式来体现。因此，课程教学的成果积累很重要。教学方式、方法的变化，在短期内不一定是显性的，可以通过积累、对不同年度、不同专业推行结果的对比分析，完成教研成果的积累，并将这些成果运用到课堂上。教师是创造教学成果的主力，要采取积极的政策和措施，鼓励和支持教师积极进行教育研究，进行教学改革试验，总结创造教学成果。对承担和参与教学研究的教师、教学管理和教育研究人员，按学校的规定计算教学工作量；对于要进行教学改革试验的，要给予必要的条件和环境的支持。

（二）教学研究的内容和特点

1. 教学研究的内容

置身于这个新事物迅猛出现的时代，高等医学院校教师要胜任本职工作，必须不断更新观念，创造性地开展教育、教学工作。而要实现教育创新，仅凭经验是远远不够的，必须从事教育科学研究。教育科学研究有利于教师较快地更新教育观念。与教育发展相适应的观念的形成，需要教师去研究、去实践、去体会、去探索，经过长期的坚持和积累，不断改进和提高，逐步形成教学特色，将新观念渗透到自己的教育教学实践中。教学研究的内容包括：①针对高等医学教育教育对象的特点和人才培养的要求，在教学改革中真正把学生作为学习的主人，注重提高学生的学习能力，在教学中既发挥教师的主导作用，又尊重学生的主体地位，充分调动学生学习的积极性和主动性；既重视基础知识和基本技能的训练，又重视开发学生的分析和解决问题的能力，理论联系实际，因材施教。这些内容是高等医学院校教学研究的主要内容。②改革人才培养模式，优化培养方案是高等医学院校教学研究的重要内容。比如改革课程体系，更新教学内容，改进教学方法、实验技术，全面推进素质教育，培养学生的创新精神和实践能力，促进学生知识、能力、素质的综合提高以及德、智、体、美等全面发展，有效提高教学水平和教育质量等方面的成果。③专业（学科）、教师队伍、教材、实验实习基地、学风建设等方面的内容。④加强现代教育技术应用、促进产学研相结合、建立和健全教学质量保证体系，完善教学评估程序和方法，建立自我约束、自我发展的机制，实现教学管理现代化等方面的研究。

以上教学研究内容可划分为3个主攻方向：专业课程体系、教学内容和人才培养模式的改革。在全面改革专业必修课、选修课和隐性课程的基础上构建新的课程体系，构建新的教学内容体系，对教学内容减少不必要的重复，增加实践教学内容，减少课堂讲授内容；增加总论部分、减少各分论部分，进行结构的“三级划分”（核心内容、重要内容和一般内容），并全面加强各类教材建设，制作一大批有特色的多媒体课件、幕课、云课堂。构建新的人才培养模式，实施多年不断线的教育训练计划，科学组合实践教学环节，丰富教学组织形式，加强教学质量控制等。

高等医学院校教师参加教学研究，除了得到第三方对自身工作的认可，更多的是通过教育科研，提高自己的能力和水平，提高自身价值，不断改进自己的工作，提高育人效率。教师进行教育科研，必须以本职工作的内容为主要研究对象，切忌脱离实际的“学术”研究。教学研究往往由不自觉向自觉转化，教师应从工作的历程中逐步对教育科研产生兴趣，自觉主动地进行教育科研活动。教师要注重学习，注意观察，分析思考，不断积累，加强交流和研讨，及时反思和总结，通过研究逐步掌握教育科研的规律和方法。教育科研不是短期行为，应贯穿教师教育生涯的始终。教师要使自己的教育科研工作取得实效，关键在坚持，坚持就能发展。当然，教师研究教学问题也要遵循科学研究的一般方法：①有科学的假设，即根据教育实践提出问题，从已有的经验或研究成果出发，明确研究课题的核心和主攻方向，搞好实验设计；②控制好无关因子，防止偶然因素影响研究结果；③通过充分的事实和可靠的数据得出结论；④研究结果要回到教育实践中去验证和应用。

2. 教学研究的特点

高等医学院校教师要对自己的身份有一个明确的认识，教师的角色要求教师不仅是知识的传授者，而且是学生学习的组织者、指导者。在组织学生学习的同时，应引导学生逐步形成健康正确的人生观、价值观。不仅要教会学生掌握知识，更重要的是要教会学生如何学习。教师参加教育科研有助于提高教师自身价值，强化创新意识。教师经过深入研究，可以真正做到“常教常新”。同时，教育科研的成果也能引起领导和社会的重视和承认，较好地体现其社会价值。教师参加教育科研，能促进教师继续学习、终身学习，有利于潜在的创造力的发挥，使教师成为永远闪光的恒星。因此，作为高等医学院校教师，要搞好教学研究，就应该认识到其特点：①具有研究价值。通过课题的研究，应有利于提高教师素质，有利于提高教学质量，有利于促进学生的身心健康和全面发展，有利于推动素质教育的实施。②具有科学性。主要体现在课题的指导思想和研究目的明确，理论科学合理，事实真实充分，有实践基础和理论基础。③具有创新性。课题反映新的内容，反映时代特点，反映新的视角，应用新的研究方法，是没有做过或做过却未能解决的问题。④具有可行性。课题具备进行研究的主观与客观的条件。主观条件是指研究者本人所具有的理论水平、知识、能力、专长、经验、基础，对课题的理解程度、兴趣、资料掌握得是否深入和广泛；客观条件是指课题研究所必需的资料、设备、人员、时间、经费以及领导支持程度等因素。

（三）培育教学研究成果的措施

（1）建立教学研究制度。教学研究的广度、深度反映学校的办学水平和层次，各高等医学院校常规是教务处牵头组织开展全校性教学研究活动，构建学校教学研究的组织框架，经过调研、分析，在广泛征求意见的基础上，形成构想与实施意见，推出教学研究项目的立项工作，出台教学研究的配套激励机制。

（2）提高实践效果。教学成果要经过教学实践检验，才能知道是否具有比较明显的教学效果，才能知道对于解决重大现实问题是否有重要作用，才能知道对提高教育教学质量、全面推进素质教育是否可以做出较大的贡献，才能知道对于深化教学改革是否有较大的指导意义和推广价值，才能知道在深化教育改革、推动地方经济发展中是否能起到促进作用。教学研究成果的培育需要教育教学理论的指导，只有注意学习教育教学理论并自觉地、能动地运用理论去指导教学实践，才能提高实践效果，创造出优秀的教学成果来。如何把教学过程的实践提到理论的高度，总结出一些符合教育规律性的认识来，是培育工作的一个重要内容。用理论指导实践，并通过科学总结使对成果的认识产生一个飞跃，这既是高水平总结的标准，也是教学成果先进性、示范性的重要体现。

（3）制订完善的设计方案。创造优秀教学成果，既不是指具体的教学工作业绩，也不是指某门课程的课堂教学效果，而应是围绕创造教学成果而制订的整套方案。参与教学研究的研究者不仅要制订完善的设计方案，制订本课题从立项到效果检验等一系列环节的教育教学方案，还必须有直接的完整的实施过程。

（4）积极推广应用。教学成果都具有一定的示范作用和推广价值，应具有反映其成果质量或水平的科学总结、调查报告或系列论文、论著等。教学成果不仅是工作过程的讲述和成果的记录，还具有科学性和规律性，并可以在一定范围内推广运用。在成果的总结中，推广应用的总结也是相当重要的部分。

（5）发挥好校内与校际的协同作用。虽然各高等医学院校在教育、教学领域的研究很多，但涉及的方面也多，参与者应发挥群体力量，对教学成果所涉及的相关内容进行协同攻关。部分可以在校际协同的项目要争取集思广益，这也有利于对比研究和成果申报。通过群体优势既可共同完成和创造出优秀的教学成果，又可提高整体教学与教研水平。

（6）重视各级教改项目申报立项和教学成果申报工作。

（四）培育教学研究成果的工作步骤

（1）做好前期准备和工作规划。高等教育的教学成果奖主要包括国家级教学成果奖、省级教学成果奖、校级教学成果奖三大类。做好规划是顺利开展评审工作的前提，在认真领会各级下发的教学成果奖励工作的通知等相关文件精神后，相关职能部门应积极与有关部门进行磋商，对申报范围、名额分配等达成一致意见，共同做好工作规划。

（2）全面部署，营造良好氛围。为了引导广大教育工作者积极参与和申报高等教育教学成果奖，学校层面上可以出台工作指南，详细介绍申报教学成果奖的特点和重点，阐述申请与推荐教学成果奖的有关事项和问题等。同时，设立信息专栏，将教学成果奖励工作的有关要求、信息在专栏上发布，为相关材料和表格的下载提供方便。最好召开教学成果奖申报的工作会议进行专项部署，把这项工作与学校的学科专业建设、师资队伍建设、教育教学改革紧密结合起来。

（3）强化工作指导。相关职能部门对申报的成果进行初筛后，可以组织专家深入一些有望取得较高级别奖励的课题组，帮助他们认真领会申报国家和省教学成果奖工作的有关精神，科学总结教学改革经验，精心凝练教学成果，细致组织申报材料。同时，聘请知名专家对有鲜明特色和较强竞争力的教学成果进行鉴定。

（4）认真核查，提高申报质量。抽调专家对推荐的教学成果申报材料逐个进行核查，对其中不符合要求的成果要求其进行修改，以确保申报材料符合要求，有较高的质量。在校内初评中要切实增强大局意识和责任意识，本着“公平、公正、公开”的原则，严肃认真地进行评审，确保评审工作的权威性和严肃性，确保优中选优。

(5) 校级、省级到国家级教学成果奖的申报有一个过程，一般下一级一等奖是申报上一级奖项的起点。每一级教学成果奖评审结束后，都可以请专家审查纸质申报材料，提出修改材料的意见。对尚未组织专家鉴定的项目，应积极组织高水平的鉴定会。

（五）重视教学研究的设计

教学研究是一种社会科学研究，其研究设计实质上就是制订研究的计划和策略。它根据研究的问题，制订一个切实、科学的研究方案。研究设计在整个研究过程中具有重要意义，其包括：明确研究目的、对象，陈述研究的问题，提出初步的设想；说明研究的意义和条件；选择研究方法；确定研究步骤；考虑资料整理与分析的方法。常用的教育科学研究方法有观察法、调查法、历史法、比较法、统计法、实验研究法、行动研究法等。

在具体操作过程中，不管是教师还是理论工作者，都应该注意将教学研究成果内容章节化，这是成果转化为课程的重要工作和基本文本结构。尽可能把成果内容划分为若干章，每一章、节按不同内容安排。

章节内容的一般安排：第一章一般介绍该成果的基本情况，包括该成果的由来、意义和价值，该成果的重要概念的介绍，该成果的基本研究方法，该成果实施过程简介，成果的实际效果以及该成果适用的范围；第二章一般为该成果研究的文献资料情况，可以介绍和该成果有关的国内外的研究资料的分析、综述等；第三章一般为该成果采用的基本教育教学原理和思想；第四章一般为该成果在课堂教学实践中的策略、方法以及原则等；第五章一般为该成果的教学方案的设计思想及课堂实录，或者是有关教案的分析；第六章一般为该成果的教育教学案例，或者有关教学随笔；第七章为该成果与研究性学习相结合的内容；第八章为与该成果有关人员的论文等研究文章。当然，这是一个大体的结构，不要求每一项教学研究成果都必须“依样画葫芦”。

（六）培育教学成果的其他一些经验

(1) 早谋划。获得教学成果奖的成果大都保证有两年以上的实践检验时间，故谋划的时间要早。不要等着前一届成果奖评完，再策划下一届申报的成果选题。当然，从单位的角度来讲，最好是建立一个“教学研究成果储备库”。

(2) 深入研究，不要浮于表面。获得高级别教学成果奖的项目，一般在调研基础上，对国内同类课题的研究有比较准确的把握，以创新的思路进行深入的分析与研究，并结合本校学科（或专业）的实力与实际，选准预期可取得明显成效的课题，从而保证教学成果成为首创或具有国内先进以上水平。

(3) 创意新。教学成果不是属于理论研究的成果范畴，必须具有理论与实践相结合的品质。

(4) 结合教改。教学成果的形成要紧密结合上级主管部门的要求，在学校开展专业教改与建设、主要课程建设、重点实验室建设、师资队伍建设和教风学风建设等教改工作的基础上，深入调查研究，开拓创新。

（5）做好佐证材料。成果负责人除了要认真按照要求撰写好成果总结，使成果的内容和成效客观地展示出来，还要精心挑选较完整的佐证材料。

（6）重视成果鉴定。申报高级别的教学成果奖，必须要经过专家的鉴定并获得专家的客观好评。专家提出的建议和意见一定要重视，以便对成果进行必要的修改。

五、精英教育没有真正落实

中国现代高等医学教育属于中国现代高等教育这个大系统，中国现代高等医学教育是中国现代高等教育的子系统。作为子系统，中国现代高等医学教育也有自身规定的主体、客体、介体和环体等内容。在此，我们将着重分析精英教育对于中国现代高等医学教育的影响。国外医学教育一直是精英教育，国内的部分老牌的医学院校，医学生招生人数少且录取分数一直保持很高的水准。不过最近十多年来，医学教育的规模扩张过快，新办医学专业的录取分数较前有所降低。规模扩张过快，一方面对学生来说不利，因为许多学生没办法通过毕业后的执业医师资格考试；另一方面，对社会不利，质量不高的毕业生进入医生队伍，有损这个行业的整体水平与形象。医生培养应该宁缺毋滥。

精英教育指的是高等教育的公认标准：适龄人口入学率在15%以下者称为精英教育，入学率在15%以上至45%以下者称为大众化教育。精英教育有其特殊的选拔方式，精英教育特别强调受教育者的智力、基础，有机会接受所谓精英教育的人占同龄人的比例很小；精英教育不是单纯通过考试分数来培养“考试型”人才，而是以提高综合素质作为学生的培养目标。如果只从表面风度与生活方式上去理解“精英”，精英教育也就成了对物质时尚与潮流的追捧。创办于1701年的美国耶鲁大学三百年来培养了大批影响美国乃至世界的风云人物，甚至被誉为“总统的摇篮”。耶鲁校长被问及应如何培养精英人物时，他并没有过多地谈及耶鲁的硬件设施在培养精英学生过程中的意义，而是谈到了学生社团。他指出，耶鲁的学生有自己组织的250个社团，由于每年都有学生毕业，这250个社团中，每年都有一些要更换领导班子，而耶鲁大学有1万多名学生，这样算来，20%的耶鲁学生都有机会成为某个社团的主席。他认为，学生在自己的社团中会培养各种有用的能力。事实上，这些社团实际上就是培养领导才能的一个实验室，与人合作的能力、动手操作能力、说服动员能力等许多重要能力都在这些社团活动中得以培养。由此看来，学生最高贵的修养并不一定需要过高的教学成本，需要的是教育理念，如善意的微笑、妥帖的语言、团队合作的精神、组织能力等，这些都可以通过课堂与生活教育而获取。

美国社会学家特纳将精英培养模式分为二种：一为美国式，即将选择过程尽可能地推迟，所有人都可参加公开竞争，最后产生少数精英，谓之“竞争流动模式”；另一种以英国20世纪50年代的教育为参照，即在文法学校实施早期淘汰机制，胜出者接受专门的精英教育，称为“庇护流动模式”。法国的精英教育结合了美国模式和英国模式的特点，只有那些高中毕业会考的佼佼者，经过大学预备班的选拔之后，才能登上大学这一通往精英的坦途。在笔者看来，精英教育体系下的精英人物自然也具备一种能力，即勤奋。精英的产生离不开激烈的竞争和艰苦的历练。成为精英的路是崎岖的，准精英要付出常人无法想象的努力。作为施教者，如果精英教育只局限于优越的生活，这无疑只是学到了皮毛，更危险的是，这种教育将传递给受教者一个错误的讯息。培养精英人才，首先教育者要从整体上把握精英对社会的价值与意义，而不是为了多创造些经济价值，打着精英教育的旗号误人子弟。渴望成为精英的人也要明白，精英首先需要“精神”，在担当社会责任方面，精英要有“英雄”的风范，要在创新与社会思想进步上有所作为，要引导社会向和谐方向发展。事实上，不止美国，加拿大、英国、澳大利亚、欧洲以及亚洲一些其他国家的教育体制中都有精英教育的理念。比如加拿大的 IB/AP 课程，英国的寄宿制中学，澳大利亚的高级中学、八大名校，欧洲的德国、法国、荷兰的世界名校授课制课程，日本的大学院等，都注重精英教育理念的体现，旨在培养有修养、有能力的高级人才。

目前，中国作为世界上第二大经济体，我们的医学教育势必迎来新的发展机会。之所以这么说，是因为我们的教育领域也在进行深化改革。无论是民办教育还是公办教育都在进行结构调整。这种调整并非没有规律，而是按照社会发展的需求合理化配置资源。其实早在改革开放初期，我国的高校已经有了结构调整，为了更好地服务社会，部分高校整合了部分社会资源。除此之外，部分实力雄厚、办学历史悠久的高校会不定期举办医学教学的教育交流工作，其目的就是促进高等医学教育不断发展。

六、中医教育国际交流方兴未艾

进入 21 世纪以来，我国综合国力大幅提升，国际地位显著提高，中医药事业取得长足发展。多种形式的中医药对外医疗保健服务向全世界展示了中医药在医药卫生和人类健康促进中的独特优势。多途径、多形式、多层次的中医药国际教育合作已具有一定规模，一些中医药国际科技合作项目在国际医学界引起广泛关注，中药企业走向国际市场的步伐加快，中医药产品和服务贸易稳步发展。目前，我国与外国政府及有关国际组织已签订了含有中医药合作内容的双边政府间协议 96 个，专门的中医药合作协议 49 个。第 62 届世界卫生大会通过了《传统医学决议》，敦促各成员国将传统医学纳入国家卫生服务体系中予以发展。“中医针灸”已被联合国教科文组织保护非物质文化遗产政府间委员会列入“人类非物质文化遗产代表作名录”，《本草纲目》和《黄帝内经》入选“世界记忆名录”。60 多个国家和地区的 200 多个团体会员加入了世界针灸学会联合会和世界中医药学会联合会两个国际中医药学术组织，世界针灸学会联合会已与世界卫生组织建立正式关系。中医药在国际医学界的地位越来越重要，中医药对外交流与合作工作已成为我国外交工作和中国特色医药卫生事业发展中富有特色且不可或缺的重要组成部分。

随着健康观念和医学模式的转变，中医药的整体思维、辨证论治、“治未病”等核心思想正逐步得到国际社会及多学科的认可和接受。近年来，中医药在卫生应急和重大疾病防治方面的特色和优势作用正被越来越多的国家和地区所认识。中医药已传播到世界上 160 多个国家和地区，许多国家明确了中医药（特别是中医针灸）的法律地位，将中医药纳入医疗保险范畴，部分国家成立了专门的中医药管理机构，中医诊所、针灸中心已成为许多国家提供传统医药服务的主要模式和场所。中医药正处在快速走向世界的战略机遇期。

中医是世界医学中的一块瑰宝，自古以来就备受众多外国医学人士的青睐。古代的朝鲜、日本、越南等国的医者纷纷前来学习中医，并将中医知识带回国内，成为本国医学的重要部分，西亚、欧洲各国也通过丝绸之路引进了部分中医药材和中医技术，为本国人民的健康做出了不小的贡献。新中国成立初期，中医是我国与其他国家进行文化往来的重要媒介，中医也因此得到了进一步推广。早在 1977 年 9 月，北京中医学院就开办了首批外国医生针灸学习班。1980 年由中国医史文献研究所李经纬研究员等编撰的《中医名词术语》被翻译成日文，并深受日本汉方界的欢迎。1984 年，日本出版界邀请中国医史文献研究所李经纬研究员同人民卫生出版社的工作人员赴日协商《中医大辞典》的日译问题，日本汉方界对此给予了高度重视，日本东亚医学协会理事长、著名汉方医学家矢数道明先生和著名汉方家大塚恭男出席了座谈会。1984 年 5 月，中国医史文献研究所李经纬研究员等随中国科协组织的访问团应美国科学促进会邀请访问美国，李经纬研究员作了题为《中国古代传统医学的科技成就》的报告，在美国医史学界引起很大反响。为了顺应改革开放的步伐，将中医教学推向国际化，1989 年 9 月，国家中医药考试中心、国际针灸考试中心正式成立。1991 年 3 月，中国国际针灸考试委员会正式成立。1991 年 6 月，北京中医学院东直门医院与德国实业家施道汀尔合作在德国兴办了欧洲第一家中医院——魁茨汀中医院。1992—1997 年，中国医史文献研究所郑金生研究员与慕尼黑大学医史研究所所长文树德教授合作，英译了《黄帝内经·素问》。2006 年，以“传统医药在新世纪的机遇和发展”为主题的第三届国际传统中医药大会于 9 月 20 日至 22 日在加拿大多伦多举行，来自世界 20 多个国家和地区的 300 多名中医药界专家和学者共同探讨了中医药临床经验和理论以及中医药未来的发展和方向等问题。

由此可见，中医是中国文化走向世界的一个重要窗口。传承中医，并将中医发扬光大是华夏儿女的心愿，也是义不容辞的责任，而以中医教育为主打的中国医学教育“走出去”，则是一种非常有效的国际交流手段。

然而，中医教育的“走出去”并不是一帆风顺的，在对外交流与合作的过程中还是面临着不少困难和问题。中医药科学的内涵、地位和作用还没有得到国际社会的广泛理解和认可，许多国家的政策限制了中医药为世界各国人民提供医疗保健服务。中医教育在海外发展良莠不齐，人才队伍和国际竞争力及影响力还不能满足中医教育对外交流合作的需要。中医教育对外发展的任务仍十分艰巨。

第二节　中国高等医学教育的改革方向

中国现代高等医学教育在全面深化改革的大背景下迅速发展，但也存在一些值得深思的问题。无论如何，中国现代高等医学教育要始终坚持正确的改革方向。正确的改革方向是保证中国现代高等医学教学基本性质不变的必要条件，也是中国高等医学教学不断实现超越的必然要求。

一、以人为本，创新发展高等教育管理系统

以人为本，是中国共产党全心全意为人民服务根本宗旨的体现。所谓以人为本，从最一般的意义上说，就是维护人的尊严和权利、尊重人的价值。在现代高等医学教育发展过程中，也应该和必须尊重人的价值。可以这样说，以人为本的原则要贯穿高等医学教育发展的始终。

（一）尊重受教育者的主体地位

教育者应充分发挥主导作用，耐心地了解受教育者的需求，积极主动地研究社会发展和人的发展的新变化，全面地掌握受教育者的基本特征。就这个问题，笔者认为，当代青年至少存在以下几个方面的特征。

其一，当代青年思维活动有了长足进步，诸如批判性思维和创造性思维能力不断增强，参与政治的热情也高涨。其二，政治参与与社会化程度不断提高，社会管理的责任意识也较强。其三，自我意识基本成熟。遵循规律的教学是可以赢得青年的，赢得青年就能赢得未来，为我们的社会主义现代化建设做贡献。笔者认为，要贯彻以人为本的原则，顺应当代青年的特征，从而保证高校高等教育医学发展的基本方向。

（二）在管理中突出以人为本

社会主义高等医学始终坚持党性和人民性的统一。所谓人民性，就是以人民为动力，让人民享受发展的成果。确切地讲，人民性也可以称为服务性。因为为人民服务是党的宗旨。在具体的实践过程中，突出以人为本就是确保人民性。以往的教学过程中，部分教师基本的专业知识不够，对于管理学知识掌握不多。这就导致其在具体的教育教学过程中缺乏技巧。因为对学生不了解，采取的办法就可能与学生的成长规律相违背。解决这一问题，需要广大理论研究者共同努力。就这个问题，笔者认为，我们要学会做学生的倾听者。学生正处于成长期，他们会遇到来自学习、爱情和就业等多方面的压力。作为教师，要及时了解学生的基本信息。了解的过程也就是亲近学生的过程，教师与学生谈心，了解他们的所思和所想，从而有针对性地解决他们的困惑，这种管理方式就是以人为本。与以往的教学相比，最大的一个特点就是让师生彼此了解，彼此信任。

（三）在教书育人中突出以人为本

教书育人是教师的责任，特别是高等医学教育本身承担着社会的责任和社会的期望。教师要更多地关注教育，更多地关心学生成长。在这一时期，教师要注意引导性教学。但事实是，部分教师因为种种原因，对教学不负责。比如有的教师为了完成教学进度，让其他不具备教师资格的学生代课，这就是对教学的不负责。更有甚者，有的教师从网络上下载别人的课件应付教学。这是极为不负责的，每个学生和每个学生的特点不同，而且教师的风格也有很大差异，照搬别人的课件教学对于教师本人来说，其业务能力没有得到提升，对于学生来讲，其创新能力会受到很大的影响。因此，作为校方，要及时检查教师的教学进度，对教学过程中出现的不良现象要予以惩处。笔者认为，要确

保高等医学教育朝着新的方向发展，必须进行深化改革，特别是法制化教育治学。只有让法制化教学逐渐被人认可，高等医学教育改革才能取得重大突破。

（四）在服务中确保以人为本

服务是高等医学教育必备的一项重要技能。这里的服务是狭义的，指一般的外界环境的保障措施。就高等医学教育来说，其外界的环境主要指科研的管理制度和用人机制。比如面对高等医学的发展，部分高校提出“招聘百名博士计划”。这一点是为了高校的持续发展考虑的，但应该注意的是，博士进入高校后是要经历一个过渡期的。此期间学校应给予照顾，让其有信心为学生服务。此外，学校的后勤部门应根据学生的需求设置不同的特色通道，比如有的学生来自农村，如何让农村的孩子更多地得到照顾，这是学校应努力争取做到的。

二、注重质量，建设一流医学人才培养体系

高校的发展一方面体现了我国对人才的急切需求，另一方面也引起了人们对一些问题的深度思考。就高等医学教育来讲，招生数量增加的同时更要树立质量关。质量关是一个系统性的概念，如何理解呢？笔者认为需要从招生质量、培养质量、输出质量和评价质量四个方面下功夫。

（一）招生质量是建设一流医学人才培养体系的基础

纵观近年来高校医学招生，分数还是主要参考指标。但笔者认为，在重分数的同时，还应该关注学生的基本道德情况。关于如何判断道德好坏，这一点还需要多方面力量的参与，建立良好的评价机制。随着经济全球化的程度加深，金钱交易与高校招生甚至有了勾结，要杜绝这种现象的发生。除了重品行和成绩之外，高校要树立正确的政治方向，确保社会主义性质办学方向不变。

（二）培养质量是建设一流医学人才培养体系的关键

培养质量指的是高校在具体的课堂教学中重视质量。传统的课堂教学随着时代的发展，在某种程度上有些不符合当前时代发展的要求。比如就目前的教材来讲，用的基本上都是统一的，但地方性院校可以根据自己的区域特殊性设置带有地方特色的课程。高校要注重对学生基本技能的培养，多组织学生到医院实习。实习是在培养质量上下功夫的重要环节。就目前而言，高校要在培养质量上多努力，不要因为某些原因而丧失创新的动力。高校培养的人才是国家提升国际地位的重要力量，是建设中国特色社会主义的重要力量。作为高校要从全局出发，注重培养质量是保证高校人才培养体系建立的重要环节。

（三）输出质量是建设一流医学人才培养体系的核心

当前，国际形势复杂，国际环境也面临着诸多挑战。在这种情况下，人才输出至关重要。笔者认为主要有以下几个原因：其一，国家建设需要大量的技术性人才，医学教

育的好坏关系到人的健康，是保证国家建设正常发展的重要力量。其二，当代青年走出去的愿望相当强烈。随着城市化的程度加深，更多的农村人口进入城市，这个时候要重视对他们进行医学方面的基本常识教育，需要大量的人才。其三，国际发展需要大量的医学人才。我国作为联合国的重要成员，始终奉行和平共处五项基本原则，积极参与国际事务。每年都会派出维和部队进行国际救援，这急切需要大量的医学人才。他们能够为战乱国家的人民带来希望，让他们走出战争的阴影。以上三点因素都是输出质量的现实基础。医学人才输出推动着国际国内社会发展，有利于人类命运共同体的建设。

（四）评价质量是建设一流人才培养体系的要求

我们以往的教学过程虽有评价质量体系，但以往的评价质量体系容易受到自社会各界诸多因素的影响。当前，我们要有科技竞争意识，不断利用科学技术提高评价质量体系，推动和加快我国一流人才培养体系的建设和形成。

三、多方联动，构建医学教育研究性医疗体系

联动，即为引导不同级别、不同类别医疗机构建立目标明确、权责清晰的分工协作机制，以促进优质医疗资源下沉为重点，推动医疗资源合理配置和纵向流动。构建医学教育研究性医疗体系是努力解决以往医学教育缺乏综合性问题的有效措施，应注意以下三点。

（1）家庭要自觉。家庭自觉是构建医学教育研究性医疗体系的基础。家庭有其特殊性，处于学习阶段的学生往往受家庭影响比较深。家庭影响往往具有以下几个特点：第一，家庭影响具有普遍性和长久性。一个人生活在一个家庭中，受到的家庭环境的影响是具体的、有限度的。每一个人都生活在家庭中，都毫无例外地受到家庭的影响，从这个意义上讲，家庭影响又是普遍的。家庭是一个人接触最早、最长久的群体。人的一生都伴随着家庭，因而家庭影响具有长久性。第二，家庭教育具有渗透性。家庭教育不仅体现在家庭环境中，也体现在家庭的生活当中。第三，家庭教育具有针对性。父母根据自己的特点，有针对性地施加思想品德方面的影响。第四，家庭影响的主体具有血缘伦理的亲和性和权威性。家庭作为高等医学教育的重要环节，必须加以重视。

（2）学校要发力。学校是培养人才的重要基地，更要发力为构建医学教育研究性医疗体系做贡献。目前，国家高度重视高等医学教育，曾多次召开会议。高校要积极学习党中央关于医学教育发展的精神，不断落实党中央对医学教育的具体要求，这是基本的要求。地方性高等院校在医疗建设方面更要下功夫努力发展，在医疗建设中要注重队伍建设。注重队伍建设时要根据专业特色和年龄结构进行有序调整。同时，地方性高等院校彼此之间要经常交流办学经验。每个学校都有自己的办学历史和办学经验，彼此互相学习可以促进进步。此外，地方性高等院校要建立自己的科研研究队伍，对于医学领域存在的问题要攻坚克难，不要因为某些问题而丧失信心。只有这样，研究队伍、研究课题才会建立起来。

（3）社会要主动。社会拥有大量的资源，有助于解决一些难题。社会人士和企事业单位要积极与高校合作，彼此之间加强交流。这种交流能够加快技术的转化。社会人士

和企事业单位拥有资金，高校有人才和技术，彼此合作有助于实现价值转化，推动社会发展。为了进一步提高学生的学习积极性，部分企业家资助贫困学生上学，这是一个好的态势。

（4）国家要主导。国家要从大局出发，制定相应的政策。近年来，国家各项政策的落实情况参差不齐。究其原因，与个别部门办事不力有关，也与部门对医学教育的不重视有关。在深化改革的大背景下，中央派出的检查组可以为推动医学教育的发展提供保证。

四、严格把关，强化医学教育质量评估监督

高等医学教育质量评估监督的力度决定着高等医学教育的发展程度，对其严格把关是强化医学教育质量评估监督的关键。

（1）严格培训过程。高等医学具有很强的实践性，任何一个医学专业的学生都要参与到实践当中。也就是说，每一个医学专业的学生都要参与到治疗队伍中。就目前的形势来看，加入定点性单位实习已经成为普遍现象。这一方面缓解了地方性医院人才紧缺的局面，另一方面也有助于锻炼和提高学生的基本技能。学生也非常珍惜实习的机会，因为他们深知这是他们进入社会前的最好的实践方式。学校对参与实习的学生都安排了带队老师，这种方法有序强化了教育质量。培训是基础性的，经过一段时间，学生的适应能力和业务能力都会有所提高。

（2）监管部门要负责。监管部门具有监督权，一定程度上给高等教育提供了一个健康发展的环境。监管部门如何执法，如何执法有效？这些问题都是需要进一步考虑的。高等医学教育专业在教学时，一定要注意对学生的道德教育。所谓道德教育就是让他们对利益有明晰的认识。学生在接受教育的过程中一定要接受道德教育。只有这样，他们在行医的过程中才有医德。也只有这样，我国医学教育才会走向世界。

（3）审查要及时。强化医学教育质量要不断对资格进行审查。既包括对行医人员的政治审查，也包括对医疗单位的资格进行审查。近些年来，人们的物质生活不断丰富，对健康也高度重视。对医疗单位进行审查是因为近些年来黑诊所的出现影响了整个医疗市场。当前，随着网络时代的到来，部分人利用网络进行所谓的医疗犯罪，这是违反社会主义道德要求的，必须进行严格审查。

（4）除了以上三点外，整个社会也要发力。一旦发现医疗不良现象，要及时报告给相关部门，只有这样，我们的社会风气和医学教育风气才会健康。

五、唇齿相依，实现教科研一体化协调发展

高等医学教育经过数十年的发展，已经形成了较为完整的体系。随着中国国际地位的提升，中国的高等医学教育也逐渐走出国门，走向世界。这是几代人、几十代人努力的结果，是教科研一体化的结果。

（1）教学是实现创新的关键，主要的技能传授阵地是学校。学校承担着育人的责任，承载着国人的期望。经过几十年的努力，我国的教学实现了跨越式发展。之所以说

跨越式发展，是因为中国的高等医学教育伴随着改革开放，办学方向保持不变，唯一改变的就是教学方式。以往的教学方式注重纯粹的理论灌输，缺乏一定的社会基础。当然，这与社会环境有关，也与学生的特点有关。近些年，青少年呈现出一些特点。这些特点是非常鲜明的，比如思维活跃，冒险精神较强，爱探索等。然而，学生受网络的影响，接受的是碎片化的知识。青少年容易受到这些碎片化的知识，特别是舆论的影响，对已有的知识进行否定。这种态度是要不得的，党中央注意到这些问题后，提出了社会主义核心价值观，用三个倡导为人们提供了时代导向。教学领域深化改革是高等教育深化发展的重要措施。

（2）研究是高校的重要职能，高校教师除了教学之外还必须实现科研成果转化。中国的医学事业不断壮大，中国医疗研究的程度不断加深，为了走出国门，走向世界，我们必须高举中国特色社会主义伟大旗帜，继续搞好社会主义的理论研究工作。这种理论研究工作需要不同专业、不同地方、不同领域的人员参与，为我国的医学科学事业发展提供坚实的基础性支撑。

（3）就整体而言，教学和研究要统一。统一的同时还需要各部门的不断努力，要注意政策的引导。负责医学事业发展的教育部门和立法部门要及时听取高校教师和领导的意见，广泛听取意见有助于政策更加科学和可行。科学性是从理论层面讲的，任何领域都要运用坚持运用唯物辩证法进行分析，要坚持唯物主义历史观不变，要用历史思维考虑全局，不断创新发展。这种创新体现在多个方面，如学术体系、学科体系，这都是医学事业健康和可持续发展的关键。

六、去行政化，减少对高校的干预

中国高等医学院校的干预主要表现为行政化色彩过于浓厚。这种行政化色彩的形成经历了一个较长的历史时期。在现代社会中，还有人认为“官本位”是完全正确的。这种认识是错误的，应深刻认识到管理者与人民群众的关系。按照马克思主义的唯物史观来讲，管理者也是人民群众，他们之所以能够成为领导者，是因为他们较其他人民群众具有一定的优势。这种优势体现在多个方面，比如从政治方面来看，管理者往往具有一定的领导力、影响力。这种领导力和影响力之所以能够形成，是因为他们为人民群众着想。换句话说，就是这些管理者具有坚定的群众基础。群众相信他们，相信他们能够在管理者的影响下过上幸福的生活。

然而，高等医学院校的管理者并没有深刻认识到这层关系。有一部分管理者认为自己是组织任命的，就应该一心一意按照上级领导的要求办事。这种高度集权的管理模式是不适应高等医学院校发展的。高等医学院校有一个独特性，这种独特性不仅仅体现在它是医学类的高校，更为重要的是高等医学院校培养的人才将来要为社会主义服务。他们是社会主义事业的建设者和接班人，对其管理太严初衷是好的，但这种管理模式往往不尊重学生的个性，容易使一部分具有创造性的人才失去奋斗的动力，这是不可取的。正确的方式是，要根据医学教育的规律、学生的成长规律和社会的发展规律对其进行恰当的教学。在这里需要指出，所谓的医学教育的规律是从活动开展的状态来讲的，具体表现为活动逐渐科学化，具有可操作性。学生成长的规律是指学生的成长本身带有一些特点。从情感方面来看，高等医学院校的学生的情绪逐渐稳定。从思维方面来看，他们具有较强的批判思维能力，对社会中的一些现象会发表自己的看法和意见。但是在现实生活中，他们也容易受社会舆论影响。

高等医学教育不能进行高度集权管理。集权管理下的高等医学教学是不会有生机和活力的。当前，中国进入了改革的深水区，在这种情况下，高等医学类教育如果继续集权管理，是不会有创新成果的。当今的高等医学类教育有突出成就的学校，他们实施的管理都是开明的，是从学校的发展和学生的成长出发的。根据学生成长的规律制定出的可行性的条例相比之前固定化、模式化的管理方式有了巨大进步。高等医学教育有其特殊方式，这种特殊方式表现在要根据世情、党情、国情的变化对于医学教育进行创新发展。对于一些难以实施的方案，可以先通过试点进行。管理者要通过一定的方式鼓励学生参与社会实践，不断地开阔视野，为实现自我的发展而不断做出努力。同时，领导者要积极协调各方利益。只有这样，高等医学教育才会迎来新的春天。

高校管理去行政化，不是指取消行政级别，而是指不要将高校作为一个行政单位来管理。高校去行政化是正确的高校治理改革方向，也是依法治校的具体体现。但大家一谈去行政化，马上就联想到大学要去行政级别化。有人甚至于将“去行政化”与“去级别化”等同起来。

中国高校管理去行政化主要是指政府在管理理念和管理方式上要去行政化。它首先针对的是政府，指政府对高校不能像管理下级政府机关那样进行，政府也不能像针对公务员那样地去管理教师。总之，政府主管部门不能把高校视作行政机关，也不能将教师视作公务员。这样才不会出现以公务员的办公用房标准去套用学校的办公用房分配，用公务员的出国限制标准去限制教师出国参加学术活动，以公务员的兼职标准去套用大学人员的兼职，因公务员需上交（代保管）因私护照而要求教师也上交因私护照……

行政化是过程，去行政化是一个结果。对于这个问题的深刻认识是进行高等医学教育的改革的新的方向。当前，社会的主流意识形态是社会主义核心价值观，进行行政化管理必然要以社会主义核心价值观为时代导向，为我们这个时代建立新的评价标准，让真正为社会做出贡献的人得到应有的回报。劳有所得，这是去行政化的目的所在。习近平总书记提出：“一个国家实行什么样的主义，关键要看这个主义能否解决这个国家面临的历史性课题。历史和现实都告诉我们，只有社会主义才能救中国，只有中国特色社会主义才能发展中国。”对于高等医学教育改革，也要清楚我们所面对的历史性课题就是行政化管理学校，这个问题解决不好势必会影响我国高校的正常健康发展。

七、保护传统，让教育“走出去”

中国高等教育要实现长远发展，必须要立足实际。所谓立足实际，就是我们在继承医学教育传统的同时，更要注重现代化教育的培育，要有国际视野，要有战略眼光，绝不因为困难而放弃。

（一）教育体制与观念国际化

中华人民共和国成立初期，为了打破旧的医学教育体制，建立一套新的医学教育体制，从 1954 年起，我国实行了医学教育苏联化，通过对苏联医学教育模式的借鉴和学习，我国初步实现了医学教育的系统化。现在，在我国医学教育中仍然可以看到某些苏联模式的影子。改革开放以来，医学教育以全新的姿态走出国门，广泛地吸收借鉴外国的有效教育思想理念，促进医学教育与国际的接轨，使我国的医学教育越加成熟。

现阶段，面对激烈的国际竞争，医学教育思想及技术日新月异，出现了一大批与时俱进的新思想、新技术，例如 PBL、LBL 教学法。我国的医学教育在国际化大背景下，需要不断进步，方能适应社会的发展需求。为了提高我国医学教育的水平，我们要积极开展医学教育的国际交流，借助国际平台，积极研究和学习国际医学教育的先进之处，促使我国医学教育加速发展，提高医学教育的综合实力。

我国医学教育的发展现在已经步入了一个新的阶段，如何实现医学教育同国际接轨是一个值得深思的问题。当然，实现医学教育的国际化是一个漫长的过程，需要不断坚持，不断完善。在借鉴国际先进经验的同时，也应该探讨我国医学教育的形式，走最适合我国医学教育发展的国际化之路。在过去 30 多年间，我国医学教育的模式借鉴欧美各国，国际交流以接待来访为主，自主主持、召开的医学教育会议不多。各地各级医学院校和教育机构的对外联系与国际合作长期处于被动、无序的状态。

为了提高医学教育合作交流的水平，提升我国医学教育的能力，我们应该正视并有效处理以下几个问题：

第一，明确自我教学特色。我国人口众多，与发达国家相比较，基础医疗卫生事业有待进一步完善和提高，因此，发展基础医学教育是我国医学教育的一个重要课题。医学教育以基础课程为主，要注重中等学生水平的提高，同时兼顾科研能力的提高，使他们具备充分的临床能力。此外，我国的医学教育存在着部分教育误区，如对全面能力的发展关注不够，医学教育体制化，灵活性不足。因此，要充分借鉴外国医学教育经验中调动学生积极性、创新能力的教学方法，将学习的主体地位归还给学生，创建灵活、民主的医学教育环境。要明确自我教学特色，抓住自身医学教育中的长处和短板，根据实际情况，撷取有效的教学经验和教学模式，以改善自身教学结构，在这个过程中要注意不能“一刀切”“一把抓”，不能全盘否定自己，迷信国外的教学经验，否则不利于我国医学教育的长远发展。

第二，注重外语水平的提高。医学教育国际交流中，具有高水平的外语能力是一个极为重要的环节。表 9-1 是医学院校学生的国际交流情况，反映了交流组和非交流组在英语水平、双语课程等方面的态度 [n (%)]。除英语外，交流组学生 47%学习过德语、法语或日语等第二外语，而非交流组仅 24%学习过第二外语（$P<0.05$）。

表 9-1 医学院校学生的国际交流情况

内容	交流组 （n=100）	非交流组 （n=100）	P 值
英语水平			
CET4	0（0）	13（21）	<0.005
CET6	17（100）	50（79）	
能否使用英语交流			
能，流畅	5（29）	0（0）	0.005
能，不是很流畅	10（59）	29（46）	
勉强或根本不能	2（12）	34（54）	
每天接触英语的时间			
>4 小时	2（12）	0（0）	<0.005
2～4 小时	8（47）	17（27）	
<2 小时	7（41）	46（73）	
学校使用英语教材的比例			
太多，一门课有多种教材	5（29）	35（56）	<0.005
合适	2（12）	11（17）	
太少，应增加教材	10（59）	17（27）	
开始双语课程的必要性			
必要	16（94）	28（44）	0.005
无所谓	0（0）	24（38）	
没有必要	1（6）	11（18）	

从表 9-1 中我们可以看出，交流组学生英语水平高于非交流组（$P<0.05$），在使用英语进行沟通上也较非交流组自如和自信（$P<0.05$）。

要提高医学国际交流合作的质量，外语教育是一个非常重要的部分。在提高外语水平方面，可以从以下几点着手：首先，基础英语和专业英语互相带动。在英语课程教学方面，可以让公共英语课和专业英语课互相借鉴，互相提高。对于公共英语课程，可以将学习的重点放在词汇量的扩展和听说技能的提高方面。比如，教学过程中设置一些场景对话，以医院为场景进行教学课程的开展；选取一些与医药发展相关的短文进行讲解，也可以组织学生进行同医药知识有关的辩论等。其次，可以多开展一些和医学相关的学术交流活动和一些外语形式的讲座等，来促进英语水平的提升，进而促进国际医学教育交流水平的提升。

（二）科研技术交流合作

在经济全球化、发展一体化、影响共同化的趋势下，科技国际化已成为当今世界的主要发展趋势和当代科技研究的重要特征之一。科学技术是在人类的共同努力、相互交流中得以不断发展。当前，伴随着经济全球化进程，人类所共同面临的人口增长、环境污染、全球性的疾病等医疗卫生的矛盾与问题越来越多，医学科研技术国际化的趋势日益突出，医疗卫生的科研技术发展，特别是前沿领域的重大项目研究进入了一个需要通过区域合作乃至全球合作才能全面发展的时代。国际环境全球化带来了国际医学科研技术的全球化，对于国家及地区之间相互学习和医学院校吸收新的科学思想、理论和先进的科研方法，跟踪世界前沿的科研方向，开拓新的科研思路，高质量地完成科研项目，尽早取得具有国际先进水平的科研成果具有重要意义。

发达国家加强国际合作的战略目标在于巩固其在世界科技领域的先进地位，发展中国家则更多侧重于适应经济全球化、发展一体化、影响共同化的发展趋势，避免在世界科技领域中落后于时代步伐。

在国际交流合作对于推动医疗卫生技术发展具有十分重要的意义。高校已成为我国国际科技合作最活跃的主体，采取多种形式开展国际科技合作，引进国外优质资源，创造与国际顶尖学者沟通、交流的机会，从而扩宽高校师生的思路和视野，是促进我国高校学科建设、增强学校科研实力的重要手段，也是高校为国家和地方经济发展服务的重要保证。我国医药高校要跻身世界一流大学的行列，除了要有鲜明的办学特色，在医学科学研究方面必定要有突出的成就，这是衡量大学整体水平和综合实力的重要标准之一。要提高科研的整体水平，跟踪国际科研前沿领域的热点研究，并有所创新和突破，开展国际间科技合作是最有效的方式之一。以江西中医学院为例，在高层次的国际科研合作方面，江西中医学院与德国柏林自由大学、美国安捷伦公司等海外高校、科研机构建立联合实验室，开展科学研究合作。部分研究项目已取得了初步成效，与美国高校和科研机构开展的 2 个项目获得科技部国际科研合作计划立项资助，资助经费 347 万元，为学校进一步开展中医药国际合作研究奠定了基础，积累了经验。

然而，改革开放以来，虽然我国高校在国际科技合作方面发展迅速并取得了显著成绩，但仍然存在一些深层次的矛盾和问题。其主要表现在四个方面：一是从合作方引进的技术水平较低，而且重复引进的现象较为突出；二是我国高校的技术出口数量少，竞争力不强，并且高校教师在开展国际合作的过程中知识产权保护意识比较淡薄；三是我国高校对引进技术的消化、吸收与再创新能力不足，国际科技合作成果的产业化程度有待提高；四是我国高校的参与面有限，合作项目的国际影响力不够。针对以上问题，笔者认为应从以下几个方面着手整改：

第一，合理调整人员层次结构。加大中青年骨干出访交流比例，以满足学科学术梯队的建立及后备人才的储备培养的需求，取得学科整体学术水平的提升。

第二，提高人员出访计划执行率。学校应有针对性地上报出国计划。出访经费问题也是导致计划执行率低的一个重要因素，政府、学校、邀请方等机构应提供有力的经费支持，提高人员对外交流的积极性。

第三，增加高水平的学术交流。层次高、专业性强的国际学术会议因参会专家大多是该领域的领军人物，故能够纵观全局、领导学科发展方向，与他们交流，不仅能了解国际最新动态，还能提升研究视野。我们的出访人员在选择国际会议前，应详细了解会议情况、组织者的层次，切忌盲目参会。

第四，强化交流目的。随着对外开放的不断深入，对外交流也日益增多，出访人员需要在主动了解对方的薄弱点和自身的优劣的基础上，主动去对话、去交流、去展示。

第五，形成有影响的高校国际医学合作模式。和世界一流的医科大学相比，我国医学院校交流合作的项目多为互访性的国际学术科技交流，或通过互访达成的大学、研究机构间的科技合作项目，迫切需要建立真正属于我国高校参与的、政府间的国际科技合作项目。同时，医学院校之间要建构起有效的信息沟通与交流协调机制，在考察、技术交流、项目合作等方面寻找突破口，体现独立性。

第六，建立稳定的投入机制。我国高校国际科技合作在科研资源特别是科研经费方面亟待形成稳定的投入机制。与发达国家相比，我国高校科技研发经费偏低。近些年来，美国、日本等发达国家的高校获得的R&D经费均超过了R&D总量的15%，而我国年高校R&D经费通常约占10%，为具有法人资格的独立科研实体机构的R&D经费的40%左右。另外，我国政府的科技经费对高校投入力度相对较弱。主要发达国家的政府R&D资金投入大学的比例一般在1/3以上。我国政府提供的科技活动经费中，大学还没有超过20%。少数重点院校以政府拨款、项目资助与企业投入等方式得到了较为充足的经费，但相当多的普通高校面临着科技经费不足的问题。

（三）医学教研队伍的交流

当前，我国高等医学院校的医学教研队伍普遍存在以下问题：一是教师总量逐年增长，但第一线教师的比例仍然不高；二是教师学历、职称结构逐步改善，但学科带头人梯队配备不合理；三是中青年教师逐渐成为教学、科研的主力军，但拔尖人才相对较少，专业设置与教师配备不够协调。加强师资队伍建设一直是医学院校对外交流与合作工作的重点。据2008年到2012年的研究资料统计，从学科、人员层次、出访类型以及会议交流情况等进行分析，医学院校对外交流的程度、学术研究水平和影响程度，具体情况如下。

出访人员层次：出访人员中高级职称所占比例最高，多为学科带头人，达80%左右，中级（含）以下职称人员所占比例则在逐年递增，2012年达到15%。出访人员多数为参加国际会议。这不仅能及时了解学科发展的前沿动态，也扩大了医院与其他国家医疗同行间的合作与交流，促进了学科的建设与发展。

出访类型：出访人员多数是参加国际学术会议，随着医学院校的飞速发展，学术影响力和学术地位的不断提升，对外交往日益增多，出国参加培训的人员数量开始不断增加，同时出访类型也发展为学术会议、访问考察、进修培训、短期研修、合作研究等多种形式。以第四军医大学唐都医院为例，具体参考图9-1和表9-2。

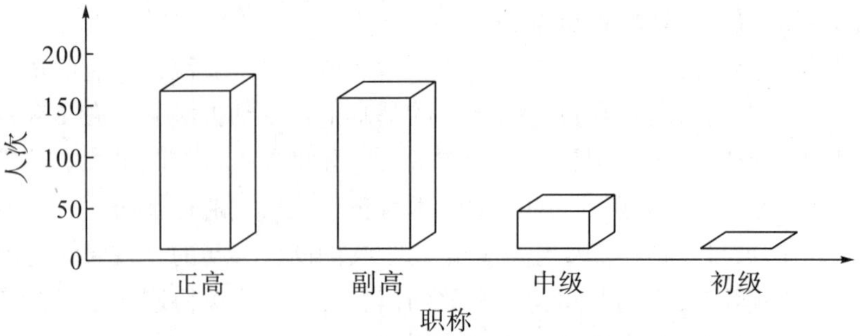

图 9-1　2008—2012 年第四军医大学唐都医院短期出访人员职称构成

表 9-2　2008—2012 年第四军医大学唐都医院出访类型统计（人次）

年度＼出访类型	学术会议	进修培训	短期研修	合作研究	访问考察	其他	合计
2008	37	0	1	1	0	1	40
2009	35	5	2	0	4	1	47
2010	53	1	0	1	2	2	59
2011	80	4	5	2	1	0	92
2012	73	10	1	0	16	0	100
合计	278	20	9	4	23	4	338

出访去向：由于地理位置的关系，亚洲一直是主要出访地区，出访地区集中在日本、韩国；出访北美洲、欧洲的人员也较多，北美洲主要集中在美国和加拿大两国；欧洲主要集中在西欧；大洋洲、南美洲和非洲较少。

由表可见，医学院校的国际合作研究交流中参加国际会议者最多，占出访总数的八成左右。这些参会人员或者为大会特邀演讲者，或者提交的论文被大会接收，或者研究的课题以壁报形式进行展示。正是看重参与国际高水平学术会议对自身的锻炼机会，一些年轻医师在政策的鼓励下，积极投稿，近年在国际会议上发表论文的数量有逐年上升的趋势。通过选派优秀教师出国进修，可提高师资队伍素质，改善知识结构；通过开展学术交流、人员互访，可使教师开阔眼界，促进教学水平的提高；通过与国外医学组织与机构的科研合作，可提高学校医学科研能力；通过请国际著名的科学家、学者、专家来校讲授新理论，传授新观念，教授新方法，可提高教学及整体学术水平。

（四）参与国际卫生事务

长期以来，中国积极参与全球卫生事务，广泛开展卫生领域的政府间和民间的双边、多边合作交流，积极参加国际社会、国际组织倡导的重大卫生行动。高度重视国际卫生援助，先后为许多发展中国家援建医院、培训卫生人才、开展疾病防控等工作，为受援国医疗卫生事业发展发挥了巨大作用。我国医学院校主要通过以下四种方式为国际医疗卫生事务提供医药人才和技术，对全球医疗卫生行动的开展，起到了功不可没的作用，同时也彰显了我国医疗的实力和人道主义精神。

（1）加强区域卫生科研合作。2003 年以来，以中国—东盟传染病防控领域的合作为开端，加快推进区域卫生科研合作进程。目前，中国已在大湄公河次区域、中亚区域经济合作、中国—东盟、东盟与中日韩、中日韩、亚太经济合作组织和上海合作组织等 7 个区域性合作机制下，开展与周边国家和本区域的卫生科研合作。从 2005 年起，中国与缅甸、越南、老挝合作，在边境地区开展疟疾、艾滋病联防联控项目，以及结核病、登革热防治等跨境合作项目。

（2）派遣援外医疗队。援外医疗队是中国履行国际义务，按政府双边协议向受援国派遣医务人员团队，在发展中国家开展医疗卫生服务的无偿援助项目。1963 年，中国政府向阿尔及利亚派出第一支援外医疗队。截至 2011 年，中国政府已先后向 73 个国家派遣了医疗队。目前，有 56 支医疗队分布在阿尔及利亚、坦桑尼亚、摩洛哥、津巴布韦等 53 个国家，为当地特别是贫困地区人民提供免费医疗服务，并为受援国引入大批先进医疗技术。50 年来，中国援外医疗队共诊疗患者约 2.6 亿人次。医疗队的工作获得当地民众的高度赞扬，而这些医疗队的工作人员很大一部分就是来自各医学院校以及附属医院的医生、专家。

（3）培训卫生人力资源。中国援外医疗队通过带教、讲座、培训等方式，将医疗技术传授给当地医护人员，提高受援国卫生技术水平。中国政府支持卫生技术机构在华为发展中国家举办卫生技术研修和培训。截至 2011 年，共举办培训班 400 多期，培训 15000 余人，涉及卫生管理、紧急救援管理、食品卫生、传统医药、传染病防控、实验室检测、卫生检疫和护理技术等知识。为帮助发展中国家培养高层次医学卫生人才，中国政府还向在华学习医学和中医药学的发展中国家学生提供政府奖学金。

（4）开展国际紧急救援。2004 年，印度洋地震和海啸在东南亚和南亚地区造成重大人员伤亡，中国及时派出卫生救援队赴泰国、斯里兰卡、印度尼西亚开展救援，并通过世界卫生组织向受灾国家捐助医疗仪器设备和美元现汇。近五年来，中国政府累计开展卫生紧急救援近 200 次，包括向发生疫情、自然灾害的几内亚比绍、马达加斯加、巴基斯坦、印度尼西亚、海地等国家派遣卫生救援队、提供物资或现汇紧急援助等。中国还派出救援队赴黎巴嫩、刚果（金）等国际维和任务区实施人道主义医学援助，派遣“和平方舟号”医疗船赴亚非五国、拉美四国开展巡回医疗服务。

（五）加快中医教育“走出去”

截至 2015 年，我国与国际组织和外国政府的合作得到进一步巩固和拓展；中医药对外医疗、教育、科研合作的规模不断扩大，效益显著提高；中医药国际标准制定取得突破，中医药文化的国际影响力明显增强；中医药民间对外交流与合作进一步得到加强，一批高水平中医药对外交流与合作基地基本建成，高素质中医药外向型人才队伍逐步形成。初步建立起适应中医药对外交流与合作的保障体系。我国计划到 2020 年，中医药发展的国际环境得到明显改善，中医药国际标准被更多国家认同，中医药文化传播和科普范围更加广泛，中医药对外服务范围和服务领域进一步扩大，对外交流与合作对中医药事业发展的贡献率显著提高。

为了实现以上目标，在中医教育对外发展的过程中，我们应该注意：

第一，加强与国际教育组织间的交流与合作。同国外的医学院校、医学教育组织建立长效合作机制，为“走出去”搭建有效的平台，营造良好的合作环境；深化与联合国教科文组织等国际组织的合作，积极参与国际医学教育发展战略、运行规则、政策动态和标准规范的研究与制定，推动建立有利于中医教育发展的国际规则体系。

第二，大力发展多种形式的中医教育对外合作。巩固现有中医对外医疗和教育合作的基础，鼓励有条件的中医医疗机构和社会资本与国外医疗机构、社会团体合作，在境外建立一批高水平中医医疗机构，提供中医医疗和养生保健服务。鼓励中医药高等院校、社会团体等机构与国外著名大学合作，扩大境外中医药学历教育和继续教育规模。优化教育结构、提高教育质量，推进中医药教育的国际标准建设。支持有条件的中医药院校拓展国际市场，吸引更多海外留学生来华接受中医教育。鼓励国内具有资质的中医药机构为国际中医药人员提供来华短期培训和进修。支持中医药院校开展对外非学历远程教育，提高中医药从业人员的素质和水平。加快建立中医医学学历共同认证的步伐。

第三，深入开展高水平的中医药国际科技合作。支持有条件的中医医疗机构、科研院所、高等院校和中药企业与国际科研机构、知名企业、名牌大学开展科技合作。利用国际先进的现代科学技术和方法，联合开展中医药基础理论、临床和中药产品等重点领域的研究。

第四，推动中医药科普知识和文化的国际传播。利用现代信息技术和传播手段，中医药科普知识和文化的国际传播，将中医药科普知识和文化传播工作纳入国家对外文化工作的相关规划。积极利用各种平台和方式，开展中医药文化海外推广工作。针对不同国家营造中医药医疗、保健、教育、科研、产业等侧重点不同的市场发展环境。组织开展中医药海外文化推介和科普宣传工程，在境外举办中医药文化巡展和巡回科普宣传。

第五，密切与港澳台地区的交流合作。通过设立和支持内地与港澳地区的具体合作项目，加强在政策法规、医疗保健、教育培训、科学研究、医药产品、文化传播、科普宣传等各领域的交流与合作。促进与台湾地区中医药领域的对话，增加交流人次、提高合作层次、拓宽合作领域，提高海峡两岸中医药服务能力。举办海峡两岸及港澳地区中医药学术交流大会，推进中医医疗、科研、教育、产业及管理等全方面合作，实现海峡两岸及港澳地区中医药事业的共同发展。

八、中西合璧，构建有中国特色的医学教育认证体系

（一）中国医学教育认证体系的构建情况

在同属西太平洋地区医学教育协会的澳大利亚医学理事会的帮助下，2006 年 5 月，依照世界医学教育联合会（World Federation for Medical Education，WFME）国际标准，按照 AMC 的认证程序，哈尔滨医科大学进行了试点性认证，这是国内医学院校首次接受认证。2008 年，教育部成立了医学教育认证专家委员会和临床医学专业认证工作委员会，并于当年 4 月依据修订完成的《中国本科医学教育标准（讨论稿）》，对华中科技大学同济医学院进行了试点认证；同年 9 月，教育部和卫生部联合颁布了中国《本

科医学教育标准——临床医学专业（试行）》，并正式开展临床医学专业认证工作。此后，汕头大学医学院、中南大学湘雅医学院和吉林大学白求恩医学院分别于 2009 年、2010 年和 2011 年接受了教育部认证工作委员会组织国际专家进行的认证。目前，认证标准、认证指南等认证相关的正式文件已经修订完成，以促进我国医学教育认证的良性发展。

从全球范围来看，除了在少数国家和地区，医学教育认证远未达到规范和理想的状态，主要问题大致可以归纳为：第一，从业者对医学教育认证的本质和目的在思想认识上还存在着误区，从而导致实际运作过程中出现偏差；第二，没有统一的认证标准和认证程序可供借鉴，以致不同国家或地区各行其是；第三，认证体系的建立与发展或多或少受到本国或本地区政治因素的影响，教育专家们对此也无可奈何；第四，缺乏有力的政策导向作为后盾，使得认证结果无法发挥应有的效力，认证形同虚设；第五，缺乏权威机构去评判认证机构的资质和水准。

对医学教育认证的理念和运作的认知不足是比较好解决的，只要多开展相关的培训和研讨活动，多进行沟通交流即可达到目的。最棘手的是政治因素的影响以及缺乏政策支持，这已经在许多国家得到验证。在我国，医学教育认证才刚刚起步，要最终统一认识并保证认证体系的有效运作，必须依靠教育部出台相关政策予以支持。

客观地说，医学教育认证可以给学校带来相当大的益处：第一，可靠的认证信息是对学校教育质量的肯定，使其在本地、本国或全球范围内树立声望，对学生和家长的吸引力增强；第二，学校所授学位为国家或国际认可；第三，学校受同业认可，进入具有竞争力的教育机构之列；第四，学校可获得行政与财政方面的自主权；第五，教育工作成果的客观资料可为学校争取到更多的资金和拨款；第六，认证可营造定期评估和改进的氛围，明确发展和规划的重点领域；第七，使学校职员、学生、管理者和评估人员等所有参与者受益。

不管是以自主机构还是以政府所辖部门的身份运作，强有力的认证体系对于促进医学院校的自我评估及不断改进都是大有裨益的，可保证医学生得到高质量的教育，进而提高全社会医疗卫生保健的服务水准，促进全民健康。认证的未来发展最终都要归结到理念宣传、资金投入和政策导向上来，只有对认证的必要性和重要性有了统一的认识，才有可能真正推进这一进程、完善相关体制。

20 世纪末，世界医学教育联合会（WFME）领导着一项医学教育重新定位的全球合作项目，其重点内容是制定并实施全球通用的医学教育标准。1998 年经世界卫生组织（World Health Organization，WHO）批准，WFME 建立“医学教育国际标准”项目。2001 年 6 月，WFME 执行委员会通过并发布了《本科医学教育全球标准》。在这个标准的基础上，WHO 西太区办事处制定的区域性医学教育标准《医学本科教育质量保证指南》也于 2001 年 7 月问世。美、英、澳、日等发达国家的医学教育标准经修订后也于 21 世纪初相继问世。WFME 在《本科医学教育全球标准》的前言中指出：“WFME 在其 1998 年的政策声明中已经提出建立世界医学院校注册制度的建议，旨在编制一个医学教育机构质量保证的名册，向众人明确指出那些在册学校的医学教育计划已经达到全球满足和认可的标准。”全球标准的问世，为解决我国医学教育改革与发展中出现的问题，规范医学教育治理，保证医学教育质量，提供了有利条件。应当认真研究这些国际医学教育标准，制定既符合中国国情、又顺应国际环境的中国医学教育标准。

使我国医学教育走上国际化的轨道，并逐步得到国际社会的认可，是发展我国医学教育水平的当务之急。受教育部和卫生部委托并经批准，中国医学教育质量保证体系研究课题组以《中华人民共和国高等教育法》为依据，在总结我国医学教育合格评估、优秀评估、水平评估和七年制评估经验的基础上，制定了《中国本科医学教育标准》，包括毕业生应达到的基本要求和本科医学教育办学标准。中国大陆所有本科医学院校都必须达到本标准规定的各项要求。本科医学教育是整个医学教育连续体中的第一个阶段，其根本任务是为卫生保健机构培养已完成医学基本练习并具有初步临床能力、终身学习能力和良好职业素质的低级医生；为学生毕业后继续深造和在各类卫生保健系统执业奠定必要的基础。医学毕业生临床工作的专业能力要靠毕业后医学教育、继续职业发展和持续医疗实践才能逐渐形成。本标准以五年制本科医学教育为适用对象，只涉及我国医学院校本科医学教育的基本方面，向其提出最低要求。对于长学制医学教育，应该在此基础上适当提升标准。本标准承认不同地区和各个学校之间的差异，尊重各个学校依法自主办学的权利，也不对教学计划、核心课程、教学方法等方面作出强制性规定，为各校的个性发展及办出特色留有充分的改革与发展的空间。本标准反映了我国医学教育所面对的国际趋势、国内环境和社会期待，它是各个学校制订教育计划和规范教学治理的基础或参照系，也是本科医学院校质量保证体系的重要构件，将对医学教育改革与发展发挥杠杆作用。每所医学院校都应该根据本标准制定自己的教育目标和教育计划，建立自己的教育评估体系和教育质量保证机构与机制。本标准用于我国医学教育的评价与认证，包括学校自评、专家组考察、学校认证和结论发布等。本标准必将受到评估与认证实践的检验，不断修改，才能逐步完善。

为使我国医学教育能够与世界医学教育同步发展，本课题组以 WFME 2003 年最新版本的《本科医学教育全球标准》、世界卫生组织西太平洋地区《本科医学教育质量保证指南》和《全球医学教育最基本要求》（GMER）为主要参照，同时也参考了美国医学教育联络委员会（Liaison Committee on Medical Education，LCME）2003 年新发布的《医学院校的功能和结构》，英国医学总会（General Medical Council，GMC）2002 年发布的《明日医生》，澳大利亚医学理事会（Australian Medical Council，AMC）2002 年发布的《医学院校的评估与认证》，亚洲 2001 年实施的《医学教育模式与核心课程教学内容指南》等。通过研究国际的改革与发展趋势，总结自身经验，我们清楚地认识到，加强医学教育的质量保证工作是培养高质量人才的需要，是为人民提供更好的卫生保健服务的需要，更是落实以人为本的科学发展观、构建和谐社会的需要。

（二）认证要素

毕业生的质量是衡量任何医学院校教育质量的终极标准。医学毕业生作为一名医学从业者，能否在日新月异的医学环境中保持其医学业务水平的持续更新，取决于医学毕业生在校期间是否把握了科学的方法、是否获得了终身学习的能力。医学教育的目的是培养具有良好职业素质的医生，学生毕业时能够在上级医师的指导下，从事安全有效的医疗实践；具有进一步深造的扎实基础。结合我国本科医学教育的现状及实践经验，应从以下几个方面对医学教育进行评价与考核。目前，我国本科医学教育以五年制为主，本标准为毕业生应达到的最基本要求，长学制毕业生在本标准的基础上应有更高的要求。

1. 思想道德与职业素质

①树立科学的世界观、人生观和价值观，具有爱国主义、集体主义精神，忠于人民，愿为祖国卫生事业的发展和人类身心健康奋斗终生。②关爱病人，将预防疾病、驱除病痛作为自己的终身责任，将提供临终关怀作为自己的道德责任，将维护人民的健康利益作为自己的职业责任。③具有与病人及其家属进行交流、沟通的意识，使他们充分参与和配合治疗计划。④在职业实践中重视伦理题目，使促进健康、防治疾病的工作本钱低、效果好，发挥可用卫生资源的最大效益。⑤树立终身学习观念，深刻认识到持续自我完善的重要性，不断追求卓越。⑥尊重每一个人，尊重个人信仰，理解其人文背景及文化价值。⑦具有实事求是的科学态度，对于自己不能胜任和安全处理的医疗题目，应该主动寻求其他医师的帮助。⑧尊重同事和其他卫生保健专业职员，具有团队合作精神。⑨树立依法行医的法律观念，学会用法律保护病人和自身的权益。⑩熟悉并应用各种可能的技术，在追求正确的诊断或改变疾病的进程时，应考虑到病人及其家属的利益。⑪具有创新意识，具有分析批判精神，具有科学态度。

2. 知识目标

①把握与医学相关的数学、物理、化学、行为科学和社会科学等的基础知识和科学方法，并能用于指导未来的学习和医学实践。②把握生命各阶段的人体的正常结构和功能、正常的心理状态。③把握生命各阶段各种常见病、多发病（包括精神疾病）的发病原因，熟悉环境因素、社会因素及行为心理因素对疾病形成与发展的影响，熟悉预防疾病的重要性。④把握生命各阶段各种常见病、多发病的发病机理、临床表现、诊断及防治原则。⑤把握基本的药理知识及临床用药原则。⑥把握正常的妊娠和分娩、产科常见急症、产前及产后的保健原则，以及计划生育的医学知识。⑦把握健康教育、疾病预防和筛查的原则，把握缓解与改善疾患、残障、康复以及临终关怀的有关知识。⑧把握临床流行病学的有关知识与方法，理解科学实验在医学研究中的重要作用。⑨把握中国传统医学的基本特点，了解中医的辨证论治的原则。⑩把握传染病的发生、发展以及传播的基本规律，把握常见传染病的防治原则。

3. 能力目标

①全面、系统、正确地采集病史的能力。②系统、规范地进行体格及精神检查的能力，规范书写病历的能力。③较强的临床思维和表达能力。④具备内科（内科学包括传染病学、神经病学、精神病学）、外科、妇产科、儿科各科常见病、多发病的诊断、处理能力。⑤一般急症的诊断、急救及处理能力。⑥根据具体情况选择使用合适的临床技术，具备选择最适合、最经济的诊断、治疗手段的能力。⑦运用循证医学的原理进行医学实践，完善诊治方法。⑧具有与病人及其家属进行有效交流的能力。⑨具有与医生及

其他医疗卫生从业职员交流沟通的能力。⑩结合临床实际，能够独立利用图书馆和现代信息技术研究医学题目及获取新知识与相关信息，能用一门外语阅读医学文献。⑪能够对病人和公众进行有关健康生活方式、疾病预防等方面知识的宣传教育。⑫具有自主学习和终身学习的能力。

参考文献

[1] 蒲蕊. 教育行政学 [M]. 北京：人民大学出版社，2008.

[2] 毛聪颖. 中国《民办教育促进法》和日本《私立学校法》的比较研究 [D]. 成都：四川师范大学，2010.

[3] 陈彩燕. 香港岭南大学博雅教育课程实践与启示 [J]. 宁波大学学报（教育科学版），2012，34（1）：10—15.

[4] 崔丽华，耿桂宏，陆有军. 民族高校科技创新型人才培养的探索 [J]. 实验技术与管理，2012，29（8）：148—150.

[5] 谢华. 中外民办教育政策比较研究 [D]. 桂林：广西师范大学，2003.

[6] 韩玲，顾俊凯. 改革传统大学课堂教学方式 培养学生创新能力 [J]. 教育教学论坛，2010（6）：126—127.

[7] 杨红英. 素质教育视域下当代大学生核心价值观培育探微 [J]. 福建论坛（人文社会科学版），2010（7）：157—160.

[8] 刘丽霞. 浅谈高等职业教育中的英语教学改革思路 [J]. 科技信息，2010（32）：210—211.

[9] 周兵. 论高职卫生院校图书馆对学生的教育职能 [J]. 大众文艺，2013（4）：150.

[10] 唐昌维. 大学生奖学金综合评定制度探析 [J]. 湘潮（下半月），2010（11）：73—74.

[11] 耿雪薇. 素质教育再思考 [J]. 文史博览（理论），2013（3）：83—85.

[12] 刘文宇，朱凤武，汤永杰. 以素质教育促进创新人才培养的探讨 [J] 吉林农业科技学院学报，2012，21（1）：70—71.

[13] 安广虎. 对当前中国研究生素质培养的几点思考 [J]. 淮海工学院学报（人文社会科学版），2013（10）：91—93.

[14] 周璟璐. 素质教育是创新人才培养的必要途径 [J]. 重庆工商大学学报：社会科学版，2010（6）：158—160.

[15] 罗杰伟，蔡昌平，欧阳肖肖，等. 医学院校教育改革现状与发展策略研究 [J]. 广东化工，2016，43（14）：285—286.

[16] 李其英. 中医在瑞士的现状及可持续发展的建议 [J]. 中医药导报，2016（21）：1—5.

[17] 赵飞. 对中国高等护理教育模式的探讨 [J]. 才智，2016（9）：116.

[18] 杨庆，邵明立. 从美国药学院校联盟战略规划看美国药学教育的发展 [J]. 中国药学杂志，2017，52（12）：1097—1102.

[19] 杜培革，王焕琪. 关于发挥综合性大学优势推进医教协同发展的思考——以北华大学为例 [J]. 现代教育科学，2017（5）：101—105.

[20] 杨定海，程纯. 浅谈医学教育的可持续发展 [J]. 医学教育，2005，4（2）：8—10.

[21] 王锦倩，祁国明. 医学教育要适应新时期卫生改革和发展的需要 [J]. 医学教育，2001，15：7—10.

[22] 刘治民. 关于高等医学教育改革与发展的思考 [J]. 高等理科教育，2002，6：96—99. [23] 杨定海，丁思红，程纯. 以科学发展观指导高等医学教育改革 [J]. 西北医学教育，2004，6（12）：447—448.

[24] 武变英，王斐然. 河北省医学教育发展战略探析 [J]. 贵州社会科学，2012 (5)：133－136.

[25] 陈张铭，任四兰，刘志火，等. 国际护理教育与我国高等护理教育发展趋势的思考 [J]. 长沙医学院学报，2006，6：53－56.

[26] 赵忠林. 医学教育发展的出路在于改革 [J]. 青海医学院学报，1997，18 (2)：88－89.

[27] 胡卫锋，范学工，胡超. 高等医学教育内涵发展的价值属性与路径选择 [J]. 大学教育科学，2017 (1)：15－20.

[28] 吕秀秀，张迎峰，王华东. 大数据时代高等医学教育模式的展望 [J]. 基础医学教育，2017，19 (7)：561－564.

[29] 赵立成，张锦英. 质量与内涵：高等医学教育供给侧改革的思考 [J]. 医学与哲学，2017，38 (21)：67－70.

[30] 丁世彬，张国富，刘永锋，et al. 美国医学教育特点及其对我国高等医学教育的启示——以美国内布拉斯加大学医学中心为例 [J]. 中国高等医学教育，2017 (7)：18－19.

[31] 唐启群，李运，赵佳. 综合性大学高等医学教育管理模式研究 [J]. 西部素质教育，2017，3 (9)：3－5.

[32] 李先宾. 基于医疗改革环境下高等医学教育的临床教学管理 [J]. 人力资源管理，2017 (8)：253－254.

[33] 施文荣，刘艳，郑辉，等. 普通医学高等院校临床医学专业录取选考科目探讨 [J]. 卫生职业教育，2017，35 (23)：122－124.

[34] 汤先萍. 以服务社会为导向 发展让人民满意的高等医学教育 [N/OL]. 新疆日报，2017－11－18 [2018－11－18]. http：//news. ifeng. com/a/20171118/53374037 _ 0. shtml

[35] 李红波，赵青赞，沈兰，等. 美国高等医学精英教育的形成及启示 [J]. 基础医学与临床，2017，37 (2)：270－272.

[36] 陈金梅. 医学人才培养改革的理念及思路探究－以广西医科大学为例 [J]. 中国医学教育技术，2017 (1)：19－22.

[37] 郑少燕，谢黎嘉，孙泽娜，等. 基于医德医术兼优的全程医德教育模式的探究 [J]. 教育教学论坛，2017 (3)：59－61.

[38] 刘民，田娟，谢清平. 从相互依存视角看我国高等医学教育改革 [J]. 西安电子科技大学学报（社会科学版），2017，27 (3)：122－128.

[39] 王松灵. 深化高等医学教育改革 [J]. 北京教育（高教版），2017 (4)：7.

[40] 胡雅凌，张渊. 全媒体环境下高等医学院校教育发展新思维 [J]. 科技风，2017 (15)：31－32.

[41] 张耀灿，郑永廷，吴潜涛，等. 现代思想政治教育学 [M]. 北京：人民出版社，2006.

[42] 习近平. 毫不动摇坚持和发展中国特色社会主义，在实践中不断有所发现创造有所前进 [N]. 解放军报，2013－01－06.

[43] 陈宝明. 对科技成果转化问题的思考 [J]. 高科技与产业化，2013，9 (3)：40－43.

[44] 陈益飞. 教学成果培育工程的研究 [J]. 教书育人，2008 (30)：95－98.

[45] 王东武，谢文峰，程金树. 高校科技成果转化模式与关键因素探讨 [J]. 科技创业月刊，2006，19 (8)：35－36.

[46] 欧阳万福，彭炳华. 高校科技成果转化模式与影响因素分析 [J]. 硅谷，2008 (18)：145－171.

[47] 王旭红. 对我国高等教育教学成果培育工程的思考 [J]. 企业技术开发，2009，28 (6)：141－142.

[48] 方焱松，张勇. 高校科技成果转化的影响因素与对策分析 [J]. 安徽职业技术学院学报，2009，8 (2)：70－72.

[49] 王东武.信息沟通对科技成果转化的影响研究 [J].华中农业大学学报（社会科学版），2008（3）：78－82.
[50] 王旭红.对我国高等教育教学成果培育工程的思考 [J].企业技术开发（学术版），2009，28（6）：141－142 [51] 郁婷婷.深化校企合作，创新人才培养机制 [J].出国与就业（就业版），2012（1）：18－19.
[52] 梁钊华，陈桂基.培养高师院校学生教育科研素养的对策 [J].玉林师范学院学报，2008，29（6）：107－111.
[53] 王芳，王莉萍.校园精英文化培育与大学生核心竞争力提升 [J].山东青年政治学院学报，2011，27（1）：91－95.
[54] 王佼曼，黄丽琴，李婷玉，等.高校国际化战略的分析与思考——以江西中医药大学国际化战略进程为例 [J].商，2015（24）：293－294.
[55] 李盛竹.科研全球化背景下的我国高校国际科技合作对策 [J].社会科学家，2010（10）：63－66.
[56] 张丹，丁美萍.开展国际交流项目对医学生医学教育国际化影响的调查分析 [J].西北医学教育，2010，18（2）：221－223.
[57] 陈敏.美国医学教育专业认证制度研究 [D].上海：华东师范大学，2013
[58] 汪青.国际医学教育认证的发展与现状 [J].复旦教育论坛，2011，9（5）：86－91.

附录九　国务院办公厅《关于深化医教协同进一步推进医学教育改革与发展的意见》（2017）

医教协同推进医学教育改革与发展，加强医学人才培养，是提高医疗卫生服务水平的基础工程，是深化医药卫生体制改革的重要任务，是推进健康中国建设的重要保障。为深入贯彻落实全国卫生与健康大会精神和《“健康中国 2030”规划纲要》，进一步加强医学人才培养，经国务院同意，现提出以下意见。

一、总体要求

（一）指导思想。全面贯彻党的十八大和十八届三中、四中、五中、六中全会精神，深入贯彻习近平总书记系列重要讲话精神和治国理政新理念新思想新战略，认真落实党中央、国务院决策部署，统筹推进“五位一体”总体布局和协调推进“四个全面”战略布局，牢固树立和贯彻落实新发展理念，坚持以人民为中心的发展思想，紧紧围绕推进健康中国建设，贯彻党的教育方针和卫生与健康工作方针，始终坚持把医学教育和人才培养摆在卫生与健康事业优先发展的战略地位，遵循医学教育规律和医学人才成长规律，立足基本国情，借鉴国际经验，创新体制机制，以服务需求、提高质量为核心，建立健全适应行业特点的医学人才培养制度，完善医学人才使用激励机制，为建设健康中国提供坚实的人才保障。

（二）主要目标。到 2020 年，医学教育管理体制机制改革取得突破，医学人才使用激励机制得到完善，以“5+3”（5 年临床医学本科教育+3 年住院医师规范化培训或 3 年临床医学硕士专业学位研究生教育）为主体、“3+2”（3 年临床医学专科教育+2 年助理全科医生培训）为补充的临床医学人才培养体系基本建立，全科、儿科等紧缺人才培养得到加强，公共卫生、药学、护理、康复、医学技术等人才培养协调发展，培养质量显著提升，对卫生与健康事业的支撑作用明显增强。到 2030 年，医学教育改革与发展的政策环境更加完善，具有中国特色的标准化、规范化医学人才培养体系更加健全，医学人才队伍基本满足健康中国建设需要。

二、加快构建标准化、规范化医学人才培养体系，全面提升人才培养质量

（三）提高生源质量。本科临床医学类、中医学类专业逐步实现一本招生，已经实施招生批次改革的省份，要采取措施吸引优秀生源报考医学专业，提高生源质量。严格控制医学院校本科临床医学类专业单点招生规模。鼓励举办医学教育的中央部门所属院校适度扩大本科医学类专业招生规模，增加优质人才供给。

（四）提升医学专业学历教育层次。中职层次农村医学、中医专业要逐步缩减初中毕业生招生规模，逐步转向在岗乡村医生能力和学历提升。2020 年后，逐步停止中职层次农村医学、中医专业招生；届时中西部地区、贫困地区确有需要举办的，应依据本地区村卫生室人员岗位需求，按照省级卫生计生行政部门（含中医药管理部门，下同）有关开办区域、培养规模、执业地域范围等方面的要求，由省级教育行政部门会同省级卫生计生行政部门按照有关规定备案后招生。根据行业需求，严格控制高职（专科）临床医学专业招生规模，重点为农村基层培养助理全科医生。稳步发展医学类专业本科教育。调整优化护理职业教育结构，大力发展高职护理专业教育。

（五）深化院校医学教育改革。夯实 5 年制临床医学、中医学教育基础地位。把思想政治教育和医德培养贯穿教育教学全过程，推动人文教育和专业教育有机结合，引导医学生将预防疾病、解除病痛和维护群众健康权益作为自己的职业责任。统筹优化通识教育、基础教育、专业教育，推动基础与临床融合、临床与预防融合，加强面向全体医学生的全科医学教育，规范临床实习管理，提升医学生解决临床实际问题的能力，鼓励探索开展基于器官/系统的整合式教学和基于问题的小组讨论式教学。推进信息技术与医学教育融合，建设国家教学案例共享资源库，建设一批国家精品在线开放课程。加强教师队伍建设，在医学院校建立教师发展示范中心，对新任职教师（含临床教师）逐步实施岗前培训制度。积极推进卫生职业教育教学改革，构建现代卫生职业教育体系，坚持工学结合，规范和强化实践教学环节，健全教学标准动态更新机制，促进教育教学内容与临床技术技能同步更新。

深化临床医学、口腔医学、中医专业学位研究生教育改革。考试招生要加强临床医学职业素质和临床能力考查；统筹优化临床培养培训内容和时间，促进硕士专业学位研究生教育与住院医师规范化培训有机衔接；加强硕士专业学位研究生的临床科研思维和分析运用能力培养，学位论文可以是研究报告、临床经验总结、临床疗效评价、专业文献循证研究、文献综述、针对临床问题的实验研究等。严格控制 8 年制医学教育高校数量和招生规模，积极探索基础宽厚、临床综合能力强的复合型高层次医学人才培养模式和支撑机制。

加强医学院校临床教学基地建设，制订完善各类临床教学基地标准和准入制度，严格临床教学基地认定审核和动态管理，依托高校附属医院建设一批国家临床教学培训示范中心，在本科生临床实践教学、研究生培养、住院医师规范化培训及临床带教师资培训等方面发挥示范辐射作用。高校要把附属医院教学建设纳入学校发展整体规划，明确附属医院临床教学主体职能，将教学作为附属医院考核评估的重要内容；高校附属医院要把医学人才培养作为重大使命，处理好医疗、教学和科研工作的关系，健全教学组织机构，加大教学投入，围绕人才培养优化临床科室设置，加强临床学科建设，落实教育教学任务。

（六）建立完善毕业后医学教育制度。落实并加快完善住院医师规范化培训制度，健全临床带教激励机制，加强师资队伍建设，严格培训过程管理和结业考核，持续加强培训质量建设，培训合格证书在全国范围内有效。保障住院医师培训期间待遇，积极扩大全科、儿科等紧缺专业培训规模，探索建立培训招收计划与临床岗位需求紧密衔接的匹配机制，增补建设一批住院医师规范化培训基地，2020 年前基本满足行业需求和人才培养需要；高校要加大投入、加快建设，提升附属医院临床教学水平，将符合条件的附属医院优先纳入培训基地。稳妥推进专科医师规范化培训制度试点，不断提高临床医师专科诊疗水平，探索和完善待遇保障、质量控制、使用激励等相关政策，逐步建立专科医师规范化培训制度。探索建立公共卫生与临床医学复合型人才培养机制，培养一批临床医学专业基础扎实、防治结合的公共卫生人才。

积极探索和完善接受住院医师规范化培训、专科医师规范化培训的人员取得临床医学、口腔医学、中医硕士和博士专业学位的办法。调整完善住院医师规范化培训和专科医师规范化培训标准、年限以及考核要求等规定，逐步建立统一规范的毕业后医学教育制度。

（七）健全继续医学教育制度。强化全员继续医学教育，健全终身教育学习体系。将继续医学教育合格作为医疗卫生人员岗位聘用和定期考核的重要依据，作为聘任专业技术职务或申报评定上一级资格的重要条件。以基层为重点，以岗位胜任能力为核心，围绕各类人才职业发展需求，分层分类制订继续医学教育指南，遴选开发优质教材，健全继续医学教育基地网络，开展有针对性的教育培训活动，强化规范管理。大力发展远程教育，支持建立以国家健康医疗开放大学为基础、中国健康医疗教育慕课联盟为支撑的健康教育培训云平台。

（八）强化医学教育质量评估。建立健全医学教育质量评估与认证制度，到 2020 年建立起具有中国特色、国际实质等效的院校医学教育专业认证制度，探索实施高职临床医学、护理等专业质量评估，加强医学类博士、硕士学位授权点合格评估，推进毕业后医学教育和继续医学教育第三方评估。将人才培养工作纳入公立医院绩效考核以及院长年度和任期目标责任考核的重要内容。将医师和护士资格考试通过率、规范化培训结业考核通过率、专业认证结果等逐步予以公布，并作为高校和医疗卫生机构人才培养质量评价的重要内容。建立预警和退出机制，对高校和承担培训任务的医疗卫生机构实施动态管理，质量评估与专业认证不合格者限期整改，整改后不达标者取消招生（收）资格。

三、促进医学人才供给与需求有效衔接，全面优化人才培养结构

（九）建立健全医学人才培养供需平衡机制。统筹卫生与健康事业各类医学人才需求，制定卫生与健康人才培养规划，加强全科、儿科、妇产科、精神科、病理、老年医学、公共卫生、护理、助产、康复、心理健康等紧缺人才培养。制定服务健康事业和健康产业人才培养的引导性专业目录，推动医学院校进一步优化学科专业结构。严格医学教育准入标准，规范医学专业办学，强化监督管理，新增医学类专业布点重点向中西部医学教育资源匮乏的地区倾斜。省级教育、卫生计生行政部门要定期沟通，坚持按需招生、以用定招，探索建立招生、人才培养与就业联动机制，省级卫生计生行政部门要定期制定和发布人才需求规划，省级教育行政部门及医学院校要根据人才需求及医学教育资源状况，合理确定医学专业招生规模及结构。

（十）加强以全科医生为重点的基层医疗卫生人才培养。通过住院医师规范化培训、助理全科医生培训、转岗培训等多种途径，加大全科医生培养力度。完善订单定向医学生教育培养政策，鼓励有条件的省份结合本地实际积极探索按照考生户籍以县为单位定向招生的办法，将本科毕业生全部纳入全科专业住院医师规范化培训，根据需求适度扩大培养规模；严格履约管理，及时落实就业岗位和薪酬待遇，鼓励各地探索实行“县管乡用”（县医院聘用管理、乡镇卫生院使用）的用人管理制度。对在岗基层卫生人员（含乡村医生）加强全科医学、中医学基本知识技能和适宜技术培训。

（十一）加强中医药人才培养。分类推进中医药教育改革，适度增加具有推荐优秀应届本科毕业生免试攻读研究生资格的中医类院校为“5+3”一体化招生院校，促进中医药院校教育与中医住院医师规范化培训的衔接。构建服务生命全周期的中医药学科专业体系，推进中医药养生保健、健康养老等人才培养。完善中医药师承教育制度，加强师承导师、学科带头人、中青年骨干教师培养，建立以名老中医药专家、教学名师为核心的教师团队，实施中医药传承与创新“百千万”人才工程（岐黄工程），加快推进中医药高层次人才培养。建立完善西医学习中医制度，鼓励临床医学专业毕业生攻读中医专业学位，鼓励西医离职学习中医。鼓励扶持民族地区和高等院校开办民族医药相关专业，支持有条件的院校开展民族医药研究生教育。

（十二）促进区域医学教育协调发展。以中西部地区为重点，加强薄弱地区医学院校教育、毕业后教育和继续教育能力建设。在中西部高等教育振兴计划实施过程中，加大对中西部医学院校的政策和资金支持力度。发挥高水平医学院校的辐射带动作用，提升薄弱院校办学水平，加大东部高校“团队式”对口支援西藏医学教育工作力度，加快西藏现代高等医学教育体系建设。以新疆和西藏为重点，实施住院医师规范化培训西部支援行动和专科医师规范化培训中西部地区支持计划。通过专家支援、骨干进修、适宜医疗技术推广等多种形式，提升中西部地区、贫困地区、农村基层医务人员的医疗卫生服务能力。

四、创新体制机制，加强医教协同管理

（十三）建立医学教育宏观管理协调机制。国家和各省（区、市）要分别建立教育、卫生计生、机构编制、发展改革、财政、人力资源社会保障、中医药等多部门共同参与的医学教育宏观管理协调机制，统筹医学教育改革发展，共同研究协商重大政策与问题。

（十四）强化医学教育统筹管理。教育部、国家卫生计生委、国家中医药局要进一步加强医学教育综合管理和统筹协调。成立医学教育专家委员会，充分发挥专家智库作用，为医学教育改革与发展提供智力支持。支持行业学（协）会参与学科专业设置、人才培养规划、标准制修订、考核评估等工作，相关公共服务逐步交由社会组织承担。教育部、国家卫生计生委与省级人民政府要共建一批医学院校，教育部、国家中医药局与省级人民政府要共建若干中医药院校，在人才培养、科学研究、经费投入等方面给予政策倾斜，提升共建院校办学能力和水平，更好地服务区域和全国卫生与健康事业发展。在世界一流大学和一流学科建设中对医学院校和医学学科予以支持。

（十五）深化综合性大学医学教育管理体制改革。遵循医学教育规律，完善大学、医学院（部）、附属医院医学教育管理运行机制，保障医学教育的完整性。加强对医学教育的组织领导，在现有领导职数限额内，逐步实现配备有医学专业背景的副校长分管医学教育或兼任医学院（部）院长（主任），有条件的高校可根据实际需要探索由常务副校长分管医学教育或兼任医学院（部）院长（主任），或由党委副书记兼任医学院（部）书记。实化医学院（部）职能，建立健全组织机构，强化对医学教育的统筹管理，承担医学相关院系和附属医院教学、科研、人事、学生管理、教师队伍建设、国际交流等职能。教育部、国家卫生计生委要组织开展综合性大学医学教育管理体制改革试点，在国家改革建设重大项目上对试点高校予以倾斜支持。

五、完善人才使用激励政策

（十六）提升医疗卫生行业职业吸引力。深化医药卫生体制改革，理顺医疗服务价格，合理体现医务人员专业技术劳务价值，加快建立适应行业特点的人事薪酬制度，吸引优秀人才从事医疗卫生工作，特别是全科、儿科、精神科、公共卫生等紧缺专业。建立健全符合行业特点的人才评价机制，坚持德才兼备，注重凭能力、实绩和贡献评价人才，克服唯学历、唯资历、唯论文等倾向。完善职称晋升办法，拓宽医务人员职业发展空间。本科及以上学历毕业生参加住院医师规范化培训合格并到基层医疗卫生机构（新疆、西藏及四省藏区等艰苦边远地区可放宽到县级医疗卫生机构，下同）工作的，可直接参加中级职称考试，考试通过的直接聘任中级职称，增加基层医疗卫生机构的中高级专业技术岗位比例。对“定向评价、定向使用”的基层医疗卫生机构高级专业技术岗位实行总量控制、比例单列，不占各地高级岗位比例。

根据医疗卫生机构功能定位和工作特点，分层分类完善临床、公共卫生、护理、康复、医学技术等各类专业人才准入和评价标准。创新人才使用机制，落实公立医院用人自主权，对急需引进的高层次人才、紧缺专业人才以及具有高级专业技术职务或住院医师规范化培训合格证书、专科医师规范化培训合格证书的人员，可由医院采取考察的方式予以公开招聘。基层卫生计生事业单位招聘高层次和全科等急需紧缺专业技术人才，可直接考察聘用。

六、完善保障措施

（十七）加强组织实施。各地各有关部门要充分认识医教协同推进医学教育改革发展的重要意义，提高思想认识，加强组织领导，强化部门协同，明确责任分工，狠抓贯彻落实。各省（区、市）要在 2017 年 9 月底前出台具体实施方案。

（十八）保障经费投入。积极发挥财政投入的引导和激励作用，调动社会、医疗卫生机构、个人出资的积极性，建立健全多元化、可持续的医学教育经费保障机制和政府投入动态调整机制。根据财力、物价变动水平、培养成本等情况适时调整医学门类专业生均定额拨款标准、住院医师规范化培训补助标准，探索建立专科医师规范化培训补助机制，加大继续医学教育投入，合理确定医学门类专业学费标准，完善对贫困家庭医学生的资助政策。改革探索以培养质量、绩效评价为导向的经费拨款方式，提高资金使用效率。地方各级人民政府要按照规定落实投入责任，加大投入力度，中央财政予以适当补助。

（十九）强化追踪监测。建立健全追踪监测机制，制订部门分工方案和追踪监测方案，对实施进度和效果进行监测评估。实施常态化、经常化的督导考核机制，强化激励和问责。对各地在实施过程中好的做法和有效经验，要及时总结推广。

后　记

21 世纪是生命科学的世纪。回顾 20 世纪的科学发展史，前 50 年科学发展主要集中在物理学，爱因斯坦的相对论将现代物理学推到了顶峰；下半个世纪，科学的重心偏向了生命科学。20 世纪 50 年代，美国生物学家沃森和英国物理学家克里克共同的研究成果“DNA 分子的双螺旋结构”，打开了“生命”的大门；20 世纪 60 年代，中国首次用人工方法合成具有生物活性的牛胰岛素获得成功，突破了一般有机物分子与生物大分子的界限，揭示了生命与非生命物质的统一性；20 世纪 70 年代，限制性内切酶的发展和 DNA 分子杂交技术建立，使分子生物学进入了技术化时代，基因工程学有所发展，出现了基因重组技术；20 世纪 80 年代，美国加州 Cetus 生物技术公司的史密斯发明了聚合酶链反应（PCR），用这种方法可以扩增试管中的任何特异性 DNA 序列；20 世纪 90 年代，克隆动物掀起热潮……据统计，1953—1989 年，有 22 位科学家共 9 次在生命科学领域获得诺贝尔奖；1989—1997 年，除 1990 年默里和托马斯因器官移植、骨髓移植获诺贝尔医学和生理学奖外，其余年份均在生命科学领域。回顾 20 世纪下半叶生命科学的重大突破，可以预见 21 世纪生命科学作为先导学科的前景。20 世纪下半叶科学家们预言，21 世纪将是生物学世纪，生物学世纪将在医学、环境和农业三个领域中到来。诚如科学家们的预言，21 世纪开始，生命科学领域除了庞大，还很强大。我们还可以从其他地方找到旁证：从学术期刊的角度来讲，全球影响因子排名前十的期刊里，除了 *Chemical Reviews* 属于化学综述（但实际上也刊发了不少生物的文章），以及 *Nature* 为综合期刊，其他都是生命科学及医学领域的杂志。若以世界顶级期刊（*Nature Journal Home*）为例，其下属期刊的分类里，化学类杂志的数量为 4、医学类杂志的数量为 7、地球环境类杂志的数量为 2 、生命科学类杂志的数量为 14、物理类杂志的数量为 2。也就是说，生物医学类期刊的总数是 21，其他学科加起来是 8，前者是后者总数的近 3 倍。再以诺贝尔奖为例，21 世纪以来的诺贝尔自然科学奖项里，基本上物理学奖奖励给物理学，医学和生理学奖奖励给生命科学，而化学奖 9 次颁发给了生命科学，比例为三分之二。另外，还有人统计了整个诺贝尔化学奖的情况，共 106 次颁奖中 34 次颁发给了生命科学，比例是三分之一。

综上所述，生命科学的重要性不言而喻。进入 21 世纪的十多年来，生物技术最突出的成就是在医学方面。联合国发展署在《人类发展报告》中提出：“人类的福祉是发展的真正目的。”世界经济全球化导致的经济结构战略性调整，将促进医学教育在思想、观念等方面进行深层次的改革，加快医学教育国际化的进程。改革开放以来，中国经济创造了连续 40 年高速增长的奇迹，而与此形成鲜明对比的是，卫生事业发展明显滞后于国民健康需求的增长。尽管我国在卫生事业发展过程中已经启动并完成了多次医疗卫生体制改革，但由于卫生问题本身的复杂性以及影响因素的多重性，造成多种改革举措仅能部分解决现有问题，甚至于有些改革举措在实施后又带来了新的问题。这一问题的长期存在不仅不利于国民健康水平的维系和提升，也不利于社会的稳定和持续发展。解决卫生事业发展滞后的手段中，发展与之适应的中国高等医学教育无疑是最有效的手段之一。医疗关乎人民的身心健康，中国高等医学教育是我国医疗发展的标尺。当前，我国高等医学教育的发展面临着难得的机遇和严峻的挑战。《中国高等医学教育发展纲要》提出，医学教育改革与发展的方针是“优化结构，深化改革，稳步发展，提高质量”。随着医学科学的迅速发展，医学知识的传播更显示出其重要性，而这一传播首先依赖的便是高等医学教育，研究医学教育的必要性毋庸置疑。但是，研究必要性从来都不是研究的终极目的，更重要的是拿出与之适应的举措来，《中国高等医学教育发展概论》旨在探讨我国高等医药教育发展规律，介绍国外先进的高等医学教育经验，为推动我国高等医药教育改革和事业的全面发展和建立更合理的中国高等医学教育体系服务。

高等医学教育政策的优劣决定高等医学教育事业的兴衰，追求高的正价值是政策的理性目标。高价值政策源于科学制定，科学制定政策不仅需要有效的政策方法论，也需要政策研究者和政策制定者之间的优势互补和通力合作。但在现实中，制约政策制定的障碍很多，如理论要求和现实操作之间存在隔阂和差距，研究者和制定者之间存在隔阂和差距，科研和政策之间存在隔阂和差距等。从医学院校的角度来讲，学校的生存与发展在很大程度上取决于学校适应经济发展的程度以及学校本身办学的质量。目前，已发表的医学教育类论文不少，但对高等医学教育发展进行系统、全面的研究不多。课题组通过溯源我国医学教育的发展历史，分析了现行医学教育的模式和高等医学教育的现状，探讨了高等医学教育的发展方向。这些都有助于厘清我国高等医学教育发展脉络，增加医学人文素养，同时帮助高等医学院校解决现实问题，提升我国医学教育水平，进而进一步提高我国的医疗卫生水平。

《中国高等医学教育发展概论》一书经过多年的努力，终于面世了。这是一个很大的命题，在研究中，课题组最大的担心是帽子大了，与之匹配的内容过于单薄。课题组开出来的，绝不会是针对当前我国高等医学教育“包治百病”的神方妙药，我们煞费苦心就是希望能够更加紧密地联系实际，使研究内容更加充实、实用，使理论性、系统性、针对性更强，在表达上更深入浅出，真正可以为广大高等医学教育工作者，特别是管理者提供一些有益的参考，使高等医学教育更好地为人民健康服务，为中国特色的社会主义现代化建设服务。这也是我们研究成果的价值和意义所在。

本书是四川省哲学社会科学重点研究基地——四川省教育发展研究中心立项资助的课题成果之一，同时，也获得了川北医学院的立项资助。在此，谨向四川省教育发展研究中心和学校表示衷心的感谢！

乐山师范学院副院长、博士生导师杜学元教授，四川省教育发展研究中心主任、西华师范大学李化树教授对本书提出了诸多修改意见，西华师范大学龙汉武、杜维彦、陈仕品、傅华等教授对课题的完成给予了大力支持，特别是李化树教授抽出宝贵的时间为本书写序。在此，向他们的无私付出表示衷心的感谢！

我校杜勇、雷军、李健、张波、胡澜、谢建平、李春平、樊国康、曹小平、杨晓宏、冉茂成等专家教授对本书的写作提出了宝贵意见，对课题的完成和书稿的出版给予了大量的关心与帮助。在此一并表示衷心的感谢！

在课题研究和本书撰写过程中，课题组吸收了同行的许多研究成果，有的是网络资料，我们能注明的尽量注明，但遗漏之处在所难免。在此，向这些资料的作者、所有者表示衷心的感谢！

《中国高等医学教育发展概论》第一章由宋俊梅执笔，共计 50 千字；第二、第三章由程博执笔，附录一至五由程博整理，共计 100 千字；第四章由姚兰思成执笔，共计 50 千字；第五、第六章由黄丹丹执笔，附录六至附录九由黄丹丹整理，共计 110 千字；第七章由李阳友执笔，共计 40 千字；第八、第九章由冯川钧执笔，共计 120 千字；冯川钧进行了本书最后的统稿工作。

最后，再次感谢大家的鼎力相助！囿于课题组成员水平以及对这个大命题的把握能力，书中的疏漏及错误之处在所难免，期望广大同道不吝赐教，以便正误矫偏。

《中国高等医学教育发展概论》课题组

2018 年 3 月